Candegabe / Vergleichende Arzneimittellehre

Eugenio F. Candegabe

Vergleichende homöopathische Arzneimittellehre

Übersetzt und im Deutschen bearbeitet
von
Ute Fischbach, Hansjörg Heé,
Irmtraud Rohde und Birgit Parussel

Ulrich Burgdorf Verlag

1. Auflage 1990
2. Auflage 1994

Printed in Germany
Herstellung: Paderborner Druckzentrum, Paderborn

ISBN 3-922345-38-7

Anmerkungen zur deutschen Ausgabe

Das vorliegende Werk widmet sich in erster Linie den Geistes- und Gemütssymptomen, für die heute als Standardrepertorium das Synthetische Repertorium von Barthel und Klunker gelten muß. Da sich die spanische Originalfassung größtenteils am Kentschen Repertorium orientiert, erschien es uns notwendig, die vorliegende Ausgabe anhand des Synthetischen Repertoriums zu vervollständigen. Dementsprechend enthalten auch die Repertorisationstabellen zu den einzelnen Mitteln die Wertigkeiten des Synthetischen Repertoriums; in Ausnahmefällen haben wir dies gesondert erläutert.

Die Rubrikenbezeichnungen sind auch in englischer Sprache angegeben, da das Synthetische Repertorium in seiner alphabetischen Anordnung den englischen Rubrikenbezeichnungen folgt. Insofern wird also das Auffinden der Rubriken durch die englische Bezeichnung der Symptome erleichtert.

Das Kentsche Repertorium in der englischen Ausgabe ist mit dem Kürzel EK bezeichnet; das Synthetische Repertorium (Haug-Verlag) mit dem Kürzel SR. Dieses Kürzel ohne Ergänzung bezieht sich auf den ersten Band (Gemütssymptome). Soll auf den zweiten oder dritten Band (Allgemein-, Schlaf-, Sexual- und Traumsymptome) verwiesen werden, so erfolgt die Bandangabe mit römischen Ziffern hinter diesem Kürzel.

Oft wird dem Leser die Bezeichnung »der Sulfur-Patient«, »der Sepia-Patient« etc. begegnen. Selbstverständlich handelt es sich hier im allgemeinen immer sowohl um die weibliche Patientin als auch um den männlichen Patienten. Es dient aber der Kürze und Übersichtlichkeit, allgemein vom Patienten zu sprechen. Nur wenige Symptome, wie z. B. die der Menses, beziehen sich ausdrücklich nur auf die weibliche Patientin.

Bei den »Ergänzungen zum Kentschen sowie Synthetischen Repertorium« bei Medorrhinum handelte es sich in der Originalfassung nur um Ergänzungen zum Kentschen Repertorium, im Synthetischen sind daher einige dieser Symptome schon vorhanden.

Bei der Überarbeitung der Vergleichenden Materia Medica anhand des Synthetischen Repertoriums tauchte anfangs die Befürchtung auf, durch die vielen dadurch notwendigen Änderungen könnte Candegabes Erläuterung der Essenz eines Mittels - durch logische Begründung der Zugehörigkeit zu bestimmten Rubriken und der Nichtzugehörigkeit zu anderen - untergraben oder verfälscht werden. Zu unserem großen Erstaunen konnten wir aber feststellen, daß durch diese Ergänzungen an vielen Stellen Candegabes Argumentation eher noch bestätigt und erhärtet werden konnte! Daran wurde uns besonders deutlich, mit welcher intuitiven Erkenntnisfähigkeit dieser bedeutende Homöopath das Wesen einer homöopathischen Arznei zu ergründen vermag und wieviel Erfahrung seiner Arbeit zugrundeliegt.

Göttingen, 29. März 1990

Dr. med. Ute Fischbach Sabel,
Dr. med. Hansjörg Heé,
Irmtraud Rohde,
Birgit Parussel.

Inhaltsverzeichnis

Übersicht der in der vergleichenden Materia Medica bearbeiteten Mittel

Eugenio F. Candegabe
Vergleichende Materia Medica

Geleitwort

Dr. Eugenio F. Candegabe stellt seine Arbeit über die vergleichende Materia Medica in Form eines Lehrbuches vor, das einen sehr wertvollen und längst erwarteten Beitrag zur homöopathischen Lehre leistet.

Dr. Candegabe zeigt hier meisterhaft, daß beim Studium der homöopathischen Materia Medica das Wesen oder das grundlegende charakteristische Syndrom eines Heilmittels erfaßt werden muß. Dieses bestimmt die Heilkraft des jeweiligen Arzneimittels, und es muß in Analogie zum Leiden des Patienten stehen.

Daraus ergibt sich die Notwendigkeit, die wesentlichen Prinzipien, die die Entwicklung der chronischen Krankheiten bestimmen, d. h. die Miasmen zu erfassen. Die miasmatische Veranlagung prägt die Persönlichkeitsstruktur und die Entwicklung eines Menschen, bevor überhaupt eine organische Pathologie sichtbar wird; sie zeigt uns, was beim Patienten zu heilen ist.

Der wichtigste Aspekt in der homöopathischen Praxis ist deshalb das Beherrschen der Kunst der richtigen Befragung (Anamnese), um eine Krankengeschichte zu erstellen, die ein authentisches Bild des Kranken als Gesamtperson wiedergibt.

Dieses erschöpft sich nicht in einer klinischen Krankengeschichte, die die objektiven und subjektiven Symptome einer organischen Funktionsstörung und deren physikalisch-chemische Veränderungen beschreibt. Vielmehr handelt es sich um eine persönliche Biographie, die die Funktionsstörung des Individuums im Zusammenhang mit seiner ganzen Persönlichkeit beschreibt. Denn wir können einen Menschen nur verstehen, wenn wir versuchen, ihn in seiner Emotionalität, seiner Beziehung zu sich selbst und anderen und in seinen materiellen wie immateriellen Wertvorstellungen zu begreifen, die seine Beziehung zur Umwelt regeln.

Es ist hierbei unerläßlich, bei jedem Patienten die Symptome festzustellen, die, weil sie keiner organischen Pathologie unterliegen, sonderbar und eigentümlich sind. Diese Symptome sind der charakteristische Ausdruck der gestörten dynamischen Lebensvorgänge eines Menschen, und sie erfordern vom Homöopathen einen klaren Blick für das psychische Problem des Kranken und ein tiefes Verständnis für seine Persönlichkeit. Die Anamnese soll zur Diagnose des Simillimums führen, welches in seinem Wesen genau dieser tiefen psychischen Problematik entspricht. Diese besteht in den negativen Faktoren, die den Heilprozeß oder den

Willen des Individuums hemmen, sich psychisch und physisch zur Reife hin zu entwickeln. Der Mangel an Liebe ist hierbei das menschliche Drama par excellence.

Die Art und Weise, wie wir das Leben erfahren und unsere Persönlichkeit entfalten, ist durch unsere Entwicklungsgeschichte geprägt. Der Reife- und Anpassungsprozeß an die Realität, den der Kranke in seinem Bericht schildert, gibt Einblick in seine persönliche Verarbeitungsform von Erlebnissen und enthüllt den grundlegenden Konflikt einer gespaltenen Persönlichkeit, die ihre gegenwärtige Situation mit den in der Kindheit geformten Verhaltensmustern, Gefühlen und Emotionen zu bewältigen versucht. Die Neurose, der eigentliche Kern der Krankheit, besteht im anachronen Fortbestehen der Kindheitsphasen in der Persönlichkeitsentwicklung. Die organische Pathologie entsteht aus dem komplexen Zusammenspiel konditionierter Reflexe, die affektbeladene Reize und Erlebnisse aus der Kindheit mit physiologischen Antworten verknüpfen, welche durch eine angeborene neurovegetative Schwäche diathetischer oder miasmatischer Art festgelegt sind.

Die Gemütssymptome beinhalten nicht nur die dem Bewußten zugängliche Bedeutung, sondern nehmen Bezug auf die gesamte Psyche, welche sowohl das Bewußte als auch das Unbewußte umfaßt. So können wir nicht davon ausgehen, daß uns der Kranke seine Gemütssymptome offen darlegt, da er sie oft in einer unbewußten Verteidigungshaltung zu rationalisieren versucht. Dies ermöglicht es ihm, sich als Teil der Gesellschaft an die Realität anzupassen, und es verbirgt uns die unbewußten Konflikte, die der Kranke zu ignorieren sucht.

Die in der Tiefe liegende triebhafte, dynamische Persönlichkeit, Sitz des authentischen Seins, bleibt unter einer reaktiven charakterologischen Schicht, einem Charakterpanzer verborgen und wird durch diesen gekennzeichnet. Sie offenbart sich nur in Träumen, Phantasien, Neigungen, Sehnsüchten, Ressentiments etc. Die Art und Weise, wie der Patient seine Umwelt erlebt, ist nicht als Interpretation derselben anzusehen, sondern als Faktum einer psychischen Wirklichkeit. Bewußtheit entsteht erst nach und nach aus einer zuvor unbewußten Psyche, und ihr Funktionsablauf hängt strikt von dieser ab.

Die körperlichen Bedürfnisse, Gelüste und Abneigungen gegenüber Nahrungsmitteln, Klima- und Umweltempfindlichkeiten, kurz, alle Reaktionen psychischer und organischer Art, welche die Allgemeinsymptome und die besonderen Modalitäten in der Homöopathie ausmachen, dienen der Aufrechterhaltung und Verteidigung einer bestimmten Lebensart. Krankheit ist immer ein reaktiver Abwehrprozeß, und Neurose, das Substrat jeglicher Krankheitserscheinung, ist der Versuch, den Konflikt zwischen gestörten individuellen Triebwünschen und deren Verbot durch die Normen und Werte der Gesellschaft zu lösen oder auszugleichen. Hierbei steigert eine syphilitische Diathese den Zerstörungs- und Todestrieb, eine sykotische den Selbstbehauptungs- und Geltungsdrang. Wie Dr. Candegabe sehr gut anhand des Repertoriums und mit Hilfe von Arzneimittelvergleichen zeigt, muß das bestimmende psychische Symptom Bestandteil des entsprechenden «Kleinsten charakteristischen Syndroms« sein. Dieses enthüllt den eigentlichen Persönlichkeitscharakter, zeigt das Heilkräftige am Arzneimittel und entsprechend dazu, was am Kranken zu heilen ist. Ob ein psychisches Symptom innerhalb der Lebensgeschichte eines Patienten charakteristischen Stellenwert erlangt, läßt sich nur durch die Verknüpfung mit anderen Symptomen ersehen. Und ebenso sollte die Pathogenese auch die symptomatischen Wechselbeziehungen aufweisen, die für das Arzneimittel selbst typisch sind. Die Gesamtheit der von den Prüfern geäußerten individuellen Züge erlaubt es, zusammen betrachtet, die Bedeutung der gesamten Reaktionen zu verstehen, welche die dynamisierte Arznei hervorruft, und somit das Persönlichkeitsbild eines Arzneimittels zu erstellen.

Auf der Grundlage der entsprechenden Rubriken im Repertorium untersucht Candegabe eingehend diese Dynamik der Symptome und stellt die besondere Eigenheit im Persönlichkeitsbild eines Arzneimittels durch den Vergleich mit anderen heraus.

Mit dieser Arbeit festigt Candegabe seinen Ruf als wahrer Meister, der in seiner Lehre die Notwendigkeit betont, sich wirklich die Fähigkeit anzueignen, bei jedem Patienten das *Simillimum* zu finden; während der Patient seinerseits gemäß dem Heilungsgesetz nur dann gesunden kann, wenn er bewußt seine Lebenseinstellung ändert und sich bemüht, seine Energien, seine Intelligenz und seine Gefühle in offener Beziehung zu seiner Umwelt sich entwickeln und reifen zu lassen.

T. P. Paschero

Vorwort

Die erste große Schwierigkeit, welcher der Arzt zu Beginn der homöopathischen Praxis begegnet, liegt in seiner Unfähigkeit, die in der Materia Medica erworbenen Kenntnisse auf den einzelnen klinischen Fall anzuwenden. Das Studium der Pathogenese wird zu einer mühseligen Aufgabe. Es verschafft uns zwar einen mehr oder weniger vollständigen Symptomenkatalog, erweist sich aber trotz großer Anstrengungen als ungenügend, die Essenz, d. h. das, was wir als *Genius des Mittels* bezeichnen, zu verstehen.

Auch mir persönlich blieb diese große Schwierigkeit nicht fremd; nur wenige Male konnte ich die beschriebenen Idealbilder in der Praxis beobachten. Es war unmöglich, der Versuchung zu widerstehen, eine sehr große Anzahl von Symptomen aufzunehmen. Ich fühlte mich jedoch unfähig, sie ihrer Bedeutung nach einzustufen. Ich benutzte verschiedene Quellen, angefangen bei Hahnemann, Clarke, Kent, Nash, Hering, Allen, Voisin, Gallavardin, Vannier, usw. Vor meinen Augen zogen verschiedenste Bilder vorüber, von den konkretesten und körperbezogenen eines Vannier bis zu den psychischen von Gallavardin, Clarke und Kent.

Aber erst die Lektüre der Artikel von Dr. Tomás Pablo Paschero in der Zeitschrift *»Homeopatia«* aus den Jahren 1955 bis 1960 gab mir eine klare Vorstellung von der Essenz, dem Wesen eines Mittels. Noch heute, nach mehr als 20 Jahren, lese ich diese Artikel mit immer wieder neuem Interesse. Im gleichen Maße, wie sich meine menschliche und wissenschaftliche Bildung erweitert, verstehe ich seine Ausführungen von Mal zu Mal besser. *»Man sieht nur das, was man schon weiß«*, sagte mir ein geschätzter Histologie-Professor von der Fakultät, als ich mit wenig Erfolg ein Histologiepräparat im Mikroskop betrachtete. Wie sehr dies zutrifft, spürte ich zu Beginn meiner homöopathischen Studien. Nur jene alten Worte voller Güte und Bescheidenheit hielten mich davon ab, der Versuchung nachzugeben, Hahnemann oder einige seiner Nachfolger zu kritisieren, die mir damals in ihren Lehrsätzen zuwenig klar oder gar widerspüchlich erschienen. Für die offensichtlichen und vermeintlichen Widersprüchlichkeiten eines Meisters gibt es vielleicht tiefere Gründe, die unser armer Verstand nicht zu erfassen vermag. Diese Zweifel vergrößerten mein Interesse an dem weisen Intuitionsvermögen, das mein Lehrer in seinem Unterrricht der Materia Medica ausstrahlte. Nach einer gewissen Zeit gewann ich durch das ständige Repertorisieren viel Information. So wurde es für mich eine bereichernde Ergänzung meiner Studien der Materia Medica und vervollständigte allmählich das jeweilige Bild der einzelnen Mittel. Und da sich diese Bilder auf repertorisierte klinische Fälle bezogen, konnte ich schließlich den Wert der Symptome bestimmen, indem ich den kranken *Menschen verstehen* lernte.

Im Laufe des Jahres 1963 kam mir der Gedanke, die Mittel anhand des Repertoriums von Kent zu studieren. Wie bei einem idealen Kranken erschienen die 460 Symptome von *Lycopodium* in alphabetischer Reihenfolge. Viele von ihnen bestätigen das in der Materia Medica Erlernte, einige sind vollkommen neu, und wieder andere erinnern an Symptome von *Lycopodium*-Patienten, die in keinem mir greifbaren Text erwähnt sind.

Bei isolierter Betrachtung erweiterten sie zwar objektiv meine Kenntnisse, mehr aber auch nicht. Erst als ich sie zusammen betrachtete, wie Noten einer unbekannten Symphonie, konnte ich das Hauptthema erahnen, an das sich alle Symptome in logischer Sequenz anfügten. Nun war ich in der Lage, die Worte meines Lehrers in ihrer ganzen Tragweite zu verstehen, als er mehr oder weniger wörtlich sagte: »Das psychische Symptom ist das *Vorzimmer* des klinischen Bildes. Im individuellen *Verhalten* zeigt sich die persönliche *Lösung*, die ein Mensch angesichts seiner psychischen und physischen Konstitution einerseits und in bezug auf seine Umwelt andererseits gefunden hat. Hier also erlangen die psychischen Symptome ihre größte Bedeutung, denn sie zeigen die besondere Art eines Patienten, wie er mit seinen psychischen und organischen Schwierigkeiten in seinem Leben fertig wird.«

Auf der Basis der Materia Medica Pura erlaubt dieser neue Aufbau der Arzneimittellehre ein vergleichendes Studium der Symptome. Diese werden, anstelle eines sturen, unverständlichen Auswendiglernens der *Reinen Arzneimittellehre*, in einen logischen homöopathischen Sinnzusammenhang gebracht, was zu einer klaren Sicht des geistigen Bildes eines Arzneimittels führt. Auf diese Art und Weise begriff ich, daß jedes Symptom einen Sinn, eine Absicht und ein Ziel hat, deren Bedeutungsgehalt sich erst aus der Gesamtbetrachtung erschließen läßt. Denn vom Standpunkt der Homöopathie aus äußert sich die sogenannte Haltung oder der *Genius* eines Arzneimittels nicht nur in den Symptomen selbst, sondern vielmehr in deren dynamischer Wechselbeziehung.

Bei der Darstellung eines Mittels betrachten wir es in vorliegender Arbeit zunächst quer durch das Repertorium von Kent hindurch. In der zweiten Phase wird versucht, die dargelegte Symptomatologie soweit wie möglich zusammenzufassen, um das Verstehen und Erlernen des Wesentlichen zu erleichtern. In der dritten Phase werden diejenigen Symptome, welche die fundamentale Dynamik des Mittels ausdrücken, in einer schematischen Zusammenfassung einzeln numeriert aufgeführt. Diese Etappe war für mich zweifellos die schwierigste. Mit dem Risiko, keine neuen Erkenntnisse zu vermitteln, habe ich mich an die wertvollen Konzepte Pascheros zu diesem Thema angelehnt. In der vierten Phase wird schließlich jeweils die vergleichende Materia Medica behandelt, die diesem Buch seinen Titel verleiht. Die 30 bis 40 Symptome, die im Schema zusammengestellt sind, so als handelte es sich um einen idealen Kranken, erlauben ein vergleichendes Studium der Mittel, die eine Beziehung zu diesen Symptomen haben. Zu diesem Zweck habe ich gleich zu Beginn von diesen 30 bis 40 Symptomen je nach Fall 5 bis 10 ausgewählt und unter dem Titel *»Kleinstes charakteristisches Syndrom«* gruppiert. Für die vergleichende Studie habe ich nur jene Mittel verwendet, welche mindestens 50 Prozent des »kleinsten charakteristischen Syndroms« abdecken, und die übrigen vernachlässigt. In einigen Fällen, die mir interessant erschienen, habe ich ausnahmsweise auch einige Medikamente mit einem geringeren Prozentsatz in den Vergleich miteinbezogen. Hinsichtlich der Reihenfolge der Symptome, der Erklärung ihrer möglichen Kausalität und der hier angewandten gedanklichen Logik habe ich mich bei den verschiedenen Vergleichen stets bemüht, die Ähnlichkeitsbeziehungen und Unterschiede auf der Grundlage der Essenz des Mittels herzustellen und ließ mich dabei von den Beschreibungen der großen Meister oder von eigenen Erfahrungen bei erfolgreichen Behandlungen leiten.

Der Leser wird feststellen, daß die Klassifizierung der Symptome weder von miasmatischen noch doktrinären oder persönlichen Vorurteilen bestimmt ist, da meiner Überzeugung nach jede vorherige Wertsetzung durch die Unteilbarkeit aller Äußerungen des Patienten zu jedem Zeitpunkt in seinem Leben außer Kraft gesetzt wird. Ich behaupte auch nicht, daß das von mir angewandte Schema und meine Ableitungen eine absolute Wahrheit darstellen. Ich hoffe jedoch, daß sie wenigstens dazu beitragen, eine der großen Schwierigkeiten, denen sich der homöopathische Arzt gegenübersieht, zu überwinden: nämlich das existentielle Drama des Patienten, das immer individuell, persönlich und in sich geschlossen ist, auf die Materia Medica zu übertragen, welche die Symptome allgemein und unpersönlich aneinanderreiht.

Ich kann die innere Befriedigung nicht verbergen, dieses kleine Werk beendet zu sehen, das auf gewisse Art mehr als 30 Jahre meines Lebens als Arzt umfaßt. Von dem wenigen Guten, das es enthalten mag, verdanke ich viel - wahrscheinlich werde ich nie wissen, wieviel - meinem Freund und Lehrer, Dr. Tomás P. Paschero, dem ich es voller Ehrfurcht und aufrichtiger Zuneigung widme. Um gerecht zu sein, müßte ich hier alle Ärzte unserer Schule nennen, die mir während meiner Ausbildung als Homöopath eine unersetzliche Stütze gewesen sind. Voller Dankbarkeit möchte ich jedoch Dr. Hugo Ardiles erwähnen, der mit größtem Einsatz die Korrekturen der Entwürfe und Drucksätze übernommen hat. Besondere Anerkennung verdient auch Edgardo Gil, Verwaltungssekretär unserer Schule, ein tatkräftiger Mitarbeiter und Freund, der sich der maschinenschriftlichen Arbeiten annahm, und ohne dessen ständige Begeisterung und Ansporn die Realisierung dieses Werkes wohl recht schwierig gewesen wäre.

Dr. Eugenio Federico Candegabe
Buenos Aires, 10. September 1982

Der Wert der Symptome

Wir möchten bei unserer Arbeit von der Beobachtung von Tatsachen ausgehen. Im Paragraphen 110 schreibt Hahnemann: »Daneben sah ich, daß die Wirkungen krankhafter Schädlichkeiten, welche vorgängige Schriftsteller von arzneilichen Substanzen aufgezeichnet hatten, wenn sie in großer Menge aus Versehen, um sich oder Andere zu töten, oder unter andern Umständen in den Magen gesunder Personen geraten waren, mit meinen Beobachtungen beim Versuchen derselben Substanz an mir selbst und andern gesunden Personen viel übereinkamen. ...Keiner von diesen Beobachtern ahnte, daß diese von ihnen bloß als Beweise der Schädlichkeit und Giftigkeit dieser Substanzen erzählten Symptome, sichere Hinweise enthielten, auf die Kraft dieser Drogen, ähnliche Beschwerden in natürlichen Krankheiten heilkräftig auslöschen zu können ... «

Mit dem »*Organon*« und den »Chronischen Krankheiten« schuf Hahnemann eine Doktrin, die von der Beobachtung der Fakten in der Natur ausgeht. In idealer Weise Wissenschaftler und Philosoph, weicht er nirgends auch nur im geringsten von der objektiven Wirklichkeit ab, um seine Befunde zu bestätigen. Auch Kent folgt dieser Grundhaltung in seinen Untersuchungen über den Krankheitsverlauf, ebenso Hering in seinen Heilungsgesetzen und auch Gatak und Allen in ihren eingehenden Studien der Miasmen: Es ist eine Lehre, die auf konkreter Beobachtung fußt und von dieser bestätigt wird.

Unsere Schule geht von folgender, von Dr. Paschero formulierten Prämisse aus: Die Pathogenese ist nichts anderes als das Aufblühen einer im Menschen latenten Symptomatologie, mit einer ihr eigenen Form der Erkrankung bzw. Gesundung, die von einer tiefen Dynamik oder konstitutionellen Disposition geprägt ist und die Hahnemann als Miasma bezeichnete.

Das eingehende Studium der Materia Medica, die Analyse aller Medikamente quer durch das Repertorium, die vergleichende Materia Medica, die miasmatische Betrachtungsweise der Mittel und die klinische Anwendung der Miasmentheorie stellen die Aufgabe und ständige Tätigkeit unserer Schule dar. Es handelt sich um verschiedene Blickwinkel, die alle ein gemeinsames Ziel haben: die Verschreibung des »*Simillimums*«.

»Bei dieser Aufsuchung eines homöopathisch specifischen Heilmittels«, sagt Hahnemann im Paragraphen 153 des *Organons*, »... sind die *auffallendern, sonderlichen, ungewöhnlichen* und *eigenheitlichen* (charakteristischen) Zeichen und Symptome des Krankheitsfalles, besonders und fast einzig fest ins Auge zu fassen ...« Für die Verschreibung ist dies eine unerläßliche Bedingung.

Dies erweckt den Anschein, als könnten wir fast immer zu einer korrekten Verschreibung gelangen, wenn wir die Arzneimittel unter allen möglichen Blickwinkeln und bis in die kleinsten, verborgensten Facetten beherrschen würden. Kent macht uns jedoch auf den Trugschluß dieser Überlegung aufmerksam, wenn er sagt: »Wissenschaft ist Kenntnis. Die Anwendung dieser Kenntnisse ist Kunst, das heißt die Kenntnisse auf den Einzelfall übertragen zu können.« Die Kunst in der Wissenschaft, das heißt die intuitive Fähigkeit, das unbewußte Wissen, ist wie das Leben selbst in ihrem Innersten unergründlich. Wir stimmen nicht mit der Ansicht überein, der homoöpathische Arzt sei ein Übermensch, nur weil er mit homöopathischen Lehrsätzen und der entsprechenden Technik vertraut ist. Die Illusion einer Überlegenheit entsteht dann, wenn der homöopathische Arzt Theorie und Praxis als perfekte, vollständige und absolute Wahrheit betrachtet, die die Gesamtheit der menschlichen Psychologie umfaßt. Ein solcher Arzt wird insgeheim von Zweifeln befallen, wenn er dem Patienten, dem Menschen in seiner Gesamtheit, nur mit seinen Lehrsätzen und seiner Technik gegenübertrit, anstatt ihm mit seiner ganzen Persönlichkeit zu begegnen. Denn nur diese, vor allem aber seine Emotionalität kann ein Maßstab für die Persönlichkeit des Patienten sein. Durch seine eigenen Gefühle kann der Arzt das Leben des Patienten mitempfinden, mit der einzigen und bescheidenen Berufung, ihm zu helfen. Von diesem Gedanken geht die gewichtige Aussage Hahnemanns aus, wenn er auf den vorurteilsfreien Beobachter hinweist, der mit seiner eigenen Emotionalität das Gefühlsleben des Patienten ermessen soll, indem er sich selbst zum Subjekt und Objekt der ärztlichen Handlung macht.

Trotz der Verwurzelung unserer medizinischen Ausbildung rein im Somatischen sollte jeder Homöopath weit davon entfernt sein, Krankheit als rein materiellen Prozeß organischer Veränderungen zu betrachten. Die Integration des anatomisch-klinischen Aspektes der »Krankheit« in die Persönlichkeit des Patienten ermöglich es, die krankhafte Dynamik, die dem Prozeß zugrunde liegt, zu erkennen. Hier erlangt die Krankengeschichte besonderes Interesse, da sie das gesamte Gefühlsleben des Patienten mitumfaßt, seine Wünsche, Sehnsüchte, Frustrationen, Erfolge und das Streben danach sowie neurotische bis hin zu transzendenten Perspektiven. Die gegenwärtige Haltung beinhaltet die gesamte Entwicklung von der vegetativen kindlichen Prägung bis hin zu den subtilsten, hochgeistigen Äußerungen der Existenz. Krankheitsgeschichte ist nichts weiter als der psychische und physische Anpassungsprozeß eines Individuums an seine Umwelt, und die pathologisch-organischen Veränderungen sind lediglich das objektive Resultat dieser Anpassung.

Die im Paragraphen 153 des »*Organons*« von Hahnemann besonders hervorgehobenen »... *auffallendern, sonderlichen, ungewöhnlichen* und *eigenheitlichen* (charakteristischen) Zeichen und Symptome des Krankheitsfalles...« scheinen der Schlüssel zu sein, der zum Geheimnis der genauen Verschreibung führt, »denn vorzüglich diesen, müssen sehr ähnliche, in der Symptomenreihe der gesuchten Arznei entsprechen, wenn sie die passendste zur Heilung sein soll«. Es ist die Absicht dieser Arbeit, die signifikante Bedeutung dieser vier Eigenschaften der »Zeichen und Symptome« zu untersuchen.

Bis zum Erscheinen der Repertorien, zunächst jenem von Bönninghausen, insbesondere aber dem von Kent, mußte man über eine große Gelehrsamkeit verfügen, um all die charakteristischen Symptome der Materia Medica im Kopf behalten und auf diesem Weg zu einer genauen Mittelwahl gelangen zu können. In unserer Schule stimmen wir darin überein, daß das Repertorium von Kent und das Synthetische von Barthel unerläßliche Hilfsmittel sind. Erinnern wir uns daran, daß uns Kent im Vorwort zu seinem Repertorium genaue Anleitungen zu dessen Gebrauch gibt. Er empfiehlt, die Mittel, die sich nach der Repertorisation herauskristallisiert haben, mit der Materia Medica zu vergleichen, um dann dasjenige auszuwählen, welches dem Patienten am ähnlichsten scheint. Denselben Gedanken äußert Hahnemann im dritten Paragraphen seines »*Organons*«:... »und weiß er nach deutlichen Gründen das Heilende der Arznei dem, was er an dem Kranken unbezweifelt Krankhaftes erkannt hat, so anzupassen, daß Genesung erfolgen muß...« Das Analoge zwischen den Angaben von Kent und Hahnemann beruht darauf, daß der *Genius des Mittels* dem psychobiologischen Verhalten des Patienten ähnlich sein muß.

Worin besteht nun die Ähnlichkeit zwischen dem Patienten und seinem Mittel, oder genauer, was ist der Genius eines Mittels, der so oft erwähnt und doch nicht richtig verstanden wird? Der »Genius« entspricht der Seins- und Lebensart, dem psychobiologischen Verhalten, welches ein Mittel jederzeit beinhaltet und und in seiner vitalen Konkretion durch den Menschen ausstrahlt, es sind die lebendigen Reaktionsmuster eines idealen Wesens, die in ihm stets in spezifischer Dynamik erhalten bleiben, und durch die es sich trotz der vielfältigen Ungewißheiten und Umwelteinflüsse, welche die Lebensumstände prägen, in die dieses ideale Subjekt in jedem konkreten Einzelfalle als Mensch geboren wird, in denen es auf individuelle, personenhafte Art und Weise lebt und auch stirbt und nur bestimmte, partielle Aspekte realisiert. Diese Essenz, diesen Genius enthält das Arzneimittel, welches in diesem Sinne eine universelle Struktur besitzt. Es ist daher notwendig, auch auf der Seite des Patienten zu einem umfassenden Symptomenbild zu kommen, um in ihm eine individuelle und somit relative Realisierung des Genius des Mittels zu erkennen.

Hahnemann führt zu diesem Thema im Paragraphen 5 des *»Organons«* aus: »Als Beihülfe der Heilung dienen dem Arzte ... die bedeutungsvollsten Momente aus der ganzen Krankheits-Geschichte des langwierigen Siechtums, um dessen *Grundursache*, die meist auf einem chronischen Miasma beruht, ausfindig zu machen, wobei die erkennbare Leibesbeschaffenheit des (vorzüglich des langwierig) Kranken, sein gemütlicher und geistiger Charakter, seine Beschäftigungen, seine Lebensweise und Gewohnheiten, seine bürgerlichen und häuslichen Verhältnisse, sein Alter und seine geschlechtliche Function usw. in Rücksicht zu nehmen sind.«

Mit anderen Worten, Hahnemann und Kent lehren uns - und wir stimmen dem vollkommen zu -, daß die Symptome keinen Wert an sich haben, sondern relativ als Teil einer charakteristischen, eigentümlichen Gesamtheit zu beurteilen sind. Wie jedes andere Lebensphänomen hat auch ein Symptom einen Sinn, eine Absicht und ein Ziel. In ihm drückt sich ein ureigenstes, ganz persönliches Erleben aus, entsprechend der Wesensart des betreffenden Menschen; eine Absicht, eine innere Spannung, die besondere Verhaltensweisen bewirkt, mit dem Ziel, seinen existenziellen Konflikt, seinen Daseinskonflikt zu lösen. Das Symptom als sprachlicher Ausdruck oder als geschriebenes Wort im Repertorium ist jedoch nicht mehr wert als ein toter Buchstabe, solange man dem Grundgedanken des Verhaltens, einer besonderen Art zu leben und zu wirken, keine Bedeutung beimißt. Der Glaube, daß ein Symptom oder die algebraische Summe von Symptomen eine genügende und unentbehrliche Grundlage einer korrekten Verschreibung sei, ist ein schwerwiegender Irrtum. Kent drückte sich einem Schüler gegenüber einmal folgendermaßen aus: »Sie haben gewiß eine große Menge an Symptomen registriert, aber Sie haben keinen Fall«. Um einen Fall zu haben, muß die Gesamtheit der wahlanzeigenden Symptome die gleiche Dynamik wie das Mittel besitzen.

Hahnemann sagt im Paragraphen 18 des *Organons*: »...daß der Inbegriff aller, in jedem einzelnen Krankheitsfalle wahrgenommenen Symptome und Umstände die einzige Indikation, die einzige Hinweisung auf ein zu wählendes Heilmittel sei.«

Diese individuellen »Umstände« müssen in jedem Fall gegeben sein, um - gemäß Hahnemann - ein Arzneimittel mit entsprechendem Wirkungsbereich auswählen zu können. Die Wirkung, d. h. der Genius eines Mittels äußert sich in den Symptomen und verleiht ihnen darüber hinaus einen für jedes Mittel besonderen Wert und Sinn. Gerade dieser Sinn muß zur korrekten Diagnosestellung bei jedem Patienten gesondert ermittelt und individuell verstanden werden. Der »Genius der Arzneimittel« ist eine Prämisse, von der alle großen Meister der Homöopathie in ihren klinischen Beiträgen ausgehen. Wert und Sinn erhalten die Symptome allerdings erst durch den in und mit ihnen lebenden kranken Menschen. So haben beispielsweise die Erfahrungen unzähliger *Pulsatilla*-Fälle zweifelsohne dazu beigetragen, die Essenz, das Wesen von *Pulsatilla* erfassen zu können. Auf diesen Zusammenhang hat auch Paschero, unser unbestrittener Meister, in seinen Arbeiten über die Materia Medica, die klinische Materia Medica und in den knappen Zusammenfassungen unter dem Titel »Was bei keinem Arzneimittel fehlen darf« immer wieder hingewiesen. Einen ähnlichen Gedanken verfolgt Hahnemann in der Anmerkung 172 zum Paragraphen 213: »So wird bei einem stillen, gleichförmig gelassenen Gemüte, der Napell-Sturmhut selten oder nie eine, weder schnelle noch dauerhafte Heilung bewirken, ebenso wenig, als die Krähenaugen bei einem milden, phlegmatischen, die Pulsatilla bei einem frohen, heitern und hartnäckigen oder die Ignazbohne bei einem unwandelbaren, weder zu Schreck noch zu Ärger geneigten Gemütszustande.« Mit anderen Worten, es ist die auf der konkreten Beobachtung basierende Erfahrung, die es den Homöopathen ermöglicht, mit Empathie an der Seite der Patienten zu stehen und so den Genius, den Geist des Mittels zu erkennen.

Entfernen wir uns von dieser dynamischen Bedeutung einer individuellen Ganzheit, so kann das Studium der Arzneimittel anhand des Repertoriums gefährlich werden. Denn die Versuchung zu glauben, zwei Mittel seien ähnlich, weil sie eine Anzahl charakteristischer Symptome gemein haben, kann zur Verwirrung führen. Zum Beispiel sind die Symptome »Boshaftigkeit«, »Abneigung gegen Gesellschaft und Trost«, »Zorn mit stillem Kummer«, »Herzlichkeit« und »Verweilen bei vergangenen unangenehmen Ereignissen« bei *Natrium muriaticum* von einem ganz anderen Genius oder Geist geprägt als bei *Lycopodium*. Affektive Frustrationen mit daraufhin gesteigerten Aggressionen und deren Unterdrückung mit nachfolgender Unzufriedenheit sind die Essenz von *Natrium muriaticum,* der Minderwertigkeitskomplex stellt die Essenz von *Lycopodium* dar. Der *Natrium-muriaticum*-Patient ärgert sich, weil er nicht geliebt wird, der *Lycopodium*-Patient, weil er nicht geachtet wird. Der *Natrium-muriaticum*-Patient entfernt sich von den Leuten aus Rache und aus Groll, der *Lycopodium*-Patient, damit seine Schwäche nicht entdeckt wird. Enttäuschte Gefühle mit gesteigerter Aggression und deren Unterdrückung sind Schlüssel zu den Ressentiments, Minderwertigkeitsgefühle im Wesenskern. Der *Natrium*-Patient ärgert sich, weil er nicht geliebt, - *Lycopodium*, weil er nicht geachtet wird. *Natrium* zieht sich aus Groll und Rachegefühlen von den Menschen zurück, - *Lycopodium*, damit seine Schwäche nicht entdeckt wird. Beim *Natrium-muriaticum*-Patienten verschlechtert Trost, da die liebevolle Zuwendung, um die er bat und die ihm früher versagt wurde, jetzt ungelegen ist - beim *Lycopodium*-Patienten deshalb, weil Trost seinen Stolz beleidigt. Zorn mit stillem Kummer und stilles Leiden sind beim *Natrium-muriaticum*-Patienten Ausdruck seiner gefühlsmäßigen Blockierung; er ist in ständigem Wiederkäuen auf die Vergangenheit fixiert, auf seine verlorengegangene Liebe. Beim *Lycopodium*-Patienten sind diese Symptome Ausdruck der Aggression seiner auf Wettstreit bedachten selbstherrlichen, gelegentlich auch kniefälligen Person. Der Grundtenor der Lebenshaltung von *Natrium muriaticum* ist Bitterkeit; bei *Lycopodium* hingegen die Angst zu versagen, die den Patienten sogar zum Weinen bringt, wenn man ihm schmeichelt. Somit unterscheidet sich der Groll oder der Wunsch nach Einsamkeit des *Natrium-muriaticum*-Patienten grundlegend von jenem des *Lycopodium*-Patienten. Wir können niemals behaupten, daß zwei Arzneimittel eine ähnliche Essenz haben, von ähnlichem Geiste sind, nur weil ihre Symptome ähnlich sind, ebensowenig wie zwei Wege zum gleichen Hafen führen, nur weil sie sich an einem Punkt kreuzen.

Das »Kleinste charakteristische Syndrom« von *Calcarea carbonica* beispielsweise - Furcht, Apathie und Eigensinn - wird dann wertvoll, wenn man den berechnenden, ruhigen und langsamen Verstand dahinter wahrnimmt, mit dem ein solcher Patient alle seine Konflikte und Enttäuschungen löst, und sofern man erkennen kann, daß seine metaphysischen Ängste eine Antwort auf diese verstandesmäßige Ausrichtung und sogar die wohldurchdachte Handhabung seiner Aggressivität sind. Dieser Patient versucht, alles mit Intelligenz zu lösen, wodurch er sich sicher und mutig fühlt. Infolge der eigenen nach außen projizierten Aggressionen fürchtet er jedoch alles Übersinnliche, Nichtgreifbare wie Einsamkeit, Dunkelheit, Gespenster, daß ihm etwas zustoßen könne, Krankheiten oder die Zukunft. Schreckliche Dinge, schlechte Nachrichten, Grausamkeiten und traurige Dinge verstören ihn so sehr, daß er dann nur noch von Mord, Feuer und Ratten spricht.

Diese Umstände der Symptome sind es, die uns Auskunft geben über die Wirkungsweise der Arzneimittel. Sie ermöglichen dem Arzt, die *causa fundamentalis* zu ermitteln, die in der Regel eine Folge eines chronischen Miasmas ist. Hahnemanns ausführliche Erörterung dieses Gesichtspunktes in den Paragraphen 3, 5 und 18 des »*Organons*« bewahrt uns vor gefährlichen, abstrakten Spekulationen über Symptome.

»Diese individualisierende *Untersuchung eines Krankheits-Falles*«, erklärt Hahnemann im Paragraphen 83 des »*Organons*« »... verlangt von dem Heilkünstler nichts als Unbefangenheit und gesunde Sinne, Aufmerksamkeit im Beobachten und Treue im Aufzeichnen des Bildes der Krankheit.« Im Paragraphen 7 fügt er hinzu, daß die Gesamtheit dieser Symptome, »dieses nach nach außen reflektirende Bild des inneren Wesens der Krankheit, d. i. des Leidens der Lebenskraft, das Hauptsächlichste oder Einzige sei, wodurch Krankheit zu erkennen geben kann, welches Heilmittel sie bedürfe ...« Im Paragraphen 98 schließt er an: »... - so gewiß erfordert doch auf der andern Seite, bei allen Krankheiten, vorzüglich aber bei den langwierigen, die Erforschung des wahren vollständigen Bildes derselben und seiner Einzelheiten besondere Umsicht, Bedenklichkeit, Menschenkenntniß, Behutsamkeit im Erkundigen und Geduld, in hohem Grade.« Diese Kenntnis von der menschlichen Natur erlangen wir, wie wir anfangs sagten, über unsere eigene Emotionalität.

Die miasmatische Bedeutung der Symptome

Wir haben vom relativen Wert der Symptome gesprochen, der zu einem großen Teil von den Begleitumständen und Modalitäten abhängt, in denen diese Symptome als solche oder in ihrer Gesamtheit auftreten. Ebenso haben wir auch auf die *causa fundamentalis* hingewiesen, die nach unserer Meinung aus der Pathobiographie des Patienten ersichtlich ist und die Wahl eines geeigneten Mittels ermöglicht. Hierbei wird der relative Wert eines Symptoms von seinem Bedeutungsgehalt bestimmt, von seinem Sinn, seiner Absicht und seinem Ziel.

Ein Symptom ist als Ausdruck eines Lebensphänomens veränderlich, dynamisch und dreidimensional wie der Raum, in dem wir leben. Da jeder Patient also im Grunde dreimiasmatisch ist, drückt die Bezeichnung »psorisch«, »sykotisch« oder »syphilitisch« lediglich die Tendenz zu einer bestimmten vitalen Reaktionsweise aus; und die Symptomengesamtheit eines Patienten wird auch eine solche Tendenz aufweisen, allerdings in einem ebenfalls relativen, dynamischen und veränderlichen Sinn. So kann beispielsweise die Abneigung eines *Lycopodium*-Patienten gegenüber Gesellschaft vorwiegend psorisch geprägt sein, wenn dabei Furcht vor dem Wettbewerb im Vordergrund steht; sie kann aber auch sykotisch sein, wenn nämlich der Patient damit seine Schwäche verbergen will, um Kräfte für einen späteren Triumph zu sammeln; und sie ist entschieden syphilitisch, wenn sie von Lebensüberdruß, Gefühlen vollkommenen Mißerfolgs und Gleichgültigkeit allem gegenüber durchdrungen ist.

Wir haben ausgeführt, daß das Symptom »*Sympathetic*« - Ausdruck von starkem Mitgefühl und Sorge für andere - bei *Phosphor*-Patienten vorwiegend psorisch ist, als Äußerung seiner universellen Liebe und extremer Empfindsamkeit allen äußeren Manifestationen gegenüber. Bei *Nitri acidum*-Patienten ist es sykosyphilitisch, voll von gewaltiger Bitterkeit und Rachegefühlen. Dieser Patient ist völlig haßerfüllt und läßt keine Entschuldigungen gelten. Sein gewaltiger Zerstörungstrieb führt zu Gewissensbissen. Ein Geschwür eines *Nitri-acidum*-Patienten hat scharf eingeschnittene Ränder mit Anfängen von Granulationsgewebe; es ist das somatische Bild dieser erwähnten miasmatischen Überlappung. Bei *Lycopodium*-Patienten ist die Sorge um andere vor allem sykotischer Natur, wenn sie insgeheim der Befriedigung der persönlichen Eitelkeit dient.

Vom miasmatischen Standpunkt aus betrachtet gibt letztendlich die charakteristische Haltung eines Patienten, d. h. seine Art zu leben und zu wirken, der aus der Pathobiographie erkennbare Lebenssinn, seinen Symptomen Wert und Bedeutung. Einige Symptome treten so in ihrer Bedeutung hervor, andere werden nebensächlich, je nachdem, ob sie mit den angestrebten Ideen, Absichten und Zielen übereinstimmen oder nicht. Diese Wandelbarkeit ist typisch für die menschliche Seele und sprengt alle Schemata, die nicht ebenso flexibel sind.

Nur so werden wir z. B. verstehen können, daß die Symptome »Gewissenhaftigkeit«, »Besserung durch Beschäftigung« und »Intoleranz gegenüber Widerspruch« - scheinbar rein sykotische Symptome - nicht genügen, um uns das Bild eines Mittels zu vermitteln, wenn sie nicht im Zusammenhang mit der *causa fundamentalis* gesehen werden. Auf diese Weise sehen wir z. B., daß die emotionale Gleichgültigkeit allem gegenüber beim sykotischen *Sepia* im Grunde pseudopsorisch ist, daß die gewaltigen Minderwertigkeitsgefühle, die Schüchternheit, die Furcht vor Mißerfolg und die Bescheidenheit die tuberkulinische Grundlage des sykotischen *Silicea* sind, oder daß das übertriebene Ich-Gefühl, die Reizbarkeit und die Gewissensunruhe mit ihrem zwanghaften Verhaltensmuster die sykotische Grundlage von *Thuja* darstellen. Und schließlich verstehen wir, daß die Differentialdiagnose obiger drei sykotischen Symptome aufgrund der Pathobiographie möglich wird, denn wir finden hier die *causa fundamentalis* und die Wirkungsweise: die syphilitische Gleichgültigkeit bei *Sepia*, die Schüchternheit und psorische Furcht bei *Silicea* und das sykotisch pervertierte Gefühlsleben bei *Thuja*.

Mit anderen Worten, es sind die Bedeutungszusammenhänge, es sind Idee, Sinn, Absicht und die Art der Suche, die dem gegebenen Fall eine psorische, sykotische oder syphilitische Färbung geben. Die psychopathologische Krankengeschichte, die Familienanamnese, Erbkrankheiten, frühere Erkrankungen, Impfungen, iatrogene Unterdrückungen usw. geben Auskunft über das bis zum jetzigen Zeitpunkt vorherrschende Miasma. Vor allem aber wird das gegenwärtige Miasma bestimmt durch die psychische Lebenseinstellung, durch das »Lebensprogramm« und die Zielsetzung des Patienten.

Ein Symptom ohne Bezug zur Symptomengesamtheit oder gar ohne Bezug zum Patienten selbst als psorisch, sykotisch oder syphilitisch zu klassifizieren, wie dies in anderen Schulen geschieht, führt zu falschen Konzeptionen und letztlich zum therapeutischen Mißerfolg. Das Geheimnis besteht darin, jedes Schema, das an sich immer starr ist, in seiner Anwendung elastisch und variabel der Dynamik eines lebendigen Symptoms anzupassen.

Das Studium der Symptome des vorherrschenden Miasmas genügt also nicht, um eine korrekte Diagnose sicherzustellen, wenn dieses Bild nicht mit der *causa fundamentalis* in der Pathobiographie in Zusammenhang gebracht wird.

Deshalb sind wir der Meinung, daß das Studium eines Arzneimittelbildes anhand des Repertoriums oder anhand miasmatischer Kriterien zwar einen Rahmen von unbestreitbarem Wert schafft, dessen Starrheit aber gesprengt werden muß. Denn selbst das perfekteste Instrument hat dort seine Grenzen, wo für Kent die »Kunst« beginnt, d. h. das Erfassen des Wesenhaften. Und das Wesen des Menschen als Krone der Schöpfung ist dynamisch und variabel wie das Leben selbst, ein Mysterium, voll von Erstaunlichem und Geheimnisvollem.

Heutzutage wird es immer schwieriger, diese Kunst im Sinne Kents auszuüben. Denn die Versicherung Hahnemanns im Paragraphen 177 des »*Organons*«, einseitige Krankheiten seien sehr selten, trifft nicht mehr zu. Die Vielfältigkeit der heutigen allopathischen Medikamente deformiert die natürliche Sprache der Krankheiten oder bringt sie gar zum Schweigen. Die systematische Unterdrückung der Abwehrreaktionen und der sogenannte Fortschritt bei den Psychopharmaka haben das medikamentöse Miasma in ungeahntem Ausmaß verstärkt.

Es ist daher ratsam, die Paragraphen 171-185 des *Organons* wieder zu lesen. Hier erörtert Hahnemann die große praktische Schwierigkeit bei den immer häufigeren Fällen einseitiger Krankheiten und gibt wie immer eine klare, konkrete und praktische Richtschnur für deren Lösung. Auch wenn das Studium dieser Paragraphen einige Zweifel aufwirft, die hier nicht im einzelnen besprochen werden können, so ist doch sicher, daß ihre Anwendung höchste Kunstfertigkeit der fähigsten Homöopathen erfordert.

Wie aus den Paragraphen 9 und 11 hervorgeht, sind nach Hahnemann Krankheiten nicht ein Unfall oder Schicksal, sondern objektiver Ausdruck einer Verstimmung der Lebenskraft und damit der Gefährdung des transzendenten Zieles des Menschen. Heilen, das Wiederherstellen der Gesundheit, reduziert sich daher nicht, wie oft behauptet, auf das Hinwegnehmen der pathologischen Erscheinungen, sondern es muß ein wirklicher Heilprozeß in Gang gesetzt werden, der sich - entsprechend dem Heilungsgesetz - vom Zentrum zur Peripherie, vom Geist zu den Organen ausbreitet. Gesund werden im Sinn der unteilbaren Ganzheit des Menschen heißt, sich der Verantwortung der Pflichterfüllung, die einem mit dem Wunder der Geburt übertragen wurde, voll bewußt zu werden. Krankheit ist Ungleichgewicht, Funktionsstörung, Furcht, überzogenes Ich-Gefühl, Stolz, Aggression und Nekrose. Gesundheit hingegen ist Ausgeglichenheit, innere Freiheit, Glücksempfinden durch Liebe und Liebe zur Pflicht.

Absolute Gesundheit gibt es nicht, daher ist das Ziel der Weg selbst und die beständige Suche. Wenn Krankheit der objektive Ausdruck einer Störung der Lebenskraft ist, die den Geist daran hindert, seine transzendente Bestimmung zu erreichen, dann wird sich der Beginn der Heilung mit einer Gemütsruhe oder einem inneren Frieden ankündigen, beruhend auf der Harmonie zwischen Geist und Gewissen.

Wäre vollkommene Gesundheit eine menschliche Eigenschaft, dann würde der Mensch nie erkranken. Wenn er aber krank wird, und in der Tat ist er dies bereits schon mit seiner Empfängnis, so deshalb, weil seine Abwehrmechanismen von den Miasmen gestört sind und in falschen Bahnen verlaufen. Krankheit wird so zu einem mißlungenen Heilversuch. Beide, Krankheit und Heilung, sind verschiedene Momente eines identischen Lebensprozesses.

Wenn Krankheitssymptome miasmatisch sind, dann sind die Anzeichen des Heilwerdens, die man vielleicht als Heilungssymptome bezeichnen könnte, amiasmatisch, denn sie sind Ausdruck der Suche nach jenen höheren Zielen der Existenz und des Weges dorthin. Die äußere Erscheinung mag sogar dieselbe sein, aber der Qualität und dem Wesen nach besteht ein großer Unterschied: Qualitativ bedeutet das miasmatische Symptom Abhängigkeit, während das Wesen des amiasmatischen Ausdruck von Freiheit ist.

Nach den Worten von Rainer Maria Rilke ist Krankheit ein Mittel des Organismus, sich von Fremdem zu befreien. Deshalb ist es notwendig, den Organismus darin zu unterstützen, seine Krankheit zu durchleben, sie vollständig durchzumachen und dann zu beenden - denn darin besteht wirkliche Entwicklung. Anatomisch-klinische Krankheit muß letztendlich als der Versuch, sich von den Miasmen zu befreien, verstanden und angenommen werden. Dieses Einverständnis bedeutet den Triumph des Geistes über die Materie und für den Menschen den Weg zu seiner Verwirklichung. Es ist eine Entwicklung in bezug auf den Gemeinschaftssinn im Sinne von Adler, das kollektive Unbewußte im Sinne von Jung, den kosmischen Universalsinn als Ursprung und Ziel der Existenz, der jeder Religion zugrunde liegt. In dieser Möglichkeit des Menschen zeigt sich auch die Lösung des scheinbaren Widerspruchs an, der sich aus dem Paragraphen 9 des »*Organons*« ergeben könnte, in dem Gesundheit im absoluten Sinne zur Voraussetzung für die Freiheit gemacht wird, die höheren Zwecke des Daseins verwirklichen zu können.

Pathogenese und Arzneimittel

1. »Im gesunden Zustande des Menschen«, so Hahnemann im Paragraphen 9, »waltet die geistartige, als Dynamis den materiellen Körper (Organism) belebende Lebenskraft (Autocratie) unumschränkt und hält alle seine Theile in bewundernswürdig harmonischem Lebensgange in Gefühlen und Thätigkeiten, so daß unser inwohnende, vernünftige Geist sich dieses lebendigen, gesunden Werkzeugs frei zu dem höheren Zwecke unsers Daseins bedienen kann.«

Es wäre müßig, wenn nicht gar überflüssig, so oft auf diesen wohlbekannten Paragraphen hinzuweisen, wenn seine Beachtung und strikte Befolgung nicht von so fundamentaler Wichtigkeit für die Homöopathie wären. Pathogenese, Miasma, Symptom, Repertorium, Arzneimittel und klinische Geschichte des Menschen sind eng miteinander verbunden, und ich wage zu sagen, in diesem sowie in den Paragraphen 3, 5 und 11 des »*Organon*« unübertrefflich zusammengefaßt. Betrachten wir jedoch ausschließlich diese letzteren Paragraphen, so könnten wir durchaus zu falschen Schlußfolgerungen gelangen, wenn wir dabei den Paragraphen 9 aus den Augen verlieren.

2. Im Paragraphen 3 heißt es: »...was an jedem einzelnen Krankheitsfalle insbesondere zu heilen ist...«, und im Paragraphen 5 führt Hahnemann weiter aus: »Als Beihülfe der Heilung dienen dem Arzte ... die bedeutungsvollsten Momente aus der ganzen Krankheits-Geschichte des langwierigen Siechthums, um dessen *Grundursache*, die meist auf einem chronischen Miasm beruht, ausfindig zu machen...«, und weiter im Paragraphen 11: »Wenn der Mensch erkrankt, so ist ursprünglich nur diese geistartige ... Lebenskraft (Lebensprincip) durch den ... dynamischen Einfluß eines krankmachenden Agens verstimmt; ... [und diese Verstimmung gibt sie] ... durch *Krankheits-Symptomen* zu erkennen und kann sie nicht anders zu erkennen geben.«

In der Tat: Wenn jeder Krankheit (und Krankheit drückt sich allein in Symptomen aus) ein chronisches Miasma zugrunde liegt, und wir aber wissen, daß ein jeder auf die eine oder andere Weise krank ist, so gelangen wir zu der ganz richtigen Schlußfolgerung, daß wir alle Psoriker mit einem mehr oder minder großen Anteil an Sykosis oder Syphilis sind.

Die *Gefahr der Verwirrung* taucht auf, wenn wir sagen: Da wir alle psorisch, sykotisch, syphilitisch sind, muß jedes Symptom oder Zeichen, das der Patient zeigt, miasmatisch katalogisiert werden. Und durch *falsche Verallgemeinerung* gelangen wir dann dazu, daß - da ja niemand wirklich gesund ist - ausnahmslos alles unter die Ägide der Miasmen fällt und alles an und in uns als miasmatisch gilt.

3. Zum Glück aber gibt uns Hahnemann in den *Chronischen Krankheiten* deutlich zu vestehen, daß vererbte Konstitution, Temperament, Lebensstil, Erziehungseinflüsse und für bestimmte Krankheiten empfänglich machende Organschwächen den Verlauf der *Psora* beeinflussen werden. Das heißt, sie werden der Psora eine bestimmte Richtung mit den für jede Person besonderen Modalitäten geben. Hier zeigt es sich deutlich, daß für Hahnemann die Psora durch eine ganze Reihe von inneren und äußeren Faktoren konditioniert wird, daß Konstitution und Temperament selbst indes etwas anderes als Psora sind: »Ein cholerisches, jähzorniges Temperament wird eine besondere Veranlagung für die Entwicklung der Psora begünstigen.« - Dies bedeutet, daß diese Faktoren zwar die Psora beeinflussen, ihr aber dem Wesen nach fremd sind.

4. Betrachten wir also den Paragraphen 9 nochmals unter miasmatischen Gesichtspunkten. Die Miasmen hemmen die geistige Entwicklung oder machen sie gar unmöglich. Deshalb wird jede Haltung oder innere Instanz, die unsere geistige Entwicklung zur Transzendenz hin fördert, ein Zeichen der Gesundheit und demzufolge nicht miasmatisch sein. Jedoch sind auch diese positiven Haltungen, die das menschliche Verhalten auf dem Weg zur Selbstverwirklichung an den Tag legt, sozusagen Symptome, Anzeichen, Merkmale, Ausdrucksweisen des Seins. Aus diesem Grund betonte ich bereits im vorhergehenden, daß das miasmatische Symptom qualitativ Abhängigkeit bedeutet, das Wesen des nicht-miasmatischen hingegen von Freiheit geprägt ist; wobei sich, wie es Hahnemann formuliert, der Geist dieses Werkzeugs noch *frei* zum höheren Zwecke unseres Daseins bedienen kann. Und diese Freiheit ist gleichzusetzen mit Freiheit von uns selbst, von unseren eigenen Konflikten und miasmatischen Fesseln.

Doch kehren wir zurück zur Pathogenese, zur Arzneimittelprüfung als der Hauptquelle der Materia Medica. In seinem Kommentar zum Paragraphen 105 des »*Organons*« sagt Kent zu den Prüfungssymptomen in der Homöopathie: » ... solche natürlichen Dinge, die also nichts Neues sind, werden ausgeschlossen, eben nicht notiert.« Und weiter: »Zuerst muß jedes Mitglied der [Prüfungs] Klasse ... etwa eine Woche lang sorgfältig die Symptome registrieren, die es sowieso zu diesem Zeitpunkt oder von Zeit zu Zeit hat oder zu haben meint, und dies auch für mehrere Monate rückwärts. Jeder Student notiere sie sodann sorgfältig und stelle sie in Tabellenform zusammen...« Diese Gruppe von Symptomen entspricht der individuellen krankhaften Symptomatik des Prüfers. Bei der Prüfung werden aber auch einige wenige Symptome erscheinen, die die Prüfer vorher nicht hatten: »...diese paar Symptome zeichnen die Silouette des chronischen Effektes des Mittels ganz schön, wenn man sie zu denen hinzufügt, die von anderen Prüfern bekannt sind«, ergänzt Kent in seinen *»Lectures on Homoeopathic Philosophy«*.[1]

Hahnemann faßt dies alles im besagten Paragraphen 105 wie folgt zusammen: »Der *zweite Punkt* des Geschäftes eines ächten Heilkünstlers betrifft die *Erforschung der, zur Heilung der natürlichen Krankheiten bestimmten Werkzeuge*, die Erforschung der krankmachenden Kraft der Arzneien, um, wo zu heilen ist, eine von ihnen aussuchen zu können, aus deren Symptomenreihe eine künstliche Krankheit zusammengesetzt werden kann, der Haupt-Symptomen-Gesamtheit der zu heilenden natürlichen Krankheit möglichst ähnlich.«

Zu Recht versteht Hahnemann unter Pathogenese eine künstliche Krankheit, denn wenn die Prüfungssymptome auch hinsichtlich ihrer Essenz, ihrem Wesen von enormer Wichtigkeit sind, so sind sie doch nach außen hin nur teilweise transzendent: Ihnen fehlt die Geschichte.

Durch die Geschichte des Patienten wird ein Symptom sonderlich, ungewöhnlich und eigenheitlich. Erst durch das Leben erhält es Sinn, Absicht und Ziel: über die ureigene Individualität dieses einen Patienten und keines anderen. Daher ist die Pathogenese, die Arzneimittelprüfung, eine Photographie, das Bild eines Arzneimittels, wie Kent sagt, und nicht das Wesen; sie ist, wie Hahnemann es ausdrückt, eine künstliche Krankheit. Wir können *per definitionem* nicht dem Prüfungssymptom das situative psychische Erleben des Prüfers zuschreiben, ohne die Grundlagen der Pathogenese zu verletzen, denn das Symptom ist dem Prüfer als *conditio sine qua non* eigentlich fremd. Es hat einen ganz anderen Stellenwert, einen viel abstrakteren Charakter als dasselbe Symptom im pathologischen Gesamtgeschehen eines an ihm leidenden Menschen. Das solcher-

[1] Kent, Zur Theorie der Homöopathie, Verlag Grundlagen und Praxis, pp. 249 u. 250, Übersetzung Dr. Künzli.

maßen von der Komplexität einer konkreten Leidensgeschichte eines tatsächlich erkrankten Menschen isolierte Prüfungssymptom gerät durch seine Abstraktion und Registrierung in die Verbannung eines toten Buchstabens. Sein bloßer Bildcharakter muß in einer menschlichen Leidenssituation, wie sie eine Krankheit darstellt, vom Arzte erkennend-mitempfindend überwunden und seine Bedeutung in einem pathologischen Gesamtgeschehen als eine lebendige dramatische Aktualisierung einer konkreten menschlichen Lebenskonstellation phänomenologisch erfaßt werden. Deshalb weigere ich mich, ein Prüfungssymptom irgendeinem miasmatischen oder anders gearteten Schema unterzuordnen, ohne dabei der Wirklichkeit des Patienten Rechung zu tragen. Denn dies hieße, dem einzigartigen Empfinden des Einzelnen statische Formen aufzuzwängen.

Die lebendige Dynamik, die Essenz des Arzneimittels ist es, der wir letzten Endes bei jedem Kranken auf die Spur kommen müssen. Das pathogenetische Syndrom einer Arzneimittelprüfung ist mit anderen Worten nicht einfach die algebraische Summe aller von den einzelnen Prüfern erhaltenen Daten. Seine außerordentliche therapeutische Möglichkeit besteht darin, es beim Patienten aufgrund ungewöhnlicher, eigenheitlicher und charakteristischer Symptomen als solch harmonische Gesamtheit wiederzuerkennen, wie Hahnemann fordert.

Jedes pathogenetische Symptom der Arzneimittelprüfung ist seinem Wesen nach nicht mehr und nicht weniger als der individuelle, vom miasmatischen Hintergrund isolierte Ausdruck eines Prüfers; seine Bedeutung und Symbolik sind jedoch ebenso variabel wie Sinn, Ziel und Absicht bei einem jeden Patienten.

Vergleichende Materia Medica

LYCOPODIUM CLAVATUM
Beschreibung

Das Kapitel der Geistes- und Gemütssymptome des Kentschen Repertoriums umfaßt ungefähr 460 Symptome. Um Paschero zu zitieren, »besteht in jedem Menschen auf organischer Ebene ein rhythmischer Wechsel zwischen vegetativen und intellektuellen Funktionen sowie auf psychischer Ebene ein ebensolches Schwanken zwischen dem Bedürfnis nach Abhängigkeit, Hilfe und Schutz einerseits und dem Streben nach Selbstbestätigung, Erfolg, Wettstreit und Rivalität andererseits«.

»*Lycopodium* bietet uns das vollkommenste Bild dieser Grunddualität, die in jedem Menschen verankert ist und alle möglichen geistigen Ängste, körperlichen Beklemmungsgefühle und organischen Schäden erzeugt.« (Paschero, Homeopatía, S. 414).

Nach Bernard, einem bedeutenden französischen Homöopathen der »Konstitutionellen Schule«, ist der *Lycopodium*-Patient im allgemeinen von großer Statur, schlank und schmalbrüstig. Er wirkt frühzeitig gealtert, mit faltigem Gesicht und einem gequälten Aussehen, dunklem Haar und dunklen, glänzenden, lebhaften Augen. Er gleicht dem *Phosphor*-Patienten in der Überempfindlichkeit, der lebhaften Intelligenz, der Liebe zur Kunst und der intellektuellen Differenziertheit. Auffallend beim *Lycopodium*-Patienten ist der unproportionierte, riesige Bauch, der auch das Zentrum seiner Krankheit ist.

Der *Lycopodium*-Patient hat ein klassisches Erscheinungsbild: Die Haltung ist streng, die Sprache rauh und gebieterisch und die Stirn an der Nasenwurzel gerunzelt. Auf seinen Bauch gestützt, lehnt er sich nach hinten, die Nasenlöcher sind weit geöffnet, als müsse er nach Luft ringen, um seinen Gesprächspartner zu belehren.

Wenn die Neigung zu Leberbeschwerden der Ursprung seiner körperlichen Leiden ist, so ist sein Minderwertigkeitsgefühl der Schlüssel zu seiner Persönlichkeit. Dieses Gefühl, weniger wert als andere zu sein, steigert seine Aggressivität, die er aber durch seine scharfsinnige, streitbare Intelligenz kontrolliert. Niemand ist so sehr wie der *Lycopodium*-Patient bemüht zu beweisen, daß er besser als alle anderen ist.

Die Welt ist für ihn wie ein Krieg, den er auf verschiedenen Schlachtfeldern auszutragen hat. Ausgangspunkt in seinem Leben ist der ungeheure *Mangel an Selbstvertrauen* (CONFIDENCE, want of self: 2), sein Ziel ist, *Macht zu erlangen* (POWER, love of: 1), und seine größte Angst ist, sich im

Wettstreit nicht beteiligen zu können, *als könnte er dann* sein Ziel, *seine Bestimmung nicht erreichen* (FEAR, destination of being, unable to reach his: 1). Die Ambivalenz von *Lycopodium* drückt sich in jedem einzelnen Symptom aus, das seine Persönlichkeit charakterisiert. Man sagt von ihm, daß er hinter einer Maske versteckt lebe. Sein Bedürfnis, besser zu sein, ist Ausdruck der Angst, entlarvt zu werden. Er ist der feigste »Stolze« der Materia Medica (HAUGHTY: 3; COWARDICE: 3).

Um sein Ziel zu erreichen, plant er jeden Schritt mit äußerster Sorgfalt und Überlegung, ohne Improvisation und mit übertriebener *Gewissenhaftigkeit* (CONSCIENTIOUS about trifles: 2). Nichts bleibt dem Zufall überlassen. Er kämpft hartnäckig gegen die bei jeder Zwangssituation auftretende Unruhe an, die ein Zeichen der klassischen *Erwartungsspannung* oder Prüfungsangst ist (ANTICIPATION: 3).

Charakteristisch für den *Lycopodium*-Patienten ist es, sich auf eine Prüfung peinlichst genau vorzubereiten. Vor *Aufregung* kann er *Durchfälle* (DIARRHOEA, excitement: 1) oder *Angstgefühle*, die vom *Magen aufsteigen* (FEAR, arising from stomach: 2), bekommen. Er geht zitternd in ein Examen, doch kaum hat es angefangen, gewinnt er immer mehr die Herrschaft über sich selbst, bis er der Beste, der Brillanteste ist und anschließend den anderen seinen Erfolg mit Suffisance, sichtbar selbstgefällig und schulmeisterlich unter die Nase reibt.

Die Erwartungsspannung ist bei *Lycopodium* für die Bewertung der Symptome von besonderer Bedeutung, da sie Ausdruck für den permanenten Streß ist, unter dem der Patient in seiner Begegnung mit der Umwelt steht. Er glaubt, daß alle Umgebenden ihn ständig beobachten, daß er sich keinen Fehler leisten dürfe, da er nie verlieren darf. In ständiger Prüfung und Selbstanalyse ist er damit beschäftigt, seine Minderwertigkeitsgefühle und seine Lebensansprüche zufriedenstellend zu verarbeiten.

Müßiggang ist für ihn ein bedauernswerter Zeitverlust und eine Krankheit, die ihn am Handeln hindert, eine schreckliche Geißel. *Der Lycopodium-Patient kann nicht eine Minute ruhig sein, ohne etwas zu tun.* In der Aktivität erfährt er die Fülle seiner Allmacht (OCCUPATION, amel.: 1). Dabei ist Perfektion für ihn von entscheidender Bedeutung.

Seine Charakterlosigkeit und Feigheit stehen im krassen Gegensatz zu seiner Pedanterie. Aus Feigheit *unterdrückt er seine Wut in stillem Kummer* (ANGER, ailments after with silent grief: 3), und so wagt er *nur auf Abwesende böse* zu werden (IRRITABILITY, absent persons, with: 1). Da er im Grunde schwach, aber intelligent ist, zeigt er sich *hart gegen Untergebene und liebenswürdig gegenüber Vorgesetzten* (Hard for inferiors, kind for superiors: 1; SR). Der *Zorn bei Widerspruch*, den er *unter keinen Umständen ertragen kann* (Anger from contradiction: 3; Contradiction, intolerant of: 3), verdeutlicht seine zwanghafte Angst, nicht recht zu haben, seiner Autorität beraubt zu werden. *Lycopodium* ist das Mittel für Schwiegermütter, die alles besser wissen wollen und es nicht ertragen, wenn ihre Kinder ihnen nicht militärisch gehorchen. Es ist auch das Mittel für überbeschützende Väter, die ihre Kinder zwingen, unter ihrem Schutz und in ihrer Sicherheit aufzuwachsen. Mit ihrer *Angst, es könnte* den Kindern *etwas zustoßen* (Fear, something will happen: 1), vermitteln sie jedoch nur ihre eigene Unsicherheit. *Lycopodium* kann auch das Mittel sein für einen Chef, der so sehr von seiner eigenen Person eingenommen ist, daß er nicht den geringsten Zweifel an seinen Anordnungen toleriert, der diktatorisch sein muß (Dictatorial: 2), weil er sonst seiner tiefsitzenden Unsicherheit wehrlos ausgeliefert wäre.

Die Verehrung, die der *Lycopodium*-Patient seiner eigenen Person entgegenbringt, seine *Selbstüberhebung* (Egotism, ailments from: 2), zwingt ihm eine ständige Alarmbereitschaft auf, und so wird die tägliche Auseinandersetzung mit der Welt zu einem Kampf, aus welchem er immer als Sieger hervorgehen muß. Deshalb wird er *herausfordernd* (Defiant: 2), *anmaßend* (Presumptuous: 1), *mürrisch* (Morose: 2), zeigt eine *finstere Miene* (Frown, disposed to: 1), wird *gewalttätig* (Violent: 2) und *streitsüchtig* (Quarrelsome: 2). Er *beklagt sich* (Complaining: 2) und *flucht* (Cursing: 2). Die *Lycopodium*-Patienten bilden die Legionen der Besserwisser, die meinen, die ganze Welt müsse nach ihrer Pfeife tanzen, und sie setzen sich mit *Unverschämtheit* (Insolent: 3), *Grobheit* (Rudeness: 3), *in abstoßender Art und Weise* (Repulsive mood: 1), mit *Schlägen* (Striking: 2), *Beleidigungen* (Abusive: 1) und *Zornausbrüchen* (Anger, violent: 2; Rage: 3) durch. Kinder, die *Lycopodium* benötigen, werden von ihren Eltern häufig wegen schwerer Verhaltensstörungen in die Praxis gebracht: Sie *beschimpfen ihre Eltern* (Abusive, children insulting parents: 1); in ihrem trotzigen Eifer, selber bestimmen zu wollen, *gehorchen sie nicht* (Disobedience: 2) und *neigen* systematisch *zum Widersprechen* (Contradict, disposition to: 2).

Diese gesteigerte Aggressivität des *Lycopodium*-Patienten führt zu einer erhöhten Erregbarkeit der quergestreiften Muskulatur. Dies zeigt sich im *Auffahren beim geringsten Anlaß* (Starting: 2, at trifles: 2), *beim Einschlafen* (S. on falling asleep: 3), *während des Schlafens* (S. during sleep: 1) und *aus dem Schlaf heraus* (S. from sleep: 1); auch *Geräusche* oder sonst Unvorhergesehenes schrecken ihn auf (S. from noises: 2). Das Auffahren ist eine Art ängstliche Muskelzuckung, die *von den Füßen auszugehen scheint* (S., feet, as if coming from the: 1).

Unterdrückung oder Zornausbrüche sind indes nicht die einzigen Abwehrmechanismen dieses Patienten. Sie gehören sogar zu den eher selteneren Reaktionen der Umwelt gegenüber. Vielmehr sind in der Gestik und in den alltäglichen Verhaltensweisen, in denen der Homöopath einen leichten Schimmer von Selbstherrlichkeit erahnen kann, ein tiefes Minderwertigkeitsgefühl und die Angst, durchschaut zu werden, versteckt. Diese Mischung aus mangelndem Selbstvertrauen und Stolz ist allgegenwärtig und erklärt die vielfältigen Facetten des polyformen *Lycopodium*. Deshalb können wir in einer Familie Personen mit scheinbar völlig unterschiedlichen Charakteren finden, und doch benötigen sie alle *Lycopodium*.

Der *Lycopodium*-Patient hat brillante intellektuelle Fähigkeiten. Er ist oft *fröhlich* (CHEERFUL: 2), *heiter* (MIRTH: 2), lustig, sogar ausgelassen, vor allem aber allzu *freundlich* (MILDNESS: 2): Er gewinnt mit seinem »savoir faire« seinen Gesprächspartner für sich. Sein *ungewolltes Lächeln* gefällt (SMILE, involuntary: 1). Er *spricht* rasch und bisweilen *zusammenhanglos* (SPEECH, wandering: 3). Sein Gerechtigkeitssinn und seine Wahrheitsliebe führen dazu, schnell die *eigenen Fehler zu erkennen* (REPROACHES himself: 1, *tadelt sich selbst*). Er *erschafft sich das Wunschbild* einer besseren Welt, die seinen Vorstellungen entspricht (THEORIZING: 1; SR).

Aber dieser liebenswürdige Mensch, der sein Auftreten meisterhaft verändern kann (MOOD changeable, variable: 3), spürt mit beißender *Kritik, Witz und Ironie* (CENSORIOUS: 2; JESTING: 1) die Fehler der anderen mit erstaunlicher Schnelligkeit auf. Seine von einem nachsichtigen *Lächeln* begleitete wohlwollende Geste *gibt seine Opfer der Lächerlichkeit preis* (LAUGHING, everything seems ludicrous: 1). Durch *Lachen über ernste Dinge* spielt der *Lycopodium*-Patient die Probleme anderer verächtlich herunter und ereifert sich für seine eigenen (L., serious matters, over: 1). *Er lacht im Schlaf* (L., sleep, during: 3), als ob ihm die Einfälle seines Unbewußten Spaß machten, und sogar seine *Angst scheint ihn zu amüsieren* (L., anxiety, during: 1). *Er findet alles schlecht*, was andere tun, meinen, bejahen oder besitzen. Er *verachtet* (CONTEMPTUOUS: 2) und *kritisiert* (CENSORIOUS: 2) ständig alle, bis sie schließlich seines systematischen *Widersprechen*s (CONTRADICT, disposition to: 2) überdrüssig werden.

Solange der *Lycopodium*-Patient über seine intellektuellen Fähigkeiten verfügt, wird sich wohl keine andere Symptomatologie als die oben beschriebene zeigen. Wenn aber der Zahn der Zeit an Körper und Seele nagt, wird seine Urangst immer deutlicher zutage treten. Unser Patient spürt, daß er der Forderung nach Vollkommenheit, die er sich selbst in seinem Bild von Macht geschaffen hat, nicht nachkommen kann. Das Scheitern zeigt sich im Zweifeln, jede Handlung, die er in Angriff nimmt, ist davon begleitet (IRRESOLUTION: 2, *Unentschlossenheit*). Seine peinliche *Genauigkeit* spitzt sich vor allem *zwischen 16 und 20 Uhr* zu (CONSCIENTIOUS about trifles from 4 to 8 p. m.: 2). Seine Erwartungsspannung stellt sich bei jeder verpflichtenden Situation ein, z. B. wenn er vor einem Publikum sprechen oder ein Examen ablegen muß. Er wird *ungeduldig* bei jeder Verspätung (IMPATIENCE: 2), fühlt sich *stumpf, schwer von Begriff* (DULLNESS: 3). Nur *Bewegung an der frischen Luft bessert* diese *Benommenheit* (D., walking, air, in open, amel.: 3) und seine *Angst* (ANXIETY, air, in open, amel.: 2), was auf einen Sauerstoffmangel hindeutet, der durch die für *Lycopodium* typische Flatulenz bedingt ist.

In diesem Zustand begeht er *Fehler beim Rechnen* (MISTAKES, in calculating: 2), beim *Sprechen* (M., speaking: 2), beim *Buchstabieren* (M., spelling: 2), in der *Satzstellung* (M., words, misplacing: 2). Er *verwechselt beim Sprechen die Silben* (M., speaking, wrong syllables: 3) und *beim Schreiben die Buchstaben* (M., writing, confounding letters: 1), *läßt Worte oder Buchstaben aus* (M., omitting words: 2, omitting letters: 2) und *gebraucht* vor allem *beim Schreiben die Worte falsch* (M., writing, wrong words using: 3). Er ist überzeugt, daß sein *Gedächtnis schwächer* wird (MEMORY, weakness of: 3), vor allem für *Namen* (M. w., names, for proper: 2) und sogar für die *Bezeichnung von Buchstaben* (M. w. for the name of the letters: 2), für das, *was er gelesen hat* (M. w., read, for what has: 2), für *Worte* (M. w., words, for: 2). All dies führt schließlich sogar zu einer unsagbaren *Mühe, sich auszudrücken* (M. w., expressing oneself, for: 2). Er, der sich immer seines brillanten *Ideen- und Einfallsreichtums* rühmte (IDEAS, abundant, clearness of mind: 2), fühlt sich jetzt minderwertiger als je zuvor. Er hat das Gefühl, *nicht mehr denken zu können* (I., deficiency of: 3). Er ist *verwirrt* (CONFUSION: 2), und jede *Denkanstrengung* verschlimmert seinen Zustand (C., mental exertion, from: 2). Schlimmer ist seine Verwirrung auch *beim Erwachen* (C., morning, waking, on: 2), *nach dem Essen* (C., eating, after: 2) und *in überheizten Räumen* (C., warm room: 3), und sie *bessert sich, wenn er sich an frischer Luft bewegt* (C., walking in open air amel.: 3).

In dem Maße, in dem seine Unsicherheit zunimmt, zieht sich der *Lycopodium*-Patient zurück; seine Angst, entlarvt zu werden oder sich bloßzustellen, projiziert er nach außen, er bekommt *Furcht vor Leuten* (FEAR of people: 3), genauer gesagt, eine *Furcht vor Männern* (F. of men: 3). Die *Abneigung gegen Gesellschaft* (COMPANY, aversion to: 2) ist das Ergebnis dieser Angst, entlarvt zu werden, und steht im Widerspruch zu seiner *Furcht, allein zu sein* (FEAR to be alone: 3), denn *Einsamkeit verschlechtert* seinen Zustand (COMPANY, alone, while, agg.: 2). Der *Lycopodium*-Patient möchte allein in seinem Zimmer sein, damit er nicht gesehen wird, aber er wünscht auch nicht eine völlige Einsamkeit, weil er sich wehrlos fühlt. Durch all seine Handlungen zieht sich diese Ambivalenz hindurch. Aufgrund seiner geschwächten sexuellen Potenz fürchtet er sich vor Frauen. Ein Erektionsverlust während des Geschlechtsverkehrs ist typisch. Dies führt aber vermehrt zu *sexuellen Phantasien* (FANCIES, lascivious, exaltation of: 2) oder gar zu *seelischen Störungen* als *Folge von sexuellen Exzessen* (SEXUAL EXCESSES, mental symptoms from: 3), durch die er seine verunsicherte Männlichkeit wieder festigen möchte. Ebenfalls für den *Lycopodium*-Patienten charakteristisch ist eine geistige Hyperaktivität, eine *Erregung*, die sich *während des Schlafes* (EXCITEMENT, sleep, during: 1) oder *in den frühen Abendstunden* (E., afternoon: 1) steigert. Hinzukommt eine *Überempfindlichkeit gegenüber Sinneseindrücken* (SENSITIVE, sensual impressions, to: 2) und *Geräuschen* (S., noise, to: 2), auch wenn diese kaum wahrnehmbar sind. Wie in Erwartung eines Angriffs *erschrickt er bei jeder Kleinigkeit* (S., noises, slightest: 2; FEAR of trifles: 2), z. B. *wenn die Hausglocke läutet* (F., door, in opening: 1) und einen unerwarteten Besuch ankündigt. Er *fürchtet die Dunkelheit* (F., dark, of: 2), die *Geister*, die seine Nächte bevölkern (F., ghosts, of: 2), und den *Tod* (F., death: 2). *Er fühlt seine Ängste vom Magen aufsteigen* (F., arising from stomach: 2), in *seinem Herzen* (F., heart, arising from: 1), oder sie verursachen ihm *Durchfall* (DIARRHOEA, excitement, from: 1). Er wird *schreckhaft* (FRIGHTENED, easily: 2) und hat das *Gefühl, daß ihm etwas geschehen wird* (FEAR, happen, something will: 1). Von solchen Gefühlen geschüttelt, die seine *Hilflosigkeit* bestätigen (HELPLESSNESS, feeling of: 1), bekommt er Angst vor der Einsamkeit. Jedoch steigert sich sein Argwohn gegenüber Leuten von der *Furcht in einer Menschenmenge* (FEAR of a crowd: 2) bis hin zur *Furcht, wenn sich ihm jemand nähert* (F., approaching him, of others: 2). In einem solchen Zustand hat der *Lycopodium*-Patient Angst vor dem Tag; deshalb verschlimmern sich *beim Aufwachen* viele seiner Symptome, wie z. B. die *Furcht* (F., waking, on: 2). Die für den *Lycopodium*-Patienten charakteristische *Reizbarkeit beim Erwachen* (IRRITABILITY, waking, on: 2) ist ein typischer Ausdruck seiner Unsicherheit und Erwartungsspannung.

Nun erleben wir, wie der *Lycopodium*-Patient die Komödie seines Lebens wie ein Schauspieler vor seinem Publikum spielt. Seine unerschöpfliche Aggression, die er zuerst gegen die Welt richtete, um ihr gegenüber seine Persönlichkeit durchzusetzen, wendet sich nun gegen ihn selbst. Seine ständige *Unruhe* (RESTLESSNESS: 3) und *Angst* (ANXIETY: 3) zeigen, daß er sich vor der Welt fürchtet, weil er ahnt, bald von ihr überwältigt zu werden. Im Repertorium finden wir dies in folgenden Rubriken ausgedrückt: *Angst nach Verdruß* (A., chagrin, after: 1), *Angst nach Ärger* (A., vexation, after: 1), *Angst in einer Menschenmenge* (A. in a crowd: 1), *Angst in Gesellschaft* (A., company, when in: 1), *Angst zu Hause* (A., house, in: 3), mit dem erdrückenden Gefühl, eingeschlossen zu sein. An der *frischen Luft*, dem Symbol der Freiheit, der Weite ohne Schranken, *nimmt die Angst ab* (A., open air amel.: 3). Hingegen verstärkt sie sich durch Ruhe, Stille, Einengung und Eingesperrtsein. Nun verstehen wir, daß der *Lycopodium*-Patient weder enge noch schwere Kleidung erträgt, daß er *Angst und Unruhe* in *geschlossenen Räumen* hat (FEAR, narrow places, of: 2; RESTLESSNESS in room: 3) und daß er *nicht stillsitzen* kann (R., sitting, while: 3), ohne die Beine hin und her zu bewegen (R., lower limbs, sitting, while: 2). Die Nacht, das Unbekannte, die Dunkelheit verstärken seine Furcht, deshalb fühlt er sich *ängstlich vor dem Zubettgehen* (ANXIETY, sleep, on going to: 2), vielleicht aus Angst, im Schlaf die bewußte Kontrolle zu verlieren. Seine *ängstliche Unruhe treibt ihn aus dem Bett* (RESTLESSNESS, anxious, driving out of bed: 2). Die *Angst um sein Seelenheil* (ANXIETY, salvation, about: 2) steht vielleicht im Zusammenhang mit dem Gefühl, seine Pflichten vergessen, seine Bestimmung nicht erfüllt zu haben.

In seinem eigenen Netz gefangen, geht er seinen Pflichten aus dem Weg, weil er Angst hat, sich mit ihnen auseinanderzusetzen. Die *Arbeit*, die er früher kraftvoll anging, *ekelt ihn* nun *an* (INDOLENCE: 2, *Faulheit*), er entwickelt eine regelrechte *Abneigung gegen geistige Arbeit* (WORK, aversion to mental: 2), da ihn jede *geistige Anstrengung* sichtlich *schwächt* (EXERTION, from mental, agg.: 3). Dies geht so weit, daß er *nicht* einmal mehr *denken* oder *sprechen mag* (THINK, aversion to: 2; TALK, indisposed to, desire to be silent: 2), ein Ausdruck *geistiger Erschöpfung* (PROSTRATION of mind: 3).

Nun spürt der *Lycopodium*-Patient, daß er die Partie bereits verloren hat. Er *fühlt sich viel schlechter, als es ihm tatsächlich geht* (DELUSIONS, sick, imagines himself: 2). Er ist *gleichgültig* allem gegenüber (INDIFFERENCE: 2), vor allem *gegenüber seinen Kindern* (I. to her children: 2). Kent sagt dazu: »Inmitten einer tiefen *Trauer* (SADNESS: 3), welche ihn vor allem *beim Erwachen* (S., waking, on: 2) und *gegen Abend* (S., evening: 2) befällt, könnte für ihn ruhig die Welt einstürzen, die Familie sterben, sein Haus niederbrennen« (INDIFFERENCE to external things: 1). Er wird zum *Menschenfeind* (MISANTHROPY: 2), und die *Einsamkeit* wird zu seiner einzigen Zuflucht (COMPANY, aversion to, ameliorates when alone: 2), obwohl er paradoxerweise sehr *traurig* ist, wenn er *alleine* gelassen wird (SADNESS, alone, when: 1). Dann *denkt er ständig über die unangenehmen Ereignisse seines Lebens nach* (DWELLS on past disagreeable occurrences: 1) und bekommt das *Gefühl*, er habe *seine Pflichten vergessen und vernachlässigt* (DELUSIONS, he has neglected his duty: 2). Die *Angst um die Rettung seiner Seele* (ANXIETY, salvation, about: 2) schwankt zwischen *Zweifeln an der Rettung seiner Seele* (DOUBTFUL, soul's welfare, of: 1) und *vollständiger Hoffnungslosigkeit* (DESPAIR, religious, salvation, of: 2). An Leib und Seele geschwächt, *ahnt er seinen Tod* (DEATH, presentiment of: 2) und *sehnt ihn herbei* (LOATHING at life: 2). Vor allem *morgens* (L. l., morning: 3): Nur dann hegt er *Suizidgedanken* (SUICIDAL disposition, morning: 1), was die besondere Modalität *Lycopodiums* bestätigt: die frühmorgendliche Verschlechterung.

Wenn wir an seinem Krankenbett sitzen, bekommen wir sein *Wehklagen* (LAMENTING: 2), seine ständigen Sorgen *um die Zukunft* (L., future, about: 1), seinen Vorwurf, hilflos alleingelassen worden zu sein, und von seinem *Gefühl der Hilflosigkeit* (HELPLESSNESS, feeling of: 1) zu hören. Dabei geht seine Atmung nur mühsam, die Nasenflügel sind ängstlich geweitet, weil ihm seine Blähungen das Atmen erschweren. Seine Mitteilungen wird er uns leise *murmelnd* (MUTTERING: 2) machen, in einem *traurigen, von Vorwürfen* und *Raserei geprägten Delirium* (DELIRIUM: 3, sorrowful: 1, reproachful: 1, raging: 3), falls er nicht, vor allem gegen Abend oder sogar beim Lesen, in einen Anfall von *Stupor* fällt (STUPEFACTION: 2, afternoon: 1, reading, on: 1). Es bereitet ihm große Mühe, sich davon zu erholen (S., rouses, with difficulty: 1). Die *Bewußtlosigkeit* (UNCONSCIOUSNESS: 2), ein höherer Grad der Unempfindlichkeit als der

Stupor, entspricht den allgemeinen Modalitäten *Lycopodiums*: in *überheizten Räumen* (U., warm room: 2), wenn er lange *stehen* muß (U., standing, while: 1), in *überfüllten Räumen* (U., crowded room, in a: 2), *bei Frauen nach der Menstruation* (U., menses, after: 2) oder *wenn diese unterdrückt ist* (U., menses, suppressed: 1), und *beim Sprechen* (U., talking, while: 1). Manchmal bewegt er sich trotz Bewußtlosigkeit *automatenhaft* (U., conduct automatic: 1). Physiologisch läßt sich dieses *Lycopodium*-Symptom durch eine Gehirnkongestion erklären, die von einem venösen Stau und hepato-portalen Block verursacht wurde.

Doch kehren wir zu seinem Wehklagen zurück: Der *Lycopodium*-Patient wird es immer angemessen rechtfertigen, um seinen Stolz aufrechtzuerhalten. Deshalb ist sein Wehklagen immer voller Protest und *Anklage* (COMPLAINING: 2), aber nur selten von *Stöhnen* (MOANING: 1) begleitet. Er stöhnt und klagt nur im *Schlaf* (M., sleep, during: 2), Frauen auch *während der Menstruation* (M., menses, during: 1), weil die *Lycopodium*-Patientin sich in dieser Zeit in ihrem Wetteifern mit dem Mann schwächer fühlt. Der *Lycopodium*-Patient *schreit* mehr als er stöhnt (SHRIEKING: 3); der Schrei ist Ausdruck seiner Wut, seines Zornes, seiner Belastung oder eine Entladung seiner unbewußten Spannungen *während des Schlafes* oder *beim Aufwachen* (S., sleep, during: 3, waking, on: 2). Der klassische *meningeale oder cerebrale Schrei* (S., brain cry: 2) oder derjenige *vor Konvulsionen* (S., convulsions, before: 2) zeugt von einer besonderen kortikalen Reizbarkeit. Die *Kinder schreien*, um ihren Willen durchzusetzen (S., children: 1). Die kleinen Körnchen im Urin erklären, warum das Kind *vor dem Wasserlassen* schreien muß (S., urination, before: 3). Das Schreien ist eine charakteristische Verhaltensweise des *Lycopodium*-Patienten, um seinen Schmerz zu zeigen.

Wir haben gesehen, daß das *Verschleiern* den »modus operandi« des *Lycopodium*-Patienten darstellt; wenn das Wetteifern mühselig wird, versucht er zu entwischen. Er möchte nicht unter Leuten sein, hat eine *Abneigung gegen die Anwesenheit fremder Menschen* (COMPANY, presence of strangers, aversion to: 1) und möchte doch nicht alleingelassen sein. Er meidet Gesellschaft, weil er befürchtet, man könne seine Minderwertigkeit entdecken, die er so mühsam versteckt. Nur scheinbar besteht ein Widerspruch zwischen dem Bedürfnis nach Gesellschaft und der Abneigung dagegen. Wenn wir den *Lycopodium*-Patienten beobachten, sehen wir, daß er Gesellschaft meidet, weil er Angst vor einer Niederlage hat. Der Grund, warum er niemanden in seiner Nähe haben will, wenn er krank ist, besteht darin, daß er es als erniedrigend empfindet, so hilflos gesehen zu werden. Deshalb *weist* er *Trost* oft schroff *zurück* (CONSOLATION agg.: 1), er empfindet es als erniedrigend, wenn man ihn bemitleidet. In seinem Innersten ist er jedoch *furchtsam* (TIMIDITY: 3), ein Schwächling, der ständig Zuwendung fordert, die er aufgrund seines aggressiven Verhaltens nicht bekommt. Im Umgang mit anderen zeigt er sich *reserviert* (RESERVED: 1), da er sich im Grunde seines Problems sehr bewußt ist. Er ist *mißtrauisch* (SUSPICIOUS: 3), hat immer Angst, entlarvt zu werden, fühlt sich bei der kleinsten, vielleicht nur eingebildeten Unhöflichkeit und bei jeder Handlung, die er als Verachtung oder als Rücksichtslosigkeit erachtet, sofort *beleidigt* (OFFENDED, easily: 2; AILMENTS, SCORN, being scorned: 1; SR). Beleidigungen oder emotionale Enttäuschungen vergißt er nicht (DWELLS: 2). Er ist *mit sich selbst unzufrieden* (DISCONTENTED: 2, with himself: 1), schlecht gelaunt und *grämt sich* wegen jeder unangenehmen Situation, die er als ungerecht oder unverdient erachtet (MORTIFICATION, AILMENTS from: 3). Demütigung ist für ihn die höchste seelische Grausamkeit, von der sich sein Stolz nie erholt. Es sind letzten Endes sein Stolz, seine Feigheit und sein Mangel an Persönlichkeit, die dazu führen, daß er den *Zorn im stillen* erleidet (ANGER, ailments, after with silent grief: 3). Er empfindet seinen *Kummer* übertrieben stark (GRIEF: 2, ailments from: 1) und ist *untröstlich* (INCONSOLABLE: 1). Der schüchterne *Lycopodium*-Patient ist jedoch auch *empfindsam* (SENTIMENTAL: 1) und *sorgt sich um andere* (SYMPATHETIC: 1), weil er ihre Zuwendung braucht. Er ist durch eine noble Geste zu Tränen gerührt, und zarte *Musik bewegt ihn tief* (SENSITIVE, music, to: 2). Auch ein Familienfest, ein Abschied, ein Zeichen der Freundschaft rühren ihn; es sind Projektionen seiner unbefriedigten Vaterbedürfnisse.

Das *Weinen, wenn man sich bei ihm bedankt* (WEEPING, thanked, when: 3), symbolisiert in einem einzigen Akt das Lebensdrama eines *Lycopodium*-Patienten. Er wollte geliebt werden, aber aus gänzlichem Mangel an Selbstvertrauen heraus verwandelte er seine Minderwertigkeit in Stolz und Macht, um wenigstens, wenn schon nicht geliebt, so doch respektiert, ernstgenommen und gefürchtet zu werden. Aber wenn er am Ende, halb besiegt, feststellt, daß er dennoch geliebt wird für das, was er ist, und nicht für das, was er in seinem Eifer immer sein wollte, durchbricht er die Barriere seiner Eitelkeit, die er zwischen sich und den anderen aufgebaut hat, und sinkt manchmal sogar *weinend* oder *laut schluchzend* (W., aloud: 3) in die Knie. Aggressivität und Tränen sind die beiden Pole seiner Ambivalenz. Er weint, *wenn er zurechtgewiesen wird* (W., admonitions cause: 2), vor allem *zwischen 16 und 20 Uhr* (W., 4 to 8 p. m.: 3). *Lycopodium*-Kinder weinen *beim geringsten Verdruß*, der kleinsten Schwierigkeit (W., trifles, at the least worry, children: 1) oder *beim Aufwachen* (W., waking, on: 1). *Lycopodium*-Patientinnen weinen *vor, während oder nach der Menstruation* (W., menses, before: 2, during: 1, after: 1), wodurch der Konflikt in bezug auf ihre Geschlechtsrolle während dieser Zeit zum Ausdruck kommt.

Es wird sicher jeden ungeübten Beobachter erstaunen, daß ein Patient, der so mit seiner Männlichkeit prahlt, so leicht weinen kann. Aber es ist ein verstecktes, verhaltenes Weinen, das manchmal *grundlos* (W., causeless: 2) und nur in bestimmten Augenblicken hervorbricht und *mit Lachen abwechselt* (W., alternating with laughter: 2). Das *Weinen tut ihm gut* (W. ameliorates symptoms: 2), weil es ihn bis ins Innerste seiner Nervenfasern erschüttert und ihm die Zuneigung seiner Nächsten sichert.

Die tägliche Praxis offenbart uns den Fehler, *Lycopodium* als ein ausgesprochen männliches Mittel zu betrachten. Die *Lycopodium*-Patientin kommt entschlossen zu uns in die Sprechstunde, beim Sitzen lehnt sie sich an die Rückenlehne, die Beine sind übereinandergeschlagen, ihre Hände ruhen mit den Handrücken nach oben auf den Stuhllehnen. Oft handelt es sich um eine junge Intellektuelle, die nicht viel von Hausarbeit hält und die sich in einem wissenschaftlichen Gespräch wohler fühlt als in einer Boutique. Wie wir gesehen haben, verschlechtert sich ihr allgemeiner Zustand *vor der Menstruation*, vor allem ist dann die *Reizbarkeit* ausgeprägt (IRRITABILITY, menses, before: 2). Die *Lycopodium*-Patientin ist die einzige, die sich so *mürrisch* und schlecht gelaunt in diesem Zustand zeigt (MOROSE, menses, before: 2). Die Weiblichkeit ist für sie ein Hindernis im Wettstreit mit dem Mann. Dies erklärt auch ihre *Abneigung gegen* Hausarbeit und gegen *ihre Kinder*, die sie an den Haushalt fesseln (CHILDREN, flies from the own: 1; AVERSION, children, her own: 2). Darum *fühlt sie sich ihren Kindern entfremdet* (ESTRANGED, flies from her own children: 1) und verläßt sie schließlich wie eine Abtrünnige (FORSAKES his own children: 1). - Ich habe vorzugsweise der *Lycopodium*-**Frau** diese *Abneigung gegen ihre Kinder* zugesprochen (CHILDREN, dislikes her own: 2), weil sie bei ihr öfter vorkommt; aber auch der Vater, der *Lycopodium* braucht, hat diese negative Einstellung gegenüber seinen Kindern. Bei ihm rührt dies mehr daher, daß sie ihm seine Stellung innerhalb der Familie streitig machen, daß sie besser sein, mehr Erfolg haben könnten als er oder daß sie es am nötigen Respekt ihm gegenüber und an Unterstützung für ihn fehlen lassen. Der gemeinsame Nenner bei beiden ist das ursächliche Minderwertigkeitsgefühl. Für den Mann ist es mehr eine Prestigesache, für die Frau ein Hindernis auf ihrem Weg zum Erfolg, weil die Kinder sie immer wieder an ihre Weiblichkeit erinnern.

Das nun folgende Kapitel über die Wahnideen und Träume stellt, trotz seiner Kürze, eine Verdichtung und Bestätigung des bisher Erwähnten dar und soll deshalb erst an dieser Stelle behandelt werden.

Wahnideen

Die biologische Anfälligkeit des *Lycopodium*-Patienten zeigt sich in der *Einbildung, krank zu sein* (DELUSIONS, sick, imagines himself: 2). Die Zweifel und die Unsicherheit hingegen drücken sich im *Gefühl, nicht richtig gehandelt zu haben* (D., wrong, fancies he has done: 1), aus. Die Selbstvorwürfe sind das Ergebnis der übertriebenen Ansprüche an sich selbst, und er leidet an der *Einbildung, daß er seine Pflichten vernachlässigt habe* (D., neglected his duty, that he has: 2). Die Angst, zu verlieren oder zu scheitern, kommt in dem Gefühl, *daß sich alles auflösen, alles vergehen werde* (D., vanish, everything will: 1), zum Ausdruck. Seine geistige Verwirrung und ein Gefühl von Dualität werden in der *Wahnidee* erkennbar, daß er *glaubt, zu gleicher Zeit an verschiedenen Orten zu sein* (D., places at a time, of being in different: 2). Die Angst, entlarvt zu werden, die Suche nach Einsamkeit kann sich in der *Wahnidee* ausdrücken, *sein Haus sei voller Menschen* (D., house is full of people: 1) oder daß *Leute sein Zimmer betreten* (D., room, sees people on entering: 1).

Die halluzinierten *Bilder und Geister* (DELUSIONS, images, phantoms, sees: 2), die ihn *am Nachmittag* (D., images afternoon: 1) oder *während des Schlafes* erschrecken (D., images, frightful: 1, frightful, during sleep: 1) und ihn *vom Schlafen abhalten* (D., images, frightful, sleep, preventing from: 1), sind Projektionen seiner eigenen Aggressivität. Alle diese Merkmale sind fast ausschließlich bei *Lycopodium*-Patienten zu finden.

Die Angst, angegriffen zu werden (eine Projektion eigener Verfolgungsideen), kann sich zu der *Wahnidee* verdichten, *daß man ihn verletzen* (D., injury, is about to receive: 1), ihn *töten werde* (D., murdered, that he would be: 1) oder *daß jemand anwesend sei* (D., present, some one is: 1). Er hat sogar *tagsüber schreckliche Visionen* (D., visions, daytime: 1, horrible: 1), *beim Schließen der Augen* (D., visions, closing the eyes: 1). Mißgeschick und Kummer zeigen sich in der Wahnidee, *vom Glück verlassen zu sein* (D., unfortunate, that he is: 1). Um die Verantwortung des

Erwachsenseins zu umgehen und auf der Suche nach dem Frieden, flüchtet er sich in *kindische Phantasien* (D., childish fantasies, has: 1). Diese Phantasien, die nur beim *Lycopodium*-Patienten charakteristisch sind, offenbaren symbolisch den eigentlichen unbewußten Inhalt seiner extremen Selbstliebe. Ein schwaches Kind, das durch seine Einsamkeit erschreckt wird, das auf der Suche nach dem verlorenen Wiegenlied ist. Vielleicht ist dies auch die Bedeutung eines anderen Symptoms, das nur bei *Lycopodium* vorkommt: *das Gefühl, am Abend nochmals die Musik zu hören, die er tagsüber gehört hat* (D., music, he hears, evening, hears the music heard in the day: 1). Erst am Abend oder gegen Ende seines Lebens kann er die Musik, die er sein Leben lang tagsüber hörte, aber nicht richtig wahrnahm, wirklich begreifen.

Träume

Die Angst spiegelt sich in seinem *angstvollen* und *unruhigen Schlaf* wider (DREAMS, anxious: 3; SLEEP, restless: 3), *vor allem, wenn er auf der linken Seite liegt* (S., restless, lying on left side: 1). Seine *Träume sind lebhaft* (DREAMS, vivid: 3), er hat das *Gefühl, daß sie weitergehen, wenn er aufwacht* (D., continued after waking: 2). Sie drücken vielleicht die extreme Unterdrückung seiner Gefühle aus. Die *wirren Träume über Unglücksfälle* (D., confused: 2, misfortune: 3) oder *Geschäfte* (D., business: 2) stehen im Zusammenhang mit dem Fehlen geistiger Klarheit und mit der Furcht vor Unvorhergesehenem oder vor Mißerfolg. Eine Besonderheit des *Lycopodium*-Patienten ist der Umstand, daß er *nach dem Essen schläfrig* wird (SLEEPINESS, dinner, after: 2), mit *Gähnen* (YAWNING, dinner, after: 2) sowie auch *erfolglosen Anstrengungen zu gähnen* (YAWNING, fruitless efforts to yawn: 2).

LYCOPODIUM
Zusammenfassung

	Seite EK	Seite SR	Rubrik
Die psychobiologische Minderwertigkeit ist der Schlüssel zur Persönlichkeit des *Lycopodium*-Patienten.			
Der Ausgangspunkt liegt *im Mangel an Selbstvertrauen*, sein Ziel	13	159	CONFIDENCE, want of self: 2
ist, *Macht zu erlangen.* Um sie zu erreichen, verhält er sich	69	398	POWER, love of: 1
hochmütig, selbstherrlich und stolz.	51	572	HAUGHTY: 3
Durch seine *Schroffheit*,	75	862	RUDENESS: 3
seine *Beschimpfungen*	17	191	CURSING: 2
und seine *Unverschämtheit*	57	647	INSOLENT: 3
wird er zu einem *Diktator*. Abgesehen von diesen »negativen« Eigenschaften, entwickelt er	36	398	DICTATORIAL: 2
sich zu einem intelligenten *Perfektionisten*, der keine Sekunde nutzlos verstreichen läßt, um seinen Erfolg sicherzustellen.	16	180	CONSCIENTIOUS, about trifles: 2
Deshalb *bessert* sich seine Unruhe, *wenn* er *beschäftigt* ist.	69	790	OCCUPATION amel.: 1
Bei jedem neuen Vorhaben leidet er unter *Erwartungsspannung*. Er fürchtet sich stets vor einem Mißerfolg. Das zwanghafte Bedürfnis, der Beste zu sein, erlaubt keine Widerrede, die ihn in Frage stellen könnte.	4	15	ANTICIPATION, complaints from: 3
Sein *Widerspruchsgeist* und seine	16	183	CONTRADICT, disposition to: 2
Intoleranz gegenüber Widerspruch sind seine besten dialektischen Waffen.	16	184	CONTRADICTION, is intolerant of: 3
Die *angstvolle Anspannung beim Erwachen*, eine Art Erwartungsspannung, macht ihn *morgens reizbar*.	58	655	IRRITABILITY, morning, waking, on: 3

	EK	SR	Rubrik
Im Grunde ist der *Lycopodium*-Patient *scheu* und hat ein großes Bedürfnis nach Zuneigung und Anerkennung.	89	1023	TIMIDITY: 3
Deshalb *verletzen* die kleinen und großen *Ungerechtigkeiten* des Alltags seinen Stolz.	68	21	MORTIFICATION, ailments from: 3
Es *kränkt ihn*, wenn ihm von den anderen nicht die Beachtung zuteil wird, die er seiner Meinung nach verdiente. Die Beleidigung, das	69	791	OFFENDED, easily: 2
Ressentiment und der *Vorwurf anderen*	63	720	MALICIOUS: 2
gegenüber sind dann Ausdrucksformen seines verletzten Selbstwertgefühls.	71	832	REPROACHES, others: 2
Bei keinem anderen Mittel ist die Polarität zwischen Erfolg und Niederlage, Stärke und Schwäche mit einer solch extremen emotionalen Labilität verknüpft:			
Er fühlt sich *schutzlos*, *ohne Rückhalt* und *will nicht allein sein*.	51	574	HELPLESSNESS, feeling of: 2
Gleichzeitig aber hat er *Angst vor Menschen*	46	516	FEAR, people, of: 3
und *weicht ihnen aus*.	12	149	COMPANY, desire for: 3
Er fühlt sich schlechter oder auch besser, wenn er allein ist.	12	150	C., alone, while, agg.: 2
Obwohl er Gesellschaft zurückweist, will er doch auch nicht allein sein.	12	144	C., aversion to: 2
Dies zeigt das subtile Paradoxon seiner gefühlsmäßigen Bipolarität.	12		C., aversion to, dreads being alone, yet: 1
	12	146	C., amel. when alone: 2
Erfährt der *Lycopodium*-Patient aufrichtige Zuneigung oder *wird ihm gedankt*, so bricht sein Stolz zusammen und er muß *weinen*. Es ist ein verhaltenes Weinen, das wie eine Drainage seine angstvolle in-	94	1089	WEEPING, thanked, when: 3

nere Anspannung löst und seinen allgemeinen Zustand *bessert*. Er *weint laut* über seine inneren Konflikte. Wenn man ihn *tadelt* oder versucht, ihn zu *trösten*, weint er, weil sein Stolz dann verletzt ist. Manchmal *weint* er auch wehklagend *um seine Zukunft*. In *hysterischen Anwandlungen* können sich *Lachen und Weinen* miteinander abwechseln. Die zugrundeliegende innere Traurigkeit läßt ihn auch manchmal ohne äußeren Anlaß (*grundlos*) *weinen*.

EK	SR	Rubrik
93	1072	W. ameliorates symptoms: 2
93	1070	W., aloud: 3
93	1070	W., admonitions cause: 2
93	1075	W., consolation agg.: 1
93	1079	W., future, about the: 1
93	1071	W., alternating with laughter: 2
93	1074	W., causeless: 2

Auf intellektuellem Gebiet drückt sich seine biologische Labilität in seiner *Gedächtnisschwäche* und den sich daraus ergebenden Fehlern aus. Er *vergißt Eigennamen, Worte*, das, *was er gelesen hat*, und er hat *große Mühe, sich auszudrücken*. Er macht *Fehler beim Lesen, beim Sprechen setzt er Worte an die falsche Stelle* oder *benutzt die falschen Worte*, und beim Schreiben *verwechselt oder vergißt er Buchstaben*.

EK	SR	Rubrik
65	733	MEMORY, weakness of: 3
65	738	M. w., names, for proper: 2
65	741	M. w., words, for: 2
65	739	M. w., read, of what has: 2
65	735	M. w., expressing oneself, for: 2
66	746	MISTAKES, reading: 1
66	747	M., words, misplacing: 2
67	750	M. w., writing, confounding letters: 2
67	751	M. w., writing, omitting letters: 2
67	752	M. w., wrong words, using: 3

Die intellektuellen Mängel stehen in einer Wechselbeziehung mit

Hirnkongestionen, die mit einem *ausgeprägten Bedürfnis nach Luft* einhergehen. Dies zeigt sich in der *Bewegung der Nasenflügel* und in der *Besserung von Stumpfheit und Verwirrung beim Gehen im Freien.*

Die verschiedenen Formen der *Furcht* stehen im Zusammenhang mit seiner Anspannung: Sie nehmen parallel zu seiner Angst zu oder ab. Er *fürchtet sich vor Einsamkeit,* da er sich gefühlsmäßig schutzlos fühlt. Aufgrund seines Mangels an Selbstvertrauen *befürchtet* er, *sein Ziel nicht zu erreichen.* Er lebt in ständigem Konkurrenzkampf: Die Furcht *vor Menschen, vor der Annäherung anderer, vor einer Menschenmenge* entspricht der Projektion seiner Rivalität, die mit Feigheit und Verbergenwollen gepaart ist. Spezifisch konkretisiert sich diese Projektion in der *Furcht vor Männern.* Die Furcht vor *imaginären Dingen,* vor *Dunkelheit,* vor *Gespenstern,* vor dem *Läuten der Türglocke,* vor allen möglichen *Kleinigkeiten* zeigen, in welchem Alarmzustand sich der *Lycopodium*-Patient aufgrund der unterdrückten Aggression befindet.

Die Angst vor Unvorhergesehenem konkretisiert sich in der *Furcht, daß*

EK	SR	Rubrik
340		NOSE, motion of wings, fanlike: 3
16	178	CONFUSION, walking, while, open air amel.: 3
39	429	DULLNESS, walking, while, open air amel.: 3
43	477	FEAR, alone, of being: 3
44	492	F., destination, of being unable to reach his: 3
46	516	F., people, of: 3
43	480	F., approaching him, of others: 1
43	485	F., crowd, in a: 2
46	510	F., men, of: 3
45	506	F., imaginary things: 1
43	487	F., dark: 2
45	502	F., ghosts, of: 2
46	515	F., noise at door: 2
47	529	F., trifles: 2

ihm und den Seinen etwas zustoßen könnte. Seine Unsicherheit versteckt er hinter einem extrem überbehütenden Verhalten. Der *Lycopodium*-Patient *scheut sich, irgendeine Aufgabe in Angriff zu nehmen.* Bei allem, was er macht, fürchtet er sich, z. B. *wenn er im Freien geht.* Sein Gefühl, daß die *Furcht vom Magen aufsteigt,* hängt mit der gastrohepatischen Schwäche zusammen.

EK	SR	Rubrik
45	503	F., happen, something will: 1
47	529	F., undertaking anything: 2
47	532	F., walking, while: 2
47	532	F., walking, while, open air: 1
47	524	F., stomach, arising from: 2

Der *Lycopodium*-Patient lebt so in einem ständigen Alarmzustand, durch den seine sensomotorische Reflexbereitschaft stark erhöht ist. *Unvermutete Geräusche erschrekken* ihn, und er *fährt auf.* Das Auffahren *scheint von den Füßen her zu kommen* und geschieht *beim Einschlafen, während des Schlafes, aus dem Schlaf* heraus oder bei *einem Schrecken.*

EK	SR	Rubrik
83	956	STARTING, noise, from: 2
82	952	S., anxious: 1
83	955	S., feet, as if coming from the: 1
83	957	S., sleep, on falling: 3
83	958	S., sleep, during: 1
83	959	S., sleep, from: 1
83	955	S., fright, from: 2

Am Ende seines Lebenslaufes jedoch fühlt er, daß er die Partie bereits verloren hat. In einem Zustand wirklicher *geistiger Erschöpfung stellt er sich seinen Zustand viel schlimmer vor, als er in Wirklichkeit ist*, und verfällt in eine *tiefe Gleichgültigkeit.* Manchmal *denkt er* dann *nur noch an unangenehme Ereignisse seines Lebens* und *hat*

EK	SR	Rubrik
70	801	PROSTRATION of mind: 3
32	348	DELUSIONS, sick, imagines himself: 2
54	609	INDIFFERENCE: 2
39	431	DWELLS, on past disagreeable occurrences: 1

	EK	SR	Rubrik
das Gefühl, seine Pflichten vernachlässigt zu haben.	30	327	DELUSIONS, neglected his duty, that he has: 2
Die *Angst um seine ewige Seligkeit,* seine einzige Zuflucht, schwankt zwischen *Zweifeln am Seelenheil* und dem *Verlust jeglicher Hoffnung*.	8	90	ANXIETY, salvation, about: 2
Er fühlt sich psychisch und physisch am Ende und *ahnt seinen Tod* voraus.	37	414	DOUBTFUL, soul's welfare, of: 1
	36	395	DESPAIR, religious (of salvation etc.): 2
	17	197	DEATH, presentiment of: 2
Vor allem morgens empfindet er *Abscheu gegenüber dem Leben,* und dann hegt er auch *Selbstmordgedanken.*	62	710	LOATHING, life, morning: 3
	62	710	LOATHING, life: 2
	85	974	SUICIDAL disposition, morning: 1

LYCOPODIUM
Schema

Wir können nun das aus dem Repertorium von Kent gewonnene Bild von *Lycopodium* in einem Schema wiedergeben. Wir stellen mit einem Kreis das »Kleinste charakteristische Syndrom« des Mittels dar, das dem von unserer Schule vertretenen »minimalen Syndrom mit maximalem Wert« entspricht.

Ins **Zentrum** dieses Kreises stellen wir den *Mangel an Selbstvertrauen* (1).

Oben in diesem Kreis befinden sich die Symptome *Hochmut* (2), *Diktatorisch* (3) und *Neigung zum Widersprechen* (4), die den Mangel an Selbstvertrauen in Richtung auf eine reaktive Haltung des Herrschens kompensieren.

Auf der **rechten Seite** des Kreises befinden sich die Symptome *Gewissenhaftigkeit in Kleinigkeiten* (6), die eine Mischung aus Perfektionismus und ängstlicher Anspannung in bezug auf die Aufgabenerfüllung darstellt, und *Besserung durch Beschäftigung* (7). Mit diesen beiden Eigenschaften glaubt der *Lycopodium*-Patient zum Erfolg zu kommen.

Unten angeordnet finden wir die *Erwartungsspannung* (5), d. h. die ängstliche Sorge vor einer Situation, die seine Fähigkeiten auf die Probe stellt und die z. B. in seiner Angst vor einer Prüfung zum Ausdruck kommt.

Links im Kreis befindet sich die Rubrik: *Verträgt keinen Widerspruch* (8), die seine negative Haltung gegenüber jeglicher Opposition ausdrückt, die seine Selbstsicherheit in Zweifel ziehen könnte.

Im oberen linken Teil des Schemas haben wir die Symptome plaziert, die die affektive Problematik des *Lycopodium*-Patienten aufzeigen: *Wunsch nach Gesellschaft*, schlimmer, wenn er allein ist (14), und *Abneigung gegen Gesellschaft*, besser in der Einsamkeit (15); diese Symptome enthüllen sein Bedürfnis nach Hilfe bei gleichzeitiger Furcht, durchschaut zu werden. Die *Besserung durch Weinen* (16) und das *Weinen, wenn ihm gedankt wird* (17), drücken seine zurückgehaltene emotionale Spannung aus.

Unten links stehen die Symptome, welche die *Labilität des Gedächtnisses* (9) und die entsprechenden *Fehler* (10) anzeigen. Hinzukommt die *geistige Verwirrung* (18), deren Modalität »Besserung an der frischen Luft« auf sein physisches und psychisches Freiheitsbedürfnis hinweist, wie es auch im Verlangen nach frischer Luft und im Nichtvertragen von Kleidung zum Ausdruck kommt.

Oben rechts das Symptom *Beschwerden infolge von Kränkung* (11), das sein Nichtvertragen kleiner oder großer Ungerechtigkeiten erklärt. Die *Reizbarkeit beim Aufwachen* (12) entspricht seiner voreiligen, antizipierenden Wut bei Tagesbeginn. Die *Reizbarkeit* der *Lycopodium*-Patientin *vor der Menstruation* (13) weist auf ihren Protest gegen das Gefühl der Benachteiligung gegenüber den Männern hin.

Unten rechts stellen die *Furcht vor dem Alleinsein* (19), die *Furcht, die vom Magen aufsteigt* (20), und das *Auffahren durch Geräusche* (21) den sogenannten Alarmzustand dar.

In der **Mitte unten** stehen die vier Eigenschaften seines **Gemütszustandes**, die seinen Finalzustand darstellen: *geistige Erschöpfung* (22), *Verweilen bei vergangenen unangenehmen Ereignissen* (23), *Angst um die Seligkeit* (24) und zuletzt - inmitten einer gänzlichen Gleichgültigkeit - Lebensüberdruß und *Abscheu vor dem Leben* (25).

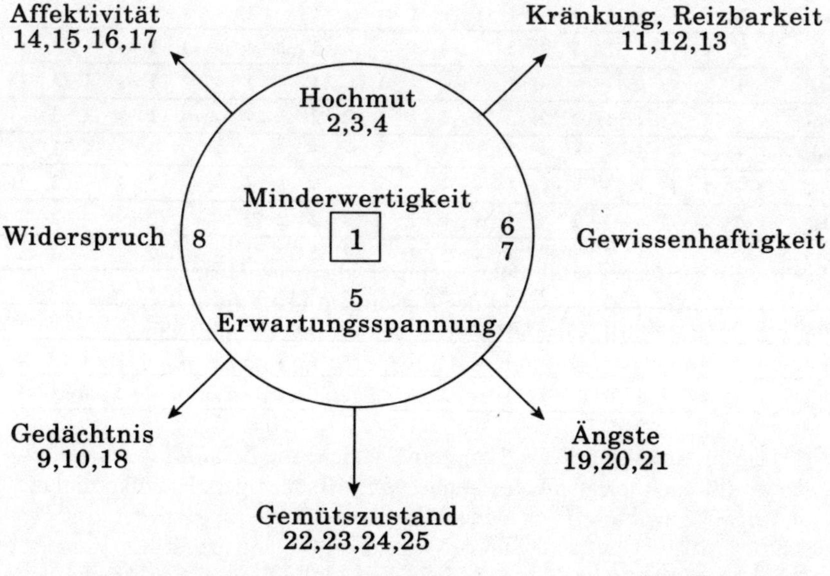

Repertorisation Lycopodium

	1	2	3	4	5	6	7	8	9	10	11	12	13	14	15	16	17	18	19	20	21	22	23	24	25
Lyc.	**2**	**4**	**2**	**2**	**3**	**2**	**1**	**3**	**2**	**3**	**3**	**3**	**2**	**3**	**2**	**2**	**3**	**3**	**3**	**2**	**2**	**3**	**2**	**2**	**2**
Alum.	1	1	-	1	1	-	1	1	1	2	-	-	-	-	3	-	-	-	-	-	1	2	-	-	1
Anac.	3	1	-	3	2	-	-	2	2	-	1	1	-	-	3	2	-	-	-	-	-	2	-	-	-
Aur.	2	1	-	2	-	1	1	3	-	-	2	-	-	-	2	-	-	-	-	2	1	3	-	2	3
Bry.	2	-	-	-	1	1	-	2	-	-	2	1	-	1	2	-	-	1	1	1	-	2	-	-	-
Caust.	1	2	1	3	2	-	-	-	1	1	1	1	2	1	-	-	-	-	-	-	2	1	-	-	1
Chin.	2	1	1	-	1	1	1	1	-	3	-	1	-	-	2	-	-	-	-	-	-	1	2	-	3
Ferr.	-	1	1	1	-	1	2	2	-	-	-	-	-	-	2	-	-	-	-	-	-	1	-	-	-
Hyos.	1	2	-	1	1	1	-	1	-	2	-	-	-	3	2	-	-	-	3	-	-	3	1	-	1
Ign.	1	1	-	1	3	3	2	3	-	-	3	-	-	2	3	1	-	-	-	-	-	2	-	1	-
Lach.	1	2	1	3	1	1	-	1	1	-	2	2	-	1	2	1	-	-	-	-	2	3	-	3	2
Merc.	1	1	2	2	1	-	-	1	1	1	1	-	-	1	-	1	-	-	1	-	2	1	-	-	3
Nat-c.	1	-	-	1	2	3	2	2	-	-	-	-	-	2	2	-	-	1	1	-	3	3	-	-	1
Nit-ac.	1	-	-	1	-	-	-	1	-	-	-	1	-	1	-	1	-	-	1	-	1	3	1	-	2
Nux-v.	1	1	-	1	1	2	2	2	1	2	2	1	2	2	3	-	-	-	1	-	3	3	-	1	2
Olnd.	1	-	-	2	-	-	-	1	1	-	-	-	-	-	-	-	-	-	-	-	-	1	-	-	-
Phos.	1	1	1	-	3	-	-	1	-	-	-	-	-	4	1	1	-	-	3	2	-	3	1	-	3
Puls.	2	2	-	-	3	2	-	1	1	-	2	1	-	2	2	2	-	3	2	-	-	2	-	2	2
Sep.	-	-	-	1	1	1	3	3	-	1	1	1	2	2	2	1	-	-	2	-	-	3	2	-	2
Sil.	3	1	-	-	3	3	1	2	-	1	-	-	-	1	-	-	-	-	-	-	3	3	-	-	2
Stram.	1	2	-	-	1	2	1	1	1	2	1	-	-	2	1	-	-	-	2	-	-	3	-	2	1
Sulph.	1	3	-	-	-	3	-	-	2	-	2	1	-	1	2	-	-	1	-	-	1	3	2	3	2
Thuj.	-	1	-	-	1	3	1	1	-	2	-	1	-	-	2	-	-	-	-	1	-	1	1	2	3

LYCOPODIUM
Repertorisation deutsch

Kleinstes charakteristisches Syndrom
1. Mangel an Selbstvertrauen.
2. Hochmut.
3. Diktatorisch.
4. Neigung zum Widersprechen.
5. Erwartungsspannung.
6. Gewissenhaft in Kleinigkeiten.
7. Besserung durch Beschäftigung.
8. Verträgt keinen Widerspruch.

Gedächtnisschwäche
9. Gedächtnisschwäche für Eigennamen.
10. Fehler, gebraucht falsche Worte.

Reaktive Reizbarkeit
11. Beschwerden infolge Kränkung.
12. Reizbarkeit beim Aufwachen.
13. Reizbarkeit vor der Menstruation.
14. Verlangen nach Gesellschaft.
15. Abneigung gegen Gesellschaft.

Affektive Schwäche
16. Besserung durch Weinen.
17. Weinen, wenn ihm gedankt wird.

Bedürfnis nach Freiheit
18. Verwirrung, Besserung beim Gehen im Freien.

Furcht - Alarmzustand
19. Furcht vor dem Alleinsein.
20. Furcht, vom Magen aufsteigend.
21. Auffahren durch Geräusche.

Gemütszustand
22. Geistige Erschöpfung.
23. Verweilen bei vergangenen unangenehmen Ereignissen.
24. Angst um die Seligkeit.
25. Abscheu vor dem Leben.

LYCOPODIUM
Repertorisation englisch

Kleinstes charakteristisches Syndrom

1. Confidence, want of self.
2. Haughty.
3. Dictatorial.
4. Contradict, disposition to.
5. Anticipation.
6. Conscientious about trifles.
7. Occupation amel.
8. Contradiction, intolerant of.

Gedächtnisschwäche

9. Memory weakness for proper names.
10. Mistakes, wrong words, using.

Reaktive Reizbarkeit

11. Mortification, Ailments from.
12. Irritability, waking, on.
13. Irritability, menses, before.
14. Company, desire for.
15. Company, aversion to.

Affektive Schwäche

16. Weeping amel.
17. Weeping, thanked, when.

Bedürfnis nach Freiheit

18. Confusion, walking, while, in open air, amel.

Furcht - Alarmzustand

19. Fear of being alone.
20. Fear arising from stomach.
21. Starting from noises.

Gemütszustand

22. Prostration of mind.
23. Dwells on past disagreeable occurrences.
24. Anxiety about salvation.
25. Loathing at life.

LYCOPODIUM
Vergleichende Materia Medica

Aurum

Kleinstes charakteristisches Syndrom. *Aurum* fehlt neben dem Symptom 3 (Diktatorisch) auch die Erwartungsspannung (5), welches die Angst, scheitern zu können, ausdrückt. Dieses Symptom ist für den *Lycopodium*-Patienten typisch. Beim *Aurum*-Patienten erwächst aus seinen Minderwertigkeitsgefühlen eine ungeheure syphilitische Aggressivität, die auch den anderen Symptomen dieser Gruppe eine spezielle Prägung verleiht. Der Patient fühlt sich von seinen zerstörerischen Impulsen bedrängt. Deshalb verabscheut er mit tiefem Schuldgefühl sich selbst. Er fühlt sich wie ein armer Teufel, wie einer, der seine Pflicht nicht erfüllt hat und von seinen Freunden vergessen wurde. Seine letzte Rettung sieht er im Selbstmord oder in der Flucht in die Religion. Es ist so, als ob das Gewissen ihm ein Verbrechen vorwerfen würde. Das Schuldgefühl ist eine Reaktion auf die aggressiven Impulse, die nicht durch ein starkes Ich kompensiert werden können. Dies führt zu Wutausbrüchen und Zornanfällen bei der geringsten Beleidigung oder dem geringsten Widerspruch.

Diese Steigerung seiner Aggressivität kann durch den Verlust eines nahestehenden Menschen, durch Kummer, durch Wut in einem Streitgespräch, durch Demütigung oder Beleidigung ausgelöst werden. Wird die Aggressivität unterdrückt, so kann sich ein Zustand von Wut mit stillem Kummer, Furcht, Angst, Zittern, Angina pectoris, Brustbeklemmung, Verzweiflung, Weinen, Melancholie und letztendlich eine Tendenz zum Selbstmord entwickeln. Gleichzeitig kommt es zu Bluthochdruck mit Hitzewallungen, Hirnkongestionen, einem Verlangen nach frischer Luft und einer Verschlechterung während der Nacht. Ich erinnere mich einer typischen *Aurum*-Patientin, die um zwei Uhr morgens mit Herzklopfen und unmittelbarer Todesangst erwachte, so als würde ein heißer Wasserfall ihre Brust überfluten, als Folge der nervösen Anspannung, welche durch endlose Streitgespräche mit dem Ehegatten hervorgerufen wurde.

Zusammenfassend: Der *Aurum*-Patient akzeptiert seine Minderwertigkeitsgefühle und läßt sich auf keinen Konkurrenzkampf ein, was ein Hauptwesensmerkmal der Sykose darstellt. Deshalb leidet er nicht unter

Erwartungsspannung (5). Seine *Gewissenhaftigkeit* (6) ist viel weniger bedeutsam als seine *Unsicherheit* (1), die mit einem schlimmen Verlassenheits- und Schuldgefühl einhergeht.
Gedächtnisschwäche. *Aurum* fehlt in den Rubriken des Gedächtnismangels (Sykosis), und die Symptome der ersten Gruppe haben bei diesem Mittel einen ausgeprägt syphilitischen Charakter.
Reizbarkeit. Das Symptom der *Beschwerden infolge von Kränkung* (11) erklärt sich bei *Aurum* aus dem bereits Erwähnten.
Bedürfnis nach Zuneigung. Der *Aurum*-Patient *bevorzugt die Einsamkeit* (15), um über seine Schuld nachzudenken.
Furcht/Alarmzustand. Mit dem *Lycopodium*-Patienten gemeinsam hat der *Aurum*-Patient die *Furcht, die vom Magen aufsteigt* (20), und das *Auffahren durch Geräusche* (21), die den Alarmzustand charakterisieren, der durch seine Gewissensbisse ausgelöst wird.

Ignatia

Kleinstes charakteristisches Syndrom. *Ignatia* fehlt nur das Symptom Diktatorisch (3). Der *Lycopodium*-Patient möchte mit seinem willkürlichen und selbstsüchtigen sykotischen Verhalten seine biologische Minderwertigkeit, die jedoch mit einer hohen Intelligenz gepaart ist, ausgleichen. Der *Ignatia*-Patient hingegen ist oberflächlich, veränderlich, in seinem Verhalten paradox und dem Hin und Her verschiedenster Gefühlsanwandlungen unterworfen. Im Gegensatz zum *Lycopodium*-Patienten sind seine Störungen funktioneller Natur. Deshalb hat der *Ignatia*-Patient auch weder die **Gedächtnisschwäche** für Eigennamen (9), noch macht er Fehler im Gebrauch der Worte (10), Symptome, die den Gedächtnismangel des *Lycopodium*-Patienten charakterisieren.
Reizbarkeit, Furcht und Alarmzustand. Der *Ignatia*-Patient hat auch nicht die Reizbarkeit beim Aufwachen (12) oder die *Ignatia*-Patientin die Reizbarkeit vor den Menses (13), welche den sykotischen Wettstreit der *Lycopodium*-Patienten gegenüber ihrer sozialen Umgebung ausdrücken. Weil der *Ignatia*-Patient *überempfindlich und hysterisch auf die Umwelt reagiert* und nicht aggressiv wie in einem Wettkampf, leidet er nicht unter den Ängsten und dem Alarmzustand, die für *Lycopodium* typisch sind.

Nux vomica

Die psychobiologische Persönlichkeit des *Nux-vomica*-Patienten läßt sich durch vollkommene Überempfindlichkeit, Reizbarkeit, Kälteempfindlichkeit und antiperistaltische Kontraktionen des Verdauungsapparates charakterisieren.

Kleinstes charakteristisches Syndrom. In der Anzahl an Symptomen ist der *Nux-vomica*-Patient dem *Lycopodium*-Patienten am ähnlichsten, ihm fehlt nur das Diktatorische (3). Er ist tapfer und verwegen, nicht feige, wie es im Grunde der *Lycopodium*-Patient ist. Deshalb braucht er kein Despot zu sein, um seine Autorität auszuüben. Der *Nux-vomica*-Patient ist ein Vorgesetzter voller Tatendrang und fiebrigem Arbeitseifer. Er handelt ruhelos, sicher und schnell, nach dem Motto: »Il faut que ça marche«. Infolge seiner übertriebenen Empfindlichkeit dirigiert er seine Angestellten wütend und impulsiv. Der *Nux-vomica*-Patient hat keine Komplexe. Er ist ein Optimist, aber kleinste Unannehmlichkeiten, die ihn vom Ziel abhalten, verärgern ihn, da er sehr ungeduldig und *gewissenhaft in Kleinigkeiten* (6) ist. *Beschäftigung bessert* seinen Zustand (7). *Widerspruch kann er nicht ertragen* (8), obwohl *er selbst dazu neigt* (4), denn er ist der Meinung, daß die anderen nur Unsinn reden und Zeit vergeuden.

Dieser ständige emotionale Streß wird von toxischen Einflüssen, sowohl inneren (durch sein neurovegetatives Ungleichgewicht) als auch äußeren (durch Alkohol, Kaffee und Gewürze), begleitet. Dies erklärt seinen *Mangel an Selbstvertrauen* (1), die **Gedächtnisschwäche** *für Namen, den falschen Gebrauch von Worten* (9 und 10) und die Symptome 11, 12, 13 und 21 (*Beschwerden infolge von Kränkung,* **Reizbarkeit** *beim Aufwachen, Reizbarkeit vor den Menses, Auffahren durch Geräusche*).

Bedürfnis nach Zuneigung. Der *Nux-vomica*-Patient ist ein guter Gesellschafter (*Verlangen nach Gesellschaft* (14)), andererseits kann seine Übererregbarkeit den Widerwillen seiner Umwelt hervorrufen, worauf er mit einer *Abneigung gegenüber Gesellschaft* (15) reagiert. *Nux vomica* fehlen die Symptome, welche die emotionale Labilität oder Furcht eines *Lycopodium*-Patienten ausdrücken.

Mercurius

Kleinstes charakteristisches Syndrom. *Mercurius* fehlen die beiden typischen Symptome der sykotischen Kompensation der Minderwertigkeit: Gewissenhaft in Kleinigkeiten (6) und Besserung durch Beschäftigung (7).

Typisch syphilitische Zeichen von *Mercurius* sind: ein ausgeprägtes intellektuelles Defizit, geistige Stumpfheit, Langsamkeit beim Antworten und eine infantil-regressive Persönlichkeit. Gewinnt die aggressive Instinktivität die Oberhand über sein schwaches Ich, dann gerät der *Mercurius*-Patient in einen Zustand voller Angst und Unruhe. Er ist dann ständig in Bewegung, flieht aus dem Haus und verreist, als wäre er eines Verbrechens schuldig. Der Anblick eines Messers oder eines Schneideinstruments steigert seine Aggressivität bis zu dem Grad, daß er ein Verbrechen oder Selbstmord begehen könnte.

Dr. Paschero sagt, daß der *Mercurius*-Patient seine innere Feindseligkeit paranoid nach außen projiziert und jedermann als seinen Feind betrachtet. Er mißtraut jedem, auch sich selbst, ist argwöhnisch und fürchtet die Einsamkeit. Er glaubt, er werde den Verstand verlieren. Wenn ihm jemand widerspricht, überkommt ihn das Verlangen, diese Person zu töten. Das Schuldgefühl erzeugt beim *Aurum*-Patienten hypochondrische, melancholische Zustände mit Selbstvorwürfen und dem Gefühl, zu Recht von allen verlassen worden zu sein, was ihn schließlich zum Selbstmord verleitet. Der *Mercurius*-Patient hingegen ist eher ein Verbrecher als ein Selbstmörder, und seine Schuldgefühle sind, aufgrund seiner Aggression, von Erregtheit und ängstlicher Unruhe gekennzeichnet. Dies treibt ihn zu einer ständigen Flucht, zu einer Flucht vor sich selbst.

Gedächtnisschwäche. In seiner umfassenden Minderwertigkeit kann der *Mercurius*-Patient auch beide Symptome dieser Gruppe aufweisen.

Reizbarkeit. Reizbarkeit beim Aufwachen (12) und Reizbarkeit vor den Menses (13) fehlen bei *Mercurius*. Diesen Patienten mangelt es an der nötigen Kontrolle ihrer Aggressivität, wodurch *Beschwerden infolge von Kränkung* (11) entstehen.

Bedürfnis nach Zuneigung. Das Gefühl des *Mercurius*-Patienten, seinen aggressiven Impulsen ausgeliefert zu sein, erklärt, daß er, um sich vor diesen Impulsen zu schützen, *nach Gesellschaft verlangt* (14) und *sich vor dem Alleinsein fürchtet* (19).

Furcht/Alarmzustand. Aufgrund des Gefühls, verfolgt zu werden, entwickelt er eine feindselige Verteidigungshaltung, die das *Auffahren durch Geräusche* (21) erklärt.

Mercurius fehlt bei der Abneigung gegen Gesellschaft (15) und dem Weinen, wenn ihm gedankt wird (17); diese Symptome bringen zum

Ausdruck, wie gerne der *Lycopodium*-Patient seine außerordentliche Empfindlichkeit verbergen möchte.
Affektive Schwäche. Die *Besserung durch Weinen* (16) zeugt von den regressiv-kindlichen Bedürfnissen des *Mercurius*-Patienten.

Fünf Allgemeinsymptome vervollständigen das Bild von *Mercurius*:

1. Ausgeprägte Empfindlichkeit sowohl Kälte als auch Wärme gegenüber.
2. Extreme Verschlimmerung während der Nacht.
3. Übermäßiges Schwitzen, welches die Symptome verschlimmert.
4. Übelriechende, reizende Ausscheidungen.
5. Zittern.

Natrium carbonicum

Kleinstes charakteristisches Syndrom. *Natrium carbonicum* fehlen hier zwei Symptome: Stolz (2) und Diktatorisch (3). Beim *Lycopodium*-Patienten sind sie Ausdruck der gewaltigen Energie, mit der er durch seine Intelligenz und durch seine sykotischen Reaktionen seine konstitutionelle Labilität auszugleichen versucht. Für den *Natrium-carbonicum*-Patienten ist eine tiefe Depression, hervorgerufen durch den biologischen Verfall und die mangelnde Reaktionsfähigkeit, charakteristisch. Er leidet an Blähungen und Dyspepsie. Sonnenbestrahlung verschlechtert seinen Zustand. Er ist traurig, wünscht Frieden und Einsamkeit. Unerwartete Geräusche oder wehmutsvolle Musik bringen ihn aus der Ruhe. Er fühlt sich verlassen und ist nachtragend. Die geistige Labilität äußert sich insbesondere durch geistige Verwirrung und Schwindel bei allen intellektuellen Arbeiten.

Natrium carbonicum stimmt in den übrigen Symptomen des »Kleinsten charakteristischen Syndroms« mit *Lycopodium* überein, die Intensität ist jedoch geringer, da das Ich des *Natrium-carbonicum*-Patienten nur sehr schwach entwickelt ist.
Gedächtnisschwäche. Der Gedächtnismangel des *Natrium-carbonicum*-Patienten ist umfassend und nicht spezifisch wie beim *Lycopodium*-Patienten.
Bedürfnis nach Zuneigung. Seine *Abneigung gegen Gesellschaft* (15) charakterisiert die Flucht des *Natrium-carbonicum*-Patienten vor Menschen.

Bedürfnis nach Freiheit. Fast alle *Natrium*salze weisen das Symptom der Besserung beim Gehen im Freien auf, wobei für *Natrium carbonicum* die *Besserung der Verwirrung beim Gehen im Freien* (18) typisch ist.
Furcht. In dieser Gruppe hat *Natrium carbonicum* die Symptome *Furcht vor dem Alleinsein* (19) sowie *Auffahren durch Geräusche* (21); letzteres ist auch für fast alle anderen *Natrium*salze typisch.

Ferrum metallicum

(Siehe auch Vergleichende Materia Medica: **Thuja**)
Ferrum metallicum wird fälschlicherweise zu den »Kleinen Mitteln« gezählt. Seine Pathogenese ist nur ungenügend erforscht, deshalb dominieren die physiopathologischen Symptome. Im allgemeinen handelt es sich um einen schwachen Patienten, der nicht in der Lage ist, eine länger dauernde Anstrengung auf sich zu nehmen. Er leidet unter kalten Extremitäten, Blutandrang zum Kopf, Blässe und Hitzewallungen. Er ist sehr schwach, leidet an Atemnot und Beklommenheit und neigt zu Ohnmachts- oder Schwindelgefühlen mit Herzklopfen. Ausgelöst werden diese Zustände durch den Verlust von Körpersäften, vor allem durch Blutverlust. Die Schmerzen eines *Ferrum-metallicum*-Patienten sind pulsierend und hämmernd. Seine Symptome verschlimmern sich durch Ruhe und Kälte und bessern sich bei langsamer Bewegung. Rasche und heftige Bewegung verschlechtert jedoch. Er ist schwach und hinfällig, was bis zur Lähmung führen kann.
Kleinstes charakteristisches Syndrom. Psychisch ist der *Ferrum-metallicum*-Patient verwirrt und kraftlos, er leidet an schwersten Depressionen und Mutlosigkeit. Er ist überempfindlich mit extremen Ängsten und schon beim geringsten Anlaß gereizt. Er ist ein Querulant, ein Rechthaber, leidenschaftlich und heftig, er *erträgt weder Widerspruch* (8) noch Geräusche. Kent sagt, daß sich einige Symptome des *Ferrum-metallicum*-Patienten durch Beschäftigung leicht verbessern, sich in Ruhe hingegen verschlechtern. Das Symptom *Besserung durch Beschäftigung* (7) hat bei *Ferrum metallicum* eine andere Bedeutung als bei *Lycopodium*. Beim *Lycopodium*-Patienten stellt dieses Symptom eine Reaktion auf ein mangelndes Selbstvertrauen und Sicherheitsgefühl dar, woran es dem *Ferrum-metallicum*-Patienten nicht mangelt. *Ferrum metallicum* fehlt in der Tat in den Rubriken des Mangels an Selbstvertrauen (1) und der Erwartungsspan-

nung (5), was den anderen Symptomen des »Kleinsten charakteristischen Syndroms« eine ganz andere Bedeutung verleiht. Daraus ergibt sich, daß *Ferrum metallicum* auch bei den anderen *Lycopodium*-Symptomen fehlt, mit Ausnahme der *geistigen Erschöpfung* (22) sowie der *Abneigung gegen Gesellschaft* (15), die infolge seiner Schwäche und Depression bei ihm auftreten kann.

Wir sollten an *Ferrum metallicum* denken bei einem Patienten, der uns durch seinen Charakter an *Lycopodium* erinnert, jedoch an Blutarmut und Schwäche mit Kreislauferethismus leidet.

Leitsymptome von *Ferrum metallicum* sind: falsche Plethora, Schwindel beim Aufstehen, Verschlimmerung durch Ruhe und schnelle Bewegung, Rheumatismus des Musculus deltoideus.

Der *Ferrum-metallicum*-Patient ist ein dogmatischer *Diktator* (3), der aber nicht unter der Unsicherheit und dem Selbstzweifel eines *Lycopodium*-Patienten leidet.

Silicea

Kleinstes charakteristisches Syndrom. *Silicea* fehlen die folgenden Symptome: Diktatorisch (3) und Neigung zum Widersprechen (4). Diese Symptome zeigen die Neigung des *Lycopodium*-Patienten, sich mit anderen zu messen und diese zu übertreffen. Der *Silicea*-Patient bildet den Gegenpol, er beansprucht lediglich, nicht weniger wert zu sein.

Zuneigung/Alarmzustand. Der *Silicea*-Patient hat das *Verlangen nach Gesellschaft* (14), mit der Modalität *Schlechter beim Alleinsein*, sowie das *Auffahren durch Geräusche* (21) als Zeichen seiner Alarmbereitschaft - Symptome, die das Bedürfnis nach Schutz kennzeichnen, welches durch seine ausgeprägten Minderwertigkeitsgefühle entsteht.

Bei *Silicea* sind die Symptome jedoch weniger stark ausgeprägt als bei *Lycopodium*. Während *Silicea* nur wenige der Hauptsymptome von *Lycopodium* aufweist, wie wir hier sehen können, besitzt *Lycopodium* sehr viele der Hauptsymptome von *Silicea*. Bei einer Repertorisation wird dies deutlich erkennbar. Deshalb wird oft der Fehler begangen, einem Patienten *Lycopodium* zu geben, dessen Simillimum eigentlich *Silicea* ist. Die richtige Diagnose stellen wir, wenn wir auf die Symptome der Kindheit unseres *Silicea*-Patienten zurückgreifen: Als Kind ist er schüchtern, verzagt, hartnäckig, reizbar und gewissenhaft.

Thuja

Kleinstes charakteristisches Syndrom. *Thuja* ist das Musterbeispiel der Sykosis. Bei diesem Mittel fehlen folgende Symptome: Mangel an Selbstvertrauen (1), Diktatorisch (3), Neigung zum Widersprechen (4). Der *Thuja*-Patient ist selbstgenügsam und äußert sich nicht, um die Umgebung nicht auf sich aufmerksam zu machen. Er widerspricht nicht offen und macht keine Vorschriften. Seine *Erwartungsspannung* (5) äußert sich nicht auffällig, seine *Gewissenhaftigkeit* (6) ist zwanghaft. Er hat einen *Beschäftigungsdrang* (7), um seine Gewissensunruhe auszugleichen, die auf der Abnormität seiner Gefühlsebene beruht.
Gedächtnisschwäche. Der *Thuja*-Patient hat mit dem *Lycopodium*-Patienten hauptsächlich Symptome der geistigen Abstumpfung gemeinsam. Er erinnert sich nicht an das, was er gemacht hat, was er sagen wollte, und vor allem begeht er Fehler beim Sprechen und beim Schreiben und läßt Buchstaben, Silben und Wörter aus.
Reizbarkeit/Zuneigung/Furcht. Der *Thuja*-Patient stimmt mit dem *Lycopodium*-Patienten überein in der *Reizbarkeit beim Aufwachen* (12), die eine allgemeine Modalität der Sykosis ist, und der *Abneigung gegen Gesellschaft* (15), welche den Versuch darstellt, sich zu verbergen. Gemeinsam mit ihm hat er ebenfalls die *Furcht, die vom Magen aufsteigt* (20).

Dem *Thuja*-Patienten fehlt nicht nur das typische Minderwertigkeitsgefühl des *Lycopodium*-Patienten, sondern mehr noch dessen **Gemütszustand**, der geprägt ist von Sentimentalität, Kränkung, Abneigung gegen Einsamkeit und Vorliebe für Gesellschaft als Zeichen seines kindlichen Bedürfnisses nach väterlichem Schutz.

Anacardium

Typisch für *Anacardium* ist ein plötzlicher Gedächtnisverlust bei einem äußerst niedergeschlagenen, unentschlossenen Menschen, der sich in ständigem Konflikt zwischen seinen Wünschen und seinen Pflichten befindet. Dieser Gedächtnisverlust führt zu einer panischen Angst vor Prüfungen (*Erwartungsspannung* (5)). Wechselhaftigkeit, geistiger Stumpfsinn und langsames Denken. Der Patient zweifelt an allem und tut nichts. Er lebt in ständiger Spannung zwischen seiner übersteigerten instinktiven Aggressivität und seinem Gewissen. Er ist ein Choleriker, gewalttätig und grausam, manchmal ohne Sinn für Moral. Er ist ständig wechselnden Impulsen von widersprüchlichen triebhaften Wünschen nach Liebe und Haß unterworfen; er beleidigt und flucht. Darauf folgen bei ihm Minderwertigkeitsgefühle, verbunden mit dem Gefühl, doppelt zu sein (*Alumina*, *Thuja*), daß seine Seele aus seinem Körper entweicht (*Thuja*) oder daß er wie in einem Traum lebt. Er unterscheidet sich vom *Alumina*-Patienten dadurch, daß sein Spaltungsgefühl emotionaler Natur ist, auf seiner Schwarzweißmalerei beruht: Entweder ist etwas gut, oder es ist böse. Beim *Alumina*-Patienten hingegen handelt es sich um ein Problem des Intellekts: um ein Wahrnehmungs- und Verständnisproblem.

Anacardium hat zwei Keynotes: das Gefühl einer Kugel oder eines Pfropfes irgendwo im Körper und die Besserung aller Symptome beim Essen.

Kleinstes charakteristisches Syndrom. In den Symptomen 1, 2, 4 und 5 (*Mangel an Selbstvertrauen, Hochmut, Neigung zum Widersprechen, Erwartungsspannung*) ähneln sich der *Anacardium*- und der *Lycopodium*-Patient. *Anacardium* fehlt aber bei der Gewissenhaftigkeit, der Besserung durch Beschäftigung sowie in der Rubrik Diktatorisch, also bei Symptomen, die den *Lycopodium*-Patienten zum Konkurrieren befähigen und durch die er sich aufgewertet fühlt. Der *Anacardium*-Patient hingegen nimmt den Kampf mit sich selbst auf und fragt sich - ein wenig wie der Steppenwolf -, ob er gut oder schlecht sei, und er ist nicht von anderen abhängig, wie uns das Repertorium bestätigt.

Reizbarkeit/Affektive Schwäche/Zuneigung. *Anacardium* fehlen die Symptome 13, 14 und 17 (Reizbarkeit vor den Menses, Verlangen nach Gesellschaft, Weinen, wenn ihm gedankt wird), die uns zeigen, wie der *Lycopodium*-Patient auf seine Umwelt reagiert. Da der *Anacardium*-Patient auf sich selbst konzentriert ist, hat er auch eine *Abneigung gegenüber Gesellschaft* (15). *Weinen bessert* (16) ebenfalls, da es seine emotionale Anspannung mindert.

Alumina

Kleinstes charakteristisches Syndrom. *Alumina* fehlen die Symptome 3 und 6 (Diktatorisch, Gewissenhaft in Kleinigkeiten), mit denen der *Lycopodium*-Patient seine Minderwertigkeitsgefühle kompensiert.

Der *Alumina*-Patient ist geistig sehr schwach, kann sich nicht konzentrieren und ist unfähig, einer Idee zu folgen. Charakteristisch für ihn ist ein Zustand von Verwirrung mit dem Verlust des Realitätsgefühls. Empfindungen werden spät von den Zentren wahrgenommen, er leidet an der Wahnidee, daß nicht er, sondern eine andere Person wahrnimmt, was er sieht und hört, oder für ihn handelt. Er beginnt an der Wirklichkeit und an seiner eigenen Identität zu zweifeln (Confusion as to his identity). Beim Anblick eines scharfen Gegenstandes werden (wie bei *Mercurius*) aggressive Impulse aktiviert, und er zittert vor Angst, andere oder sich selbst zu töten. Seine ausgeprägte Aggressivität macht ihn ängstlich und unruhig; nichts bewegt sich rasch genug, er möchte entfliehen und weit weggehen. Er ist traurig, ständig unzufrieden, reizbar. Wenn er über seinen Zustand nachdenkt, macht er sich große Sorgen, er glaubt, verrückt zu werden. Die Pathogenese ist reich an Allgemeinsymptomen. Besonders auffallend ist die Trockenheit der Schleimhäute. Davon ausgenommen ist bei Patientinnen die Vagina mit einem reichlichen weißen Ausfluß. Ebenfalls charakteristisch ist die atonische Verstopfung.

Gedächtnisschwäche/Alarmzustand. Aufgrund seiner Verwirrung macht der *Alumina*-Patient *Fehler beim Sprechen* (10). Das *Auffahren durch Geräusche* (21) zeigt seine zurückgehaltene nervöse Anspannung mit Unfähigkeit, sich auszudrücken.

Der *Mangel an Selbstvertrauen* (1), der *Hochmut* (2), die *Intoleranz gegenüber Widerspruch* (8) deuten auf die sykosyphilitische Prägung des Mittels hin. Der Patient fühlt sich verlassen und verwirrt. Seine Gewissensbisse, die er dann spürt, bringen ihn dazu, sich ständig beschäftigen zu müssen (*Beschäftigung verbessert* (7)), oder führen zur Spaltung seines Ichs bzw. zu einem Verdoppelungsgefühl als Abwehrmechanismus, um diese Anteile von sich fernhalten zu können.

Bryonia

Kleinstes charakteristisches Syndrom. *Bryonia* besitzt vier der acht Symptome; dieses Mittel hat mit *Lycopodium* das *mangelnde Selbstvertrauen* (1) gemeinsam, fehlt jedoch in den folgenden Rubriken: Hochmut (2), Diktatorisch (3), Neigung zum Widersprechen (4) und Besserung durch Beschäftigung (7). Dies sind Symptome, die beim *Lycopodium*-Patienten über seine Neigung zum Konkurrenzkampf, seinen Wunsch zu triumphieren und über seine Liebe zur Macht Auskunft geben. Aufgrund seiner psorischen Unfähigkeit verzichtet der *Bryonia*-Patient auf Konkurrenzkampf, vielleicht weil er sich bei jeglicher Anstrengung schlechter fühlt. Was ihn charakterisiert, ist sein reaktiver Wille, seine Bewegungsschwierigkeiten zu überwinden. Die *Erwartungsspannung* (5), die *Gewissenhaftigkeit in Kleinigkeiten* (6) und das *Nichtertragen von Widerspruch* (8) sind die einzigen mit dem *Lycopodium*-Patienten gemeinsamen Waffen, mit denen der *Bryonia*-Patient seiner Angst und Unruhe sowie seiner Zukunftsangst Herr zu werden versucht. Heftigkeit und Emsigkeit - Symptome, die *Lycopodium* nicht besitzt - sind bei ihm kein Ausdruck von Konkurrenzstreben, sondern vielmehr Zeichen der Reizbarkeit und des Ärgers über seine eigene körperliche und seelische Schwäche. Der *Bryonia*-Patient sucht die Lösung seiner existentiellen Ängste in der Arbeit, spricht von den Geschäften, träumt davon, und wenn er krank ist, ist es seine größte Sorge, wieder arbeiten zu können.

Der *Bryonia*-Patient hat keine spezifischen Symptome von **Gedächtnisschwäche**.

Die **Reizbarkeit** ist das auffälligste Symptom eines *Bryonia*-Patienten. Sie ist eine Folge der Anforderungen, die er an sich selbst stellt. Es ist ein Wollen-und-nicht-Können. Dies zeigt sich auch in der Verwirrung, die sich sowohl im Liegen als auch beim Gehen verschlimmert, an der frischen Luft jedoch bessert. Eine innere Unruhe drängt den *Bryonia*-Patienten dazu, sich zu bewegen, obwohl er sich nach Bewegung schlechter, in Ruhe besser fühlt. Es ist, als ob er verzweifelt darum kämpfte, das Gefängnis seiner Machtlosigkeit zu verlassen, aber durch seine Schwäche daran gehindert würde. Er wünscht sich Dinge, die er dann zurückweist. Der scheinbare Widerspruch zwischen seiner psorischen Schwäche und der drohenden Frustration seines sykotischen Lebensprogramms, der Widerspruch zwischen seinen Wünschen und seinen Fähigkeiten verwandelt ihn in einen launischen und willkürlichen Menschen, der seinen eigenen unüberlegten Wünschen und Launen unterworfen ist. Dies zeigt sich sogar beim Essen, wenn er behauptet, einen großen Appetit zu haben, aber nicht weiß, was er essen möchte.

Wie der *Lycopodium*-Patient ist der *Bryonia*-Patient *beim Aufwachen gereizt* (12), weil er sich dann bewegen muß. Die *Beschwerden infolge von Kränkung* (11) oder Verachtung durch andere und die Wut bei Widerspruch sind die charakteristischsten Symptome seiner Empfindlichkeit gegenüber Kummer und Demütigung. Der *Bryonia*-Patientin fehlt die Reizbarkeit vor den Menses (13), die bei der *Lycopodium*-Patientin die Rivalität der Frau mit dem Mann symbolisiert.

Bedürfnis nach Zuneigung. Der *Bryonia*-Patient stimmt mit dem *Lycopodium*-Patienten im *Verlangen nach Gesellschaft* (14) und in der *Abneigung gegen Gesellschaft* (15) überein, jedoch ohne dessen emotionale Komponente.

Furcht/Alarmzustand. Der *Bryonia*-Patient wünscht Gesellschaft und *fürchtet die Einsamkeit* (19), weil er an seiner Heilung zweifelt und Krankheit und Tod fürchtet. Er wünscht nach Hause zu gehen, Gesellschaft zu haben, aber gleichzeitig hat er Angst und möchte ihr entfliehen. Die Abneigung gegen Gesellschaft drückt neben dem sykotischen Sich-verbergen-Wollen das Verlangen aus, in Ruhe gelassen zu werden. Das beinhaltet auch die Furcht, verfolgt zu werden, sowie die Furcht vor Berührung und vor Fremden. Die *Furcht, die vom Magen aufsteigt* (20), zusammen mit der Furcht vor Armut und vor der Zukunft, die beim *Lycopodium*-Patienten fehlt, deutet auf eine orale Aggressivität hin. Der *Bryonia*-Patient ist ein Vielfraß mit belegter Zunge und speckig-lederartigem Aussehen, dem trotz seiner Gefräßigkeit alles bitter schmeckt.

Causticum

Kleinstes charakteristisches Syndrom. Verzweiflung, Angst und Furcht sind für Kent die charakteristischen Symptome dieses Mittels, das das Symptom der *Schutzbedürftigkeit* (1) in der Materia Medica am stärksten aufweist. Der *Causticum*-Patient sehnt sich nach Mitleid und Schutz. Ohne Hoffnung und von seinen Beschwerden abhängig, versucht er nicht, sich gegen seine Umwelt zu wehren oder seine Minderwertigkeitsgefühle zu verbergen. Deshalb hat er nicht die Gewissenhaftigkeit in Kleinigkeiten (6). Abgesehen von kleinen Anzeichen seiner Aggressivität wie der *Neigung zum Widersprechen* (4) und der Streitsucht identifiziert er sich mit dem Leid anderer und *erwartet* deshalb*, von allen toleriert zu werden* (2). Er ist der typische *gefühlsmäßige Erpresser* (*Diktatorisch* (3)). Wenn sich seine Aggressivität steigert, wird er zum Querulanten und Rechthaber, setzt sich über jede soziale Norm hinweg (Unobserving) und wird zum typischen Anarchisten. Lähmungen oder Muskelkrämpfe sind der somatische Ausdruck seiner Minderwertigkeitsgefühle und seiner Aggressivität. *Causticum* fehlt in der Rubrik der Intoleranz gegenüber Widerspruch (8), da der Patient ein Bedürfnis nach Schutz empfindet. Auch die Besserung durch Beschäftigung (7) fehlt beim *Causticum*-Patienten, da er dazu nicht in der Lage ist.

Gedächtnisschwäche/Zuneigung/Alarmzustand. Von diesen Symptomen stimmt der *Causticum*-Patient im *Gedächtnisdefizit* (9, 10), im *Bedürfnis nach Schutz* (14) und im *Auffahren durch Geräusche* (21), die seine ängstliche Anspannung gegenüber der Umwelt ausdrücken, mit dem *Lycopodium*-Patienten überein. Vor allem abends hat er wegen seiner potentiellen Aggressivität Gewissensbisse, fühlt er sich eines nicht begangenen Verbrechens schuldig. Er *befürchtet* dann auch, *daß ihm ein Unheil zustoßen könnte*.

China

Kleinstes charakteristisches Syndrom. *China* besitzt sieben der acht Symptome von *Lycopodium*. Es zeigt das klinische Bild einer progressiven Anämie mit großer Blässe und Schwäche. Die Anämie kann Folge eines Verlustes aller möglichen Körperflüssigkeiten sein. Auch Reizbarkeit und Überempfindlichkeit steigern sich beim *China*-Patienten so sehr, als lägen seine Nerven bloß, als könnte er jeden Moment explodieren. Dementsprechend reagiert er überempfindlich auf Berührung, Bewegung, kalte Luft und Gerüche. Der Grund dafür liegt in seiner großen Schwäche, Abgezehrtheit und Neigung zu Anasarka. Das Gesicht ist faltig, bleich und kränklich. Auf der Grundlage der paralytischen Schwäche kommt es zu neuromuskulärer Überreizbarkeit mit Schmerzen, Zwicken, Krämpfen, Zerren und Zuckungen. Auch unabhängig vom Verlust von Körperflüssigkeiten kann es zu Zuständen großer Schwäche, Erschöpfung und Schwindel kommen. Aufgrund der psychobiologischen Einheit des Menschen entspricht seine Gemütssymptomatik ganz der organischen: Der *China*-Patient ist kraftlos, reizbar und hypochondrisch. Die Folgen seiner Kraftlosigkeit sind Apathie, Gleichgültigkeit und *Abneigung gegen Gesellschaft* (15). Er fühlt sich unglücklich, ungeliebt und verlassen, ausgenützt und verfolgt. Er projiziert sein eigenes Unglück auf die anderen, unter ständigen Beleidigungen und Vorwürfen; er verhält sich anderen gegenüber verächtlich, ist nörglerisch und leidet unter Verfolgungswahn, der sich in seiner Furcht vor Hunden äußert. Genauso wie er keine physischen Verluste verkraften kann, erträgt er auch keine seelischen und wird untröstlich. Was beim *China*-Patienten auffällt, ist die geistige Hyperaktivität trotz der reizbaren Schwäche. Vor allem nachts ist sein Geist voll von fiebrigen Einbildungen und den vielfältigsten Plänen. Er plant und theoretisiert über wunderbare Dinge, die er eines Tages verwirklichen möchte.

Der *China*-Patient leidet aufgrund der psychischen Neurasthenie unter *mangelndem Selbstvertrauen* (1) und teilt mit *Lycopodium* auch den *Hochmut* (2). Der Hochmut erklärt sich aus den bereits erwähnten Eigenarten des Patienten: Er verhält sich anderen gegenüber verächtlich, tadelsüchtig, macht anderen Vorwürfe; Trost verschlechtert seinen Zustand. Aufgrund dieses Stolzes träumt er nachts im Bett von wunderbaren Dingen oder baut Luftschlösser, die er in seiner Vorstellung *bis ins letzte Detail gewissenhaft* (6) plant. Wenn er seinen Traum in die Wirklichkeit umsetzen kann, fühlt er sich besser (*Besserung durch Beschäftigung* (7)). Aus dem bisher Gesagten wird deutlich, daß der *China*-Patient sich wie ein Theoretiker, ein Philosoph verhält. Er gleicht mit seinem Planen etwas dem *Sulphur*-Patienten, aber statt sich in seinen Elfenbeinturm einzuschließen, rettet er seine Selbstachtung, indem er die anderen anklagt, an seinem Unglück schuld zu sein. Deshalb fehlen ihm die Symptome, die für *Lycopodium* charakteristisch sind: ein wirkliches **Bedürfnis nach Zuneigung** und der Wunsch, von seiner Umwelt geachtet zu werden. Die *Abneigung gegen Gesellschaft* (15) führt beim *China*-Patienten zur Isolation. Was das **Gedächtnis** anbelangt, hat er zwar nicht die Vergeßlichkeit des *Lycopodium*-Patienten, aber er teilt die Fehlersymptome mit ihm: Auch er *benutzt falsche Worte, läßt Wörter aus, vertauscht sie, irrt sich beim Sprechen* und *beim Schreiben*.

Vom »**Kleinsten charakteristischen Syndrom**« *Lycopodiums* fehlt bei *China* nur die Neigung zum Widersprechen (4). Der Hochmut, die Gewissenhaftigkeit und die Besserung durch Beschäftigung sind bei *Lycopodium* ausgeprägt sykotisch gefärbt, beim *China*-Patienten hingegen haben sie eine vorwiegend pseudopsorische Färbung und bürgen für seine theoretische Phantasie und seine Kritik- und Tadelsucht.

Hyoscyamus

Hyoscyamus-Patienten sind nervöse, hysterische, leicht erregbare und empfindliche Menschen. Eifersüchtig und mißtrauisch, fürchtet der *Hyoscyamus*-Patient die Einsamkeit. Er ist geschwätzig, aufgeregt oder gleichgültig, sexuell leicht erregbar, wollüstig und neigt zu Heiterkeit mit heftigen Anfällen von nervösem Lachen. Es sind kräftige und robuste Menschen oder trunksüchtige Greise mit Muskelzittern, Kontrakturen,

Krämpfen, Tics und Zuckungen. *Hyoscyamus* ist das klassische Mittel des zwischen Erregtheit und Passivität schwankenden Deliriums. In der Erregung ist der *Hyoscyamus*-Patient ungestüm und heftig. Er schlägt, zerstört und beißt, entkleidet sich oder zeigt seine Geschlechtsteile in einem heftigen sexuell-aggressiven Anfall. In der ruhigen Phase stottert er, schwatzt ununterbrochen, murmelt und führt Selbstgespräche. In gleichem Maße, wie der Prozeß fortschreitet, verliert die Erregung an Stärke und werden die depressiven Stadien länger. Im chronischen Zustand des Deliriums greift der Patient nach imaginären Gegenständen in der Luft, beobachtet die Tapetenmuster an der Wand und schiebt mit wirren Bewegungen imaginäre Personen von sich weg. Er spielt mit seinen Fingern, so als ahme er seine gewohnten Aufgaben nach.

Der *Hyoscyamus*-Patient ist neidisch, fühlt sich von der Idee verfolgt, daß sich alle gegen ihn gewandt haben, wie es auch beim *Natrium-muriaticum*-Patienten vorkommen kann. Er ist mißtrauisch und glaubt, von allen verlassen worden zu sein (Delusion, forsaken). Er spricht mit sich selbst oder mit toten Personen wie der *Lachesis*-Patient. Der krampfhafte Husten, der sich beim Liegen verschlimmert, die Stuhlinkontinenz und die Verschlimmerung durch Aufregung, der Tastsinn und die Menses bilden den wechselhaften »neurohysterischen« Rahmen dieser »Solanaceae«-Patienten, die veränderlich, argwöhnisch, neidisch, erotisch aggressiv sein können und unter Muskelkrämpfen, Tics, Zittern, Konvulsionen und Zuckungen leiden.

Kleinstes charakteristisches Syndrom. *Hyoscyamus* besitzt sechs Symptome von *Lycopodium*. Der *Mangel an Selbstvertrauen* (1), der von seinem Zustand von Verwirrung herrührt, und der *Hochmut* (2) als Folge seiner geistigen Überspanntheit erklären zusammen die *Neigung zum Widersprechen* (4). Durch Verzerrung der Realität und durch seine Eitelkeit versucht er seine Unfähigkeit zu verbergen. So verschafft er sich ein persönliches Bild von der Wirklichkeit, das er als das allein gültige durchsetzen will. Er *achtet auf die kleinsten Details* (6) und mißt ihnen große Wichtigkeit zu, so kann er z. B. Stunden damit verbringen, die kleinen Dekorationsmuster auf den Wänden seiner Wohnung zu beobachten. Ihm fehlen aber die Symptome 3 und 7 (Diktatorisch, Besserung durch Beschäftigung), mit denen der *Lycopodium*-Patient auf aggressive Weise seine Minderwertigkeitsgefühle kompensiert. Dieser lebt immer in *Erwartungsspannung* (5), um seine unbestreitbare Autorität unter Beweis zu stellen (3), *erträgt keinen Widerspruch* (8) und ist ständig betriebsam (7).

Gedächtnisschwäche. Die übrigen Symptome von *Hyoscyamus* unterscheiden sich grundsätzlich von den *Lycopodium*-Symptomen. Der Gedächtnismangel beim *Hyoscyamus*-Patienten ist umfassend, wie es für Solanaceae (Nachtschattengewächse) typisch ist: Er vergißt, was er gehört, gesagt, gelesen oder gedacht hat. Er hat aber keine Gedächtnisschwäche für Worte oder Zahlen, auch keine Schwierigkeiten, sich auszudrükken. Im allgemeinen macht er auch keine Fehler beim Schreiben oder Sprechen. Dies legt uns nahe, daß sein Mangel durch seine wechselnden Zustände bedingt ist und daß vielleicht sein Gedächtnis ähnlichen Schwankungen unterworfen ist. Diese Ambivalenz erklärt auch, daß sich der *Hyoscyamus*-Patient manchmal *nach Gesellschaft sehnt* und *sich vor Einsamkeit fürchtet*, aber auch zeitweise eine *Abneigung gegen Gesellschaft* verspüren kann (14, 15, 19). Außerdem treten bei ihm auch *geistige Erschöpfung* (22) sowie gelegentlich das *Verweilen bei vergangenen unangenehmen Ereignissen* (23) und die *Abscheu vor dem Leben* (25) auf. In allen übrigen Rubriken von *Lycopodium* kommt *Hyoscyamus* nicht vor.

In miasmatischer Hinsicht ist *Hyoscyamus* dreimiasmatisch: psorosykoto-syphilitisch. Typisch für Psora ist die stark schwankende Wechselhaftigkeit im Befinden des *Hyoscyamus*-Patienten. Aber auf dem psorischen Boden seines Mangels an Selbstvertrauen entwickelt sich die Sykosis mit ihren typischen Eigenschaften: Mißtrauen, Eifersucht, Delirium mit der Wahnidee, verfolgt zu werden, Zwangsmanien, Gedächtnisstörungen und erotische Erregung. Das syphilitische Miasma bewirkt einen Kontrollverlust gegenüber aggressiven Impulsen, wie es in seinen Erregungsphasen und im Delirium deutlich wird. Der *Hyoscyamus*-Patient ahmt alle Arten von Bewegungen nach, wie man es bei oligophrenen Kindern oder bei senilen Greisen beobachtet. Die syphilitische Komponente des chronisch erkrankten *Hyoscyamus*-Patienten wird durch folgende Symptome vervollständigt: Er hat das Gefühl, in einem Traum zu sein, verwechselt innere und äußere Wirklichkeit, hat das Gefühl, von seinen Freunden verlassen worden zu sein. Er neigt zu systematischem Widerspruch, hat das Gefühl, ein Verbrechen begangen zu haben, leidet an dem daraus folgenden Schuldgefühl und glaubt, nicht mehr an der göttlichen Gnade teilzuhaben. Gleichzeitig hat er Heimweh und das Gefühl, außerhalb seiner selbst zu sein. Teilweise sind diese Symptome eine Folge seiner umfassenden Gedächtnisschwäche.

Lachesis

Nach Dr. Paschero ist der *Lachesis*-Patient boshaft, stolz, verletzend, argwöhnisch und nörglerisch. Eine erste Reaktion auf diese übersteigerte Aggression ist die Furcht, daß der Tod ihn während des Schlafs überraschen könnte. Er wacht nachts auf mit Hitzewallungen und Beklommenheit, Erstickungsanfällen und dem Gefühl des nahenden Todes. Das sind typische Symptome, die wir bei den *Lachesis*-Patientinnen in der Menopause antreffen können. Der für den *Lachesis*-Patienten typische Abwehrmechanismus ist die Projektion: Er sieht sich unter der Kontrolle eines höheren Wesens und kann sich so seiner Schuldgefühle entledigen. Er hält sich für den Erwählten eines überirdischen Wesens, wodurch er seinen Ehrgeiz befriedigt. Die Projektion seiner eigenen Feindseligkeit zeigt sich in der Wahnidee, von Feinden verfolgt zu sein, die versuchen, ihn zu fangen oder zu töten, oder im Glauben, das Mittel, welches er einnimmt, sei ein Gift, und die Angehörigen seien sogar im Begriff, sein Begräbnis vorzubereiten, weil er sicherlich sterben werde. Sein Mißtrauen ist so ausgeprägt, daß er melancholisch wird, seufzt und an allem zweifelt. Er projiziert seine eigenen Wünsche nach Untreue auf seinen Ehepartner, was zu dramatischen Eifersuchtsszenen mit Vorwürfen, zornigen Beschimpfungen voller seltsamer, lächerlicher Ideen, Spötteleien und verletzenden Satiren führt. Er ist geschwätzig, aggressiv und sinnlich und neigt zur Hellseherei. *Lachesis*-Patienten erinnern uns an das Bild der Hexe, an die vom Teufel Besessenen oder an ein spiritistisches Medium in Trance.

Lachesis besitzt sieben Symptome des »**Kleinsten charakteristischen Syndroms**« von *Lycopodium*. Der *Mangel an Selbstvertrauen* (1) bewirkt beim *Lachesis*-Patienten eine Steigerung der aggressiven und erotischen Impulse, die ein *hochmütiges* (2), *diktatorisches* (3) Verhalten und die *Neigung zu Widerspruch* (4) zur Folge haben. *Lachesis* fehlt nur beim Symptom 7 (Besserung durch Beschäftigung), das beim *Lycopodium*-Patienten die dauernde Spannung erklärt, die ihn zum Wettkampf, den er sich auferlegt hat, zwingt: zu Verantwortungsbewußtsein und produktiver Arbeit. Der *Lachesis*-Patient ist im Unterschied zum *Lycopodium*-Patienten fröhlich, gesellig, geschwätzig, voller Stolz und Überbewertung seiner selbst, indem er seine eigenen Mißerfolge auf die anderen projiziert. Infolge seiner Unruhe und Rastlosigkeit ist er fleißig und aktiv, aber die Arbeit ist nicht wie beim *Lycopodium*-Patienten ein Zwang, um sich besser zu fühlen.

Von den körperlichen Symptomen sind folgende Modalitäten hinzuzufügen: Der *Lachesis*-Patient ist hitzeempfindlich und erträgt keine Kleider, die den Hals zuschnüren (nicht einmal ein Halstuch). Dieses Beengungsgefühl ist Symbol des Todes, wie er durch die Schlange »Lachesis trigonocephalus« hervorgerufen wird. Der *Lachesis*-Patient fühlt sich schlechter, wenn er eingeschlossen ist, oder beim Erwachen. Eine Besserung tritt bei *Lachesis*-Patientinnen durch die Menstruation auf.

Sepia

Es fehlen vom »**Kleinsten charakteristischen Syndrom**« die Symptome 1, 2 und 3 (Mangel an Selbstvertrauen, Hochmut, Diktatorisch), die bei *Lycopodium* charakteristisch sind für die Kombination: Minderwertigkeitsgefühle - Überbewertung des Ichs. Der zentrale Kern bei *Sepia*-Patienten ist im Unterschied zu *Lycopodium* emotionale Gleichgültigkeit, vor allem dem Ehepartner gegenüber, den sie beneiden und auf den sie ihre eigenen unbewußten Bedürfnisse projizieren; dementsprechend begegnen sie ihm mit einer kastrierenden, ablehnenden Haltung. Die Symptome 4, 6, 7 und 8 (*Neigung zum Widersprechen, Gewissenhaft in Kleinigkeiten, Besserung durch Beschäftigung, Erträgt keinen Widerspruch*) sind beim *Sepia*-Patienten als sykotische Reaktion auf seine Liebesunfähigkeit und den Kampf gegen das andere Geschlecht zu sehen, für den symbolisch bei Patientinnen die *Reizbarkeit vor den Menses* (13) steht. Außerdem leidet er auch unter *Erwartungsspannung* (5).

Die Analyse des »Kleinsten charakteristischen Syndroms« soll die klaren, wesentlichen Unterschiede zwischen beiden Medikamenten herausstellen. Der *Lycopodium*-Patient ist ein emotional unentwickelter Mensch mit einer reaktiven Fassade aus Stolz oder egozentrischer Liebenswürdigkeit. Er ist intelligent, lebhaft, stolz und aktiv, toleriert keinen Widerspruch, weil er seine Sicherheit untergräbt. Er widerspricht, um triumphieren zu können, und muß sich beschäftigen, um nicht in das Gefühl zu fallen, völlig unfähig zu sein. *Sepia*-Patienten hingegen sind selbstsicher und können deshalb auf stolze und diktatorische Verhaltensweisen verzichten, ihre affektive Gleichgültigkeit führt sie jedoch in den Kampf gegen das andere Geschlecht: männliches, kastrierendes Verhalten, ständig widersprechend, ohne selbst Widerspruch zu dulden. Die Gewissenhaftigkeit und die Besserung durch Beschäftigung sind Ausdruck ihrer

Anstrengung, aus der Kraftlosigkeit und Gleichgültigkeit herauszukommen. Die *Sepia*-Patientin ist die Hausfrau, die immer protestiert und die ihre Situation als solche verflucht.

Die **Gedächtnisschwäche** des *Sepia*-Patienten ist umfassend und nicht partiell-selektiv. Sie wird infolge der Interesse- und Kraftlosigkeit durch geistige und körperliche Anstrengung verstärkt. Aus diesen Gründen stimmt *Sepia* - wenn auch in geringerem Maße - in den Rubriken der Fehler beim Sprechen und Schreiben mit *Lycopodium* überein.

Was die anderen Symptome anbelangt, sind die Übereinstimmungen mit *Lycopodium* den Gewissensbissen der *Sepia*-Patienten aufgrund ihrer emotionalen Gleichgültigkeit zuzuschreiben. Als Reaktion auf diese Mahnung des Gewissens führen sie ihre depressiven Zustände auf äußere Einflüsse zurück (*Beschwerden infolge von Kränkung* (11)). Diese Patienten können in gewissen Momenten *Gesellschaft suchen* (14), um sich von sich selbst zu befreien. Die *Sepia*-Patientin jammert z. B. den ganzen Tag, daß ihr Mann nie zu Hause sei, und wenn er kommt, benützt sie den geringsten Vorwand, um ihn schlecht zu behandeln. Abgesehen davon tut ihr die Einsamkeit auch gut: »Um die Nerven zu beruhigen, gibt es nichts Besseres als die Einsamkeit, fiebriges Arbeiten im Hause, Putzen, im Regen spazierenzugehen oder sich aktiv mit Aufgaben irgendeiner Art zu beschäftigen, die gleichzeitig ihre Rivalität mit dem Ehemann befriedigen und ein guter Vorwand sind, um den ganzen Tag außer Haus zu sein.« Die *Sepia*-Patientin gibt sich männlich und geschäftig, um die affektive Gleichgültigkeit auszugleichen. Die *Lycopodium*-Patientin, stolz und hochmütig, ist geschäftig, um »sich selbst zu verwirklichen« und ihr Minderwertigkeitsgefühl auszugleichen. *Sepia*- und *Lycopodium*-Patientinnen ödet es an, sich mit ihren Kindern zu beschäftigen: die *Lycopodium*-Patientin, weil sie sie nicht liebt, und die *Sepia*-Patientin, weil sie an ihre Weiblichkeit appellieren, die sie hinsichtlich ihres Partners als ungerecht und entwürdigend betrachtet. Die *Sepia*-Patientin hat eine Abneigung gegen den Ehemann, sie zerstört und kastriert ihn. Die *Lycopodium*-Patientin bewundert ihn als Vater, pflegt ihn wie einen Sohn, liebt ihn als Ehemann und bekämpft ihn als Mann.

Oleander

Oleander ist ein sogenanntes »Kleines Mittel«, d. h. seine Pathogenese ist nicht genügend erforscht. Die klassische Praxis empfiehlt, einem »Kleinen

Mittel« besondere Aufmerksamkeit zu schenken, wenn es sich beim Repertorisieren, wenn auch mit geringerer Wertigkeit, herauskristallisiert, und dann zur näheren Information die Materia Medica heranzuziehen.

Der *Oleander*-Patient ist ein schwacher, blasser Mensch mit tiefliegenden, hohlen Augen, schwachen, kalten, eingeschlafenen Gliedern und einer Neigung zur Paralyse mit Zittern in den Knien beim Stehen. Beim Hinunterschauen oder beim Fixieren des Blickes wird ihm schwindlig. Er hat großen Appetit, leidet an Flatulenz und übelriechenden Blähungen sowie an einem Schwäche- und Leeregefühl im Magen, das sich durch Alkoholtrinken bessert. Er hat juckende, exsudative, klebrige Hautausschläge am Kopf und hinter den Ohren, mit auffälligem Jucken beim Entkleiden.

Auf geistiger Ebene finden wir ebenfalls auffallende Schwächesymptome. Nach Clarke handelt es sich beim *Oleander*-Patienten um eine traurige Person mit mangelndem Selbstvertrauen, deren intellektuelle Funktionen verlangsamt sind und der es an Verständnis und Erinnerungsvermögen mangelt. Er ist geistesabwesend, kann sich schlecht konzentrieren und verliert, vor allem beim Lesen, den Zusammenhang (Stumpfheit während des Lesens). Bei jeder geistigen Anstrengung empfindet er ein schmerzliches Gefühl der Benommenheit (Stumpfheit von geistiger Anstrengung) mit allgemeinen Hitzewallungen. Der Patient zeigt Symptome wie jemand, der an Tuberkulose erkrankt ist: Abneigung gegen geistige Arbeit und große Trägheit einerseits, Reizbarkeit und schlechte Laune mit Wutausbrüchen und rascher Reue wie bei *Sulphur* andererseits. Er ist ein gewalttätiger (Violent) und rechthaberischer Querulant (Quarrelsome).
Kleinstes charakteristisches Syndrom. Der *Oleander*-Patient hat drei Symptome: Aufgrund seines *Mangels an Selbstvertrauen* (1) *verträgt er keinen Widerspruch* (8), obwohl er selbst leidenschaftlich und mit *Widerspruchsgeist* (4) diskutiert. Die übrigen sykotisch-reaktiven Symptome des »Kleinsten charakteristischen Syndroms« fehlen bei *Oleander*.

Bei den Symptomen der übrigen Gruppen stimmt er nur in der *Gedächtnisschwäche für Eigennamen* überein (9). Bei symptomarmen Patienten mit obigem Charakter kann *Oleander* leicht mit *Lycopodium* verwechselt werden, und oftmals verschreiben wir wegen der zwei oder drei übereinstimmenden psychischen Symptome irrtümlicherweise oder aus Gewohnheit *Lycopodium* anstelle von *Oleander*.

Zusammenfassend können wir sagen, daß der *Oleander*-Patient eine träge, sowohl psychisch als auch physisch schwache Person ist. Er leidet oft unter Zittern, kalten, schwachen und eingeschlafenen Gliedern und dem schon erwähnten Zittern der Knie beim Stehen. Leitsymptome sind: heftiger Kopfschmerz, der sich beim Seitwärtsschauen bessert, ein Gefühl, daß die Augen nach hinten gezogen werden, und Heißhunger, begleitet durch Zittern der Hände. Er ißt schnell, die Verdauung ist gestört, und er leidet an Blähungen und übelriechenden Gasen. Er erbricht nach dem Essen, hat aber weiterhin Appetit. Er hat auch ein ausgeprägtes Verlangen nach Alkohol, der seinen Zustand verbessert, sowie unverdaute, unwillkürlich abgehende Stühle und die anfangs erwähnten Ausschläge.

Phosphor

Phosphor-Patienten sind große, schlanke, kraftlose, überempfindliche Menschen mit nervösem Erethismus und starker Erregtheit aller Sinne. Leidenschaftlich und ungestüm, reagiert der *Phosphor*-Patient mit brüsken, heftigen Ausbrüchen sowohl von Begeisterung als auch von jähzorniger Aggressivität oder Weinen. »Es ist die paroxystische Reaktion, die dem paralytischen Verfall des Patienten vorangeht.« Dieses Zitat entstammt einer Studie Dr. Pascheros aus dem Jahre 1957. Der *Lycopodium*-Patient erinnert an einen leidenden *Phosphor*-Patienten: die Schultern nach vorne gebeugt, der Brustkorb schmal und die Arme und Beine dünn. Er hat wie der *Phosphor*-Patient die Überempfindlichkeit, die Intelligenz, die Vorliebe für die Künste und die intellektuelle Differenziertheit.

Ich erwähne diese kleinen Ähnlichkeiten, um einmal mehr darauf hinzuweisen, daß das Repertorium zwar ein sehr nützliches Instrument ist, daß aber immer ein Studium der Materia Medica angeschlossen werden muß. Es sind die tiefen Grundhaltungen, die den Wert der erhaltenen Symptome bestimmen und uns klar sagen, welches die Merkmale sind, die jeden Fall besonders charakterisieren. Sowohl *Phosphor* als auch *Pulsatilla* und *Sulphur* sind Mittel, die nur wenige Symptome des »Kleinsten charakteristischen Syndroms« besitzen und trotzdem oft in der Praxis mit *Lycopodium* verwechselt werden. Mit dieser Arbeit wollen wir versuchen, die Unterschiede klar herauszustellen, d. h. mittels der vergleichenden Arzneimittellehre nicht nur Gruppen von Symptomen zu definieren, sondern diese scheinbar ähnlichen krankhaften Verhaltensweisen dank einer tieferen Analyse auch in ihren unterschiedlichen Wesenszügen zu erkennen.

Kleinstes charakteristisches Syndrom. *Phosphor* besitzt die Symptome 1, 2, 3, 5 und 8 (*Mangel an Selbstvertrauen, Stolz, Diktatorisch, Erwartungsspannung, Verträgt keinen Widerspruch*). Wir erwähnten bereits, daß *Phosphor* neben *Nux vomica* das überempfindlichste Mittel der Materia Medica ist. Die Störung des Phosphorhaushaltes - Phosphor ist das in der Nervenzelle vorherrschende Ion - verursacht eine gesteigerte Kommunikation des Individuums mit der Umwelt. Der *Mangel an Selbstvertrauen* (1), der latent bei jedem Menschen existiert, ist beim *Phosphor*-Patienten wegen seiner emotionalen Überempfindlichkeit verstärkt und nicht, wie beim *Lycopodium*-Patienten, aufgrund eines übertriebenen Bewußtseins einer tatsächlichen Minderwertigkeit. Aus diesem Grund hat der *Hochmut* (2) beim *Phosphor*-Patienten eine andere Bedeutung. Es handelt sich bei ihm nur um eine Begleiterscheinung, eine Charaktermodalität, die sich in den heftigen Anfällen von Begeisterung und Leidenschaft, von Euphorie und Erregung offenbart und die ein destruktives Moment ankündigt und ihm vorangeht. Beim *Lycopodium*-Patienten dagegen ist der Hochmut eine Veranlagung, die zur Grundstruktur seiner Persönlichkeit gehört, die zwischen Pedanterie und kniefälliger, aber selbstverherrlichender Liebenswürdigkeit schwankt, je nach den individuellen Eigenarten und der Umwelt, in der sie sich entwickelt. Im gleichen Sinn hat die *Erwartungsspannung* (5), die emotionale Übererregtheit vor einer fremden oder verpflichtenden Situation, beim *Phosphor*-Patienten nie den ausgeprägten Wettkampfcharakter mit Unsicherheit und Aggression, der den *Lycopodium*-Patienten kennzeichnet. Ich betone diese Einzelheit deshalb so, weil die *Furcht im Magen* beiden Mitteln gemein ist. Wenn Erwartungsspannung hinzukommt, kann dies zu Verwechslungen führen. Im Zweifelsfall wird die Wahl durch das Vorkommen oder Fehlen eines der übrigen Symptome des »Kleinsten charakteristischen Syndroms«, das Bestandteil der sykotischen Komponente von *Lycopodium* ist, entschieden.

Gedächtnisschwäche. Was das Gedächtnis anbetrifft, ist die Schwäche beim *Phosphor*-Patienten allgemeiner Natur, vor allem in Depressionszuständen mit Gleichgültigkeit allem gegenüber, aber in einem zerstreuten, träumerischen, weltentrückten Zustand wie beim *Nux-moschata*-Patienten, der ja nur aus Zerstreuung vergißt, was er gelesen hat, und Fehler beim Schreiben macht.

Als typischem Tuberkuliniker fehlen dem *Phosphor*-Patienten die Symptome der reaktiven **Reizbarkeit** (Beschwerden infolge von Kränkung (11), Reizbarkeit beim Aufwachen (12), Reizbarkeit vor den Menses (13)).

Sein extremes **Bedürfnis nach Zuneigung** und menschlichem Kontakt erklärt den Wunsch des *Phosphor*-Patienten nach Gesellschaft und die Verschlimmerung beim Alleinsein *(Verlangen nach Gesellschaft* (14)). Der Wunsch, allein zu sein (*Abneigung gegen Gesellschaft* (15)), entsteht bei emotionaler Erschöpfung (Syphilis) oder in ekstatischen Zuständen, in denen er sich in spiritueller Kommunikation mit der Allheit befindet.
Affektive Schwäche/Furcht/Alarmzustand. Die *Besserung durch Weinen* (16) ist beim *Phosphor*-Patienten Ausdruck seiner emotionalen Labilität. Sie zeigt sich bei ihm in der *Furcht, die vom Magen aufsteigt* (20), und in der *Furcht vor dem Alleinsein* (19), die letztendlich Inbegriff all seiner Ängste ist. Er leidet nicht unter der Verwirrung mit Besserung beim Gehen im Freien (18), deren Korrelat das **Bedürfnis nach Freiheit** ist, das - wie wir bereits festgestellt haben - typisch ist für die sykotische Kompensation des *Lycopodium*-Patienten. Bei diesem ist das Auffahren durch Geräusche (21) eine Alarmreaktion, während der *Phosphor*-Patient lediglich überempfindlich auf den geringsten Lärm reagiert.

Pulsatilla

Der *Pulsatilla*-Patient ist so zerbrechlich und schwächlich wie die Pflanze dieser Arznei. Er akzeptiert sein Unvermögen und versucht trotz seiner Furcht, die Zuneigung und Unterstützung der anderen zu gewinnen. Er hat das Bedürfnis, von den anderen geliebt und angenommen zu werden. Seine ganze Energie setzt er zur Erlangung seiner Sicherheit ein. Er zeigt sich selbstlos, gefügig, ordnet sich unter, und seine Wertskala ist unmittelbar von Güte, Liebe und Demut geprägt. »Das *Pulsatilla*-Mädchen ist umständlich, sanft und gut, der Augapfel von Mama.«
Kleinstes charakteristisches Syndrom. Infolge seines *mangelnden Selbstvertrauens* (1) baut der *Pulsatilla*-Patient seine Abwehr ganz unverkennbar auf der Grundlage von Unterwerfung und Fügsamkeit auf, um - in ständiger Suche nach der Mutter - geliebt und nicht verlassen zu werden (Forsaken, feeling). Deshalb möchte er alles gut machen und ist *gewissenhaft in Kleinigkeiten* (6), damit ihm niemand etwas vorwerfen kann; daher hat er große Angst vor jedem Ereignis, das ihn auf die Probe stellt (*Erwartungsspannung* (5)). Das Zuhause ist symbolischer Muttterersatz, dort schaltet und waltet der *Pulsatilla*-Patient mit größter Sorgfalt und Gründlichkeit und schmückt es mit kindlicher Liebe (Childish behaviour

und Cares, full, domestic affairs, about). Die übrigen Symptome sykotischer Kompensation werden *Pulsatilla*, wenn sie deutlich ausgeprägt sind, klar von *Lycopodium* unterscheiden und keinerlei Zweifel an der Diagnose lassen. Allerdings kann es zu Verwechslungen mit dem vornehmlich psorisch geprägten *Lycopodium*-Typ kommen, vor allem wenn es dem *Pulsatilla*-Patienten gelingt, sich über alle festgelegten Normen hinwegzusetzen, und er widerspenstig ist (Contrary) wie der *Lycopodium*-Patient. Aber im Unterschied zu diesem wird der *Pulsatilla*-Patient im Grunde immer veränderlich, launenhaft, von kindlicher Sanftheit sein und ein *bedingungsloses* Bedürfnis nach Unterstützung haben. Der *Lycopodium*-Patient hingegen kann Trost *nur dann* akzeptieren, *wenn* er den in seiner Persönlichkeit immer latent vorhandenen Stolz nicht verletzt. Es kommt sehr selten vor, daß ein *Lycopodium*-Patient nicht an Gedächtnis- oder Leberfunktionsstörungen leidet. In der **Gedächtnisschwäche** *für Eigennamen* (9) stimmen beide Mittel überein, aber die Schwäche von *Lycopodium* ist viel ausgeprägter und selektiver. Zudem gebraucht der *Pulsatilla*-Patient die Wörter nicht falsch (Fehler, benützt falsche Worte (10)). Die gefühlvolle, zärtliche, wechselhafte und launische Haltung des *Pulsatilla*-Patienten ermöglicht es, ihn trotz der Übereinstimmung in fast allen anderen Rubriken von *Lycopodium* zu unterscheiden.

Bedürfnis nach Zuneigung. Obwohl er *Gesellschaft wünscht*, weil er sich dadurch besser fühlt (14), hat der *Pulsatilla*-Patient manchmal auch eine *Abneigung dagegen* (15), um andere nicht zu belästigen. Dies geschieht aber aus Angst davor, verlassen zu werden, und nicht, um sich zu verstekken.

Affektive Schwäche. Der *Pulsatilla*-Patient weint nicht, wenn ihm gedankt wird (17) - im Gegenteil, er strahlt bei Dank und seine Tränen trocknen. Der *Lycopodium*-Patient hingegen weint, wenn ihm gedankt wird, weil dann sein Stolz und seine Selbstsucht, d. h. seine Abwehr zusammenbricht. Der *Pulsatilla*-Patient lächelt, weil der Dank sein kindliches Bedürfnis nach Zuneigung stillt.

Furcht/Alarmzustand. Ein letzter Unterschied: *Pulsatilla* fehlt logischerweise bei folgenden Alarmsymptomen: Furcht, die vom Magen aufsteigt (20), Auffahren durch Geräusche (21). Der *Pulsatilla*-Patient hat nichts zu verbergen. Seine Abwehrform ist es, sich zahm zu ergeben, und er verbirgt nur, wie gesagt, manchmal seinen Kummer (Grief, silent), um die anderen nicht zu stören.

Sulphur

Kleinstes charakteristisches Syndrom. So wie der *Pulsatilla-* und der *Lycopodium-* ist sich auch der *Sulphur*-Patient seiner Unzulänglichkeiten bewußt (*Mangel an Selbstvertrauen* (1)). Aber während die ersten beiden auf andere Menschen zugehen - der *Pulsatilla*-Patient, um sich zu unterwerfen, und der *Lycopodium*-Patient, um den Konkurrenzkampf aufzunehmen -, ist der *Sulphur*-Patient als kongestiv-venöser Typ Opfer seiner Kraftlosigkeit und neurozirkulatorischen Trägheit; ehe er einen Kampf, der ihm nur viel Arbeit verursachen würde, aufnimmt, betrachtet er die Leute, sicher in seinem Elfenbeinturm, von außen und läßt sich nicht beeindrucken. Von seinem Wachturm aus kann er sich mit ironischer Kritik vor der Welt rechtfertigen, von der er sich symbolisch mit seiner unsauberen, übelriechenden Haut und seinen juckenden Hautausschlägen isoliert hat. Durch diesen selbstgenügsamen *Hochmut* (2), der mit einem speziellen persönlichen Ordnungssinn (*Gewissenhaft in Kleinigkeiten* (6)) gepaart ist, kann er auf die kompensatorischen Verhaltensweisen verzichten, die der *Lycopodium*-Patient in seinem offenen Wettkampf mit der Umwelt an den Tag legt. Aus gutem Grund sagt man, daß der *Sulphur*-Patient sich selbst täuscht, während der *Lycopodium*-Patient die anderen täuscht. Seine Selbstisolierung mit dieser typischen Haltung von Selbstgenügsamkeit und Selbstzufriedenheit weicht stark vom Bild des *Lycopodium*-Patienten ab, der mit gerunzelter Stirn und lebhaftem Blick in ständiger Alarmbereitschaft ist.

Gedächtnisschwäche. Was den Gedächtnismangel anbelangt, stimmt *Sulphur* mit *Lycopodium* in der *Gedächtnisschwäche für Eigennamen* (9) und im Vergessen von Worten überein. Die Gründe sind allerdings verschieden: Beim *Lycopodium*-Patienten beruht diese Schwäche auf dem Streß mit der Umwelt. Das zeigt sich beispielsweise im Vergessen dessen, was er kürzlich getan oder gelesen hat, und durch seine Schwierigkeiten, sich auszudrücken. Beim *Sulphur*-Patienten scheint es das Ergebnis seiner Kraft- und Interesselosigkeit zu sein, mit der Umwelt zu kommunizieren: Er vergißt, was er gerade erledigen wollte, was passiert ist, was er gesagt hat oder gerade sagen wollte, so als ob ihm seine Beziehung zur Umwelt wenig bedeutete.

Reizbarkeit. Beide Mittel haben die Symptome reaktiver Reizbarkeit gemeinsam (bis auf die *Reizbarkeit* der *Sulphur*-Patientin *während der Menses*, im Unterschied zur *Lycopodium*-Patientin, die vor den Menses reizbar ist (13)). Der *Lycopodium*-Patient ist gekränkt (*Beschwerden* *infolge von Kränkung* (11)), wenn er das Gefühl hat, ungerecht behandelt worden zu sein. Darunter leidet sein Bedürfnis nach Selbstbehauptung und Anerkennung. Für den *Sulphur*-Patienten bedeutet das die Verletzung seines Charismas. Gleiches gilt für die *Abneigung gegen Gesellschaft* (15), in der sein einzelgängerisches Wesen zum Ausdruck kommt, obwohl er sich bisweilen unter Leuten vergnügen und ablenken kann. Im Unterschied zum *Lycopodium*-Patienten verträgt er aber die Einsamkeit gut und fühlt sich nicht schlechter, wenn er allein ist. Dieselbe Kraftlosigkeit und das geringe Interesse an allem - der *Sulphur*-Patient ist allem gegenüber gleichgültig - erklären die *Reizbarkeit beim Aufwachen* (12), weil der Tag Zusammenleben mit anderen und somit Anstrengung bedeutet. Der *Lycopodium*-Patient hingegen ärgert sich beim Erwachen, weil ihn der Tag auf die Probe stellt und Prüfungen ihn verunsichern.

Der *Sulphur*- und der *Lycopodium*-Patient haben beide ein großes Unabhängigkeitsbedürfnis: der eine, weil er ein stolzer und einsamer Philosoph ist, der andere, weil Abhängigkeit für ihn einer Unterwerfung und hierarchischen Ungleichheit gegenüber anderen gleichkommt.

Nitri acidum

Nitri acidum unterscheidet sich stark von *Lycopodium*. Es handelt sich hier um einen Patienten, der an einer chronischen Erkrankung leidet. Er ist extrem abgemagert, neigt zu Erkältungen, zu lange anhaltenden Eiterungen, zu Durchfall, Geschwürbildungen, Fisteln, Schrunden und zu übermäßig vielen Warzen. Alle drei Miasmen sind beim *Nitri-acidum*-Patienten stark ausgeprägt. Aufgrund seiner körperlichen Minderwertigkeit fühlt er sich hoffnungslos, glaubt, er habe keine Freunde und die ganze Welt sei gegen ihn. Voller Ressentiments dem Leben gegenüber, wird er Opfer seiner gewaltigen Aggressivität, die ein enormes Beklemmungsgefühl mit Todesängsten und -wünschen auslöst. Sein Gesicht drückt Wut, Haß und völliges Mißtrauen aus, vor allem gegenüber demjenigen, von dem er vermutet, beleidigt worden zu sein. Er ändert seine Haltung auch nach wiederholten Entschuldigungen nicht.

Dr. Paschero, auf dessen vortreffliche Zusammenfassung ich aufmerksam machen möchte, sagt: »Nichts ist fröhlich, optimistisch oder angenehm beim *Nitri-acidum*-Patienten. Er ist voller Bitterkeit, schlechter Laune und Groll aufgrund seiner zunehmenden körperlichen Schwäche und reagiert dann auch mit Unmut, Starrsinn, Gleichgültigkeit oder groben Beschimpfungen.« Dies kann durch den Verlust eines geliebten Menschen oder auch durch länger währende Krankenpflege ausgelöst werden.

Nitri acidum hat nur drei Symptome des »**Kleinsten charakteristischen Syndroms**« von *Lycopodium*. Der *Mangel an Selbstvertrauen* (1) ist Folge der biologischen Minderwertigkeit des Patienten, aus der sich Aggressivität und *Neigung zum Widersprechen* (4) entwickeln und seine Wut insgesamt steigern.

Das *Auffahren bei Geräuschen* (21) zeigt die Überempfindlichkeit des *Nitri-acidum*-Patienten gegenüber der Umwelt. Sein Zustand verschlechtert sich durch Lärm, Erschütterungen beim Gehen, durch Berührung und Zärtlichkeiten sowie bei den geringsten Schwierigkeiten.

Im Gegensatz zum *Lycopodium*-Patienten *verlangt* der *Nitri-acidum*-Patient kaum *nach Gesellschaft* (14). In syphilitischer Hinsicht ist *Nitri acidum Mercurius* ähnlich (Speichelfluß, übelriechender Atem und Schweiß, Verschlechterung durch Temperaturwechsel); es hat sykotische Aspekte wie *Thuja* (Reizbarkeit, Warzen) und psorische Symptome wie *Nux vomica* (Reizbarkeit, Kälteempfindlichkeit, Überempfindlichkeit). Die syphilitische Geschwürbildung mit Granulomen und dem Gefühl von Nadelstichen stellt pathologisch das typische Ergebnis der krankhaften Veranlagung des *Nitri-acidum*-Patienten dar.

SILICEA

Beschreibung

Der Gesamtgehalt an Kieselsäure im menschlichen Organismus bewegt sich in nahezu infinitesimaler Größenordnung: Er beträgt weniger als 0,001 Prozent. Sie ist am reichhaltigsten im Bindegewebe enthalten, was auf ihre stützende Funktion im Aufbau der Eingeweide schließen läßt.

Die *Silicea*-Pathogenese ist vom mineralischen Wesen der Kieselsäure durchdrungen, dem Sand, Fels, Kiesel und Pflanzenstiel Härte zu verleihen. Es handelt sich um eines der am tiefsten wirkenden Mittel im homöopathischen Arsenal; seine einzigartige Dynamik wird den gesamten Lebenslauf eines Patienten umfassen.

In diesem Zusammenhang erhalten die Paragraphen 3, 7 und 153 des *Organon* eine besondere Relevanz: »Sieht der Arzt deutlich ein, ... was an jedem einzelnen Krankheitsfalle insbesondere zu heilen ist, ...« »... so muß, mit einem Worte, die Gesammtheit der Symptome ... das Einzige sein, was er an jedem Krankheitsfalle zu erkennen und durch seine Kunst *hinwegzunehmen* hat...« Unter dieser Gesamtheit verstehen wir die »*auffallenderen, sonderlichen, ungewöhnlichen und eigenheitlichen* (charakteristischen) Zeichen und Symptome des Krankheitsfalles, ... denn vorzüglich diesen müssen sehr ähnliche, in der Symptomenreihe der gesuchten Arznei entsprechen...«

Die richtige *Verschreibung* von *Silicea* erfordert ein tiefgreifendes Verstehen des homöopathischen Wirkens und die rechte Beurteilung des gegenwärtigen Zustandes innerhalb der psychopathologischen Krankengeschichte des Patienten. Die Verschreibung von *Silicea* wird häufig erst möglich, wenn sich trotz dunkler Symptomatologie ein klares Bild des Patienten ergibt, wenn die verschiedenen Persönlichkeitsmerkmale einen logischen Zusammenhang und eine exakte Hierarchisierung erlauben.

Das *Silicea*-Kind ist dünn, mit dickem Bauch und großem Kopf. Es lernt spät laufen, auch die Fontanellen schließen sich erst spät. Die Lymphdrüsen sind vergrößert und hart, der Blick ist leidend, aber intelligent und lebhaft, die Haut kalt und gelblich; starker Kopfschweiß und übelriechender Fußschweiß.

Dementsprechend ist der *Silicea*-Erwachsene verzagt, gehemmt und verängstigt. Er klagt in der Sprechstunde über häufiges Frieren, Untergewicht und chronische Eiterungen.

Der *Silicea*-Patient ist sich seiner tiefen Schwäche sehr wohl bewußt. Wie beim *Lycopodium*-Patienten sind *Minderwertigkeitsgefühle* der zentrale Kern seiner Persönlichkeit (Confidence, want of self: 2). Er fühlt sich minderwertig und hat Angst vor der Welt. In Gesellschaft ist er verzagt und *schüchtern* (Timidity: 2). Speziell *unter Fremden oder in der Öffentlichkeit* fühlt er sich ständig beobachtet und durchschaut (T., appearing in public: 3).

Das *Silicea*-Kind trennt sich in der Sprechstunde nicht von der Mutter. Auch in der Schule, unter anderen Kindern oder in fremder Umgebung bleibt es in der Nähe der Mutter oder der entsprechenden Bezugsperson. Es ist das Drama eines Kindes, das von einer ihm viel zu groß erscheinenden Welt erdrückt wird (Cowardice: 2, *Feigheit*). Es verschanzt sich hinter der Mutter, so als sehnte es sich in die pränatale Höhle, in den schützenden Mutterleib zurück.

Das Bedürfnis nach Sicherheit besteht beim *Silicea*-Patienten sein ganzes Leben hindurch und steigert seine Aggressivität. Hilflosigkeit, Schutzbedürfnis, aggressive Feindseligkeit gegenüber dem geliebten Menschen als Ausdruck seines Selbstbestätigungsdrangs, Verdrängung der aggressiven Impulse mit darauffolgender Steigerung der ängstlichen Spannung. Diese Gemütszustände bilden den Teufelskreis von *Silicea*; in diesem möchte der Patient nicht untergehen und schwimmt zwischen den Strömen: *Reizbarkeit und Fügsamkeit* wechseln sich ständig ab. Das *Silicea*-Kind ist daher paradoxerweise das fügsamste und zugleich eigensinnigste der Materia Medica. Zudem fällt an dieser Stelle auf, daß aggressive Ausdrucksformen wie Zorn, Heftigkeit, Streitsucht beim *Silicea*-Kind fehlen. Unsere Zweifel verschwinden jedoch, wenn wir die Feindseligkeit als ängstlichen, passiven Schutz seiner Ohnmacht gegen den imaginären Angriff seiner Umwelt begreifen. Das *Lycopodium*-Kind greift an, das *Silicea*-Kind verteidigt sich nur; jenes ist heftig, dieses nicht. Das *Lycopodium*-Kind widerspricht, das *Silicea*-Kind *läßt* nur *nicht zu, daß ihm widersprochen wird* (Contradiction, is intolerant of: 2). Die unkontrollierten Wut-, Schrei- und Tränenausbrüche des *Silicea*-Kindes sind Ausdruck seiner extremen *Reizbarkeit* (Irritability: 3, children: 2). Trotz seiner Abhängigkeit *möchte es nicht getröstet werden*. Die Rubriken »Irritability, consolation, after«, »Weeping, consolation, from« und »Consolation agg.«, in denen *Silicea* im höchsten Grade vorkommt, bestätigen diesen eigentümlichen Hang zur Auflehnung. Das Kind reagiert auf äußere Anforderungen negativ. Wenn ihm etwas verweigert wird, hört es trotz noch so freundlicher Behandlung nicht auf zu weinen (Obstinate: 2, children yet cry when kindly spoken to: 1).

Die Kehrseite der Medaille ist die *Sanftheit* (Mildness: 3), die sich wie ein Glas Honig über seine ängstliche Spannung ergießt. Bei der Bewältigung von Problemen wird der *Silicea*-Patient immer *den Blick, die Geste, das Verständnis* suchen, die an seine Mutter erinnern (Magnetized, desires to be: 3).

Mit zunehmendem Wachstum wird das *Silicea*-Kind zwischen dem Bedürfnis nach Abhängigkeit und dem Drang nach Selbstbehauptung, zwischen Sicherheit und gefährlicher Freiheit schwanken. Es wird alle Kraft daransetzen, um diese Autonomie zu erreichen. In seinen täglichen Aktivitäten kommt es durch Gewissenhaftigkeit auch in den kleinsten Dingen zum Erfolg. Es wird ein Musterschüler und *Vorbild für alle Kinder*. Seine Spielzeuge und Bücher sind sorgfältig geordnet, und die Hausaufgaben werden gewissenhaft erledigt. Als Kind wie auch als Erwachsener ist der *Silicea*-Patient *pedantisch* und *fühlt sich für jede Kleinigkeit verantwortlich* (Conscentious about trifles: 3). Das frühreife *Silicea*-Mädchen wird wie seine Mutter das Zimmer und die Kleider in auffallender Ordnung halten. Das *Silicea*-Kleinkind ist *minderwüchsig* (Dwarfishness: 2) und kompensiert seine Minderwertigkeitsgefühle durch Verstärkung seiner egoistischen Tendenzen, durch *Selbstüberhebung* (Egotism: 2). Das *Silicea*-Kind ist *geizig* (Avarice: 2), sammelt alles und bewahrt es mit übertriebener Sorgfalt auf.

Diese zwanghafte Reaktion auf die eigene Unsicherheit versetzt den Patienten in einen angespannten Angstzustand. In schwierigen Situationen fühlt er sich unbeholfen und geistig wie *abgestumpft* (Dullness: 2, in children: 2). Die Tage vor einer Prüfung werden zu einem Drama (Anticipation: 3); die Prüfung selbst beginnt er in völliger Verzweiflung, gewinnt aber zunehmend an Sicherheit und beendet sie mit Erfolg. Während der *Lycopodium*-Patient prahlt, mehr zu wissen, als er eigentlich weiß, hat der *Silicea*-Patient Angst, weniger zu wissen, als es tatsächlich der Fall ist.

Unser Patient wird von diffuser Angst überflutet. Er kennt keine Furcht vor speziellen Situationen (wie z. B. Furcht vor Einsamkeit, vor Gewitter, vor Gespenstern, vor Dunkelheit usw.) und hat auch keine Phobien, sondern fühlt eine ängstliche Beklommenheit; der konstitutionell schwache Genotyp von *Silicea* fürchtet die Welt im allgemeinen. Er *erschrickt leicht* (Frightened, easily: 2) und hat *Beschwerden nach einem Schreckerlebnis* (Fright, ailments from: 3). Auch seine *ängstlichen Phantasien*

(FANCIES, frightful: 2) bleiben völlig diffus und unkonkret, daher fürchtet er weder Gespenster noch eingebildete Dinge.

Es gibt hingegen einige wenige Ängste, die für den *Silicea*-Patienten typisch sind: *Furcht vor Stecknadeln* (FEAR, pins, of: 2). Sie sind Ausdruck der gewaltigen, gegen sich selbst gerichteten Aggressivität. Die Furcht kann *wahnhaften Charakter* annehmen (DELUSIONS, pins, about: 2), *er glaubt, überall Nadeln zu sehen* (D., needles, sees: 2), und sammelt und zählt sie. Die *Furcht vor Räubern* (FEAR, robbers, of: 1) erklärt sich aus seiner Angst vor Verlust und seinem Geiz, der als Schutz gegen seine Unsicherheit gedeutet werden kann. Die Furcht vor Arbeit, insbesondere vor geistiger, ist ebenfalls, wie wir später sehen werden, Folge seiner Unsicherheit.

Die Stimmung unseres Patienten ist *traurig* (SADNESS: 2), entmutigt, *unzufrieden* (DISCONTENTED: 2) *und mürrisch* (MOROSE: 3). Er *weint wegen Kleinigkeiten* (WEEPING at trifles: 1), *wenn man ihn anspricht* (W. when spoken to: 1) oder *tröstet* (W., consolation agg.: 3). Er *will nicht angesprochen werden* (CONVERSATION agg.: 2) *und mag es nicht, daß Späße mit ihm gemacht werden* (JESTING, averse to: 1) *oder daß er berührt wird* (TOUCHED, aversion to being: 2). »Dieses Kind macht sich ständig Sorgen«, beschreibt die Mutter kurz und bündig den Charakter ihres Sprößlings. Diese ständige Sorge spiegelt sich tatsächlich auch in seinem Gesicht wider. Der *Silicea*-Patient macht den Eindruck, wie wenn er losgelöst von seiner Umgebung *an etwas anderes dächte* (ABSENT-MINDED: 2). Folglich befindet er sich in ständiger Alarmbereitschaft und *schrickt* deshalb *leicht zusammen* (STARTING, easily: 2), sei es *wegen eines Schreckens* (S., fright, from: 2), *eines Geräusches* (S., noise, from: 2), *beim Einschlafen* (S., sleep, on falling: 2), *während des Schlafes* (S., sleep, during: 1) oder *aus dem Schlaf* (S. from sleep: 2). Der *Silicea*-Patient fährt zusammen, *wenn er berührt wird* (S., touched, when: 2) oder *wegen Kleinigkeiten* aller Art (S., trifles, at: 2).

Der Grundkonflikt jedes Menschen besteht zwischen dem Bedürfnis nach Abhängigkeit und demjenigen nach Selbstbehauptung. Dies zwingt ihn zu ständigem Wettbewerb und Kampf mit der Umwelt. Das Unsicherheitsgefühl, das das *Silicea*-Kind angesichts einer potentiell feindseligen Welt empfindet, dominiert bei ihm. Es entwickelt sich in einer Umgebung, in der es Gleichgültigkeit, übertriebener Sorge, Bevormundung, Intoleranz, Ungerechtigkeit und Lieblosigkeit zwischen den Eltern ausgesetzt ist. Deshalb hat es das Gefühl, daß Zuneigung, Ehrlichkeit und Barmherzigkeit nur gespielt sind. In dieser feindlichen Umwelt wappnet sich das

Kind für den Kampf und entwickelt unbewußt Verhaltensmuster, die letztlich von der jeweiligen Konstitution und Diathese des Patienten, von der individuellen Dynamik bestimmt sind: Dementsprechend kann es ganz *offen* auf andere zugehen, sich *gegen* die Umwelt stellen oder sich auch völlig *verschließen*.

Bei der *offenen*, zuvorkommenden Reaktion akzeptiert das *Silicea*-Kind wie der *Pulsatilla*-Patient seine Minderwertigkeit. Trotz seiner Angst versucht es dann, die Zuneigung seiner Mitmenschen und einen Rückhalt bei ihnen zu gewinnen. Es hat das Bedürfnis, geliebt, angenommen und bestätigt zu werden, und setzt seine ganze Energie daran, Sicherheit zu erlangen. Es wird selbstlos, fügsam, ordnet sich unter, und seine Wertvorstellungen sind von Güte, Liebe und Demut geprägt. Seine Lebenshaltung hat eigentlich nichts mit *Unterwerfung* zu tun, sondern entsteht aus der *Unterdrückung* seiner aggressiven Impulse, die sich in Anfällen heftiger Reizbarkeit äußert.

Wenn der *Silicea*-Patient sich *gegen* seine Umwelt stellt, mit anderen rivalisiert - eine Haltung, die auch beim *Lycopodium*-Patienten vorkommt -, akzeptiert er seine Aggressivität und stellt sich dem Kampf. Er beansprucht, der Stärkste zu sein und die anderen zu besiegen: Die Welt ist ein Dschungel, in dem die Gesetze des Urwalds herrschen. Im Zusammenhang mit seinem Bedürfnis zu konkurrieren steht auch sein Wunsch nach Bewunderung und Unfehlbarkeit.

Wenn der *Silicea*-Patient das Gefühl hat, daß die Beziehung zu anderen Menschen zu viele Probleme mit sich bringt, dann *zieht er sich* - wie *Sulphur*, der verlumpte Philosoph - *von den Mitmenschen zurück*. Mit seinen Spielzeugen, Puppen und Büchern baut er sich schon als Kind eine eigene, undurchdringliche Welt auf. Er errichtet eine Gefühlsbarriere zwischen sich und den Mitmenschen, so daß ihm alles gleichgültig sein kann. In seinem Elfenbeinturm sich selbst genügend, hat er ein Gefühl von Überlegenheit, muß sich keinem Stundenplan und keiner Verpflichtung unterordnen. Gefühle werden unterdrückt, weil sie eine emotionale Abhängigkeit mit sich bringen. Auf die Mauer, die er zwischen sich und den anderen aufbaut, versucht er sich in scheinbarer Sicherheit zu stützen; bröckelt diese ab, so ist er verloren.

Der oben erwähnte Grundkonflikt begleitet den *Silicea*-Patienten bis ins Erwachsenenalter. Wie der *Lycopodium*-Patient versucht er seine Minderwertigkeitsgefühle, seine psychische und physische Schwäche, die sich in Schüchternheit, Unentschlossenheit und Verzagtheit äußert, mit übersteigerter Aggressivität auszugleichen. Der *Lycopodium*-Patient entwickelt sich zu einer herrschsüchtigen, pedantischen, stolzen oder übertrieben freundlichen, aber sich stets selbst verherrlichenden Persönlichkeit. Beim *Silicea*-Patienten hingegen ist der modus operandi die Verdrängung, mit einem ständigen Wechsel zwischen Fügsamkeit und Eigensinn. Im Beruf oder am Arbeitsplatz schweigt der *Silicea*-Patient oft aus Angst, etwas Falsches zu sagen. Er sucht immer die Unterstützung oder Zustimmung des Mitarbeiters, Vorgesetzten oder Freundes, der für ihn die Vaterrolle innehat. Er hat meistens nur einen Freund und hat keine Lust oder kann sich nicht dazu aufraffen, mit anderen zu diskutieren. Aber zu Hause schreit er! Selbstverständlich soll dort alles bis in die kleinsten Einzelheiten in Ordnung sein. Er regt sich auf, wenn andere nicht so zuverlässig sind wie er selbst, der nie zu spät zur Arbeit kommt und regelmäßig Überstunden macht. Er ist der vorbildliche Angestellte. Seine Gewissenhaftigkeit und sein übertriebener Ordnungssinn sind eine zwanghafte Reaktion auf seine Unsicherheit. Diese Qualitäten stellt er prahlerisch, aber auch unterwürfig zur Schau, damit er ja keinen Anlaß bietet, getadelt zu werden, in ständiger Angst vor dem drohend erhobenen Zeigefinger, der sagt: »Sie sind für nichts zu gebrauchen.« Seine allgegenwärtige ängstliche Anspannung zwingt ihn ständig zu dieser Leistungsfähigkeit. Wenn an seiner Person gezweifelt, ein Fehler in seiner Arbeit gefunden oder ihm widersprochen wird, können heftige Aggressionen ausbrechen. Manchmal weist der *Silicea*-Patient den Tadel offen zurück, weil er sich in seinem Kernproblem, nämlich in seiner Unsicherheit getroffen fühlt (ANGER, contradiction, from: 2; CONTRADICTION, intolerant of: 2). Sein Bedürfnis nach Pflichterfüllung und die Sturheit, mit der er seine Überzeugungen vertritt, können so ausgeprägt sein, daß er sich häufig dank seiner Kompetenz zu einer unbestrittenen Führungskraft im Beruf, bei der Arbeit oder im Familienkreis entwickelt. Eigensinn, Gewissenhaftigkeit und Selbstsucht tragen maßgeblich zu dieser besonderen Färbung seiner Persönlichkeit bei. Der Mangel an Stolz, die Bescheidenheit und die *Schüchternheit bei öffentlichen Auftritten* (TIMIDITY, appearing in public: 3) oder in einer fremden Umgebung zeigen jedoch auch in symptomarmen Fällen den fundamentalen Unterschied zu *Lycopodium* auf, dem Polychrest, das *Silicea* am ähnlichsten ist.

Überwiegt aber umgekehrt die pseudopsorische Labilität die Sykosis, so wird sich das verschüchterte *Silicea*-Kind gerne hinter der Mutter verstecken. Der Mangel an Unterstützung und Rückhalt verstärkt seine defensiven Mechanismen: Die Gewissenhaftigkeit, die sich durch sein ganzes Leben hindurchzieht und die sich bis in die kleinsten Einzelheiten seiner Hausarbeit erstreckt, genügt jetzt nicht mehr, um das mangelnde Selbstvertrauen zu kompensieren. Seine Angst zu versagen, die zuvor mehr oder weniger unbewußt vor sich hinschwelte, wird so stark, daß der Patient seine gesamten intellektuellen Fähigkeiten einsetzen muß, um diese Ängste kontrollieren zu können. Jede *Entscheidung* wird zu einem inneren Kampf (IRRESOLUTION: 2), bis er *aus Furcht vor Mißerfolg gar nichts mehr unternehmen will* (UNDERTAKES, nothing, lest he fails: 1), auch dann nicht, wenn sich seine Argumente bei näherer Betrachtung sehr bald als offensichtlich neurotisch erweisen (DELUSIONS, everything will fail: 1).

Bei dieser Persönlichkeitsstruktur ist es leicht zu verstehen, daß *jede Situation, in der* vom *Silicea*-Patienten *Verantwortung übernommen werden muß, seine inneren Ängste ins Unermeßliche steigert* (ANTICIPATION: 3). Der so entstandene Teufelskreis führt zu *intellektueller Erschöpfung* (EXERTION, agg. from mental: 3), weil die Schwierigkeiten einen ungeheuren nervlichen Verschleiß bewirken; sein *Gedächtnis* wird zunehmend *schwächer* (MEMORY, weakness of: 2), insbesondere *was geistige Arbeit anbelangt* (M. w., labor, for mental: 2). Ähnlich wie der *Lycopodium*-Patient macht er *Fehler beim Lesen, verwechselt die Reihenfolge der Wörter* (MISTAKES, reading: 1, words, misplacing: 1). Er hat *Mühe, sich zu konzentrieren* (CONCENTRATION, difficult: 3), fühlt sich *beim Erwachen* (CONFUSION of mind, waking, on: 2) sowie *nach dem Essen* (C., eating, after: 2) und *bei geistiger Anstrengung* (C., mental exertion, from: 2) *verwirrt, als ob er betrunken* oder *berauscht wäre* (C., as if intoxicated: 2). Ein Symptom, das sich hervorzuheben lohnt, weil es bei keinem anderen Mittel vorkommt, ist die *Verwirrung, die bei einem Gespräch zunimmt* (C., conversation agg.: 2).

Wie bereits erwähnt, spricht der *Silicea*-Patient nicht gerne, sondern zieht es vor, zu *schweigen* (TACITURN: 1), weil ein *Gespräch* eine Beziehung zum Gesprächspartner herstellt und damit das Risiko entsteht, daß er sich bloßstellen könnte (CONVERSATION agg.: 2). Im gleichen Maße, wie seine *Denk- und Aufnahmeschwierigkeiten* zunehmen (DULLNESS: 3), verringert sich sein innerer Leistungszwang. Diese *Stumpfheit* verstärkt sich *am späten Nachmittag* (D., afternoon: 2), *während geistiger Arbeit* (D., mental exertion, from: 2) und sogar *während des Schreibens* (D., writing, while: 2). Schließlich bekommt er eine *Abneigung gegen geistige Arbeit* (WORK, aversion to mental: 2) und *fürchtet sie* (FEAR, dread of work: 2), vor allem dann, wenn es sich um *literarische Arbeit* handelt (Fear, work, literary: 2).

Die zunehmende Schwäche führt schließlich zum Zusammenbruch des *Silicea*-Patienten: Die grundlegende Labilität führt ihn nach einem qualvollen Verlauf zur regelrechten *Erschöpfung seiner intellektuellen Fähigkeiten* (Prostration of mind: 3), bis ihm schließlich *jede Aufgabe unmöglich* wird, selbst das *Lesen* (P., reading, from: 2) und *Schreiben* (P., writing, after: 2).

Nun ist er von seiner psychisch-organischen Schwäche überwältigt und zerstört, er wirkt wie gebrochen. *Tränen* steigen ihm in die Augen (Weeping, tearful mood: 1). Er *weint in den späten Nachmittagsstunden* (W., afternoon: 2), *wenn man ihn anspricht* (W., spoken to: 1), *während des Schlafs* (W., sleep, in: 2), *wegen* scheinbarer *Nebensächlichkeiten* (W., trifles, at: 1), und er weint bitterlich, wenn man versucht, ihn zu *trösten* (W., consolation agg.: 3). Zu müde, um weiterhin die schwere *Last des Lebens* zu tragen (Weary of life: 2), und *lebensüberdrüssig* (Loathing at life: 2), *wünscht er sich den Tod* (Death, desires: 2), hegt *Selbstmordgedanken* (Suicidal disposition: 2) und *möchte sich ertränken* (S. d., drowning, by: 2) - ein symbolischer Wunsch nach Rückkehr zum pränatalen Leben. Manchmal *wirft er sich* tatsächlich, in einem heftigen Anfall von Thanatomanie, *in einen Fluß* (Jumping, impulse to jump into the river: 1). Unabhängig von der Entwicklungsphase, in der wir den *Silicea*-Patienten antreffen, werden Gewissenhaftigkeit und reizbare Abhängigkeit, Fügsamkeit und Feindseligkeit dieser ambivalenten Persönlichkeit, die stets nur ihr verarmtes Ich verteidigen möchte, Farbe verleihen.

Die Ambivalenz zwischen Fügsamkeit und Feindseligkeit, Unterwerfung und Aggression macht ihn besonders empfänglich dafür, Ängste zu entwickeln. Die Verdrängung der Aggressivität führt zu magischem Denken, was sich darin äußert, daß er sich *für nicht begangene Fehler schuldig fühlt* oder die *Bedeutung vermeintlicher Fehler völlig überbewertet* (Anxiety, conscience, of, as if guilty of a crime: 2). Er sagt uns, er sei ein schlechter Mensch, weil er etwas Schlechtes getan habe, und dies tue ihm sehr leid. Er wird von *Reue* ergriffen, die sich durch *jede Kleinigkeit* verstärken kann (Remorse: 2, about trifles: 2).

Die Angst als Ausdruck seiner Wehrlosigkeit wird vom *Silicea*-Patienten auf die Außenwelt übertragen. Er hat *Angst vor Geräuschen* (Anxiety, noise, from: 3) oder *vor Kleinigkeiten* (A., trifles, about: 2). Diese Ängste stellen eine Art Reflex dar, der durch seine verstärkte *Sensibilität* hervorgerufen wird (Sensitive: 3). Er reagiert *überempfindlich auf Geräusche* (S., noise, to: 3), sogar auf *kleinste Geräusche* (S., noise, to slightest: 3), oder auf *menschliche Stimmen* (S., voices: 2). Das jähe *Auffahren* (Starting, startled: 2), unter dem er leidet, bildet das motorische Pendant des gleichen Reflexes. Er *schrickt leicht zusammen* (S., easily: 1), sei es *durch einen Schreck* (S., fright, from: 2), *wegen eines Geräusches* (S., noise, from: 3), *bei Berührung* (S., touched, when: 2), *während des Einschlafens* (S., sleep, on falling: 2), *während des Schlafs* (S., sleep, during: 1) oder *aus dem Schlaf* (S. from sleep: 2).

Die Angst kann sich auch auf seine Innenwelt beziehen. Dann projiziert er sie auf *seine Gesundheit* (Anxiety, health, about: 1). Die *Silicea*-Patientin leidet vor allem *während der Menstruation* (A., menses, during: 3) oder *während der Wechseljahre* (A., especially during climacteric period: 1) unter diesen *Ängsten*. Das kann soweit gehen, daß sie alle *Hoffnung auf Genesung verliert* (Despair, recovery, of: 1). Da sich der *Silicea*-Patient aktiv gegen seine Schwäche wehrt, verstärkt sich seine *Angst* in Ruhezeiten: *wenn er liegt* (Anxiety, lying, while: 2), nachts *im Bett* (A., evening, bed, in: 1), *vor dem Einschlafen* (A., sleep, before: 1) und *vor Mitternacht* (A., midnight, before: 1). Dementsprechend *bessert sich seine Angst durch Bewegung* (A., motion, from, amel.: 1), beispielsweise wenn er *beim Erwachen vor Mitternacht aufsteht*, anstatt liegenzubleiben (A., midnight, before, on waking, amel. on rising: 1).

Dieses Bedürfnis nach Bewegung erzeugt beim *Silicea*-Patienten einen Zustand ängstlicher *Unruhe* (Restlessness: 3), *die ihn aus dem Bett treibt* (R., bed, driving out of: 1). Er ist einer der wenigen Patienten, die *nicht ruhig sitzen* bleiben können (R., sitting, while: 2), und der einzige Patient, der *beim Erwachen* tatsächlich *unruhig*, *verwirrt* oder *verängstigt* ist (R., waking, on: 2; Confusion, waking, on: 2; Fear, waking, on: 2).

Das ständige Schwanken zwischen Fügsamkeit und Starrsinn, Gefälligkeit und Feindseligkeit prägt die Affekte und Gefühle des *Silicea*-Patienten. Aber wir müssen vorsichtig sein, denn unser Patient besitzt keine Merkmale, die eine intensive Beziehung zur Umgebung ausdrücken, wie z. B. Wunsch nach oder Abneigung gegen Gesellschaft, gesteigerte Affektivität, Groll, Empfindlichkeit gegenüber Beleidigung oder Kränkung, Beschwerden durch Kummer oder Zorn mit stillem Kummer. Aber auch hier gilt der Grundsatz, daß das einzelne Symptom im Lichte der Gesamtschau des jeweiligen Patienten interpretiert werden muß. Sobald wir die genannten Rubriken analysieren, stellen wir fest, daß die Ursachen der Gemütserkrankung und die darauf folgenden Reaktionen des Charakters eine psychologische Haltung zur Folge haben, die in einer dynamisch tief gestörten Persönlichkeit wurzelt und daher die gesamte Konstitution erfaßt.

Dem Homöopathen fällt nun die Aufgabe zu herauszuschälen, inwieweit das einzelne Symptom als *eigentümlich* und *selten* oder aber als *natürlich* anzusehen ist. Vor allem das individuelle Verhalten des Patienten seiner Umgebung gegenüber entscheidet hierbei über das wirklich *Eigentümliche*. Diese Aufgabe erfordert vom Homöopathen eine klare, vorurteilslose Beobachtungsgabe, so wie sie Hahnemann im Paragraphen 83 des *Organon* postuliert.

Silicea strukturiert sich seinem Wesen nach in den tiefsten Schichten der Persönlichkeit. Der Patient ist sich seiner Minderwertigkeitsgefühle voll bewußt und sucht daher verzweifelt nach Halt, während er seine Triebwünsche unterdrückt.

Wir haben bereits gesehen, daß der *Silicea*-Patient in gehobener Gesellschaft schweigt und Angst vor öffentlichen Auftritten hat, sich aber auch *in der Einsamkeit schwach, traurig und wehrlos fühlt* (SADNESS, alone, when: 1).

Wir wissen, daß sein reaktiver Starrsinn und seine Widerspenstigkeit seine Abneigung gegenüber Trost erklären. Er reagiert darauf mit Gereiztheit und Tränen, weil er Mitleid als demütigend empfindet. Auf der anderen Seite wird er sich ohne Vorbehalt *überall dort, wo er einer freundlichen Hand oder einem verständnisvollen Blick begegnet*, widerstandslos *ergeben*, gleich dem Kind, das bei der Mutter Zuflucht findet (MAGNETIZED, desires to be: 3). Sein Minderwertigkeitsgefühl ist so stark, daß er an *Heimweh* erkrankt (HOMESICKNESS: 2), wenn er sich aufgrund der Lebensumstände von zu Hause trennen muß.

Träume und Wahnideen

Die ständigen Verdrängungen während des Tages brechen in *Träumen* mit reichhaltiger Symbolik hervor. Der *Silicea*-Patient leidet an *unruhigem Schlaf* (SLEEP, restless: 3), *schlafwandelt* (SOMNAMBULISM: 2), und er *spricht im Schlaf* (TALKING, sleep, in: 2). Es ist interessant, die Träume des Patienten zu betrachten, denn sie geben einen tiefen Einblick in seine Persönlichkeit. Wir haben bereits festgehalten, daß es sich um einen besorgten Menschen handelt. Er hat keine angenehmen Träume: Die Ruhe wird durch *Angstträume* gestört (DREAMS, anxious: 2), die ihn aufwecken;

er leidet an endlosen *Alpträumen* (D., nightmare: 2), an *Träumen voller Schrecken* (D., frightful: 3). Er träumt *von Mord* (D., murder: 2), *von Räubern* (D., robbers: 2), *Gespenstern* (D., ghosts: 2), *Hunden* (D., dogs: 2) *oder einem großen Hund, der ihn verfolgt* (D., large dog following him: 1). Obwohl er sich nicht vor Sturm fürchtet, träumt er vom *Sturm* (D., storms: 2). Er hat mit dem *Phosphor-* und dem *Rhododendron*-Patienten gemeinsam, daß sich seine *psychischen Symptome während eines Gewitters verstärken* (THUNDERSTORM, during: 2). Er ist fast das einzige asthmatische Kind, dessen *Asthma sich während eines Gewitters verschlimmert* (RESPIRATION, asthmatic, thunderstorm, during: 2). Der *Silicea*-Patient besitzt auch die Allgemeinsymptome *Beschwerden beim Herannahen und während eines Sturmes* oder Gewitters (STORM, approach of a: 1, during: 2).

In den *Träumen* und *Wahnideen* tritt die latente übersteigerte Aggressivität des *Silicea*-Patienten manchmal klar und plastisch zutage (DREAMS, vivid: 3), z. B. symbolisch in der *Wahnidee von Stecknadeln* (DELUSIONS, pins, about: 2). Der Patient hat *schreckliche Visionen* (D., visions: 2, horrible: 1), Wahnideen *von Verbrechern* (D., criminals, about: 1) und *Hunden* (D., dogs, sees: 1), und wie der *Calcarea*-Patient *sieht er beim Schließen der Augen Bilder* und *Phantome* (D., images, phantoms, closing the eyes: 1), *die überall auftauchen* (D., images, sees, all over: 2). Wie der *China*-Patient hat er das seltsame *Gefühl, gleichzeitig an zwei verschiedenen Orten zu sein* (D., places, of being in two at the same time: 2). Wie der *Baptisia-*, der *Petroleum-* und der *Cannabis-indica*-Patient hat er das *Gefühl, in zwei Teile gespalten zu sein* (D., divided in two parts: 1) oder *daß die linke Hälfte des Körpers nicht zu ihm gehört* (D., halves, left half does not belong to her: 1) oder *daß er seine linke Seite nicht besitzt* (D., side, that she did not own her left: 1). Diese drei zuletzt genannten Eigenschaften kommen fast ausschließlich beim *Silicea*-Patienten vor: Sie zeigen seine innere Zerrissenheit. Der *Silicea*-Patient trägt einen ständigen Kampf zwischen seinen beiden neurotisch-zwanghaften, gegensätzlichen Tendenzen aus, nämlich einerseits dem Bedürfnis nach Abhängigkeit und andererseits dem nach Selbstbestätigung.

Der *Silicea*-Patient *träumt von Regengüssen*, von Überschwemmungen, *die ihn überfluten* (DREAMS, water flood: 2), aber er *träumt* auch *von ruhigen Gewässern*, die eine unbewußte Sehnsucht ausdrücken, in den Mutterleib zurückzukehren (D., water: 2). Die Realität ängstigt und erschreckt ihn, durch *Träume von Reisen* (D., journey: 2) versucht er sich vor dem Alltag und der Umwelt zu schützen. In der Tat kehrt er der

Gegenwart den Rücken zu, indem er in die Vergangenheit zurückschaut. Bei diesem Zurückschauen wechseln der kindliche Wunsch nach Geborgenheit und der durch Schuldgefühle hervorgerufene Drang nach Rechtfertigung seiner Minderwertigkeit ab. Tatsächlich *träumt* niemand so oft *von vergangenen* (D., events, previous: 3) *oder lange Zeit zurückliegenden Ereignissen* (D., events, long past: 3) wie der *Silicea*-Patient.

Es braucht wohl kaum noch erwähnt zu werden, daß er angesichts dieser angstvollen Inhalte unter einem *unruhigen Schlaf* leidet (SLEEP, restless: 3) und *oft aufwacht* (S., waking frequent: 2), häufig auch viel zu früh mit dem *Gefühl, nicht ausgeruht zu sein* (S., unfreshing: 2). Er erklärt seine *Schlaflosigkeit* (SLEEPLESSNESS: 3) mit Bemerkungen wie: »Mein Kopf ist wie ein Filmprojektor, ich *kann einfach nicht aufhören zu denken* (S., activity of mind, from: 2), vor allem *wenn ich gerade aufgewacht bin.*« (S., waking, after: 3). Dies geschieht *vor* oder auch *nach Mitternacht* (S., before midnight: 3, after midnight: 3), und manchmal kann er die *ganze Nacht* hindurch *nicht schlafen* (S., until morning: 1). Hervorgerufen wird seine Schlaflosigkeit tatsächlich durch Hitzewellen, die er wie *Blutwallungen* empfindet (S., orgasm of blood: 3), oder durch ein *Pulsieren im Körper, vor allem in der Magengegend* (S., pulsation of body and particularly in the abdomen: 2).

SILICEA
Zusammenfassung

Der *Silicea*-Patient ist sich seiner tiefgreifenden Schwäche *bewußt*. Dieses Gefühl der Minderwertigkeit und *fehlendes Selbstvertrauen* bilden einen zentralen Aspekt seiner Persönlichkeit. Diesem Grundkonflikt zwischen seiner körperlichen Armut und der Außenwelt setzt er eine übertriebene, allergische Empfindlichkeit entgegen, um seine Angst zu strukturieren. Die Psora, der ängstliche Pruritus, erlangt hier eine besondere Schärfe.

	Seite EK	SR	Rubrik
Die typischste Haltung, mit der der *Silicea*-Patient auf seine Umgebung reagiert, ist die *Schüchternheit in der Öffentlichkeit* als unmittelbarer	89	1025	TIMIDITY, appearing in public, about: 3
Ausdruck seines *fehlenden Selbstvertrauens*, seiner	13	159	CONFIDENCE, want of self: 2
Feigheit und *Unentschlossenheit,* die ihn daran	17	188	COWARDICE: 2
hindert, irgendeine Tätigkeit zu beginnen, weil er fürchtet, sie könnte mißlingen.	91	1052	UNDERTAKES nothing, lest he fail: 1
Die Schüchternheit verstärkt sich in Belastungssituationen, die ihn bloßstellen könnten. Bei Prüfungsstreß leidet er typischerweise unter starker *Erwartungsspannung*.	4	15	AILMENTS FROM ANTICIPATION: 3
Folglich strebt der *Silicea*-Patient nach Selbstbestätigung, und er versucht, *Perfektion* zu erreichen, wodurch er sich Anerkennung und damit Sicherheit erhofft. Jeder dahingehende Versuch scheitert jedoch an seiner großen Nervenschwäche, die einen besonderen	16	180	CONSCIENTIOUS about trifles: 3
Konzentrationsmangel zur Folge hat	13	155	CONCENTRATION, difficult: 3

	EK	SR	Rubrik
und einen Zustand von geistiger Schwerfälligkeit und *Stumpfsinn,*	38	425	DULLNESS, mental exertion, from: 2
von *Verwirrung und Erschöpfung*	13	160	CONFUSION of mind: 3
beim *Gespräch* sowie beim *Lesen und Schreiben* hervorruft.	70	801	PROSTRATION of mind: 3
	70	804	P., reading, from: 2
	70	805	P., writing, after: 2
	16	186	CONVERSATION agg.: 2
In seinem Versuch, Selbstbestätigung zu erlangen, befindet sich der *Silicea*-Patient in ständigem Kampf mit dem sich daraus notwendig ergebenden Bedürfnis nach Rückhalt sowie nach bedingungsloser Hingabe an die Mitmenschen, in Form einer *kindlichen, sanftmütigen und fügsamen Haltung*.	65	743	MILDNESS: 3
Die *Verschlimmerung* seines Zustandes, *wenn er allein ist*, die *Sehn-*	12	150	COMPANY, alone, while, agg.: 1
sucht nach der Vergangenheit und danach, ohne Worte verstanden zu	51	576	HOMESICKNESS: 2
werden - ausgedrückt im *Wunsch, magnetisiert zu werden* -, drücken die ständige Hinwendung zur Vergangenheit aus.	63	720	MAGNETIZED, desires to be: 3
Die beiden entgegengesetzten, neurotisch-zwanghaften Tendenzen des *Silicea*-Patienten befinden sich in ständigem Widerstreit und steigern immer mehr seine Aggressivität,	69	787	OBSTINATE: 2
um sein verarmtes Ich zu verteidi-	16	181	CONSOLATION agg.: 3
gen. Die *Sturheit*, die *Intoleranz gegenüber Widerspruch* und die *Ver-*	16	184	CONTRADICTION, is intolerant of: 2
schlimmerung durch Trost sind Ausdruck seines hartnäckigen Willens,	58	661	IRRITABILITY, children, in: 2

	EK	SR	Rubrik
den er in den Dienst seiner Ziele stellt. Die Konsequenz davon sind *Gewissensangst* und Schuldgefühle.	6	69	ANXIETY, conscience, of: 2
Das Ergebnis ist eine Übererregbarkeit der Sinne, der Patient befindet sich in ständiger Alarmbereitschaft: Einerseits reagiert er *überempfindlich auf Geräusche, sogar die geringsten Geräusche lassen ihn*	79	904	SENSITIVE, noise, to slightest: 3
auffahren, andererseits schlägt sich die Übererregbarkeit in Furcht nieder. Er	83	956	STARTING, noise, from: 3
erschrickt leicht und	49	549	FRIGHTENED easily: 2
kann nach einem Schreckerlebnis erkranken. Die	49	18	FRIGHT, complaints from: 3
Angst vor Stecknadeln ist symbolischer Ausdruck der gegen	46	517	FEAR, pins, of: 2
sich selbst gerichteten Aggressivität.	30	336	DELUSIONS, pins, about: 2

SILICEA
Schema

Im **Zentrum** sind die Symptome des »Kleinsten charakteristischen Syndroms« angeordnet, d. h. die Gesamtheit jener seltenen und eigentümlichen Symptome, die für eine Persönlichkeit besonders typisch sind und die in den meisten Fällen für die Wahl des Mittels genügen.

Im **Mittelpunkt** des Kreises finden wir das *mangelnde Selbstvertrauen* (1), eine unerläßliche Eigenschaft des Mittels.

Auf der **linken Seite** die *Schüchternheit* (2), als Ausdruck der Sehnsucht nach Rückkehr in den Mutterschoß.

In der **Mitte unten** befindet sich die *Erwartungsspannung* (4), die ihren Ausdruck findet im Lampenfieber, in der Schüchternheit und der Furcht des *Silicea*-Patienten vor einer verantwortungsvollen Situation. Sie entsteht durch seine psorische Angst und Furchtsamkeit, auf der tuberkulinisch-psychoorganischen Grundlage seiner Minderwertigkeit. Als sykotische Ausgleichsreaktion tritt der für dieses Arzneimittel so typische *Starrsinn* (3) auf (**oben**) sowie infolgedessen - als symbolisches Zeichen der Selbstbestätigung - die reaktive *Gewissenhaftigkeit*, der Drang nach *Perfektion* (5) (**rechts**).

Unten links gruppieren wir die Symptome, die die psychische Labilität ausdrücken: die *Konzentrationsschwierigkeiten* (6), die *Verständnis- und Denkschwierigkeiten* (7), die *Verwirrung* (8) und die *geistige Erschöpfung* (9), die vor allem nach schriftlichen Arbeiten ausgeprägt ist.

Oben links die *Milde* (10), das *Heimweh* (11), der Wunsch, *magnetisiert zu werden* (12), und die *Verschlimmerung beim Alleinsein* (13), welche das Bedürfnis nach Halt und die Sehnsucht nach Rückkehr in den Mutterleib ausdrücken.

Diese beiden letztgenannten Symptomengruppen stehen dem Versuch der Selbstbehauptung entgegen und rufen die Aggressivität (**oben rechts**) hervor: *Verschlechterung des Zustandes bei Trost* (14), *Intoleranz gegenüber Widerspruch* (15) *und Reizbarkeit, besonders bei Kindern* (16).

Die *Gewissensangst* (17) erzeugt eine gespannte Wachsamkeit, eine *Empfindlichkeit gegenüber den geringsten Geräuschen* mit *Auffahren bei Geräuschen* (18, 19), sie äußert sich durch Angst, *Schreckhaftigkeit* (20), *Beschwerden infolge von Schrecken* und *Furcht vor Nadeln* (21) (**unten rechts**).

In allen Lebensabschnitten verleiht die Ambivalenz von *Gewissenhaf-*

tigkeit und *gereizter Abhängigkeit,* von *Milde* und *Feindseligkeit* dem *Silicea*-Patienten eine hysterische Färbung. Es handelt sich um den Abwehrmechanismus eines verarmten Ichs.

Die Gegenüberstellung jedweder Symptome von *Silicea* zeigt diese paradoxe Dualität: Träume von Wasser und von längst vergangenen Ereignissen sowie das Heimweh zeugen von der Sehnsucht, in den Mutterschoß zurückzukehren. In völligem Gegensatz dazu steht die Zurückweisung der Muttermilch durch den *Silicea*-Säugling. Dies entspricht einer perfekten, instinktiven Version der später explizit als Symptom auftretenden *Verschlimmerung durch Trost.*

Die Gegensätzlichkeit dieser neurotischen Tendenzen führt wie beim *Baptisia*-Patienten zur *Wahnidee, zweigeteilt* zu sein. Der *Silicea*-Patient verdrängt seine Kindheit, um Autonomie zu erlangen. Dies führt zur Wahnidee, daß *der linke Körperteil nicht zu ihm gehöre.*

Die Gewissensangst aufgrund des imaginären Mordes an seiner Mutter ist eine Folge seiner Aggressivität. Sie verursacht auch die Angst vor der Strafe des Vaters, die *Furcht vor Nadeln*, als phallischen Symbolen, und sie löst in dem hysterischen Drama des Zurückkehrens zum vorgeburtlichen Leben plötzliche *Selbstmordimpulse* aus, die ihn dazu bringen können, sich in den Fluß zu stürzen.

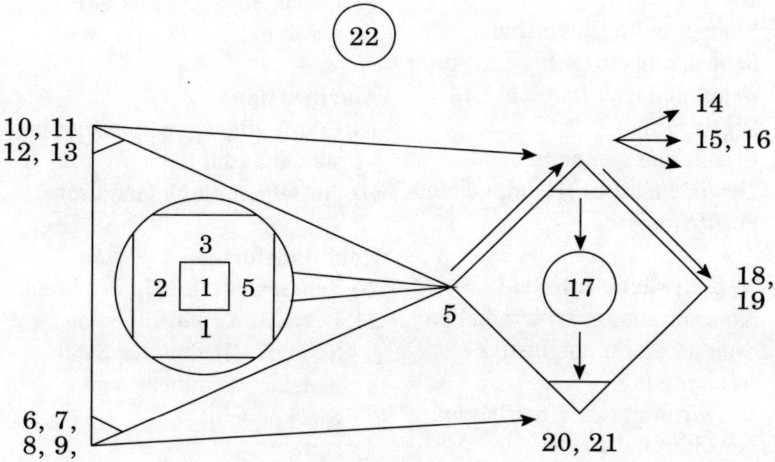
22
10, 11
12, 13
14
15, 16
3
2
1
5
1
5
17
18,
19
6, 7,
8, 9,
20, 21

SILICEA
Repertorisation deutsch

Kleinstes charakteristisches Syndrom

1. Mangel an Selbstvertrauen.
2. Schüchternheit. (Sch. beim Auftreten in der Öffentlichkeit.)
3. Eigensinnig.
4. Erwartungsspannung.
5. Gewissenhaft in Kleinigkeiten, Perfektionist.

Nervenschwäche/Intellekt

6. Konzentrationsschwierigkeiten.
7. Stumpfheit durch geistige Anstrengung.
8. Verwirrung. (V., Unterhaltung verschlimmert.)
9. Geistige Erschöpfung. (... nach dem Schreiben.)

Abhängigkeit

10. Milde, Fügsamkeit, Liebenswürdigkeit.
11. Heimweh.
12. Will magnetisiert werden.
13. Verlangen nach Gesellschaft, Alleinsein verschlimmert.

Auflehnung

14. Trost, freundliche Worte agg.
15. Verträgt keinen Widerspruch.
16. Reizbarkeit bei Kindern.

Gewissensangst

17. Gewissensangst (Schuldgefühle).

Alarmzustand

18. Empfindlich gegen das geringste Geräusch
19. Auffahren durch Geräusche.

Reaktionsformen

20. Schreckhaft. Leicht erschreckt.
21. Beschwerden infolge von Schreck. (Furcht vor Stecknadeln. Wahnideen von Stecknadeln).

Hysterie

22. Hysterie.

Wahnideen:
Geteilt in zwei Teile.
Linke Seite gehört ihr nicht.

Träume:
Überschwemmung.
Wasser.
Längst vergangene Ereignisse.

Repertorisation Silicea

	1	2	3	4	5	6	7	8	9	10	11	12	13	14	15	16	17	18	19	20	21	22
Sil.	**3**	**4**	**2**	**3**	**3**	**3**	**2**	**3**	**3**	**3**	**2**	**3**	**1**	**3**	**2**	**2**	**2**	**3**	**3**	**2**	**3**	**3**
Ars.	-	2	2	3	4	1	-	2	1	3	-	-	3	2	1	1	3	-	1	3	1	2
Aur.	2	2	1	-	1	1	1	2	3	1	2	-	-	1	3	-	4	-	1	1	2	3
Bar-c.	2	3	-	2	2	3	-	2	2	-	-	-	-	-	-	-	-	1	2	3	-	2
Bry.	2	1	1	2	1	1	-	3	2	-	2	-	-	-	2	-	1	-	-	2	1	1
Calc.	1	3	3	3	1	2	1	3	2	2	-	3	1	1	-	-	1	-	2	2	1	2
Caust.	1	2	2	2	-	3	-	1	1	1	2	-	-	-	-	-	2	-	2	2	2	3
Chin.	2	2	2	1	1	1	-	2	1	-	-	-	-	1	1	2	1	-	-	-	-	1
Hep.	-	-	2	-	1	-	1	1	2	-	-	-	3	-	1	-	-	-	-	-	-	-
Hyos.	1	1	2	1	1	2	-	2	3	-	1	-	2	-	1	-	2	-	-	2	2	2
Ign.	1	2	2	3	3	1	1	1	2	2	3	-	-	3	3	-	2	-	-	2	3	3
Kali-c.	2	3	2	1	-	2	-	2	1	1	-	-	2	1	-	-	-	-	4	2	1	2
Lyc.	2	3	2	3	2	3	1	2	3	2	-	-	2	1	3	1	-	2	2	3	3	2
Nat-c.	1	3	-	2	3	2	3	2	3	1	-	1	1	-	2	-	-	1	3	3	1	2
Nat-m.	2	2	-	1	-	2	1	3	2	3	2	-	1	4	2	-	2	-	3	2	3	3
Nux-v.	1	2	3	1	2	4	2	3	3	2	-	-	-	1	2	-	2	3	3	3	2	3
Phos.	1	3	1	3	-	3	-	2	3	2	2	3	3	-	1	-	1	2	-	2	3	2
Puls.	2	4	1	3	2	2	1	2	2	3	1	-	-	-	1	1	2	-	-	2	3	3
Sulph.	1	3	2	-	3	2	2	2	3	2	-	-	-	1	-	-	3	-	1	2	1	2
Thuj.	-	-	2	1	3	2	-	2	1	2	-	-	-	1	1	-	2	-	-	-	-	1

SILICEA
Repertorisation englisch

Kleinstes charakteristisches Syndrom

1. Confidence, want of self.
2. Timidity. (T., appearing in public, about.)
3. Obstinate.
4. Anticipation, Ailments from.
5. Conscientious.

Nervenschwäche/Intellekt

6. Concentration difficult.
7. Dullness from mental exertion.
8. Confusion. (C., conversation agg.)
9. Prostration of mind. (... after writing.)

Abhängigkeit

10. Mildness.
11. Homesickness.
12. Magnetized, desires to be.
13. Company, desire for; alone, while, agg.

Auflehnung

14. Consolation agg.
15. Contradiction, intolerant of.
16. Irritability in children.

Gewissensangst

17. Anxiety of conscience.

Alarmzustand

18. Sensitive to slightest noise.
19. Starting from noises.

Reaktionsformen

20. Frightened easily.
21. Fright, Ailments, from. (Fear of pins. Delusions about pins).

Hysterie

22. Hysteria.

    Delusions, divided in two parts.

    D., sides, that she did not own her left.

SILICEA
Vergleichende Materia Medica

Wir möchten darauf aufmerksam machen, daß das Erscheinungsbild von *Silicea* je nach dem vorherrschenden Miasma zwischen zwei unterschiedlichen Menschentypen schwanken wird: Wenn das Tuberkulinische vorherrscht, werden wir es mit einer mageren, sehr kälteempfindlichen, schüchternen und weinerlichen Person zu tun haben, steht aber die Sykosis im Vordergrund, so wird unser Patient fett, dickbäuchig, aufgedunsen, voller Warzen, sehr reizbar, peinlich genau und eigensinnig sein.

Lycopodium

Lycopodium fehlt nur in insgesamt drei Rubriken: Heimweh (11), Wunsch, magnetisiert zu werden (12), und Gewissensangst (17). Symptome, die dieses Mittel zusätzlich charakterisieren, sind *Stolz, Hochmut* und *Selbstüberhebung* als Schutzmechanismus dieses Patienten. Er ist ständig im Angriff, während der *Silicea*-Patient sich nur verteidigt; jener ist heftig, dieser nicht. Der *Lycopodium*-Patient ist jederzeit zu Streitgesprächen bereit, von ewigem *Widerspruchsgeist* beseelt. Der *Silicea*-Patient besitzt diese Eigenschaft nicht, er *kann* jedoch wie der *Lycopodium*-Patient *keinen Widerspruch ertragen*. Der *Stolz*, die Maske, hinter der sich der *Lycopodium*-Patient versteckt, oder seine unterwürfige *Freundlichkeit*, die aber im Grunde nur seinem Egoismus dient, lassen ihn *seine Familienangehörigen ablehnen*, z. B. wenn er krank ist. Er ist zu stolz, um sich Heimweh einzugestehen, Gewissensbisse zu haben oder magnetisiert werden zu wollen.

Ignatia

Der *Ignatia*-Patient ist ein zwanghafter, hysterischer Mensch. Diese beiden Elemente entsprechen dem widersprüchlichen Bild von *Silicea*. Beim *Silicea*-Patienten ist es jedoch psychoorganisch bedingt, nicht rein funktionell wie beim *Ignatia*-Patienten. Der *Ignatia*-Patient zeichnet sich durch *die Abruptheit seiner Wechsel* und durch seine veränderlichen

Erscheinungsformen aus, durch den widersprüchlichen Charakter und die außerordentliche *Sensibilität gegenüber emotionalen Faktoren*. Die Unterdrückung der psychischen Spannungen entlädt sich aufgrund der neurovegetativen Labilität somatisch und bringt die typischen Symptome der Hysterie hervor. Er ist *empfindsam*, *unbeständig* und gerät schnell außer Fassung.

Fünf fundamentale Symptome kommen bei *Ignatia* nicht vor: der Wunsch, magnetisiert zu werden (12), die Verschlimmerung beim Alleinsein (13), welche auf das psychobiologische Defizit zurückzuführen ist, das beim *Ignatia*-Patienten fehlt, die Reizbarkeit bei Kindern (16), die Empfindlichkeit gegen Geräusche (18) und das Auffahren durch Geräusche (19). Dies alles sind Merkmale, die zeigen, in welchem Alarmzustand sich der *Silicea*-Patient befindet. Sie fehlen beim *Ignatia*-Patienten, dessen *mangelndes Selbstvertrauen* (1), wie gesagt, im Zusammenhang mit seiner emotionalen Unbeständigkeit und nicht mit einem psychoorganischen Defizit steht.

Nux vomica

Nux vomica fehlt bei allen Symptomen, die beim *Silicea*-Patienten Ausdruck seines Wunsches nach Geborgenheit und nach Rückkehr in den Mutterleib sind: Heimweh (11), Wunsch, magnetisiert zu werden (12), und Verschlimmerung seines Zustandes, wenn er allein ist (13). Die *Impulsivität* und die *Heftigkeit* des *Nux-vomica*-Patienten zeigen seine nervöse Überempfindlichkeit. Er ist *ungeduldig, hastig* und *reizbar*, seine geistigen Mängel sind Folge des ungesunden Lebenswandels und seines emotionalen Stresses. Wie beim *Ignatia*-Patienten ist das *Minderwertigkeitsgefühl* nicht durch einen geistigen Mangel bedingt, sondern Ausdruck seines seelischen Ungleichgewichts. Der *Nux-vomica*-Patient kann verbal ungeheuer aggressiv sein. Typische Leitsymptome sind *Kälteempfindlichkeit* und antiperistaltische Kontraktionen im Verdauungstrakt.

Bryonia

Der *Bryonia*-Patient besitzt ebenfalls alle Symptome des »**Kleinsten charakteristischen Syndroms**«. In der Gruppe der intellektuellen Symptome fehlt ihm nur die Stumpfheit durch geistige Anstrengung (7). Dieses Merkmal zeigt uns, mit welchem Kraftaufwand der *Silicea*-Patient seine Ziele verfolgt. Die *Schüchternheit* weist bei *Bryonia* nicht die für *Silicea* typische Eigenart auf, sich vor öffentlichen Auftritten zu fürchten. Was für den *Bryonia*-Patienten typisch ist, ist seine *Reizbarkeit*, die sich aus seiner Unfähigkeit ergibt, sich über seine körperliche Schwäche hinwegzusetzen. Dies drückt sich symbolisch in der Verschlimmerung seines Zustandes durch die geringste Bewegung aus. Er will sich bewegen, kann es aber nicht. Er ist ungestüm und fleißig, sein ganzes Denken gilt der beruflichen Tätigkeit, von der er träumt, phantasiert und schwärmt. Im Gegensatz zum *Silicea*-Patienten ist der *Bryonia*-Patient nicht mild (10), und es fehlen ihm der Wunsch, magnetisiert zu werden (12), und die Verschlimmerung seines Zustandes, wenn er allein ist (13). Dies alles sind Merkmale, die beim *Silicea*-Patienten das Bedürfnis nach Hilfe und die kindliche Abhängigkeit ausdrücken. Für den *Bryonia*-Patienten ist *Widerspruch* ein Hindernis, für den *Silicea*-Patienten bedeutet er eine Prüfung mehr, die sein mangelndes Selbstvertrauen durchstehen muß. Dieses Symptom (*Verträgt keinen Widerspruch* (15)) ist beim *Silicea*-Patienten vorwiegend psychisch und besitzt eine pseudopsorische Färbung; beim *Bryonia*-Patienten hingegen ist es biologisch mit stark sykotischen Zügen. Die Verschlimmerung des Zustandes durch Trost (14) kommt beim *Bryonia*-Patienten nicht vor.

Trotz der Gemeinsamkeit der ersten neun Symptome läßt sich daher ein wesentlicher Unterschied erkennen: Beim *Silicea*-Patienten dienen sie dem verbissenen Schutz seiner Minderwertigkeit, beim *Bryonia*-Patienten hingegen sind sie eine Rückversicherung seiner *Furcht vor der Armut und vor der Zukunft*.

Arsenicum

Charakteristisch und wesentlich für *Arsen* sind heftige *Angstanfälle, die sich vor allem zwischen zwei und drei Uhr morgens verschlimmern*. Der Patient wird von einer *großen Unruhe* gepackt, und er *verläßt fluchtartig das Bett, im Glauben, daß sein Tod kurz bevorstehe*. Die Angst, d. h. die Furcht ohne Bezug zu einem Objekt, ist beim *Arsen*-Patienten auf eine pathologische Steigerung seiner aggressiven und destruktiven Impulse zurückzuführen. Zorn mit Angst, Unruhe und Kältegefühl sind für ihn typisch. Seine übermäßige Ängstlichkeit läßt ihm keine Ruhe und treibt ihn hin und her. Seine Destruktivität entspringt seiner im Innersten durch das syphilitische Miasma zerrütteten Biologie und führt einerseits zu Furcht vor Einsamkeit und Tod, vor allem wenn er allein ist, andererseits zur Verzweiflung an der vermeintlich unmöglichen Heilung: Er ist überzeugt, daß alle therapeutischen Versuche vergebens sind. Die Aggressivität des *Arsen*-Patienten, die eng mit seiner Destruktivität verbunden ist, äußert sich durch heftige Wutanfälle, auch verbunden mit Angst, sowie durch Vorwürfe, Ironie, Blasphemie, Groll, Verachtung und bissige Kritik. Das *zwanghafte Verhalten in bezug auf Ordnung, Sauberkeit und Reinlichkeit* (5) wird, vor dem Hintergrund seiner körperlichen Pathologie, durch seine *Schuldgefühle* (17) hervorgerufen.

Arsen hat 17 der 22 aufgeführten Symptome mit *Silicea* gemeinsam. Die restlichen fünf bilden den Schlüssel für das vollkommen andersartige Wesen des *Arsen*-Patienten: Er ist im Gegensatz zum *Silicea*-Patienten *selbstsicher* (1). Die Stumpfheit durch geistige Anstrengung (7), die beim *Silicea*-Patienten dessen intellektuelle und affektive Labilität enthüllt, ist ihm fremd. Das Heimweh (11) und der Wunsch, magnetisiert zu werden (12), fehlen ihm ebenfalls. Diese beiden Symptome stehen für zwei verschiedene Zeiten, Vergangenheit und Gegenwart, zwischen denen der *Silicea*-Patient in seiner seelischen Abhängigkeit hin- und herschwankt. *Trost befriedigt* den *Arsen*-Patienten *nicht* (14), weil er ja glaubt, unheilbar zu sein. »Es geht mir gut«, antwortet er immer. Den *Silicea*-Patienten verärgert Trost, weil dieser seine Unfähigkeit offensichtlich macht. Beide Patienten haben dieselben Ängste; der *Arsen*-Patient fürchtet sich vor allem vor Einsamkeit, in der er sterben könnte, der *Silicea*-Patient vor dem Versagen. Die Ängste des *Arsen*-Patienten haben einen körperlichen Ursprung: Der Körper wird allmählich durch die Krankheit zerstört und verfault. Die Ängste des *Silicea*-Patienten wurzeln in seiner Hilflosigkeit und der Sehnsucht nach Freiheit.

Aurum

Hier treffen die gleichen Überlegungen zu, die bereits in der Differentialdiagnose von *Lycopodium* angestellt wurden. Nach Dr. Paschero ist *Aurum* zugleich das ängstlichste und zerstörerischste Mittel der syphilitischen Gruppe. Beim *Aurum*-Patienten begegnen wir der tiefsten Melancholie, die in der Pathogenese überhaupt möglich ist. Seine Destruktivität zeigt sich in Aggressivität, Wutanfällen und Empörung. Gegenüber den Schuldgefühlen, die dadurch hervorgerufen werden, erscheinen diese Verhaltensweisen jedoch psychologisch als zweitrangig. Die Schuldgefühle werden zum Ursprung aller Gefühle oder Affekte, die seine Aggressivität nach außen tragen. Dies sind: Gewissensangst, Reue, Verzweiflung bezüglich seines Seelenheils, Selbstvorwürfe und Neigung zum Selbstmord. Die Selbstzerstörung scheint der einzige Ausweg zu sein, um der Folter der gegen das eigene Ich gerichteten Aggressivität zu entkommen.

Im Vergleich zum *Silicea*-Patienten fehlt dem *Aurum*-Patienten die Erwartungsspannung (4), da er seine Minderwertigkeitsgefühle akzeptiert und deshalb den Konkurrenzkampf gar nicht erst aufnimmt. In seiner von tiefen Schuldgefühlen geprägten Hoffnungslosigkeit glaubt er, daß er seine Pflichten vernachlässigt habe und sogar von seinen Freunden verlassen worden sei, da niemand mehr Vertrauen zu ihm habe. Aus diesem Grund möchte er, obwohl er in manchen Augenblicken auch *milde* (10) sein und sogar *Heimweh* (11) verspüren kann, nicht magnetisiert werden (12) und fühlt sich auch nicht schlechter, wenn er allein ist (13). Die beiden zuletzt genannten Symptome sind beim *Silicea*-Patienten Ausdruck seines Vertrauens in andere.

Calcarea carbonica

Calcarea carbonica weist nicht in dem Maße wie *Silicea* Symptome sykotischer Kompensierung auf. Wenn der *Calcarea-carbonica*-Patient sich im Gleichgewicht befindet, ist er ruhig, ausgeglichen, wohlgenährt, selbstsicher und erfolgreich. Bei Krankheit wird er apathisch und eigensinnig. Eine emotionale Frustration kann haßerfüllte Ressentiments hervorrufen. Diese bewirken panische Ängste vor göttlicher Strafe, Gespenstern, Dunkelheit und Grausamkeit und eine besondere Sensibilität schrecklichen Dingen gegenüber. Die Ängste werden meistens im Magen empfunden.

Causticum

Der *Causticum*-Patient ist *traurig, voller ängstlicher Furcht* und *sehnt sich nach Zuneigung und Schutz*. Die Gewissenhaftigkeit (5), die beim *Silicea*-

Patienten den energischen Selbstbehauptungswillen ausdrückt, fehlt bei ihm. *Hoffnungslos*, in Erwartung des Unheils, das ihm auflauern könnte, unternimmt er keine Versuche, seine *Minderwertigkeitsgefühle* vor der Umgebung zu verbergen oder in Schutz zu nehmen. So wehrt er sich weder gegen Trost (14), Widerspruch (15) oder Einsamkeit (13), noch besteht bei ihm der Wunsch, magnetisiert zu werden (12). Seine Aggressivität zeigt sich in seinem *Widersprechen* und in seiner *Streitsucht*, also in zwei Merkmalen, die beim *Silicea*-Patienten fehlen. *Kummer macht ihn krank,* und *er identifiziert sich mit dem Schmerz anderer*, weil er im Grunde wünscht, ebenso verständnisvoll wie diese behandelt zu werden. Es ist, als wollte er sagen: »Hab doch Erbarmen mit mir, siehst Du nicht, daß ich ein armer Teufel bin.« Er ist der typische *gefühlsmäßige Erpresser*. *Lähmungserscheinungen* und *Muskelkrämpfe* sind der somatische Ausdruck seiner *Minderwertigkeitsgefühle* und seiner *Aggressivität*. *Geistige Erschöpfung* und Verständnisschwierigkeiten sind allgemein und nicht wie beim *Silicea*-Patienten spezifisch auf geistige Arbeit bezogen. Der *Silicea*-Patient verschleißt seine ganzen Kräfte aus Lampenfieber und in der Erwartungsangst, daß er nicht fähig sei, sein Ziel zu erreichen.

China

(Vergleiche die allgemeine Skizzierung von *China* in der Differentialdiagnose von **Lycopodium**)
Die *Erwartungsspannung* (4) bei *Silicea* drückt den permanenten Angstzustand aus, in dem sich dieser Patient in seiner konstanten Suche nach Selbstbestätigung und persönlichem Ansehen befindet. Beim *China*-Patienten hingegen ist die Erwartungsspannung nicht so ausgeprägt, und seine *Minderwertigkeit* (1) ist vor allem biologisch, körperlich bedingt. Er ist, wie wir bereits gesehen haben, eine apathische, hypochondrisch veranlagte und unsensible Person, die ihre eigenen Fehler auf andere projiziert. Kritik, Verachtung, Stolz und ständige Vorwürfe sind die Ausdrucksweisen seiner gesteigerten Aggressivität. Sie kann in der Wahnidee gipfeln, verfolgt zu werden. Er fühlt sich dann von niemandem mehr geliebt, von allen verlassen und ausgenützt.

Von den Symptomen des **Intellekts** teilt er mit dem *Silicea*-Patienten die *Konzentrationsschwierigkeiten* (6), die seiner Schwäche und *geistigen Verwirrung* (7) zuzuschreiben sind. Er verfällt oft in diese geistige Verwirrung, in fiebrigen Vorstellungen, die seine Phantasie mit Luftschlössern füllen und ihn von jeglicher Realität entfernen.

Zusammenfassend kann man sagen, daß sich diese beiden Mittel in ihrem Wesen vollkommen voneinander unterscheiden: Während der *Silicea*-Patient in *schüchterner* (2), stiller und *hartnäckiger* (3) Rückversicherung seines *geringen Selbstvertrauens* (1) versucht, sich in seine Umgebung, in die Gesellschaft zu integrieren, wirft der *China*-Patient mit verächtlichem Stolz der Welt seine eigenen Fehler vor.

Hyoscyamus

(Vergleiche die allgemeine Skizzierung von *Hyoscyamus* in der Differentialdiagnose von **Lycopodium**)
Vergleichbar wie bei *China* ist auch bei *Hyoscyamus*, im Unterschied zu *Silicea*, die *Erwartungsspannung* (4) nicht sehr charakteristisch. Wir haben bereits festgestellt, daß der *Hyoscyamus*-Patient eine hysterische, leicht erregbare, sensible, äußerst eifersüchtige und mißtrauische Person ist. Sein *Mangel an Selbstvertrauen* (1) und seine *Schüchternheit* (2) rühren von einem Zustand der *Verwirrung* (8) und der Wirklichkeitsferne her. Der *Eigensinn* (3) und die *Gewissenhaftigkeit in Kleinigkeiten* (5) kompensieren hier nicht die Unsicherheit, sondern sind Folgen seines Stolzes und Widerspruchsgeistes, die ihn von der Realität entfernen. Wie beim *China*-Patienten fehlt bei ihm auch das Abstumpfen bei geistiger Anstrengung (7). Außer dem *Heimweh* (11), das er infolge seiner Realitätsentfremdung wie eine Sehnsucht erlebt (nämlich als den Wunsch, nach Hause zurückzukehren), fehlen beim *Hyoscyamus*-Patienten die meisten anderen Symptome, die beim *Silicea*-Patienten das Anlehnungsbedürfnis, den Drang nach Selbstbehauptung, die ständige Wachsamkeit, die Aggressivität und die Angstzustände widerspiegeln.

Natrium carbonicum

Von den Symptomen des »**Kleinsten charakteristischen Syndroms**« fehlt beim *Natrium-carbonicum*-Patienten der Eigensinn (3), der beim *Silicea*-Patienten den eisernen Willen ausdrückt, trotz der psychobiologischen Labilität sein Ziel zu erreichen. Im Gegensatz hierzu ist für den

Natrium-carbonicum-Patienten der biologische Verfall, ohne Reaktionsfähigkeit, charakteristisch. Die *Schüchternheit* (2) überwiegt die *Erwartungsspannung* (4). Er ist sehr *gewissenhaft* (5) und fleißig; sein *Zustand bessert sich, wenn er beschäftigt ist*. Diese Eigenschaften werden aber von seiner *Unfähigkeit, Denkanstrengungen zu unternehmen*, überschattet (6, 7, 8, 9). Bei jeglichem Versuch dazu verschlimmert sich sein Zustand: Er stumpft ab, wird verwirrt und bekommt Schwindelanfälle. In diesem Zustand wird er sehr traurig, nachtragend und fühlt sich verlassen. Er flieht vor den Menschen, sogar vor denen, die ihm nahestehen; er meidet jeden Blick. Wenn er allein ist, fühlt er sich besser, obwohl er Angst vor der Einsamkeit hat.

Das Fehlen von Heimweh (11) deutet auf seine Hoffnungslosigkeit hin. Sein *Wunsch, magnetisiert zu werden* (12), und seine Sensibilität gegenüber Musik stehen in Verbindung mit seiner Sehnsucht nach höherem, spirituellem Verständnis.

All dies steht im Zusammenhang mit seiner körperlichen Schwäche, der biologischen Degeneration, ebenso auch seine *Schreckhaftigkeit* (20, 21) und sein *Auffahren bei Geräuschen* (19). Er zittert vor Schmerzen.

Phosphorus

Furcht, Müdigkeit und Überempfindlichkeit bilden die für den *Phosphor*-Patienten typische Triade. Die *Minderwertigkeitsgefühle* (1) und die *Schüchternheit* (2) werden viel stärker durch seine Überempfindlichkeit als durch ein psychisches Defizit verursacht. Deshalb braucht er weder gewissenhaft zu sein (5), um sich sicher zu fühlen, noch erschöpft ihn geistige Anstrengung (9). Er ist sehr gefühlvoll und sehnt sich nach Liebkosung. Er weist deshalb auch Trost nicht ab (14). Der sykotisch-aggressive Abwehrmechanismus der Reizbarkeit kommt bei *Phosphor*-Kindern nicht vor (16), ebenso fehlen Alarmmechanismen wie das Auffahren bei Geräuschen (19). Die Empfindlichkeit auch gegen geringste Geräusche ist Ausdruck seiner allgemeinen Überempfindlichkeit.

Pulsatilla

Der *Pulsatilla*-Patient ist zerbrechlich und schwach wie die Pflanze dieser Arznei. Er akzeptiert seine Unfähigkeit und versucht trotz seiner

Furcht die Zuneigung und Unterstützung der anderen zu gewinnen. Er hat das Bedürfnis, geliebt und angenommen zu werden, und setzt deshalb seine ganze Energie daran, Sicherheit zu erlangen. Er zeigt sich selbstlos, fügsam und ordnet sich unter. Für ihn sind Güte, Liebe und Bescheidenheit wirkliche Werte. Er hat kein Bedürfnis, magnetisiert zu werden (12), sondern wünscht sich wirkliche Liebkosung. In der Rubrik der Verschlimmerung beim Alleinsein (13) fehlt *Pulsatilla*; der Patient hütet sich, diejenigen, die er liebt und von denen er abhängt, mit seinen Beschwerden zu behelligen. Durch Trost bessert sich sein Zustand. Der *Pulsatilla*-Patient hat die Tendenz, sich zu unterwerfen, und wird auch bei *Widerspruch* (15) nicht wirklich böse. Außerdem fehlen ihm die Empfindlichkeit gegen die geringsten Geräusche (18) und das Auffahren bei Geräuschen (19).

Schüchtern, *umständlich, sanft* und *gut*, sind diese Patienten der Liebling ihrer Mutter.

Sulphur

(Vergleiche die allgemeine Skizzierung von *Sulphur* in der Differentialdiagnose von **Lycopodium**)
Sulphur stimmt in vier Symptomen des »**Kleinsten charakteristischen Syndroms**« mit *Silicea* überein, es fehlt nur die Erwartungsspannung (4). Wie wir bereits ausgeführt haben, betrachtet er die Welt aus seinem Elfenbeinturm, damit ihm nichts zu nahe kommt. Selbstgenügsam und stolz läßt er sich auf nichts ein. Mit abgehobener Glashausphilosophie, völlig unberührt und voller Egoismus und Optimismus belegt er die Welt mit ironischer Kritik. Seine Apathie und seine neurozirkulatorische Schwäche bedingen die Symptome des »Kleinsten charakteristischen Syndroms« und erklären auch seine intellektuelle Labilität. Seine *Freundlichkeit* (10) zeigt sich in dem Lächeln, mit dem er seinen eigentümlichen Lebensstil bewältigt. Die *Gewissensangst* (17) stellt eine Reaktion des Gewissens auf seinen Egoismus dar. Das Repertorium zeigt uns zwei interessante Formen des Schuldgefühls des *Sulphur*-Patienten: die Angst um andere (Anxiety, others, for: 2) und um die Freunde zu Hause (A., friends at home, about: 2). Das Fehlen aller anderen Symptome unterscheidet ihn deutlich vom *Silicea*-Patienten.

Baryta carbonica

Der *Baryta-carbonica*-Patient ist mit seinem geistigen Defizit am weitesten von *Silicea* entfernt. Seine Schüchternheit und seine Distanzierung von den Menschen sind eine Folge seines geringen Selbstvertrauens, seiner tiefgreifenden Schwäche. Seine Gewissenhaftigkeit ist eher kindlicher Natur als ein wirklicher Versuch der Kompensation, denn hierzu fehlen ihm die sykotischen Aspekte, und seine Ängste sind eine Folge seiner mangelnden Leistungsfähigkeit.

Kalium carbonicum

Der *Kalium-carbonicum*-Patient ist schlecht gelaunt und bei allem ungeduldig und unzufrieden, sogar mit sich selbst. Er befindet sich ständig im Widerstreit mit sich selbst, und sein Gemütszustand ist sehr wechselhaft. Seine Unzufriedenheit resultiert aus der inneren Rebellion gegen das tiefgreifende Gefühl von intellektueller Schwäche, die ihn für den Lebenskampf unfähig und von den anderen abhängig macht. Er lehnt sich dagegen auf und schwankt zwischen den gegensätzlichen Polen hin und her: Abhängigkeit und Auflehnung, ängstliche Besorgnis und Reizbarkeit, Furcht und Zorn.

Im »**Kleinsten charakteristischen Syndrom**« fehlt beim *Kalium-carbonicum*-Patienten die Gewissenhaftigkeit (5), die beim *Silicea*-Patienten den Wunsch nach Selbstbestätigung ausdrückt und den Mechanismus der Rückversicherung charakterisiert. Bei den Symptomen, die den **Intellekt** betreffen, fehlt ihm die Stumpfheit durch geistige Anstrengung (7), die beim *Silicea*-Patienten die Kompromißlosigkeit und die emotionale Teilnahmslosigkeit zum Ausdruck bringt.

Von den Symptomen, die **Abhängigkeit** ausdrücken, fehlen beim *Kalium-carbonicum*-Patienten das Heimweh (11) und der Wunsch, magnetisiert zu werden (12), die der *Milde* (10) des *Silicea*-Patienten die Bedeutung von kindlicher Annäherung an jegliche Vaterfigur verleihen. Obwohl die Angst vor der Einsamkeit eines der charakteristischsten Merkmale des *Kalium-carbonicum*-Patienten ist, weist er, im Gegensatz zum *Silicea*-Patienten, alle, die ihm helfen wollen, heftig zurück. Er wird so Opfer seiner Auflehnung und Verbitterung. Jedoch ist die *Verschlimmerung durch Trost* oder auch die *Zurückweisung von Trost* (14) bei *Silicea* noch ausgeprägter als bei *Kalium carbonicum*, denn der *Kalium-carbonicum*-Patient fühlt sich durch Trost eingeengt und in Ketten gelegt, der *Silicea*-Patient hingegen fühlt sich erniedrigt; aus diesem Grund toleriert er auch keinen Widerspruch (15). Beim *Kalium-carbonicum*-Patienten fehlt dieses Symptom, vielleicht weil er Angst hat, verlassen zu werden.

Der *Kalium-carbonicum*-Patient fährt bei Geräuschen ebenso auf wie der *Silicea*-Patient, besonders jedoch bei Berührung. Der *Silicea*-Patient projiziert seine Furcht auf spitze Gegenstände; der *Kalium-carbonicum*-Patient fühlt die Furcht vom Magen aufsteigen. Beim *Silicea*-Patienten erklärt sich seine Gewissensangst (17) durch die inneren Gegensätze: Fügsamkeit und Feindseligkeit, Abhängigkeit und Auflehnung. Der *Kalium-carbonicum*-Patient hingegen befreit sich von Schuldgefühlen und gibt seiner Aggressivität durch *Widersprechen* und *Eigensinn* (3) sowie durch *Nichtbeachtung gesellschaftlicher Normen* Ausdruck.

Natrium muriaticum

Die Beklommenheit und Ängstlichkeit des *Natrium-muriaticum*-Patienten entsteht grundsätzlich aus der *Unfähigkeit, seine Aggressivität freizusetzen und ihr Ausdruck zu verleihen.* Die emotionale Frustration erzeugt bei ihm Groll auf dem Hintergrund von Gereiztheit und Gleichgültigkeit. Dieser Groll fehlt beim *Silicea*-Patienten. Das Minderwertigkeitsgefühl des *Natrium-muriaticum*-Patienten hat psychische Ursachen und wird nicht durch die beim *Silicea*-Patienten beschriebenen Formen ausgeglichen. Das ausgeprägte Bedürfnis nach Salz und Wasser ist ebenso wie der gestörte Metabolismus körperlicher Ausdruck einer instinktiven Sehnsucht nach mütterlicher Liebe. Die Erfahrung von enttäuschter Liebe (Ailments, love, disappointed, from) steht im Zusammenhang mit der *Suche nach der nicht realisierbaren Liebe*.

Thuja

Der *Thuja*-Patient leidet weder an mangelndem Selbstvertrauen (1) noch an Schüchternheit (2), welche beim *Silicea*-Patienten offensichtlich den Kern seiner Unsicherheit bilden. Eine ausgeprägte Hypertrophie des Ichbewußtseins, Schuldgefühle und Aggressivität charakterisieren dieses

Hauptmittel der Sykosis. Der *Thuja*-Patient ist intelligent, hat jedoch kein gutes Erinnerungsvermögen und ist mißtrauisch. Seine Vergnügungssucht verschafft ihm Gewissenskonflikte. Von daher bilden Aggressivität und Schuldgefühle auf dem Boden geistiger Abstumpfung die tragenden Säulen der geistigen Symptome beim *Thuja*-Patienten. Die fehlende Abstumpfung bei geistiger Anstrengung (7) bezeugt, daß bei ihm *keine Denkschwierigkeiten* vorliegen, sondern daß vielmehr *Verständnisschwierigkeiten* im transzendenten Sinne für dieses Mittel charakteristisch sind.

Außer seiner *einstudierten Liebenswürdigkeit* (10) hat der *Thuja*-Patient als typischer Sykotiker nicht die Symptome, die bei einer engen gefühlsmäßigen Beziehung zur eigenen Gegenwart oder Vergangenheit wichtig sind (11, 12 und 13). Ihn *verärgert Trost* (14), weil er sich dadurch bloßgestellt fühlt; *Widerspruch toleriert er nicht* (15), weil dieser seine Erfolge strittig macht. Beim *Silicea*-Patienten verschlimmert der Trost seinen Zustand, weil er ihn als herabsetzend empfindet; Widerspruch toleriert er nicht, weil dieser seine Zweifel verstärkt.

Beim *Thuja*-Patienten entstehen die *Gewissensbisse* (17) im Zusammenhang mit seinem perversen Verhalten. Beim *Silicea*-Patienten sind sie Folge der Unterdrückung seiner Aggressivität im Prozeß der Freiheitssuche. Diese Suche ruft bei ihm Angst hervor, er selbst zu sein, wie es die Alarmsymptome ausdrücken (18 bis 21). Der *Thuja*-Patient hingegen hat Angst, bloßgestellt zu werden und daß man ihm zu nahe kommen oder ihn gar berühren könnte.

THUJA OCCIDENTALIS
Beschreibung

Die Sykose ruft eine Störung der Gefühlsempfindungen hervor, die die transzendente Entwicklung des Menschen vom Egoismus (Ich) zum Altruismus (Wir) blockiert und sich der Richtung der Heilung nach Herings Regel widersetzt.

Gathak stellt fest, daß das psychische Hauptmerkmal der Sykose das »Zurückhalten« ist: die Neigung, »aus allem ein Geheimnis zu machen«, seine Gedanken für sich zu behalten. Die Gefühlswelt des Sykotikers ist gestört. So ordnet er seine ganze Intelligenz dem Instinkt unter. Er ist sich seiner inneren Unordnung bewußt und unterdrückt jede Äußerung, die seinem persönlichen Ziel schaden könnte. Er wird mißtrauisch, da er immer bereit ist, in anderen das zu sehen, was er von sich selber weiß. Er ist unfähig zu lieben; so glaubt er auch, daß andere ihn nicht lieben können. Er fürchtet, hintergangen oder enttäuscht zu werden. Er mißtraut Freunden und Geschäftspartnern. Auch wechselt er verschiedentlich den Arzt, da er *ihm nicht trauen kann* (*Thuja* hat das Symptom SUSPICIOUS: 2).

Der andere grundlegende Aspekt der sykotischen Persönlichkeit des *Thuja*-Patienten ist die *Verwirrung mit Gedächtnisschwäche* und die *Unfähigkeit, zu sprechen oder schnell zu verstehen* (DULLNESS, sluggishness, difficulty of thinking and comprehending: 2) - wobei »Verstehen« nicht nur bedeutet, verstandesmäßig etwas aufnehmen zu können, sondern auch die Fähigkeit beinhaltet, im Laufe des Lebens das höchste und einzige Ziel der Existenz wahrzunehmen.

Ein Philosoph äußerte einmal: »Der Vorgang, etwas zu verstehen oder zu erfassen, geschieht nicht nur mit dem Gehirn, sondern vollzieht sich auch in einem Teil des Menschen, in dem die Beziehung zwischen Symbol und Symbolisiertem hergestellt wird. Es handelt sich um die Gefilde der geistigen Betrachtung, in denen Gott uns mit der Wahrheit, der Schönheit und der Liebe erleuchten kann. Diese Rationalität bedarf der menschlichen Entwicklung, damit der Verstand, der an sich so eng an die inkarnierte Form des Menschen gebunden ist, die Grundlage für das transzendente Leben der geistigen Welt darstellt.«

Der Mangel an diesem »Verstehen« zwingt den *Thuja*-Patienten, die Welt auf analytische Weise zu erfassen, da er unfähig ist, sie gefühlsmäßig zu begreifen. Dieses andauernde und wiederholte Analysieren voller Zweifel ruft das Bild einer Zwangsneurose hervor.

Das *Thuja*-Kind versucht, rational zu erfassen, was es gefühlsmäßig nicht nachvollziehen kann. Seine ständigen Fragen nach dem Warum werden zum Zwang. Beim Erwachsenen führt das zu einem regelrechten *religiösen Fanatismus* (RELIGIOUS affection, fanatism: 1). Das *Thuja*-Kind ist unfähig, hinter den Erziehungszwängen seitens der Eltern auch Zuneigung zu verspüren. Es lebt im Zwiespalt zwischen seinen Wünschen und dem ihm von seiner Umgebung gebotenen Einhalt. Als Reaktion entwikkelt es eine heftige Aggressivität, die es auf zwanghafte, destruktive Ideen verlagert. Diese sollen wiederum neutralisiert werden, z. B. durch wiederholtes Überprüfen, ob die Tür geschlossen oder der Gashahn richtig zugedreht ist, d. h. durch zwanghafte Rituale bei jeder Handlung oder Entscheidung.

Durch die Unterdrückung seiner Aggressivität entsteht beim *Thuja*-Patienten der Mangel an Selbstvertrauen. Außerdem entwickeln sich dadurch bei ihm Gedächtnismangel und Unfähigkeit, das Wesen der Dinge zu erfassen. Das Ergebnis ist eine *zwanghafte* und strikte *Überprüfung* jeder Handlung (CONSCIENTIOUS about trifles: 2). Hierbei handelt es sich um die Angst, ebensowenig von anderen verstanden zu werden, wie er sich selber versteht.

Die Ansprüche einer Umgebung, deren Gefühlsregungen der *Thuja*-Patient nicht zu verstehen vermag, führen bei ihm zu jener reaktiven Feindseligkeit, die das Gleichgewicht der Lebenskraft bei einem sykotisch erkrankten Menschen durcheinanderbringt. Diese Feindseligkeit ruft einen Alarm- oder Angstzustand hervor, der ihn Tag und Nacht plagt. Es ist die »Stimme des Gewissens«, die auf die gebende Liebe hinweist und in ihm *Schuldgefühle erweckt, als hätte er ein Verbrechen begangen* (ANXIETY of conscience, as if guilty of a crime: 2).

Diese primäre Dichotomie zwischen dem, was die triebhaften Impulse des Patienten fordern, und dem, was sein mahnendes Gewissen verlangt, spiegelt sich in den typischen Modalitäten von *Thuja* wider. Verschaffen wir uns einen Überblick über die psychischen Reaktionen, die für *Thuja* charakteristisch sind, so können wir die pathogenetischen Symptome verstehen und ihren Sinn erkennen. Sie stellen eine konkrete biologische Reaktionsmodalität dar.

Der *Thuja*-Patient ist unfähig, anderen gegenüber Zuneigung zu zeigen. Fast alle seine Wahnideen sind verzerrte Wahrnehmungen, und seine Empfindungen sind ohne jeglichen Zusammenhang mit der Umwelt. Aus diesem Grunde drückt sich der oben erwähnte Zwiespalt in dem *Gefühl* aus, *in zwei Teile geteilt zu sein* (DELUSIONS, divided into two parts: 1). Er *kann nicht sagen, welchen Teil er beim Erwachen besitzt* (D., divided into two parts, which part he had possession on waking, and could not tell of: 1; SR).

Der *Thuja*-Patient leidet unter dem Gefühl, daß die Seele vom Körper getrennt ist, oder unter der Angst, daß *sein Körper zu klein für die Seele sein könnte* (D., soul, fancied body was too small for or separated from: 1).

Diesen Zustand kann man bei asthmatischen Anfällen beobachten, in Begleitung von Brustschmerzen, schmerzhaften Blutwallungen und Erstickung. Diese Wahnvorstellungen können zum *Zwang* werden (THOUGHTS, persistent: 2, thinks mind and body are separated: 1).

Der Einfluß des sykotischen Miasmas zeigt sich beim *Thuja*-Patienten in dem *Gefühl, doppelt zu sein* (DELUSIONS, double, of being: 1), und in der sich daraus ergebenden *Verwirrung in bezug auf die eigene Identität* (D., identity, errors, personal: 1).

Der *Thuja*-Patient hat eigenartige Gefühle im Bauchbereich, und wie der *Lycopodium*-Patient, so *empfindet* auch er *seine Angst und Furcht im Magen* (FEAR, arising from stomach: 1). Er *glaubt, daß Tiere in seinem Abdomen sind* (DELUSIONS, animals are in abdomen: 2; SR), und die *Thuja*-Patientin fühlt *Bewegung in ihrem Bauch wie die Faust eines Foetus* (ABDOMEN, movements in, fist of a foetus, like: 3) oder *glaubt, schwanger zu sein* (DELUSIONS, pregnant, thought herself: 1).

Der *Thuja*-Patient ist sich der Störung seiner Gefühle bewußt und versucht sie zu verbergen. Daraus entwickelt sich das *Gefühl*, verwundbar, *zerbrechlich zu sein* (D., brittle, is: 1; SR) und *daß sein Körper sehr zart sei* (D., body, delicate: 2; SR).

Der Patient kann sogar *glauben, ganz aus Glas zu sein* (D., glass, that she is made of: 1; SR), und aus Angst, zu zerbrechen, *fürchtet er die Annäherung anderer* (FEAR, approaching him, of others: 2) oder *will nicht angefaßt werden* (TOUCHED, aversion to being: 2). Dieses Symptom ist bei geisteskranken *Thuja*-Patienten zu beobachten, die sich unter keinen Umständen anfassen lassen (INSANITY, touched, will not be: 2; SR). Dieses Gefühl der Zerbrechlichkeit wird auch unterstützt durch die *Empfindung, sehr dünn zu sein* (DELUSIONS, thin, is: 1; SR), *stark abgenommen zu haben* (D., emaciation, of: 2; SR) und *leichter als Luft zu sein* (D., lighter than air: 1).

Andererseits leidet der *Thuja*-Patient aber unter Stumpfheit, ebenso an körperlicher Trägheit, Steifheit und Ungeschicklichkeit. Dieser Zustand kann auch das entgegengesetzte Symptom hervorrufen: das *Gefühl, sehr schwer* (D., heavy, is: 1) oder *hart, wie aus Stein gemacht, zu sein* (D., building stones, appearance of: 1; SR), was wiederum auf die Polarität der pathogenetischen Symptomatologie hinweist.

Wie schon erwähnt, plagt den *Thuja*-Patienten die Gewissensangst, als ob er ein Verbrechen begangen hätte. Sie ruft in ihm die zaudernde Haltung zwischen Gut und Böse hervor. Dadurch entstehen Zweifel an seiner Aufgabe; er *glaubt, Unrecht begangen zu haben* (D., wrong, fancies he has done: 1). Er *sieht Bilder und Phantome, vorwiegend nachts* (D., images, phantoms, sees: 2, at night: 2) und *wenn er die Augen schließt* (D., images, phantoms, sees, closing the eyes, on: 2). Die Schuld wächst in ihm wie eine bösartige Kraft, die von außen kommt. Diese Kraft ist *übermenschlich* (D., superhuman control, under, is: 2) und beherrscht ihn. Hieran erkennt man erneut die Persönlichkeitsspaltung, die beim *Thuja*-Patienten in vielen Symptomen zum Ausdruck kommt. Er *glaubt, Fremde seien in seinem Zimmer* - und damit (im übertragenen Sinne) auch in seinem Inneren (D., strangers seem to be in the room: 2), und er *glaubt, sie zu sehen* (D., strangers, he sees: 2). Er *spricht mit abwesenden Personen* (D., converses with absent people: 1) und *hört, wie er gerufen wird* (D., calls, someone: 1). Dann gerät er in einen Zustand von *Furcht, die vom Magen aufsteigt* (FEAR, arising from stomach: 1). Er fürchtet sich vor einem eingebildeten Verbrechen, das ihn zum Kriminellen macht.

Ist der Versuch, seine neurotischen Konflikte zu bewältigen, gescheitert, so *fürchtet* der *Thuja*-Patient sich vor der Umwelt, da er sich bloßgestellt fühlt. Er *fürchtet sich vor Fremden* (F., of strangers: 2), *vor jeglicher Annäherung* (F., approaching him, of others: 2) oder *Berührung* (INSANITY, touched, will not be: 2). Er *glaubt, bald sterben zu müssen* (DELUSIONS, die, time has come to: 1) oder *fast gestorben zu sein* (D., die, thought he was about to: 2), *daß ihn eine schlimme Krankheit befallen werde* (FEAR of impending disease: 1) oder er *kurz vor einer Apoplexie steh*e (F., apoplexy, of: 1).

Wir haben versucht, die wahnhafte Art und Weise, wie der *Thuja*-Patient seine Umwelt erlebt, möglichst genau nachzuvollziehen. Daraus ersieht man, daß es sich nicht um eine zufällige Aneinanderreihung einzelner Wahnideen handelt, sondern daß der psychobiologische Inhalt dieser Wahnideen eine tiefere Bedeutung birgt. In diesem Zusammenhang braucht man nur eine dieser Wahnideen etwas genauer zu analysieren, z. B. das Gefühl, unter übermenschlicher Kontrolle zu stehen. Dies veranschaulicht die sykotische Modalität seiner Vorstellung, der Sohn Gottes, der Auserwählte, der Allmächtige zu sein, und ebenso seines Versuchs, der eigenen Verantwortung zu entgehen, indem er behauptet: »Ich bin nicht der, der handelt, sondern es ist jener, der mich dazu zwingt.«

Hier erkennt man deutlich die Grundzüge der Sykose: einerseits den übersteigerten Egoismus und andererseits die Verbergungstendenzen. Am Ende aber unterstellt sich der *Thuja*-Patient wieder dieser Macht, von der er sich lossprechen wollte, in der Manie oder dem zwanghaften religiösen Bedürfnis, seine Seele zu retten.

Der erste - unbewußte und unfreiwillige - Prüfer von *Thuja* war ein von Hahnemann beobachteter Pfarrer. Dieser litt an einer katarrhalischen Urethritis, von der er sich alsbald erholte, als er auf Hahnemanns Rat hin das Kauen dünner Ästchen des Lebensbaums, der seinen Garten schmückte, unterließ.

Anfänglich erwähnten wir schon, daß der *Thuja*-Patient das zwanghafte Bedürfnis hat, das Geheimnis seiner Existenz analytisch zu erfassen, da er es gefühlsmäßig nicht vermag. Diese Gefühlsarmut ruft, aufgrund der Frustration seiner impulsiven Ansprüche, eine ausgesprochene Feindseligkeit der Welt gegenüber hervor. Demzufolge wird er sich erst recht verstecken, um sein eigenes Bild aufrechtzuerhalten.

Sobald man mit der Analyse der Rubriken irgendeines Mittels im Repertorium beginnt, erkennt man die symptomatologische Einheit, die das Mittel darstellt. Diese ist so einfach nicht aus der Materia Medica zu entnehmen. In der Praxis kann aber eine nur additive Aufnahme von Symptomen zu Fehlern verleiten, vor denen schon Kent gewarnt hat. Das Repertorium ist uns zwar eine große Hilfe, wir müssen aber trotzdem immer auf die Materia Medica zurückgreifen. Betrachten wir das Kentsche Repertorium, so stellen wir fest, daß der *Thuja*-Patient eine scheinbar geringe Anzahl an Geistes- und Gemütssymptomen aufweist. Lassen wir uns aber durch spektakuläre Symptome verblenden, die den Hintergrund des Falles eher vertuschen, so kann uns bei einer solchen mechanischen Repertorisierung die Indikation des Mittels verlorengehen. Das Verhalten unseres Patienten, welches seine Persönlichkeit widerspiegelt, wird uns jedoch helfen, die in der Anamnese aufgenommenen Symptome zu legitimieren.

Oftmals werden wir gleich am Anfang auf das Gesicht eines Patienten aufmerksam, da es einen ersten Hinweis auf das Mittel geben kann. Bei *Thuja* ist die Gesichtshaut fettig und glänzend, als wäre sie mit Vaseline eingerieben. Das Gesicht ist übersät von Akne und Mitessern, die sich vorwiegend auf die hervortretenden Nasalfalten verteilen. Auf den fettigen Wangen befinden sich Mitesser, Gerstenkörner und Warzen ebenso wie erythematozyanotische Teleangiektasen, die sich auf Stirn und Nasenwurzel ekzemartig verbreiten. Das Augenbrauenende fehlt.

Außerdem weist der Patient Orangenhaut auf sowie Rhinophym und längsgestreifte Lippenfalten mit einer weißlichen Verfärbung, als hätte er Milch getrunken. Der Schweiß ist scharf und riecht süßlich wie nach Honig oder nach starkem Knoblauch. Von den Genitalien kommt ein scharfer, intensiver, süßlicher Geruch nach verbranntem Horn oder Schwamm.

Thuja-Kinder sind unruhig, widerspenstig, dickleibig, groß und stark. Sie verteidigen andere, sind disziplinlos, lassen sich leicht zu etwas hinreißen, und es mangelt ihnen an geistiger, intellektueller und affektiver Anpassung. Sie scheinen über Ermahnungen zu lachen und sind belustigt, wenn die verzweifelten Eltern dem Arzt ihre Ängste schildern. Das Benehmen des Kindes ist *chaotisch*, seine Eingliederung in die Schule erweist sich als äußerst schwierig (CHAOTIC: 2).

Im Gegensatz zum Kind ist der erwachsene *Thuja*-Patient eher ein zurückhaltender und in seiner Spontaneität gehemmter Mensch. Man kann nie wissen, was er denkt. Die anfangs erwähnte *Unruhe* (RESTLESSNESS: 2) drückt sich in einem *Arbeitszwang* aus (OCCUPATION amel.: 1). Er fühlt sich besser, wenn er sich beschäftigt, irgendetwas tut, seine innere Angst nach außen projizieren kann. Ebenso wie der *Nux-vomica-*, der *Lycopodium-* und der *Sulphur*-Patient geht auch der relativ ausgeglichene *Thuja*-Patient vollkommen in seiner Arbeit auf. Er nimmt seine Tätigkeit mit innerem Ansporn und voller Verantwortung auf. Er kann *nett* (MILDNESS: 2), fröhlich und zufrieden sein, vor allem *nachmittags*, wenn seine morgendliche Verstimmung nachläßt (CHEERFUL, afternoon: 1). Als Chef ist er selbständig, selbstsicher, sehr intelligent, leidet aber unter Gedächtnismangel. Sein Minderwertigkeitsgefühl liegt nicht wie beim *Lycopodium-*, *Pulsatilla-* oder *Silicea*-Patienten auf der Gefühlsebene, sondern hängt mit dem Körperlichen zusammen, liegt also gewissermaßen am Instrument, gleichsam wie bei einem Pianisten, der sich nicht vor dem Publikum, sondern vor der Tastatur fürchtet.

Um nichts zu vergessen, *ordnet* der *Thuja*-Patient *auf einer Liste seinen Tagesablauf bis ins letzte Detail* (CONSCIENTIOUS about trifles: 2). Er ist *zornig* (ANGER: 2), *ärgert sich bei Widerspruch* (A., ailments, contradiction, from: 2) und *duldet ihn nicht* (CONTRADICTION, intolerant of: 2). Diese

Intoleranz ist verständlich, da jeder Widerspruch sein vorgefaßtes Schema durcheinanderbringen kann. Demnach *verwirrt ihn alles Neue und Außerplanmäßige* (ANTICIPATION: 1). Da er mit allen Mitteln seinen inneren Konflikt zwischen Aggressivität und Schuld verbergen muß, ist er ständig *gereizt* (IRRITABILITY: 3). Aufgrund seiner verzerrten und unterentwickelten Gefühle liegt seine Hauptschwierigkeit darin, das transzendente Ziel des Menschseins wirklich zu erfassen. Für ihn stellt die Beziehung seines Ichs zur Umwelt einen andauernden Schock dar. Scheitert die intelligente Handhabung seiner eigenen Bedürfnisse, so tritt Aggressivität an deren Stelle. Was er nicht mit List erreichen kann, wird er durch *Streit* zu erreichen versuchen (QUARRELSOME: 2). Er wird einen detailliert analysierten Plan verfolgen, auch wenn dieser nur *Widersetzung* (CONTRARY: 2) und *Eigensinn* (OBSTINATION: 2) anderen gegenüber beinhaltet. Dies kann bis zur *Mißachtung der gesellschaftlichen Normen* führen (UNOBSERVING: 2).

Bei *Thuja*-Patienten finden wir eine starke Anpassung an die Routine und eine Unfähigkeit, sich auf Änderungen einzustellen (im Gegensatz zu der für *Tuberkulinum* typischen schnellen Aufnahmefähigkeit und Wechselhaftigkeit). Dies rechtfertigt, *Thuja* in die Rubrik: *Fanatismus* (FANATISM: 2; SR) aufzunehmen, welche den leidenschaftlichen Einsatz für eine bestimmte vorgefaßte Idee und die voreingenommene Verteidigung derselben beinhaltet.

Da der *Thuja*-Patient noch eine starke Lebenskraft besitzt, strengt er sich an, um die Trägheit und Hemmung auszugleichen. Er gerät dann in *Aufregung* (EXCITEMENT: 2), besonders *nachts beim Erwachen* (E., night, waking, on: 1). Eine ähnliche Empfindung hat die *Thuja*-Frau *vor den Menses* (E. before menses: 1). In diesem Erregungszustand stürzt sich der *Thuja*-Patient in eine *fieberhafte Aktivität*. Er ist ständig *in Eile* (HURRY: 2), *in seinen Gedanken, in seinen Bewegungen, in seiner Arbeit* (H., mental work, in: 2) *und in seinem Gang*. Ebenso wie der *Medorrhinum*-Patient (dem die Zeit zu langsam vergeht) hat auch er eine verfälschte Wahrnehmung der Zeit. Ihm scheint jedoch, daß die *Zeit zu schnell vergeht* (TIME, passes too quickly: 1).

In der Tat ruft beim *Thuja*-Patienten die Stumpfheit ein *verlangsamtes Auffassungsvermögen* (SLOWNESS: 2) hervor; er kann also pro Zeiteinheit weniger Gedanken aufnehmen. Dies bedeutet, daß für ihn eine Zeiteinheit jeweils mit relativ wenigen Wahrnehmungen und Gedanken ausgefüllt ist. Nimmt man nun die Anzahl der Wahrnehmungen und Gedanken als Maß für das Vergehen der Zeit, so entsteht der Eindruck, die Zeit verstreiche schneller. Umgekehrt ist es beim *Medorrhinum*-Patienten. Da er relativ viele Gedanken in je einer Zeiteinheit wahrnimmt, scheint ihm die Zeit langsam zu vergehen.

Eine *Thuja*-Patientin erzählte mir, daß sie immerzu fieberhaft stricken müsse, da sie die Schwerfälligkeit ihres Geistes und ihrer Hände fühle und deshalb immer Angst habe, nicht rechtzeitig zu reagieren. So hatte die Patientin die Eile von *Thuja* zusammengefaßt - als eine Reaktion auf die Steifheits- und Schwerfälligkeitsempfindung, unter der sie litt.

Schreitet die Sykose beim *Thuja*-Patienten fort, so drückt sich die anfängliche Verwirrung in einer *zunehmenden Gedächtnisschwäche* aus (MEMORY, weakness of: 2). Seine Vergeßlichkeit ist schlimmer *morgens* und *beim Erwachen* (FORGETFUL, in morning: 2, on waking: 2) und bezieht sich vorwiegend auf *geistige Arbeit* (MEMORY, weakness of, labor, for mental: 1). Er *erinnert sich nicht an das, was er gerade gemacht hat* (M. w., done, for what has just: 1) und *was er sagen wollte* (M. w., say, for what is about to: 1). Er *vergißt die Worte* (M. w., words, for: 1) und *hat Schwierigkeiten, sich richtig auszudrücken* (M. w., expressing oneself, for: 1), *begeht Fehler beim Sprechen* (MISTAKES, speaking: 2) und *stellt die Worte falsch* (M., misplacing words: 1). Vor allem *beim Schreiben macht er Fehler* (M., writing: 3), *läßt Buchstaben* (M., omitting letters: 1), *Silben* (M., omitting syllables: 2) und *Worte* (M., omitting words: 2) *aus* und *gebraucht falsche Worte* (M., using wrong words: 2).

In diesem Zusammenhang sei hinzugefügt, daß der *Thuja*-Patient *sich schwer auf ein bestimmtes Thema konzentrieren kann* (CONCENTRATION, difficult: 2), verstärkt durch die für die Sykose typischen *hartnäckigen Gedanken* (THOUGHTS, persistent: 2). Dadurch werden die störenden Gedanken nicht ausgeschaltet, und die Aufmerksamkeit kann nicht auf einen bestimmten Gegenstand gerichtet werden. Auf Verstandesebene haben wir also eine entstellte Wahrnehmung der Realität. Hinzukommt die innere Unordnung aufgrund der schon erwähnten Gefühlsstörung.

Deshalb finden wir *Thuja* in den Rubriken *Verwirrung des Geistes*: *morgens, beim Aufwachen, abends, nach dem Essen* (CONFUSION of mind: 2, morning: 2, waking: 1, evening: 1, after dinner: 1). Diese drücken einerseits den *Mangel an Klarheit und Genauigkeit seiner Gedanken* aus, *als ob er in einem Traum wäre* (C., as if in a dream: 1), und andererseits den Verlust des Bewußtseins seiner eigenen Individualität.

Die Gespaltenheit ist ein charakteristisches Merkmal des Mittels: Aggressivität und Schuldgefühl, Instinkt und Gewissen bzw. Schuldbewußtsein, das sind Kräftepaare, die um die sykotische Achse kreisen und die Persönlichkeitsspaltung bei *Thuja* hervorrufen. In den Wahnideen wie in den Gedanken kommt diese Spaltung zum Vorschein: Der Patient *denkt, Geist und Körper seien getrennt* (THOUGHTS, persistent, separated, mind and body are: 1). Er *erkennt sich nicht wieder* (CONFUSION, identity, as to his: 1) und zweifelt an sich, da er *sich in wohlbekannten Straßen verläuft* (C., loses his way in well-known streets: 1). Er gerät dadurch in einen betäubungsähnlichen Zustand, eine Mischung aus Verwunderung und Entrüstung, *da er nicht weiß, wo er ist* (STUPEFACTION, knows not where he is: 1). Diese Symptome sind schlimmer *morgens* (S., morning: 2), *nach dem Aufstehen* (S., after rising: 2) und *nach Bewegung* (S., motion, from: 1). Wenn er morgens aufsteht, kann er seine Gedanken nicht miteinander verbinden. Er ist stumpfsinnig, wie wenn er berauscht wäre. Manchmal kann er sich nicht einmal alleine anziehen und benötigt sogar Hilfe in den einfachsten Dingen.

In diesem fortgeschrittenen Krankheitszustand des *Thuja*-Patienten bemerkt man leicht seine *Verwirrung beim Sprechen* (CONFUSION, talking, while: 2). Er beklagt sich darüber, daß *beim Reden seine Gedanken schwinden* (THOUGHTS, vanishing of, speaking, while: 2). Zum Ausgleich wird er im Zuge seiner reaktiven fieberhaften Tätigkeit, die ihn zur Erschöpfung führt, *schnell und hastig reden* (SPEECH, hasty: 2).

Ist der *Thuja*-Patient erschöpft, so verstummt er und *möchte nicht mehr reden* (TALK, indisposed to: 2). Auch dieses Symptom ist *schlimmer beim Erwachen* (T., indisposed to, on waking: 1; außer *Thuja* weist nur noch *Cocculus*: 1 dieses Symptom auf). Er meidet *Unterhaltung*, da diese seinen Zustand *verschlimmert* (CONVERSATION, agg.: 1). Wenn er *antworten* muß, tut er es *langsam* (ANSWER slowly: 2) und *einsilbig* (SPEECH, monosyllabic: 2). Dieselbe Bedeutung, wenn auch nicht so spezifisch, hat die Rubrik: *Unfähigkeit, zu denken und zu verstehen* (DULLNESS: 2), mit der eigenartigen Modalität der *Verschlimmerung beim Schwitzen* (D., perspiration, during: 1).

In diesem Stadium hat der *Thuja*-Patient eine vollkommene *Aversion gegen geistige Arbeit* (WORK, aversion to mental: 2). Nichts mehr ist von seinem primären fieberhaften Tätigkeitsdrang zu entdecken, der ihn zur Aktivität ansporntе und sich so erfolgreich seinem neurotischen Konflikt entgegensetzte. Jetzt ist er verzweifelt und mutlos. Er fühlt eine unerklärliche *Angst vor der Zukunft* (ANXIETY, future, about: 1) und wird von einer großen Unruhe geplagt, die ihn nicht in Frieden läßt. Bei der geringsten

Veranlassung wird er nachdenklich und melancholisch. Sein Schuldgefühl wird immer heftiger. Bis jetzt hatte er versucht, sein Inneres zu verbergen, und hatte eine gesellschaftlich legitime Haltung vorgetäuscht, während er unter der Maske dieses gesellschaftlich akzeptierten Verhaltens nur eigennützige Ziele verfolgte.

Das Schuldgefühl stürzt den *Thuja*-Patienten in eine tiefe Melancholie mit schweren *Selbstvorwürfen* (REPROACHES, to himself: 2). Der Alltag wird für ihn unerträglich, und er wird *lebensmüde* (LOATHING at life: 3). Er *zieht sich vollkommen zurück* (COMPANY, aversion to: 2) und *möchte nicht gesehen werden* (C., aversion, avoids the sight of people: 2). Er empfindet *Abneigung gegen Fremde* (C., aversion, presence of strangers, to: 2). Er ist äußerst deprimiert und *apathisch* (INDIFFERENCE: 2), *alles stört ihn* (AVERSION to everything: 1). *Trost weist* er *ab* (CONSOLATION, agg.: 1), da er ihn *zum Weinen bringt* (WEEPING, consolation agg.: 1). Er befindet sich in einem Zustand vollkommener *Gleichgültigkeit*, vor allem *in bezug auf das andere Geschlecht* (INDIFFERENCE, opposite sex, to: 1; SR). Hiermit verdeckt er auf subtile Weise sein erotisches Scheitern. Andererseits weist dieses Symptom auf seine potentielle *Neigung zur Homosexualität* hin. Er findet nur noch Trost in der *Musik, auf die er immer ansprechbar ist* (SENSITIVE, music, to: 1, music, amel.: 1). Andererseits aber *stimmt ihn die Musik traurig* (SADNESS, music, from: 1), er *muß weinen* (WEEPING, music, from: 1; SR), und ihm *zittern sogar die Füße* (TREMBLING feet, music, from: 1; SR). Als symbolischen Vergleich könnten wir den Zusammenbruch des Granitkolosses mit den Füßen aus Ton anführen.

Das Weinen beim *Thuja*-Patienten, dem großen Sykotiker, ist ein verhaltener Schrei, der nur in extremen Situationen zum Ausbruch kommt: *wenn er getröstet wird* (WEEPING, consolation agg.: 1), vielleicht aus einem Schuldgefühl heraus oder weil er sich entdeckt fühlt. Die *Thuja*-Frau *weint während der Menses* (W., menses, during: 1), da sie sich geschwächt fühlt.

Der *Thuja*-Patient *weint auch während des Schlafes* (W., sleep, in: 1), wenn die bewußte Kontrolle nachläßt. Clarke sagt in seiner Materia Medica: »Tränenfluß, besonders des linken Auges, beim Gehen im Freien (die Tränen rinnen nicht fort, sondern bleiben im Auge stehen).« Daran können wir erkennen, daß die Symptome eine Bedeutung haben, die weit mehr als eine rein distanziert-intellektuelle Erklärung benötigt. Die Symbolik ist eindeutig: Der Patient möchte nicht entdeckt werden, möchte keine Tränen vergießen.

Gegen Lebensende fällt der *Thuja*-Patient zusehends einer großen

Müdigkeit und *Traurigkeit* anheim (SADNESS: 3) und empfindet sein Leben zunehmend als schwere Last, die er *beim Gehen* hinter sich herziehen muß (S., walking, while: 1).

In seinem Kampf zwischen Aggressivität und Schuldbewußtsein ist er das einzige Opfer. Es überfallen ihn *plötzliche Angstkrisen* (ANXIETY, sudden: 1), hauptsächlich *zwischen 4 und 5 Uhr nachmittags* (A., 4 to 5 p. m.: 1; SR). Am Ende plagt ihn sein zwanghafter Zweifel, seine »folie de doute«: Er schwankt zwischen der gegen sich selbst gerichteten Aggressivität mit *Selbstmordgedanken* (SUICIDAL disposition: 1, thoughts: 1) und *plötzlichen Tötungsimpulsen* einerseits (KILL, sudden impulse to, herself: 1) und dem Schuldbewußtsein andererseits, das ihn unwiderruflich *verdammt* (ANXIETY, salvation, about: 2) und ihn dazu antreibt, *verzweifelt Gott um das Heil seiner Seele anzuflehen* (DESPAIR, religious, of salvation etc.: 2).

Träume

Abgesehen davon, daß die Interpretation der Träume in der psychoanalytischen Untersuchung eines Patienten einen sehr wertvollen Beitrag leistet, besitzen die Trauminhalte auch eine homöopathische Bedeutung. Manchmal können sie sogar Keynotes sein. Sie stellen keine von der Krankheitsdynamik unabhängige Gegebenheit dar, sondern weisen bei näherer Betrachtung eine eindeutige Beziehung zum Wesen des studierten Mittels auf.

Wie die Wahnideen, so sind auch die Träume des *Thuja*-Patienten voller Schuldgefühle. Schon *beim Augenschließen überkommen ihn Phantasien von Gespenstern, Geistern oder Gesichtern* (SLEEP, disturbed by visions: 1, on closing eyes: 2). Gleichzeitig zeigt sich seine außerordentliche reaktive Aggressivität symbolisch in *Träumen von Kämpfen und Schlachten* (S., dreams, battles: 1), *Unfällen* (S., d., accidents: 1) und *Morden* (S., d., murder: 1). Aber die Bilder sind *verschwommen und verwirrt* (S., d., confused: 1), vergleichbar mit der Verwirrung im Wachzustand. Seine Aggressivität kommt unterschwellig zum Vorschein in den grauen und öden Traumbildern, die die *Zerstörung des Lebens* symbolisieren (S., d., dead, of the: 3) und in der *Vision von toten Körpern* (S., d., dead, of the, bodies: 2) Gestalt annehmen.

In diesem Zusammenhang weisen wir darauf hin, daß *Lachesis* in den zuletzt erwähnten Rubriken nicht zu finden ist. Dies darf uns nicht wundern, da der *Lachesis*-Patient nicht von Toten oder von toten Dingen, sondern vom Tod selbst träumt. Er träumt in seinem Verfolgungswahn, beerdigt oder betrauert zu werden.

Die Träume des *Thuja*-Patienten sind *voller Ängste* (S., d., anxious: 3), da ihn nachts alle seine Gespenster überfallen. Die Linkslateralität bei *Thuja* ist auch im Schlaf vertreten, da diese furchterregenden und destruktiven Träume meistens dann auftreten, *wenn der Patient auf der linken Seite schläft* (S., d., anxious, lying on left side: 2). Auch *träumt er von einer bevorstehenden Gefahr* (S., d., danger: 1), wiederum vor allem dann, *wenn er auf der linken Seite liegt* (S., d., danger, lying on left side: 1; SR). Seine Gewissensangst führt ihn in seinen Träumen zur *symbolischen Selbstzerstörung* (S., d., death, dying, of: 2), er wird Opfer seiner eigenen Aggressivität.

Aggressivität und Schuld, Gefühlsstörungen und die Mahnung des Gewissens stellen die beiden Extreme dar, zwischen denen die ambivalente Angst des *Thuja*-Patienten im Wachzustand ebenso wie im Schlaf schwankt. *Während der Menses* hat die *Thuja*-Frau *schlimmere Angstträume* (S., d., anxious, menses, during: 1) und *nach den Menses regelrechte Alpträume* (S., d., nightmare, menses, after: 1; SR); dies letztere Symptom weist nur *Thuja* auf.

Ebenso wie beim *Nux-vomica*-Patienten hinterläßt auch beim *Thuja*-Patienten das Geschehene Spuren in seinen Träumen. Er *träumt von vergangenen Ereignissen* (S., d., events, previous: 1), *von geistiger Anstrengung* (S., d., mental exertion: 2). In diesen Träumen leistet er eine *hervorragende geistige Arbeit* (S., d., excelling in mental work: 2), was in seiner Phantasie das Verlangen nach intellektueller Vollkommenheit veranschaulicht.

Der Geschäftsmann, der hinter seinem Schreibtisch selbstsicher und zuversichtlich wirkt, zeigt seine Unsicherheit im Traum. Er ist überzeugt, daß er sich auf niemanden verlassen kann, außer auf seine eigene Intelligenz. Überfällt ihn nun die Stumpfheit der Sykose, so treten *Mißerfolge und Schicksalsschläge* in seinen angstvollen Alpträumen auf (S., d., misfortune: 3), die um 3 Uhr, der für *Thuja* typischen Verschlimmerungszeit, am heftigsten werden, und *schreiend und um Hilfe rufend* wacht er auf (S., d., calling: 1). Auch das *Thuja*-Kind wacht verängstigt auf und ruft nach seiner Mutter. Dies geschieht, weil die *Angst auch nach dem Erwachen* anhält. Es ist die Angst vor dem Leben und vor der Strafe Gottes (S., d., affecting mind: 1), die durch das Schuldbewußtsein hervorgerufen wird. Die Angst kann sich nur während des Schlafes zeigen, da sie tagsüber gänzlich zurückgedrängt wird.

Die *Vielfalt an Träumen* (S., d., many: 1), die manchmal auch *erotisch* (S., d., amourous: 2) oder *absurd* (S., d., absurd: 1) sein können, schwankt - wie wir schon gesehen haben - zwischen zwei Extremen: auf der einen Seite die gesteigerte Aggressivität durch die auflodernde Sykose und auf der anderen das Schuldbewußtsein, hervorgerufen durch die Mahnung des Gewissens.

Den Traum, der am besten das existentielle Drama des *Thuja*-Patienten darstellt, haben wir uns absichtlich bis zum Schluß vorbehalten. Es ist das *Gefühl zu fallen* (S., d., falling, of: 3): von einer Anhöhe, aus einem Flugzeug, von einem Berg oder von einem Haus auf die Straße (S., d., falling, of, from high places: 3). Dies beinhaltet einerseits den Zusammenbruch der sykotischen Hypertrophie, des in seiner Phantasie erfundenen Kolosses mit den Füßen aus Ton (man erinnere sich an das Symptom: *Zittern der Füße bei Musik*), und andererseits das Abgleiten der erotischen Hypertrophie in die Homosexualität, worauf das Symptom: *Gleichgültigkeit gegenüber dem anderen Geschlecht* hinweist. Diese beiden Symptome weist nur *Thuja* auf.

Aufgrund dieser großen *Unruhe* (RESTLESS: 2) fällt es dem *Thuja*-Patienten schwer, *im ersten Teil der Nacht einzuschlafen, vor Mitternacht, vor 1 Uhr* (SLEEPLESSNESS, midnight, before: 2, midnight, before, until 1 a. m.: 1). Ist er eingeschlafen, so *wacht er nach Mitternacht* (S., midnight, after: 2), *nach 2 Uhr* (S., midnight, after, 2 a. m.: 1) oder *um 3 Uhr* (S., midnight, after, 3 a. m.: 2) *wieder auf. In den Morgenstunden fällt er in einen tiefen Schlaf* (SLEEP, deep, morning: 1), *ungefähr gegen 4 Uhr* (SLEEPLESSNESS, midnight, until 4 a. m.: 1). Zu diesem Zeitpunkt schläft er erschöpft ein, nachdem er seit Mitternacht wach gelegen hat.

Das Folgende mag wie eine vom Autor mit dem Mittel identifizierte Analyse der Sykose erscheinen, aber es sind zwei konkrete Modalitäten von *Thuja* in bezug auf die Schlaflosigkeitszeiten: Schläft der Patient früh ein und hat er einen ruhigen Schlaf, so *wacht er früh auf* (WAKING early: 2), meistens *um 3 Uhr* (GENERALITIES, night, midnight, after, 3 a. m.: 2), also zu seiner allgemeinen Verschlimmerungszeit. Er erwacht dann stumpf und verwirrt. Wacht er aber nach dem ersten Schlaf auf oder kann er erst gar nicht einschlafen, so *fällt er gegen Morgen in einen tiefen, komatösen Schlaf* (SLEEP, heavy, in morning: 1, deep, morning: 1).

Auf die eine oder andere Weise hat der *Thuja*-Patient immer *Schwierigkeiten beim Aufwachen, ist müde und verwirrt* (S., waking difficult, morning: 1).

Um das Bild zu vervollständigen, möchten wir noch einiges hinzufügen: Die *Schlaflosigkeit* des *Thuja*-Patienten *wird verstärkt durch Angst, Kälte, Hitze und Wahnideen* (SLEEPLESSNESS, anxiety: 1, cold: 1, heat: 1, illusions of fancy: 1). Diese Empfindungen sind Folge seiner regen Phantasie. Wie wir schon erwähnten, wird sein Schlaf gestört, wenn er auf der linken Seite liegt, was seiner *allgemeinen Verschlimmerung beim Liegen auf der linken Seite* entspricht (GENERALITIES, lying, side, on left, agg.: 2). So *schläft* der *Thuja*- ebenso wie der *Pulsatilla*-Patient *mit den Armen über dem Kopf* (SLEEP, position, arms over head: 1) und auf dem Rücken. Dies entspricht auch seiner *allgemeinen Besserung beim Liegen auf dem Rücken* (GENERALITIES, lying on back amel.: 2).

Allgemeines

In vielen Materiae Medicae ist das typische Allgemeinbild von *Thuja* zur Genüge dargestellt. So wollen wir im folgenden nur zur Veranschaulichung einige der am häufigsten in der Praxis vorkommenden allgemeinen Symptome wiedergeben:

Die schon beschriebene Facies und die hereditäre sykotische Belastung: Rheumatismus, Diabetes, Krebs, Gonorrhoe, Impfungen, Ausflußunterdrückungen, Warzenkauterisationen, allopathische Behandlung der Gonorrhoe, jegliche chronische Infektion. (Die Entfernung von Warzen oder die Suppression einer Leukorrhoe begünstigt den Ausbruch der Sykose, da die natürlichen Heilungsmechanismen dadurch unterdrückt werden. In diesem Sinne und weil die Krankheit ein Heilungsversuch ist, wirkt auch die Impfung sykoseerregend, da sie eine Hemmung der Lebensreaktivität darstellt.)

Die Reaktion vorwiegend der respiratorischen und der genitalen Schleimhäute mit grün-gelblichen, klebrigen und foetiden Ausscheidungen, deren Geruch süßlich ist oder die nach verbranntem Horn oder verbrannter Feder oder nach Knoblauch riechen. Außerdem tritt häufig ein brennendes Gefühl auf den Schleimhäuten auf. Feuchtigkeit verschlimmert diese Symptome.

Vor einem Sturm Reizbarkeit und Pollakisurie.

Pollakisurie bei Schmerzen.

Verschlimmerung um 3 Uhr und um 15 Uhr.

Verschlimmerung bei Ruhe.

Verschlimmerung durch Tee, Zwiebeln und fette Speisen.

Schmerzen, als wäre ein Nagel eingeschlagen worden, vorwiegend am Scheitel.

Foetide Schweiße von typischem Geruch, hauptsächlich an den Genitalien und an unbedeckten Körperpartien.
Ausschläge an bedeckten Körperpartien.
Linkslateralität.
Neuralgische Schmerzen entlang der Nervenstränge.
Warzen sind weich, gestielt, blumenkohlartig, leicht blutend und lokalisiert auf der Haut und den Schleimhäuten (Polypen) sowie an den Genitalien und der Nase.
Ovarialtumoren oder Fibrome. Neigung zu Atemwegskatarrhen bei Kindern, zu Unterleibsbeschwerden bei Frauen und allgemein zu Bindegewebserkrankungen: Rheumatismus, Arthritiden usw.

THUJA OCCIDENTALIS
Zusammenfassung

Zusammenfassung des *Thuja*-Bildes in 12 Punkten:	Seite EK	SR	Rubrik
1) **Verschlossenheit** Der *Thuja*-Patient setzt seine ganze Intelligenz ein, um seinen egoistischen Bedürfnissen nachzukommen. Er paßt sich formal einem gesellschaftlich akzeptierten Verhalten an, dem aber das gefühlsmäßige Bewußtsein fehlt, da dieses durch die Sykose ausgeschaltet wurde. Sein Verhalten dient nur den eigenen Zielen.			
2) **Mißtrauen** Der *Thuja*-Patient ist sich seiner Unehrlichkeit bewußt und kann durch sein Sichverstecken das Gemeinschaftsgefühl seiner Mitmenschen gar nicht nachvollziehen, noch die Bedeutung der Liebe erkennen. Deshalb ist *Thuja* in der Rubrik: *Mißtrauen* zu finden - Mißtrauen gegenüber der gebenden Haltung anderer.	86	983	SUSPICIOUS: 1
3) **Verwirrung mit Gedächtnisschwäche und Unfähigkeit, zu sprechen oder zu verstehen**	37	416	DULLNESS, difficulty of thinking and comprehending: 2
Dies geschieht vorwiegend auf der Gefühlsebene: Der *Thuja*-Patient vermag kein Gemeinschaftsgefühl mit seinen Mitmenschen zu emp-	64	733	MEMORY, weakness of: 2

finden und reagiert deshalb mit Feindseligkeit auf ihre Ansprüche. Er erlebt demnach die Umwelt als rein aggressive Unterdrückung und drängt seine eigene defensive Aggressivität mit zwanghaften Ritualen bei jeder Tätigkeit oder Entscheidung zurück. Daraus entwikkelt sich das Symptomenbild einer Zwangsneurose. Der Mangel an Selbstvertrauen, der aus dieser Unterdrückung entspringt, führt zu extremer *Gewissenhaftigkeit* als Abwehrmechanismus.

EK	SR	Rubrik
58	653	IRRITABILITY: 3
16	180	CONSCIENTIOUS about trifles: 2

4) **Angst**
Die so kanalisierte Aggressivität führt zu einem *Angst*- oder Alarmzustand aufgrund der Mahnung des moralischen Bewußtseins, das auf den richtigen Weg hinweist.

EK	SR	Rubrik
6	69	ANXIETY of conscience: 2

5) **Aggressivität - Schuldgefühle**
Daher werden vor dem Hintergrund einer hemmenden Stumpfheit Aggressivität und Schuldgefühle die Grundpfeiler der *Thuja*-Symptomatik darstellen. Symbolisch zeigt sich dies in den Wahnideen:
A) Die primäre Dichotomie zwischen zwei entgegengesetzten Kräften - den unterdrückten Impulsen und dem Gewissen - zeigt sich in dem Gefühl, daß *der Körper in zwei Teile geteilt* oder *viel zu klein sei, um die Seele bergen zu können.*

EK	SR	Rubrik
20	229	DELUSIONS: 1
24	270	D., divided in two parts: 1
32	353	D., soul, fancied body was too small for: 1

	EK	SR	Rubrik
B) Die Hypertrophie äußert sich *im Gefühl, doppelt zu sein oder daß*	24	273	D., double, of being: 1
sich etwas im Bauch bewegt, sowie dem *Gefühl, schwanger zu sein.*	21	235	D., animals, are in abdomen: 2
C) Das Bewußtsein seiner schwachen Reaktionsfähigkeit führt zu	22	246	D., body, delicate, brittles: 2
dem Gefühl, *der Körper sei zerbrechlich und aus Glas geformt.*		293	D., glass, that she is made of: 1
D) Hydrogenismus und Trägheit schlagen sich in dem Gefühl nieder,	27	301	D., heavy: 1
sehr schwer zu sein oder *Backsteine vor sich zu sehen.*	22	250	D., buildingstones, appearance of: 1
E) Die Furcht, entdeckt zu werden, äußert sich in der *Furcht vor*	47	525	Fear, strangers, of: 2
Unbekannten und davor, *daß jemand sich ihm nähert,* sowie in einer	43	480	F., approaching him, of others: 2
Abneigung dagegen, berührt zu werden.	89	1028	Touched, aversion to being: 2
F) Gewissensangst und Furcht vor der Strafe Gottes erwecken in ihm	35	386	Delusions, wrong, fancies hehas done: 2
das Gefühl*, daß er fast gestorben wäre oder bald sterben wird.*	23	267	D., die, thought he was about to: 2
G) Das Sich-Verbergen und die Hypertrophie bringen ihn dazu, zu	24	267	D., time has come to die: 1
glauben: »Ich bin der Auserwählte Gottes, und nicht ich bin derjenige, der handelt, sondern es ist jemand anders, der mich dazu zwingt.«	33	362	D., superhuman control, under, is: 2
6) **Unruhe, Reizbarkeit, Eile,**	72	835	Restlessness: 2
zwanghaftes Arbeitsbedürfnis,	69	790	Occupation amel.: 1
extreme Gewissenhaftigkeit	40	446	Excitement: 2
Die positiven Aspekte der Aggres-	52	579	Hurry: 2
sivität kommen in einer wetteifernden Aktivität zum Ausdruck, die dazu dienen soll, sein Ansehen bei anderen zu verbessern.	16	180	Conscientious: 3

	EK	SR	Rubrik
7) **Der Patient verträgt keinen Widerspruch, widerspricht aber selbst und ärgert andere, ist fanatisch und hat eine abstoßende Stimmung**	70	806	QUARRELSOME: 2
	16	184	CONTRADICTION, is intolerant of: 1
	16	185	CONTRARY: 2
	41	465	FANATICISM: 2
Die negativen Aspekte der Aggressivität setzt er ein, um das Ansehen anderer im Vergleich zu seinem eigenen herabzusetzen.	71	762	MOOD, repulsive: 1
8) **Vier Aspekte der Sykose: Gedächtnismangel, Konzentrationsschwierigkeiten, Chaos und Verwirrung**	64	733	MEMORY, weakness of: 2
Die Sykose beeinflußt nicht die Intelligenz, schwächt aber das Gedächtnis und läßt den Verstand abstumpfen: *Gedächtnismangel und erschwerte Ausdrucksfähigkeit* sind die Folge. *Es werden Wörter vergessen, falsch geschrieben oder falsch benutzt.*	64	735	M. w., expressing oneself, for: 1
	65	741	M. w., words, for: 1
	67	750	MISTAKES, writing, in: 3
	67	748	M., wrong words, using: 2
Die Sykose ruft einen *Konzentrationsmangel* hervor, der die adäquate Erfassung der Realität erschwert.	13	155	CONCENTRATION, difficult: 2
Weiterhin verhindert die Sykose die harmonische Anpassung des Menschen an seine Umgebung, so daß ein *chaotisches* Verhalten entsteht. Hinzu kommt eine ausgeprägte Verzerrung seines Selbstwertgefühls innerhalb der Umwelt, hervorgerufen durch den Kampf zwischen der Gefühlsstörung und dem Gewissen.	10	127	CHAOTIC: 1

	EK	SR	Rubrik
Verwirrung, Gefühl wie in einem Traum, Verwirrung über die eigene Identität, Gefühl, ein Fremder zu sein, Gefühl der Trennung zwischen Geist und Körper, Verwirrung in bezug auf Zeit und Ort.	14	167	CONFUSION, dream, as if in: 1
	15	169	C., identity, as to his: 1
	84	962	STRANGER, sensations as if one were a: 2
	87	1006	THOUGHTS, persistent, thinks mind and body are separated: 1
	15	172	CONFUSION, loses his way in well-known streets: 1
	88	1023	TIME, passes too quickly: 1

9) **Abwendung von der Realität**

	EK	SR	Rubrik
Ist der Kampf verloren, so reagiert der Patient mit einem letzten Verbergungsversuch, um der Realität zu entgehen. *Abneigung zu sprechen, gegen geistige Arbeit und gegen Menschen. Verschlimmerung durch Trost. Angst vor der Zukunft, Lebensüberdruß und Gleichgültigkeit gegenüber allem, hauptsächlich gegenüber dem anderen Geschlecht.*	86	986	TALK, indisposed to: 2
	12	144	COMPANY, aversion to: 2
	16	181	CONSOLATION, agg.: 1
	7	78	ANXIETY, future about:1
	62	710	LOATHING AT LIFE: 3
	55	619	INDIFFERENCE, opposite sex, to: 1

10) **Musik**

	EK	SR	Rubrik
Die Musik ist das einzige Überbleibsel des verlorenen Paradieses. *Weinen und Zittern bei Musik. Trost durch Musik.* Der Patient ist *erschöpft und traurig. Sein Leben kommt ihm vor wie eine schwere Last, die er zu tragen hat.*	78	897	SENSITIVE, music, to: 1
	94	1082	WEEPING, music, from: 2
	1214		TREMBLING, foot, music, from: 1
	77	864	SADNESS, walking, while: 1

11) Im Endeffekt quält ihn sein zwanghafter Zweifel. Er schwankt zwischen der gegen sich selbst gerichteten Aggressivität mit *Selbstmordgedanken* und *plötzlichen Impulsen, sich zu töten,* einerseits, und andererseits dem *Schuldgefühl*, das ihn unwiderruflich verurteilt. In seiner *Verzweiflung betet er zu Gott um die Rettung seiner Seele*.

EK	SR	Rubrik
85	974	SUICIDAL disposition: 1
60	682	KILL, herself, sudden impulse to: 1
8	90	ANXIETY, salvation, about: 2
36	395	DESPAIR, religious (of salvation etc.): 2

12) Auch seine Träume drücken die Ambivalenz zwischen Aggressivität und Schuldgefühlen (mit der Angst vor der Strafe Gottes) aus. Das fürchterliche Schuldgefühl zeigt sich in den Träumen von *Phantomen, Gesichtern oder Gespenstern, die sofort nach dem Augenschließen auftauchen.* In den Träumen wird die Aggressivität durch *Unfälle, Kämpfe und Ermordungen* dargestellt. Die Strafe Gottes kommt zum Ausdruck in Träumen von *Unglück und Schicksalsschlägen,* in Träumen, die ihn erschüttern und jämmerlich *aufschreien lassen*, in *Agonieträumen* und im typischen Traum, *von einem hohen Platz herunterzufallen.*

EK	SR	Rubrik
1235	III/25	SLEEP, disturbed by visions: 1
1235	III/26	S., disturbed by v., on closing eyes: 2
1235	III/241	DREAMS, accidents: 1
1236	III/254	D., battles: 1
1241	III/325	D., murder: 1
1241	III/324	D., misfortune: 3
1237	III/264	D., calling out: 1
1238	III/277	D., death, dying: 2
1239	III/296	D., falling, of, from high places: 3

THUJA OCCIDENTALIS
Schema

Bei *Medorrhinum-* wie bei *Thuja*-Patienten meldet sich das Gewissen gegenüber der sykotischen Gefühlsstörung. Der *Medorrhinum*-Patient erlebt diesen Konflikt mit Minderwertigkeits- und Schuldgefühlen sowie mit Furcht, beim *Thuja*-Patienten hingegen sind es vorwiegend die aggressive Ich-Hypertrophie und die extreme Reizbarkeit, aber auch Schuldgefühle. Der Einfachheit halber werden wir versuchen, das Charakteristische von *Thuja* in einem Schema darzustellen. *In die Mitte* dieses Schemas setzen wir die **Stumpfheit** (**Dullness** (13)), ein Symptom, das die von Kent beschriebene Schwierigkeit, zu denken und zu verstehen, definiert. Dabei stellt der Begriff »Verstehen« weit mehr als einen rein intellektuellen Vorgang dar. Er wird mit der Idee versehen, die transzendenten Ziele der Existenz zu erfahren, was die Bestrebung jedes gesunden Geistes ist (Paragraph 9 des Organon).

Bei *Thuja* wird diese transzendente Entwicklung des Menschen durch das sykotische Miasma unterbrochen oder verzerrt. Daher muß das Symptom **Dullness** in das Zentrum des Schemas gesetzt werden. Es ist das Unabdingbare, Charakteristische; das, was man als Hintergrund in jedem *Thuja*-Patienten erahnt.

Von diesem Zentrum gehen kreuzförmig folgende Rubriken aus:

Links die *Schwierigkeit zu denken* (**Thinking**), mit den Symptomen: *Gedächtnisschwäche für Worte* (14), *Schwierigkeiten, sich auszudrücken* (15), und *Fehler beim Schreiben* (16).

Auf der rechten Seite die *Verwirrung wie in einem Traum* (17) als Symbol der Flucht vor der Realität.

Ganz oben steht die **Ich-Hypertrophie**, das zweite Epizentrum und wichtigste Merkmal der Sykose.

Hieraus entstehen zwei andere Symptome: *rechts* die **Aggressivität** und *links* das **Schuldgefühl.** Letzteres ergibt sich aus dem Konflikt zwischen dem Gewissen und dem sykotischen Egoismus. Haben wir das Schema auf diese Weise festgelegt, so liegt es nahe, *auf die linke Seite* die

Verschleierungssymptome, das *Mißtrauen*, die *Gewissensangst*, die *Furcht* und die gegen sich selbst gerichteten *Zwänge* zu stellen und *oben auf die rechte Seite* die *Aggressivitätssymptomatik*. Wir haben diese in konstruktive (+) und destruktive (-) Symptome unterteilt. Hiermit möchten wir keinen miasmatischen Aspekt andeuten, sondern hervorheben, daß in diesem Symptomenkomplex die Ich-Hypertrophie (+) und das Unvermögen, den Lebenssinn zu erfassen (-), zusammenströmen.

Die **Ich-Hypertrophie** haben wir *in die Mitte oben* gesetzt, zwischen *Aggressivität* und *Schuldgefühle*.

Unten rechts steht die Rubrik: **Paranoia**. In dieser befinden sich die *Wahnideen* und *Halluzinationen*, Projektionen der *Aggressivität* und der *Schuldgefühle*.

Links unten werden, unter der Rubrik: **Zwänge**, diejenigen Symptome eingeordnet, die am besten die für die Sykose typischen hartnäckigen Gedanken über die eigene Individualität ausdrücken.

Unten in der Mitte befindet sich die Rubrik: **Gemütszustand.** Diese enthält die Symptome, die, mit einem tief depressiven Grundton, den Konflikt des Gewissens widerspiegeln und bei *Thuja* die Schuldgefühle und die Hypertrophie unterstützen.

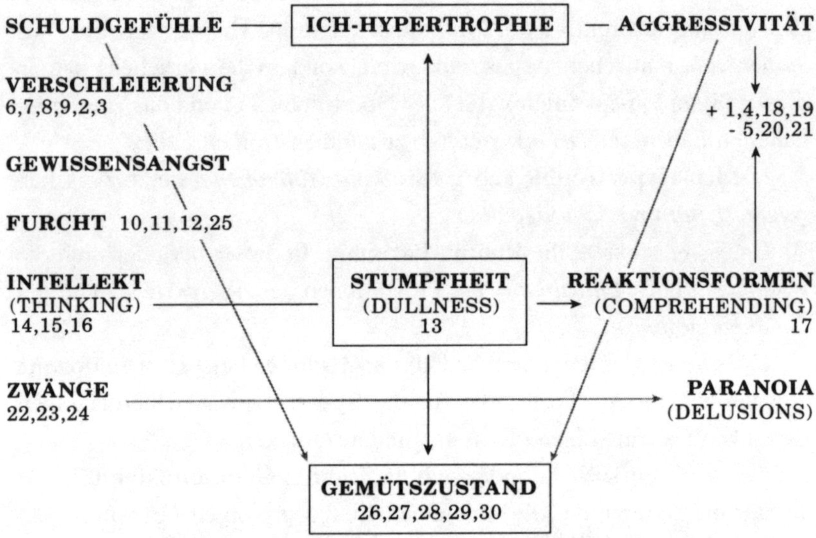
SCHULDGEFÜHLE
ICH-HYPERTROPHIE
AGGRESSIVITÄT
VERSCHLEIERUNG
6,7,8,9,2,3
+ 1,4,18,19
- 5,20,21
GEWISSENSANGST
FURCHT 10,11,12,25
INTELLEKT
(THINKING)
14,15,16
STUMPFHEIT
(DULLNESS)
13
REAKTIONSFORMEN
(COMPREHENDING)
17
ZWÄNGE
22,23,24
PARANOIA
(DELUSIONS)
GEMÜTSZUSTAND
26,27,28,29,30

THUJA
Repertorisation deutsch

Kleinstes charakteristisches Syndrom

1 Gewissenhaftigkeit.
2 Abneigung gegen Gesellschaft.
3 Mißtrauen.
4 Beschäftigung bessert.
5 Nichtvertragen von Widerspruch.
6 Gewissensangst, Schuld.
7 Angst vor der Zukunft.

Verschleierung

8 Trost verschlimmert.
9 Möchte nicht sprechen.

Furcht

10 Furcht vor Annäherung.
11 Furcht vor Fremden.
12 Furcht vor Krankheit.

Stumpfheit

13 Stumpfheit, kann schlecht denken und verstehen.

Intellekt

14 Gedächtnisschwäche für Worte.
15 Gedächtnisschwäche: Schwierigkeiten, sich auszudrücken.
16 Fehler beim Schreiben.

Reaktionsformen

17 Verwirrung wie im Traum.
18 Aufregung, schlimmer nachts.
19 Eile.
20 Streitsüchtig.
21 Widerspenstig.

Paranoia - Zwänge - Wahnideen

22 Hartnäckige Gedanken.
23 Macht sich Vorwürfe.
24 Denken an sein Übel verschlimmert.
25 Angst steigt vom Magen auf.

Gemütszustand

26 Chaotisch.
27 Lebensüberdruß.
28 Weinen bei Musik.
29 Neigung zum Selbstmord.
30 Religiöse Verzweiflung.

THUJA
Repertorisation englisch

Kleinstes charakteristisches Syndrom

1 Conscientious, about trifles.
2 Company, aversion to.
3 Suspicious.
4 Occupation, amel.
5 Contradiction, is intolerant of.
6 Anxiety, conscience, of.
7 Anxiety, future, about.

Verschleierung

8 Consolation agg.
9 Talk, indisposed to.

Furcht

10 Fear, approaching him, of others.
11 Fear, strangers, of.
12 Fear, disease, of impending.

Stumpfheit

13 Dullness, sluggishness, difficulty of thinking and comprehending.

Intellekt

14 Memory, weakness of, for words.
15 Memory, weakness of, for expressing oneself.
16 Mistakes, writing.

Reaktionsformen

17 Confusion, dream, as if in.
18 Excitement, night.
19 Hurry.
20 Quarrelsome.
21 Contrary.

Paranoia - Zwänge - Wahnideen

22 Thoughts, persistent.
23 Reproaches, himself.
24 Thinking, complaints, of, agg.
25 Fear, stomach, arising from.

Gemütszustand

26 Chaotic.
27 Loathing at life.
28 Weeping, music, from.
29 Suicidal disposition.
30 Despair, religious (of salvation, etc.).

Repertorisation Thuja

	1	2	3	4	5	6	7	8	9	10	11	12	13	14	15	16	17	18	19	20	21	22	23	24	25	26	27	28	29	30
Thuj.	**3**	**2**	**1**	**1**	**1**	**2**	**1**	**1**	**2**	**2**	**2**	**1**	**2**	**1**	**1**	**3**	**1**	**1**	**2**	**2**	**2**	**2**	**2**	**1**	**1**	**1**	**3**	**2**	**1**	**2**
Ars	4	1	3	1	1	3	1	2	2	-	-	1	1	-	-	-	-	-	2	2	2	2	2	1	-	2	3	-	2	3
Aur.	1	2	2	1	3	4	1	1	3	-	-	-	1	-	-	-	-	-	1	3	1	1	2	1	2	-	3	-	3	3
Bar-c.	2	3	3	1	-	-	2	-	2	1	2	-	3	3	-	-	-	-	2	1	1	-	-	2	-	-	-	-	-	-
Bry.	1	2	3	-	2	1	3	-	1	-	-	1	3	-	-	-	-	-	2	2	1	1	-	1	1	1	-	-	-	-
Cham.	1	3	1	-	2	1	1	1	1	-	-	-	2	1	-	2	1	-	1	2	3	1	-	1	-	-	-	-	-	-
Chin.	1	2	1	1	1	1	2	1	2	-	-	-	2	1	-	2	1	-	-	1	1	2	-	-	-	2	3	-	2	-
Ferr.	1	2	-	2	2	2	-	-	2	-	-	-	2	-	-	-	-	2	-	1	-	-	-	-	-	1	-	-	-	-
Hyos	1	2	2	-	1	2	-	-	2	-	-	-	3	-	-	-	-	-	1	4	-	1	2	-	-	-	1	-	2	-
Ign.	3	3	1	2	3	2	-	3	2	2	-	1	1	-	1	1	1	-	2	3	1	2	2	-	-	1	-	1	2	1
Lyc.	2	2	4	1	3	-	-	1	2	2	1	1	3	2	2	3	-	1	1	2	1	-	1	-	2	-	2	-	1	2
Nat-c.	3	2	2	2	2	-	2	-	1	-	-	1	3	-	-	1	-	-	1	2	-	-	-	-	-	1	1	2	-	-
Nux-v.	2	3	2	2	2	2	2	1	2	1	-	2	2	2	2	1	-	2	2	3	2	2	-	2	-	2	2	2	2	-
Puls.	2	2	3	-	1	2	2	-	3	-	-	2	3	3	1	1	-	2	2	1	2	2	2	-	-	1	2	-	2	3
Sep.	1	2	2	3	3	-	2	4	1	1	-	2	3	-	1	1	1	1	1	2	1	1	-	1	-	-	2	-	2	-
Sil.	3	-	1	1	2	2	2	3	1	-	-	-	3	1	-	1	-	-	3	2	1	2	1	-	-	-	2	-	1	-
Stram.	2	1	3	1	1	2	1	-	2	2	1	-	2	-	2	1	-	-	2	2	-	2	1	-	-	-	1	-	2	2
Staph.	3	3	2	-	2	1	2	1	2	-	-	1	3	1	-	1	-	-	1	2	-	2	-	1	-	1	1	-	1	-
Sulf.	3	2	3	-	-	3	2	1	3	-	-	1	3	2	-	1	-	2	3	3	2	2	1	-	-	-	2	-	1	2
Verat.	1	1	1	1	2	2	1	-	3	-	-	-	2	-	-	-	-	-	1	2	-	2	1	-	-	-	1	-	1	3

THUJA OCCIDENTALIS
Vergleichende Materia Medica

Nux vomica

Kleinstes charakteristisches Syndrom. Die psychobiologische Persönlichkeit des *Nux-vomica*-Patienten läßt sich charakterisieren durch extreme Überempfindlichkeit und Reizbarkeit sowie durch antiperistaltische Darmkontraktionen. Er ist ein Chef, der dauernd auf Achse und in fieberhafter Tätigkeit ist, ruhelos, sicher und schnell, nach dem Motto: »Il faut que ça marche« (Es muß laufen), wie ein Franzose sagen würde. Infolge seiner Hyperaktivität kommandiert er seine Angestellten mit impulsiven, cholerischen Befehlen.

Weiterhin zeichnen den *Nux-vomica*-Patienten Ungeduld und *Perfektionismus* (1) aus. Er darf keine Zeit verlieren und *vermeidet demnach die Gesellschaft derer, die ihn stören könnten* (2). Dies ist am schlimmsten, wenn er unter dem Streß toxischer Belastungen, seien es äußere (durch übermäßigen Genuß von Alkohol, Gewürzen und Tabak) oder innere (Impulsivität, Auffahren, neurovegetatives Ungleichgewicht), leidet und dringend Erholung und Ruhe benötigt.

Der *Nux-vomica*-Patient ist hypersensibel, und in seinen mitmenschlichen Beziehungen spielen Eifersucht, Beleidigung, Haß und Ungerechtigkeit eine große Rolle. Daraus entwickelt sich sein *Mißtrauen* (3). Auf dem Weg zu seinem Ziel *duldet er keinen Widerspruch* (5) und *gönnt sich keine Ruhepause, ohne die verlorene Zeit zu beklagen* (4). *Die Zeit drängt* nämlich, und die *Zukunft ist ihm schlecht gesonnen* (7): »Succeeds never« (Er wird nie Erfolg haben) im Sinne von Edgar Poe.

Der *Nux-vomica*-Patient ist schreckhaft und reagiert äußerst empfindlich auf äußere Einflüsse wie Leid, Geräusche, Gerüche, Kälte, Schmerz.

Verschleierung. Wie besessen sucht der *Nux-vomica*-Patient Erholung und Ruhe; *niemand darf ihn dabei ansprechen* (9) oder *versuchen, ihn zu trösten* (8). Die *Schuldgefühle* (6) erscheinen als Ausdruck seiner psorischen Überempfindlichkeit gegenüber der sein Leben durcheinanderbringenden Sykose.

Furcht. Wir haben den Eindruck, daß der *Nux-vomica*-Patient seine Umwelt gereizt erlebt, während der *Thuja*-Patient sich ihr gegenüber

isoliert. Der *Nux-vomica*-Patient fürchtet sich nicht vor Fremden (11), und es macht ihm auch nur selten etwas aus, *wenn man sich ihm nähert* (10).
Stumpfheit. Beide Patienten *können nicht denken* (13): Bei *Nux vomica* ist es aufgrund der Erschöpfung, bei *Thuja* aufgrund der Stumpfheit.

Die Verwirrung des *Nux-vomica*-Patienten *verschlimmert sich* hauptsächlich *nach dem Essen*, *»als ob er betrunken wäre«*; der *Thuja*-Patient *ist verwirrt wie in einem Traum* (17).

Keiner von beiden ist fähig, den Lebenssinn zu erfassen, weil der eine von seiner Überempfindlichkeit daran gehindert wird und der andere von seinen Zwängen. In seinem emotionalen Ungleichgewicht ist sich der *Nux-vomica*-Patient seiner Fehler nicht bewußt. Deshalb empfindet er zwar *Schuldgefühle* (6), macht sich selbst aber keine Vorwürfe (23). Hingegen rufen die starken Schuldgefühle beim *Thuja*-Patienten Selbstvorwürfe hervor, weshalb er anderen keine Vorwürfe machen wird.
Gemütszustand. Die Depression ruft in beiden Fällen einen *Lebensüberdruß* (27) hervor. Beim *Nux-vomica*-Patienten geschieht dies aus Erschöpfung, beim *Thuja*-Patienten deshalb, weil er durch die Verwirrung in bezug auf seine eigene Identität mit Verzweiflung und *religiösem Fanatismus* (30) in ein Chaos gerät. Der *Nux-vomica*-Patient spielt auch mit *Selbstmordgedanken* (29), aber ebenso wie dem *China*-Patienten fehlt ihm der nötige Mut zum Selbstmord. Hingegen kann es den *Thuja*-Patienten ganz plötzlich überkommen, wenn die Zügel des religiösen Fanatismus einmal fehlen.

Zusammenfassend ist *Nux vomica* auf sykotischer Ebene das Mittel, welches *Thuja* am ähnlichsten ist. Es läßt sich aber leicht differenzieren aufgrund der Impulsivität, der Eifersucht und des Mitleids mit anderen sowie anhand des schnellen Beleidigtseins und des Gerechtigkeitssinnes des Patienten.

Aurum

Kleinstes charakteristisches Syndrom. *Aurum* besitzt auch die *Angst vor der Zukunft* (7), die für dieses Mittel aber wenig charakteristisch ist. Dieses Symptom ist bei *Thuja* eine Folge der Angst vor der Strafe Gottes.

Auch in diesem Fall bestätigt sich unsere Ansicht, daß ein Symptom für sich allein nicht einem bestimmten Miasma zugeordnet werden kann, sondern erst im Zusammenhang mit dem vollständigen Symptomenbild.

Aurum ist eines der bedeutendsten syphilitischen Mittel. Trotzdem weist es alle sieben Symptome von *Thuja*, dem bedeutendsten sykotischen Mittel, auf.

Wie schon in anderen Mittelvergleichen erwähnt wurde, ist das Hauptmerkmal des *Aurum*-Patienten seine ausgeprägte Aggressivität, die aus seinem Minderwertigkeitsgefühl entsteht. Das *Schuldgefühl, als ob das Gewissen ihm ein schlimmes Verbrechen vorwerfen würde, das er nicht begangen hat* (6), verleiht dieser Symptomengruppe eine ganz andere Bedeutung. Im Gegensatz zur Selbständigkeit des *Thuja*-Patienten fühlt sich der zutiefst geschwächte *Aurum*-Patient unglücklich. Er glaubt, seine Pflichten vernachlässigt zu haben und von seinen Freunden verlassen worden zu sein. Sein schwaches Ich kann sich nicht gegen die Ausbrüche seiner Aggressivität wehren. Dies äußert sich in heftigen *Wutanfällen schon wegen des geringsten Widerspruchs* (5) sowie aufgrund von Leid oder Demütigungen.

Der *Aurum*-Patient hat Angst vor seiner eigenen Zerstörungskraft. Es ist, als ob er durch die Angina pectoris mit Brustbeklemmung seine charakteristische Selbstmordneigung verspüren würde. Er erlebt seine Schuld mit großen Gewissensbissen und Selbstvorwürfen, weshalb er *argwöhnt* (3), daß seine Freunde das Vertrauen in ihn verloren haben. Wenn er alleine ist, fühlt er sich traurig. Er ist ein schüchterner Mensch, der sich nach der verlorenen Zuneigung sehnt, aber andererseits auch die *Einsamkeit* (2) sucht, da er sich im Stich gelassen fühlt. Dieses Verlassenheitsgefühl erlebt er mit Traurigkeit, Haß und Groll.

In dieser Situation versucht der *Aurum*-Patient, seine Schuld zu tilgen, indem er sich in eine fieberhafte Tätigkeit stürzt. Leider erweisen sich *Besserung durch Beschäftigung* (4) und *Perfektionismus* (1) als unzureichende Maßnahmen, um das Gefühl des Versagens und den Mangel an Selbstvertrauen ausgleichen zu können.

Der *Aurum*-Patient *möchte nicht sprechen* (9), aber nicht, um sich zu verstecken, wie es beim *Thuja*-Patienten der Fall ist, sondern aus Traurigkeit und Melancholie. Die *Verschlimmerung durch Trost* (8) ist kein charakteristisches Symptom von *Aurum*.

Furcht. Bei *Aurum* fehlen die Furcht vor Fremden (11) und die Abneigung gegen Annäherung (10). Diese Symptome ergeben sich bei *Thuja* aus der Angst des Patienten, entdeckt zu werden.

Bei *Aurum* ist die **Stumpfheit** (13) unspezifisch, ebenso wie die Gedächtnisschwäche und das Vergessen. Es sind keine Modalitäten von *Aurum* in diesen Rubriken zu finden.

Innerhalb der Gruppe **Reaktionsformen** weisen *Aurum* und *Thuja* folgende Symptome gemeinsam auf: *Eile* (19), *Streitsucht* (20) und *Widerstand* (21). Beim *Aurum*-Patienten sind sie Ausdruck seiner aggressiven Ausbrüche und Unsicherheiten wie Haß, Groll oder Mangel an Selbstvertrauen. Beim *Thuja*-Patienten drücken sie dagegen Verhaltensweisen aus, um sich auf dem Weg zu seinem persönlichen Ziel von der einengenden Umgebung zu lösen.

In diesem Zusammenhang kann man das Symptom *Verwirrung* zur Veranschaulichung heranziehen. *Aurum* ist nur in der Rubrik *Verwirrung schlimmer nach geistiger Anstrengung* zu finden, was auf eine syphilitische Komponente hinweist. Der *Thuja*-Patient fühlt sich in seiner Verwirrung wie in einem Traum (17). Er verirrt sich in bekannter Umgebung, weiß nicht, wer er ist, und macht auch Fehler beim Sprechen. In diesem Fall weisen Stumpfheit, Persönlichkeitsspaltung und Zurückhaltung eindeutig auf eine sykotische Komponente des Symptoms hin.

Paranoia. Die *hartnäckigen Gedanken* (22) sind kein charakteristisches Merkmal von *Aurum*. Die Schuldgefühle des Patienten rufen eher *Selbstvorwürfe* (23) hervor. *Je mehr er darüber nachdenkt* (24), *desto eindeutiger sieht er seine Boshaftigkeit*, und *ein Angstgefühl steigt aus seinem Magen empor* (25), als Ausdruck seiner oralen Aggressivität.

Beim *Thuja*-Patienten hingegen stellen vor allem die Selbstvorwürfe, aber auch die anderen obengenannten Symptome die Mahnung des Gewissens gegenüber seiner Hypertrophie und der rücksichtslosen Befriedigung seiner eigenen Bedürfnisse dar.

Gemütszustand. *Aurum* ist in den Rubriken *Lebensüberdruß* (27), *religiöse Verzweiflung* (30) und *Selbstmordneigung* (29) zu finden. Andererseits fehlen ihm die Symptome Chaotisch (26) und Weinen bei Musik (28), die aber auch bei *Thuja* nicht immer vorhanden sind, um die beiden Mittel differenzieren zu können. Auf diese Weise wird aber ersichtlich, wie beide Miasmen, Sykose und Syphilis, dem Anschein nach auf eine fast identische Art zur Zerstörung des Menschen führen können. Ein sykotischer Selbstmord aber ist aufsehenerregend und stürmisch. Er geschieht in der Überzeugung, unter einer höheren Gewalt zu stehen. Es ist ein Akt von religösem Fanatismus, und manchmal folgt der *Thuja*-Patient einfach einem plötzlichen Impuls, sich zu töten.

Beim *Aurum*-Patienten hingegen handelt es sich um den typischen Selbstmörder: Nach einem Aggressivitätsausbruch empfindet er zunächst Schuldgefühle, weil er sich als Versager vorkommt. Er zweifelt dann, ob er noch Erlösung finden kann. Schließlich bleibt ihm nur noch der Selbstmord übrig, den er vollzieht, indem er aus dem Fenster springt.

Bei beiden Mitteln stellen Schuld und Aggressivität die Extreme dar. Beim *Thuja*-Patienten bewirkt die Sykose zuerst die Ich-Hypertrophie, und als Reaktion entstehen die Schuldgefühle als Mahnung des Gewissens. Beim *Aurum*-Patienten steigert die Syphilis die Aggressivität, und die danach entstehenden Schuldgefühle zerstören ihn dann selbst. Während der *Thuja*-Patient an seine Ewigkeit glaubt und durch seinen Selbstmord den Tod zu überwinden versucht, beinhaltet demgegenüber der Selbstmord des *Aurum*-Patienten die Lossagung vom Leben, und mit seiner Selbstzerstörung tilgt er seine Schuldgefühle.

China

China ruft das typische Bild einer progressiven Anämie hervor, mit starker Blässe und Schwäche. Ursache kann jeglicher Verlust an Körperflüssigkeiten sein. Weiterhin sind zu verzeichnen:

Äußerste Reizbarkeit und Hypersensibilität, als lägen die Nerven bloß; Überempfindlichkeit gegenüber Berührung, Bewegung, kalter Luft und Gerüchen; große Schwäche, Abmagerung und Neigung zu Anasarka. Das Gesicht ist runzelig, blaß und kränklich. Paralytische Schwäche. Neuromuskuläre Überreizbarkeit mit Schmerzen, Zwicken, Krämpfen, Zerren und Zuckungen. Schwäche, Erschöpfung und Schwindel treten nicht in einem normalerweise zu erwartenden Ausmaß auf, sondern sind eine unverhältnismäßig starke Reaktion auf einen Verlust von Körperflüssigkeiten oder Elektrolyten.

Auch in diesem Fall steht die psychische Symptomatik in Beziehung zur somatischen, da der Mensch eine psychobiologische Einheit darstellt. Nach Dr. Paschero ist der *China*-Patient »ein reizbarer und asthenischer Mensch. Er bietet das Bild der Hypochondrie mit Apathie, Gleichgültigkeit und Abneigung gegen Gesellschaft. Infolge der Frustrationen im Leben fühlt er sich unglücklich, ausgenutzt, verlassen und überall unbeliebt. Er projiziert sein eigenes Unglück auf andere. Er fühlt sich vom Schicksal ungerecht behandelt und entwickelt eine außerordentliche Widerspenstigkeit, die er durch Ungehorsam und Starrsinn zum Ausdruck bringt. Jeden Vorschlag lehnt er unter Beleidigungen, Vorwürfen und Flüchen ab, als ob er von Feinden verfolgt würde, die ihn demütigen oder beleidigen wollen.«

Der *China*-Patient verhält sich geringschätzig, ist nörglerisch und zeigt ein Bild von Verfolgungswahn, das sich symbolisch in seiner *Furcht vor Hunden* ausdrückt. Genauso wie er keine physischen Verluste verkraften kann, erträgt er auch keine seelischen und wird dann untröstlich. Trotz dieser reizbaren Asthenie und Kraftlosigkeit zeichnet er sich durch seine psychische Überaktivität aus. Hauptsächlich nachts ist sein Geist voller fieberhafter Einbildungen und vielfältiger Pläne. Er plant und theoretisiert über wunderbare Dinge, die er eines Tages verwirklichen werde.

Kleinstes charakteristisches Syndrom, Verschleierung. *China* weist die ersten neun Symptome von *Thuja* auf, darunter: *Abneigung gegen Gesellschaft* (2), *Mißtrauen* (3), *Verschlimmerung durch Trost* (8) und *Abneigung zu sprechen* (9).

Diese Symptome entstehen aus dem Starrsinn und der vorwurfsvollen Haltung, die der *China*-Patient der Umwelt entgegenbringt.

Hingegen ist der selbstbeherrschte *Thuja*-Patient der Welt und seinen Mitmenschen gegenüber gleichgültig oder regt sich nur in einem Maße auf, wie es seinen egoistischen Zielen dienlich ist. Er fürchtet sich vor der Zukunft aufgrund der Angst und der Schuldgefühle, die sein Gewissen hervorruft und die bis zu Zwangsmanien führen können, die wiederum die Angst und die Schuldgefühle verstärken. Er befindet sich in einem Teufelskreis, der auch in zwanghafte Rituale ausarten kann.

Der *China*-Patient hingegen sieht in der Zukunft ein unerreichbares Ziel. Er ist wütend auf die Welt. Seine außergewöhnlich aggressive miasmatische Neigung ruft *Schuldgefühle* (6) hervor, die bei ihm zwei Symptome bewirken, welche die beiden Mittel differenzieren: die *Furcht vor Hunden* und das *Gefühl, verfolgt zu werden.*

Bei *China* fehlen diejenigen Symptome, die bei *Thuja* die Angst, entdeckt zu werden, darstellen. Dies verleiht den ersten acht Symptomen eine ganz andere Bedeutung.

Das *Nichtvertragen von Widerspruch* (5) ist für *China* nicht charakteristisch und bedarf in bezug auf *Thuja* eines näheren Kommentars. Im Fall des *Thuja*-Patienten bedeutet der Widerspruch eine doppelte Gefahr: die Möglichkeit, entdeckt zu werden, oder die Möglichkeit, ein negatives Urteil über seinen falschen Lebensplan zu erfahren. Bei *China*-Patienten ist die *Widerspenstigkeit* (21) rein destruktiv und vorgefaßt, unabhängig von jeder äußeren Zustimmung oder Abneigung.

China ist dreimiasmatisch: Die vorwiegend syphilitische Aggressivität des Patienten wird ohne Verheimlichungen aus ihm heraussprudeln. Die

Gewissenhaftigkeit (1) und die *Besserung durch Beschäftigung* (4) sind für ihn keine sykotische Rückversicherung, sondern entspringen eher seiner träumerischen Philosophie. Nachts im Bett baut er Hunderte von Luftschlössern. In diesen Plänen ähnelt er dem *Sulphur*-Patienten, aber anstatt sich wie dieser in seinem Elfenbeinturm einzusperren, versucht er sein Selbstwertgefühl zu retten, indem er andere für sein Unglück verantwortlich macht.

Stumpfheit, Denken, Reaktionsformen. Beim *China*-Patienten tritt *Stumpfheit* (13) auf, es fehlen aber die Vergeßlichkeitssymptome von *Thuja*. Er hat auch das *Gefühl, wie in einem Traum zu leben* (17), und weist ebenfalls die *Streitsucht* auf (20). Andererseits fehlt ihm aber die Hast (19), was seine Unfähigkeit aufzeigt, die Aggressivität sykotisch zu verstärken.

In der Gruppe **Paranoia** weist er nur die *hartnäckigen Gedanken* (22) auf, daß er immer, vielleicht, eigentlich eines Tages etwas machen könnte.

Gemütszustand. Der *China*-Patient ist hier neben dem *Chaotischen* (26) auch mit den Symptomen *Lebensüberdruß* (27) und *Selbstmordneigung* (29) vertreten. Diese Gefühle entstehen, wenn es ihm schlecht geht, vorwiegend nachts oder während des Hitzestadiums eines intermittierenden Fiebers. Zum Selbstmord wird es aber niemals kommen, da ihm der Mut dazu fehlt.

Natrium carbonicum

Die psychobiologische Hinfälligkeit und die geringe Reaktionsfähigkeit rufen beim Patienten eine für *Natrium carbonicum* charakteristische, tiefgreifende Depression hervor. Nach Kent zeichnet den *Natrium-carbonicum*-Patienten eine große Abneigung gegen die Menschheit und die Gesellschaft wie auch gegen Verwandte und Fremde aus. Genau wie der *Thuja*- und der *Sepia*-Patient meidet auch er den Anblick von Menschen. Er verspürt eine große Kluft zwischen sich und den anderen Menschen.

Weitere wichtige Symptome von *Natrium carbonicum* sind: Dyspepsie und Blähungen. Beschwerden durch Sonneneinwirkung. Verlangen nach Einsamkeit und Ruhe, das nur durch sanfte, melancholische Musik unterbrochen werden kann. Zittern bei der geringsten Erregung, bei Geräuschen oder bei Schmerz.

Kleinstes charakteristisches Syndrom, Verschleierung. *Natrium carbo-*

nicum besitzt sieben der ersten neun Symptome von *Thuja*. Erneut zeigt sich, daß die Symptome nicht für sich allein bestehen können, sondern nur im Zusammenhang mit dem ganzen Wesen und der Lebenseinstellung, die das Mittel bezeichnet, zu sehen sind.

In diesem Fall spiegelt das Symptom *Abneigung gegen Gesellschaft* (2) die tiefgreifende Trennung zwischen dem *Natrium-carbonicum*-Patienten und der Welt wider. Diese Trennung ergibt sich aus seiner Gefühlsenttäuschung. Er fühlt sich verloren, unsicher und schüchtern und hat die fixe Idee, alles falsch zu machen und niemals erfolgreich zu werden.

Die *Besserung bei Beschäftigung* (4) und die *peinliche Genauigkeit in Kleinigkeiten* (1) stellen beim *Natrium-carbonicum*-Patienten eher den Versuch, die Unsicherheit zu überbrücken, als eine sykotische Rückversicherung dar. In diesem Fall sind *Mißtrauen* (3) und Zweifel Ausdruck der Ungewißheit, in der er sich befindet, zwischen einerseits dem Bedürfnis und der Suche nach der verlorenen Liebe - Verlassenheitsgefühl - und andererseits dem Wohlempfinden bei einer Liebkosung - Verlangen, magnetisiert zu werden. Es ist auch die Unsicherheit zwischen Ärger, *Zorn und Impulsivität - hauptsächlich dann, wenn ihm widersprochen wird* (5) - und dem Mitgefühl für das Leid anderer, mit dem er sich identifiziert.

Der *Natrium-carbonicum*-Patient will in Ruhe gelassen werden und *möchte nicht sprechen* (9), aber trotzdem stört ihn Trost nicht, da er im Grunde genommen doch beachtet und anerkannt werden will.

Furcht. Sie ergibt sich beim *Natrium-carbonicum*-Patienten aus dem Bewußtwerden der eigenen Hilflosigkeit und Überempfindlichkeit und nicht aus einem Schuldgefühl, wie es beim *Thuja*-Patienten der Fall ist. Deshalb fehlt *Natrium carbonicum* in den Rubriken 10 und 11, die bei *Thuja* die Furcht des Patienten, entdeckt zu werden, beinhalten. Hingegen ist der *Natrium-carbonicum*-Patient schreckhaft, ängstigt sich bei Kleinigkeiten, schreckt bei Geräuschen auf und fürchtet sich vor Dieben, Menschenmengen und Gewittern.

Die **Stumpfheit** des *Natrium-carbonicum*-Patienten (13) verschlimmert sich durch geistige Anstrengung und kann Schwindel hervorrufen. Dies drückt bei ihm eher eine geistige Erschöpfung als eine Blockierung der Vernunft aus. Seine *Gedächtnisschwäche* bezieht sich nur auf geistige Anstrengung. Darin besteht der Unterschied zu *Thuja*, dessen drei Rubriken der Gruppe **Denken** nicht so sehr eine geistige Schwäche, sondern eher eine Kommunikationsschwierigkeit mit der Umwelt ausdrücken: eher ein Nicht-Wollen als, wie bei *Natrium carbonicum*, ein Nicht-Können.

Reaktionsformen. *Natrium carbonicum* weist die Symptome *Eile* (19) und *Streitsucht* (20) auf, es fehlt aber das Symptom »Contrary« (Widerspenstig (21)). Deswegen handelt es sich bei diesem Patienten um die Impulsivität und den Ansporn eines Menschen, der sich seiner Schwäche bewußt ist, während diese Symptomengruppe beim *Thuja*-Patienten einen durchdachten und sykotischen Widerstand bedeutet.

Paranoia. Da der *Natrium-carbonicum*-Patient nicht unter Gewissensängsten leidet, fehlen ihm die Symptome dieser Gruppe. Es sind Rubriken, die bei *Thuja* die Verinnerlichung der Schuld darstellen. Nichts kann den *Natrium-carbonicum*-Patienten befriedigen. Er ist bereit, jedem *zu widersprechen*, aber nicht zu handeln. Er fühlt eine tiefe Trennung zwischen sich und dem Rest der Welt und *mißachtet,* wie auch der *Thuja*-Patient, *die gesellschaftlichen Normen.*

Gemütszustand. Mit dem *Thuja*-Patienten teilt der *Natrium-carbonicum*-Patient auch das *Chaos* (26), den *Lebensüberdruß* (27) und das *Weinen bei Musik* (28). Aber da er keine Schuldgefühle entwickelt, fehlen bei ihm die Selbstmordneigung (29) und die religiöse Verzweiflung am Seelenheil (30).

Stramonium

(Siehe die vergleichende Materia Medica bei **Lachesis**)

Kleinstes charakteristisches Syndrom. Das Symptom *Abneigung gegen Gesellschaft* (2) ist bei *Stramonium* nicht sehr ausgeprägt. Beim *Thuja*-Patienten stellt es den Versuch dar, sich zu verbergen, unbemerkt seinen eigenen Interessen nachzugehen, frei von der Ermahnung der Außenstehenden.

Der *Stramonium*-Patient leidet unter einer psorischen Schwäche, die ihn selbst zum Opfer seiner Aggressionen werden läßt. Das Hauptmerkmal dieses Nachtschattengewächses ist nicht die Ich-Hypertrophie, sondern das *Nachtragen*, wie bei *Natrium muriaticum.*

Mißtrauen (3) und Eifersucht sind nur Waffen, die der *Stramonium*-Patient einsetzt, um seinen gekränkten Stolz zu rechtfertigen. Er ist überzeugt, daß man ihn nicht liebt, und fühlt sich verlassen. Der *Thuja*-Patient hingegen ist mißtrauisch, weil er fürchtet, andere könnten seine hinterhältigen Pläne durchschauen oder etwas Ähnliches wie er selbst vorhaben. *Besserung durch Beschäftigung* (4) und *Gewissenhaftigkeit* (1) sind für ihn Mittel, um sein eigenes Ziel zu erreichen. Beim *Stramonium*-Patienten stellen sie jedoch den Versuch dar, seinen *Mangel an Selbstvertrauen* auszugleichen.

Die *Gewissensangst* (6) und die *Furcht vor der Zukunft* (7) entstehen beim *Thuja*-Patienten durch die Schuldgefühle und die Angst, die materiellen Ziele nicht zu erreichen. Hingegen hat der *Stramonium*-Patient Schuldgefühle, weil er seine Aggressivität nicht kontrollieren kann. Er ist sich seines Minderwertigkeitsgefühls bewußt, das zu dieser unkontrollierbaren Aggression führt und seine Zukunft beeinträchtigt.

Weder der *Thuja*- noch der *Stramonium*-Patient *vertragen Widerspruch* (5). Aus der Sicht des ersteren besteht die Gefahr, daß durch Widerspruch sein sykotisch durchorganisiertes Leben durcheinandergebracht wird. Beim letzteren hingegen ist es eine unkontrollierte Reaktion auf seine Unsicherheit.

Verschleierung. Der *Stramonium*-Patient *möchte nicht sprechen* (9), ihm fehlt aber das Symptom: Verschlimmerung durch Trost (8). Dies weist einerseits auf seinen Groll hin, den er aus Angst, verlassen zu werden, nicht ausspricht, und andererseits darauf, daß er nicht versucht, sich zu verstekken, wie es für den *Thuja*-Patienten typisch ist.

Furcht. In diesem Zusammenhang werden auch die *Ängste* des *Stramonium*-Patienten verständlich: *Furcht vor Fremden* (11) und *Furcht vor Annäherung* (10). Diese zeichnen seine Angst vor Unheil, Verleumdung, Dunkelheit und Einsamkeit aus und stellen seine zwiespältigen Gefühle zwischen Verfolgung und Verlassenheit dar. Beim *Thuja*-Patienten hingegen entstehen diese Ängste aus der Furcht, entdeckt zu werden.

Stumpfheit, Denken. *Stramonium* besitzt von *Thuja* auch die folgenden Symptome: *Stumpfheit* (13), hauptsächlich morgens, und *Fehler beim Schreiben* (16) sowie *Schwierigkeiten, sich auszudrücken* (15). Aber anstelle der Vergeßlichkeitssymptome von *Thuja* tritt beim *Stramonium*-Patienten das Vergessen von Eigennamen und Personen ein sowie dessen, was er gesagt hat und was er sagen wollte.

Reaktionsformen. Hinsichtlich des Verständnisvermögens fehlen dem *Stramonium*-Patienten die beim *Thuja*-Patienten durch die Sykose hervorgerufene nächtliche Erregung (18) und die Tendenz, immer die Gegenposition einzunehmen (21). Diese Symptome verleihen bei *Thuja* den restlichen Symptomen dieser Gruppe eine Bedeutung von Feindseligkeit und Isolierung anderen gegenüber.

In der Gruppe **Paranoia - Obsessionen - Wahnideen**, in der Rubrik der *hartnäckigen Gedanken* (22), drückt das Symptom: Denkt, daß Körper und Seele getrennt sind, die für den *Thuja*-Patienten typische Persönlichkeitsspaltung aus. Beim *Stramonium*-Patienten hingegen sind die hartnäckigen Gedanken konkret auf seine aggressiven Mordideen bezogen. Er *macht sich selbst* nur in geringem Maße *Vorwürfe* (23) und empfindet keine Verschlimmerung beim Denken an sein Übel (24), da er im Grunde genommen kein klares Bewußtsein seiner Schuld hat.

Innerhalb der Gruppe der **Gemütssymptome** fehlt bei *Stramonium* das Chaos (26), in das der *Thuja*-Patient geraten kann als Folge seiner Disharmonie und seines Widerstands gegenüber der Umgebung, von denen ihn nur noch die abstrakte Sprache der Musik eventuell abbringen kann (28).

Zusammenfassend kann man sagen: Der *Stramonium*-Patient leidet unter Minderwertigkeitsgefühlen. Diese werden begleitet von einer sykotischen Hypertrophie als Reaktion auf seine existentielle Frustration. Er schwankt zwischen einem sykotischen Zustand mit Geschwätzigkeit, Laszivität, Zwiespältigkeit, Wahrsagen, Größenwahn, Stolz, Angeberei, Gewissenhaftigkeit und Kleptomanie einerseits und einem syphilitischen Zustand mit Zorn, Leid und dem Verlangen zu töten andererseits. Am Ende überkommt ihn das Schuldgefühl. Er muß dann ehrfürchtig niederknien, obwohl er *an der Rettung seiner Seele zweifelt* (30).

Eines Tages ist er schließlich *lebensmüde* (27) und versucht, *Selbstmord* (29) zu begehen, mit einem Messer oder indem er sich in die Tiefe stürzt.

Barium carbonicum

Kleinstes charakteristisches Syndrom. Bei *Barium carbonicum* fehlen die Unverträglichkeit von Widerspruch (5) und die Gewissensangst (6). Diese sind beim *Thuja*-Patienten Ausdruck von Angst und Schuldgefühlen.

Barium carbonicum ist charakterisiert durch die große Schüchternheit und das Schamgefühl des Patienten als Folgen seines mangelnden Selbstvertrauens. Beim Kind ist das charakteristische Bild dieses Mittels am besten zu sehen. **Eindeutige Merkmale** sind: ausgeprägte Stumpfheit und Furcht vor Menschen.

Da das *Barium-carbonicum*-Kind sich seiner Ungeschicklichkeit bewußt ist, fürchtet es, ausgelacht zu werden, und versteckt sich hinter einem Sessel, wenn Besuch kommt. Dies ist keine geistige Behinderung, sondern eher das einfache und infantile Verhalten, welches auch den erwachsenen *Barium-carbonicum*-Patienten auszeichnet.

Um sich vor dem Gefühl zu schützen, dauernd kritisiert zu werden, wird der *Barium-carbonicum*-Patient *gewissenhaft in Kleinigkeiten* (1) und führt seine Hausarbeiten und Aufgaben mit äußerster Sorgfalt aus. Die Arbeit gibt ihm ein Gefühl von Sicherheit; so *beschäftigt er sich ständig und fühlt sich wohl dabei* (4). Aber im Gegensatz zum *Thuja*-Patienten, der diese Waffen einsetzt, um seine Hypertrophie zu festigen, benützt er sie, um sein Minderwertigkeitsgefühl zu verstecken. Er ist der ewig Unentschlossene. Er kann keine Entscheidungen treffen, weder in bezug auf sein Tun noch in bezug auf seine Pläne, und zweifelt am Ende sogar bei Kleinigkeiten.

Die Furcht des *Barium-carbonicum*-Patienten vor Kritik ist so groß, daß er sich in Anwesenheit von Fremden unwohl fühlt und *Mißtrauen* (3) hegt. Er glaubt, daß man über ihn redet. Deshalb *meidet er Gesellschaft* (2) und ist lieber alleine. Aus dem gleichen Grund *möchte er nicht sprechen* (9) und *fürchtet sich vor Fremden* (11) sowie *vor Annäherung* (10). Aber es stört ihn nicht, wenn man ihn tröstet (8), da er sich seiner Minderwertigkeit bewußt ist.

Stumpfheit, Denken. Der *Barium-carbonicum*-Patient leidet unter der typischen syphilitischen *Stumpfheit* (13) und Gedächtnisschwäche: Er *vergißt Wörter* (14) *sowie das, was er tun oder sagen wollte und was er getan oder gesagt hat.*

Reaktionsformen. *Eile* (19), *Streitsucht* (20) und die *Tendenz, stets das Gegenteil von dem zu tun, was man von ihm erwartet* (21), stellen beim *Barium-carbonicum*-Patienten keine aggressiven sykotischen Züge dar, sondern sind ein fast infantiler Schutz für seine Minderwertigkeit.

Paranoia und Gemütszustand. Der *Barium-carbonicum*-Patient hat nur die *Verschlimmerung beim Denken an sein Übel* (24) mit dem *Thuja*-Patienten gemeinsam. Dieses Symptom ergibt sich daraus, daß er sich im Grunde genommen seines Zustandes bewußt ist. Seine aggressiven Ausbrüche werden nicht durch die Umwelt hervorgerufen, die er fürchtet und von der er sich verlassen fühlt. Außer dem Gefühl, kritisiert zu werden, ist besonders typisch für ihn die Empfindung, auf den Knien zu gehen - vielleicht weil es ihm so vorkommt, als ob ihm die Beine abgeschnitten worden wären. Dies erweckt den Eindruck, daß er nicht fähig ist, aus eigener Kraft zurechtzukommen, sondern immer die Unterstützung anderer braucht.

Bryonia

(Siehe auch die vergleichende Materia Medica von **Lycopodium**)

Kleinstes charakteristisches Syndrom. Bei *Bryonia* fehlt das Symptom der Besserung durch Beschäftigung (4), das beim *Thuja*-Patienten die zwanghafte Notwendigkeit ausdrückt, unbedingt etwas gegen die Unruhe zu tun, die ihn wie ein Schuldgefühl bedrängt.

Das Charakteristische beim *Bryonia*-Patienten ist der eiserne *Wille, sich trotz seiner grundlegenden psorischen Schwäche im Leben durchzusetzen*, ungeachtet der Verschlimmerung durch Anstrengung oder Bewegung.

Der *Bryonia*-Patient ist sich, wie gesagt, seiner Minderwertigkeit bewußt. Angetrieben durch seine Angst vor Armut, plant und programmiert er auf sykotische Weise sein Leben, um seine existentiellen Ängste zu überwinden. Seine Zwanghaftigkeit bezieht sich auf Arbeit und Geschäfte. Er ist emsig, träumt von Geschäften, und wenn er krank ist, ist seine einzige Sorge, wieder arbeiten zu können. Um sein Ziel zu erreichen, muß er seine Aufgabe *perfekt* erfüllen (1). Dadurch vermeidet er erneute Anstrengungen und sichert sich den Erfolg. In seiner *Intoleranz gegenüber Widerspruch* (5) fehlt aber der Konkurrenzkampf des *Lycopodium*- und auch das Verbergen des *Thuja*-Patienten. Es handelt sich bei ihm eher um einen *Reizbarkeitszustand* und um den Ärger über die eigene psychophysische Schwäche.

Das *Verlangen* des *Bryonia*-Patienten *nach Einsamkeit* (2) beruht auf seinem Wunsch, sich vor seiner Impulsivität anderen gegenüber zu schützen. Auf diese Weise erspart er sich den Kummer und die Kopfschmerzen, die ihm sein Zorn bei Widerspruch, Beleidigungen und Mißachtungen bereiten würde. Er braucht einfach Ruhe, welche er nur in der Einsamkeit finden kann. Dahinter steht keine emotionale Problematik, da er weder wütend oder nachtragend ist noch haßt, noch unter Sehnsuchts- oder Verlustgefühlen leidet. Aus diesem Grund ist ihm Trost gleichgültig (8), und außer Gesprächen über Geschäfte empfindet er jede *Unterhaltung* als *lästig* (9) und müßig.

Die ständige innere Auseinandersetzung des *Bryonia*-Patienten mit seiner psorischen Schwäche einerseits und dem sich schon ansatzweise zeigenden Fehlschlagen seines sykotischen Lebensplanes andererseits führt zu einer *großen Launenhaftigkeit*. Er ist sensibel gegenüber Ungerechtigkeiten und Geringschätzung, *argwöhnt* (3) er doch, die anderen verstünden seine launischen und unüberlegten Wünsche nicht. Aus demselben Mißtrauen heraus meidet er die Anwesenheit Fremder und vermeidet es, angefaßt zu werden; auch hat er das Gefühl, verfolgt zu werden. Es handelt sich aber hierbei nicht um **Furcht** (10, 11), sondern um *Abneigung gegen Annäherung und gegen Fremde*. Er fürchtet sich nicht vor Leuten, sondern er meidet sie, weil sie ihn verwirren.

Die Furcht vor Armut, Einsamkeit, *Krankheit* (12), Unheil, Wahnsinn und Tod drückt die Verwundbarkeit des *Bryonia*-Patienten im Leben aus.

Stumpfheit, Denken. Er leidet unter dem typisch sykotischen *Stumpfsinn* (13), aber ohne jegliche spezifische Modalität für das Gedächtnis.

Reaktionsformen. *Bryonia* weist auch die Symptome *Eile* (19) und *Streitsucht* (20) auf. Der Widerspruchssinn (21) ist jedoch kein charakteristisches Symptom dieses Mittels. Dies legt den Gedanken nahe, daß der wechselhaften und launischen Impulsivität des *Bryonia*-Patienten die aggressive Hypertrophie des *Thuja*-Patienten fehlt.

Paranoia. Die *hartnäckigen Gedanken* (22) sind für den *Bryonia*-Patienten nicht sehr charakteristisch, und Selbstvorwürfe (23) treten bei ihm nicht auf, was auf das Fehlen von Schuldgefühlen hinweist. Seine Sorge besteht darin, so glimpflich wie möglich aus seiner allgemeinen Schwäche herauszukommen. Aus diesem Grund geht es ihm *schlechter, wenn er an sein Übel denkt* (24), da er an der Heilung zweifelt. Das *aus dem Magen aufsteigende Angstgefühl* (25) und die Angst vor Armut drücken seine orale Aggressivität aus.

Bryonia fehlt in fast allen Rubriken der Gruppe **Gemütszustand** (27-30). Somit scheint der Patient in seinen Leiden fest an die Erde und an materielle Interessen gebunden zu sein. Beweis dafür sind sein *permanenter Zweifel an der Heilung*, seine Verzweiflung, seine Angst vor Armut und seine Gefräßigkeit.

Ferrum metallicum

Ferrum metallicum wird fälschlicherweise als »kleines Mittel« aufgefaßt. Seine Pathogenese ist ungenügend erforscht, deshalb dominieren die physiopathologischen Symptome. Im allgemeinen handelt es sich um schwache Patienten, die nicht in der Lage sind, anhaltende Anstrengungen auf sich zu nehmen. Sie haben kalte Extremitäten und leiden unter Blutandrang zum Kopf oder auch unter Blässe, im Zusammenhang mit starken Hitzewellen. Sie sind einer großen Schwäche mit Atemnot und Beklommenheit ausgesetzt und neigen zu Ohnmachtsanfällen mit Herzklopfen, gewöhnlich ausgelöst durch den Verlust von Körperflüssigkeiten, vor allem von Blut.

Die Schmerzen sind pulsierend und hämmernd. Die Symptome verschlimmern sich durch Ruhe und Kälte und bessern sich durch langsame Bewegung. Heftige und rasche Bewegung hingegen ruft eine Verschlimmerung hervor. Schwäche und Hinfälligkeit können bis zur Lähmung führen.

Psychisch ist der *Ferrum-metallicum*-Patient verwirrt und leidet unter tiefsten Depressionen und Mutlosigkeit. Er ist überempfindlich, verbunden mit extremer Unruhe und Reizbarkeit aus kleinstem Anlaß. Außerdem ist er ein Querulant, ein Rechthaber, leidenschaftlich und ungestüm. Beim *geringsten Widerspruch* (5) oder Geräusch kann er außer sich geraten.

Der *Ferrum-metallicum*-Patient ist ein dogmatischer Diktator, der aber nicht unter der für den *Lycopodium*-Patienten charakteristischen Unsicherheit leidet. Außerdem unterscheidet er sich von diesem in der Art, auf Beleidigungen zu reagieren und nach Gesellschaft zu verlangen. Da er eine große Selbstsicherheit besitzt, verspürt er keine Angst vor der Zukunft (7), und die Heimlichtuerei (3) anderer oder auch Worte des Zuspruchs (8) kümmern ihn wenig.

Die Neigung des *Ferrum-metallicum*-Patienten zum *Perfektionismus* (1) und die *Besserung durch Beschäftigung* (4) sind sykotische Maßnahmen, um die physische Überfunktion auszugleichen. Die *Gewissensangst, als hätte er ein schlimmes Verbrechen begangen* (6), ergibt sich aus der Mahnung des Gewissens. Durch sein Befehlsgebaren sowie seine *leichte Erregbarkeit* (18) und *Streitsucht* (20) nötigt er andere, sich unterzuordnen. So unterscheiden das Befehlsgebaren sowie das Fehlen von Mißtrauen und Angst vor der Zukunft *Ferrum metallicum* von *Thuja*.

Ignatia

Kleinstes charakteristisches Syndrom. Bei *Ignatia* fehlt das Symptom der Angst vor der Zukunft (7), das beim *Thuja*-Patienten die Angst darstellt, jemand könnte sein hinterhältiges Handeln durchschauen und ihn dementsprechend behandeln. Der *Ignatia*-Patient verhält sich hysterisch-zwanghaft, oberflächlich, wechselhaft und paradox. Er leidet unter den verschiedensten Gefühlsanwandlungen, die sich durch seine enorme neurovegetative Dystonie auf körperlicher Ebene niederschlagen.

Das Charakteristische beim *Ignatia*-Patienten ist dieser körperliche Ausdruck von Gefühlen, als ob er in seinem verbalen Ausdruck gehemmt wäre. *Ignatia* ist vorrangig vertreten in allen Rubriken mit *Beschwerden durch* (Ailments from...) Demütigung, Zorn, Angst usw. Zu den charakteristischsten Symptomen von *Ignatia* zählen die *Beschwerden nach Zorn* oder *durch stillen Kummer* oder auch *durch unterdrückten Ärger*.

Dieser Aspekt verleiht den mit dem **Kleinsten charakteristischen Syndrom** von *Thuja* übereinstimmenden Symptomen eine ganz andere Bedeutung als bei diesem Mittel. Der *Ignatia*-Patient leidet unter der ständigen Widersprüchlichkeit und Alternanz seiner Wünsche und Gefühle. Durch die eigene Hypersensibilität gerät er in einen permanenten Zweifel. Seine Reaktionen sind wechselhaft und paradox, und durch die Unsicherheit, die sie hervorrufen, *fühlt er sich schuldig* (6). Hieraus ergibt sich der zwanghafte Zweifel, den man in all den Handlungen entdecken kann, die als Schutzmaßnahme mit übertriebener *Gewissenhaftigkeit* (1) ausgeführt werden.

Im Grunde steht der *Ignatia*-Patient sprachlos vor der Entgleisung seiner Taten. Ebenso wie die *Gewissenhaftigkeit* (1) sind auch die *Besserung durch Beschäftigung* (4) und das *Nichtvertragen von Widerspruch* (5) wechselnde Versuche, den Mangel an Selbstvertrauen auszugleichen.

Verschleierung. Obwohl der *Ignatia*-Patient keine Erklärung für die eigenen Ausfälle findet, sucht er sie doch auch nicht bei anderen Menschen. Aus diesem Grunde *möchte er nicht sprechen* (9), *mag keinen Trost* (8) und *entfernt sich von anderen Menschen* (2).

Furcht. Beim *Ignatia*-Patienten fehlt die Furcht vor Fremden (11), die beim *Thuja*-Patienten die Verbergungstaktik darstellt. Er fürchtet sich hingegen auf unspezifische Weise vor Menschen und vor Dieben, vor allem nachts, wenn er aufwacht.

Stumpfheit. Die *Stumpfheit* (13) des *Ignatia*-Patienten ergibt sich aus seinem emotionalen Ungleichgewicht, ebenso wie seine *Fehler* (16). Deshalb fehlt bei *Ignatia* das Symptom der Gedächtnisschwäche für Worte (14).

Reaktionsformen. Der *Ignatia*-Patient leidet nicht unter der rein sykotischen nächtlichen Erregung (18). Er ist jedoch unfähig, sich an die Realität anzupassen, weshalb er in eine *Verwirrung* gerät, *als wäre er in einem Traum* (17). Die *Eile* (19), die *Streitsucht* (20) und die *Widerspenstigkeit*

(21) sind bei *Ignatia* keine eindeutig sykotischen Aspekte, sondern entstehen aus dem emotionalen Ungleichgewicht dieses schreckhaften, beeindruckbaren und mitleidigen Patienten.
Paranoia - Zwänge - Wahnideen. Auch die *hartnäckigen Gedanken* (22) und die *Selbstvorwürfe* (23) stellen beim *Ignatia*-Patienten Zwangsvorstellungen dar, die durch das Schuldgefühl hervorgerufen werden und durch Wechselhaftigkeit und Widersprüchlichkeit beeinflußt sind. In diesem Fall fehlt *Ignatia* in den Rubriken der Verschlimmerung beim Denken an sein Übel (24) und des Angstgefühls, aufsteigend aus dem Magen (25).
Gemütszustand. Der *Ignatia*-Patient *zweifelt an der Rettung seiner Seele* (30), was auf seine Hypersensibilität, seinen Zweifel, seine Schuldgefühle und seinen religiösen Fanatismus zurückzuführen ist. Der wechselhafte, paradoxe und oberflächliche *Ignatia*-Patient zeigt keinen Lebensüberdruß (27). (Dieses Symptom weist beim *Thuja*-Patienten auf den tiefgreifenden affektiven Konflikt hin.) Nur wenn er durch die ständige Unterdrückung seines Ärgers in einen schweren depressiven Zustand gerät, in dem er sich gedemütigt fühlt, in stillem Kummer jammert oder seinen Zorn mit Angst und Furcht erlebt, kann er in einer solchen hysterischen Krise Selbstmord begehen, indem er sich ertränkt.

Lycopodium

Kleinstes charakteristisches Syndrom. Von den neun ersten *Thuja*-Symptomen hat *Lycopodium* sieben. Beim *Thuja*-Patienten dreht sich alles um seine Ich-Hypertrophie, seine Schuld und Reizbarkeit sowie um die Stumpfheit, die ihn daran hindert, den tiefgründigen Sinn des Lebens zu erfassen.

Beim *Lycopodium*-Patienten prägt der sykotische Anteil sein Verhalten im Alltag. Der Patient besitzt eine außergewöhnliche Intelligenz und ist sehr stolz; beides wird er in seinem Wettkampf mit der Umwelt einsetzen. Er strebt *gewissenhaft die Perfektion* (1) an und gewährt sich *keine Ruhepause* (4), aus Angst vor Unfähigkeit.

Widerspruch ist für den *Lycopodium*-Patienten *eine Beleidigung* seines Stolzes und steigert seine Unsicherheit (5). Aus Angst, man könnte ihn entlarven, ist er *mißtrauisch* (3) und *meidet die Leute* (2), um seine Schwäche zu verbergen. Aber im Gegensatz zum *Thuja*-Patienten fürchtet er sich vor der Einsamkeit, in der es ihm schlechter geht. Daher wird er andererseits viele Vorwände anbringen, um indirekt doch nach Gesellschaft zu verlangen. Zusammen mit *Ambra, Bovista* und *Phosphor* bildet *Lycopodium* das Quartett der Mittel, die sowohl eine Besserung als auch eine Verschlechterung beim Alleinsein aufweisen.

Der *Lycopodium*-Patient ist viel zu stolz, um Schuldgefühle (6) oder Angst vor der Zukunft (7) zu entwickeln. Aufgrund der ihm eigenen Eitelkeit und Angeberei ergeben sich das Wehklagen um die Zukunft, die Liebe zur Macht und die Furcht, das vom Schicksal für ihn vorgesehene Ziel nicht zu erreichen.

Verschleierung, Furcht. Die Symptome 8, 9 und 10 (*Verschlimmerung durch Trost, Möchte nicht sprechen, Furcht vor Annäherung*) weisen auf den Versuch des *Lycopodium*-Patienten hin, seine Schwäche und Impotenz zu verbergen - während der *Thuja*-Patient dadurch versucht, die Störung seines Gefühlslebens und seine Triebe zu verstecken.

Lycopodium und *Thuja* haben außer der Verwirrung alle Symptome der beiden Gruppen **Denken** und **Reaktionsformen** gemeinsam.

Stumpfheit. Beim *Lycopodium*-Patienten ist die Stumpfheit eher intellektuell als affektiv. Sie ist Folge seiner hepatischen Störung, die kongestiv-zirkulatorischen Charakters ist, wie die Besserung durch Gehen im Freien bestätigt. Er kann keine Beengung vertragen, keine enge Kleidung; seine Claustrophobie macht geschlossene Räume für ihn unerträglich, besonders wenn sie ihm zu warm sind. Der Kampf zwischen Abhängigkeit und Bestätigung führt bei diesem Symptom zu einem klaren Unterschied zu *Thuja*. Wie schon gesagt, empfindet der *Thuja*-Patient das Leben als schwere Last, die er beim Gehen hinter sich herschleppen muß. Der *Lycopodium*-Patient hingegen lebt auf, wenn er zu Fuß geht: Angst, Stumpfheit und Verwirrung verschwinden beim Gehen im Freien.

Paranoia. Der *Lycopodium*-Patient macht sich *Selbstvorwürfe* (23), hat aber dabei keine Gewissensangst, was auf einen überstürzten und übertriebenen Anspruch an sich selbst hindeutet. Die *Furcht im Magen* (25) deutet auf eine Art von oraler Angst hin. Er ist schnell satt, wird hungriger während des Essens und verspürt einen nächtlichen, unersättlichen Hunger. Dies weist auf verschiedene Formen gastrohepatischer Beeinflussung hin. Im Gegensatz dazu finden wir bei *Thuja*-Patienten das Gefühl, schwanger zu sein, als ob sich ein Foetus im Leibe bewegen würde, sowie Schmerzen, die nach außen ziehen. Dies deutet darauf hin, daß die Angst im Magen bei *Thuja*-Patienten ein Teil der psychosomatischen Spaltung ist.

Gemütszustand. Wenn der *Lycopodium*-Patient den Kampf verloren hat, wird er *lebensmüde* (27) und gleichgültig: »The world may come to an end, or the whole family may die or the house may burn up« (Mag die Welt untergehen oder die ganze Familie sterben oder das Haus abbrennen), sagt Kent in einem Kapitel seiner Materia Medica. Langsam gerät der Patient in einen Zustand *religiöser Melancholie* (30), und ebenso wie der *Natrium-carbonicum*-Patient verspürt er morgens beim Erwachen das Verlangen, Selbstmord zu begehen.

Wenn die Sykose weit fortgeschritten ist, kann man in der Praxis *Lycopodium* und *Thuja* leicht verwechseln. Wenn aber der Homöopath imstande ist, seinem Patienten Verständnis entgegenzubringen, kann der *Lycopodium*-Patient seinen Stolz beiseitelegen und seine innersten Gefühle preisgeben. Der Therapeut wird dann die Problematik dieses Patienten erfassen können und die ewige Sehnsucht nach der Vaterliebe entdecken, die sich der stolze *Lycopodium*-Patient normalerweise nie zugestehen will. Die Furcht vor der Einsamkeit, das Mitleid mit anderen und das Weinen bei Dank stellen eine ausgezeichnete Trias seiner existentiellen Angst dar.

Pulsatilla

Der *Pulsatilla*-Patient ist so gebrechlich und schwach wie die Pflanze. Er akzeptiert seine Machtlosigkeit, aber da er Liebe braucht, versucht er trotz seiner Furcht, die Zuneigung und Anerkennung anderer zu erlangen. Seine ganze Energie setzt er ein, um Sicherheit zu erreichen. In seinem Wesen ist er selbstlos, uneigennützig, gefügig und ordnet sich unter. Seine Werteskala steht in direkter Beziehung zu Güte, Liebe und Bescheidenheit. Das *Pulsatilla*-Kind ist umständlich, sanft, gutmütig und der Liebling der Mutter.

Kleinstes charakteristisches Syndrom und Verschleierung. *Pulsatilla* besitzt sieben der neun ersten *Thuja*-Symptome. Um anerkannt zu werden, ist der *Pulsatilla*-Patient *sehr gewissenhaft* (1). Das *Verlangen nach Einsamkeit* (2) bei Trauer oder Krankheit ergibt sich aus dem *Mißtrauen* (3), andere könnten seiner überdrüssig werden und weggehen. Diese kindliche Starrheit ruft das *Schuldgefühl* (6) hervor, nicht der Verpflichtung nachzukommen, die das Leben fordert. Die junge *Pulsatilla*-Mutter weint beim Säugen ihres Kindes, als ob sie ihrer eigenen verlorenen Jugend nachtrauern würde.

Der *Pulsatilla*-Patient hat *Angst vor der Zukunft* (7), da er diese als

Symbol der von ihm so gefürchteten Freiheit sieht. Aber er *möchte nicht über seine Leiden sprechen* (9). Es fehlt bei ihm die Besserung durch Beschäftigung (4), was den Unterschied zwischen diesem Mittel und *Thuja* hervorhebt. Außerdem macht ihm *Widerspruch* (5) normalerweise nicht besonders viel aus.

Furcht. Der *Pulsatilla*-Patient hat ein großes Verlangen nach Gesellschaft, weshalb ihm die ersten beiden Furchtsymptome (10, 11) von *Thuja* fehlen.

Reaktionsformen. Es fehlt dieVerwirrung (17), und *Streitsucht* (20) ist keine sehr charakteristische Verhaltensweise für *Pulsatilla*, deshalb fehlt diesem Symptomenbild der sykotische Charakter von *Thuja*. Der *Pulsatilla*-Patient regt sich eher innerlich und über schlechte Nachrichten auf. Er ist ständig in *Eile* (19), um seine Aufgaben gewissenhaft zu erledigen. Dabei ist er voller Liebe und kindlicher Sanftheit. Das Symptom »Contrary« (Widerspenstigkeit (21)) entsteht eher durch eine Laune als durch regelrechten Widerstand. Er glaubt immer, etwas falsch gemacht zu haben, und fürchtet, sich zu vertun.

Paranoia. Mit *hartnäckigen Gedanken* (22), die ihn hauptsächlich nachts plagen, wirft der *Pulsatilla*-Patient sich vorgestellte *Vergehen* vor (23). Aber es geht ihm nicht schlechter, wenn er an sein Leid denkt (24), sondern erst beim Schildern der Krankheit verspürt er eine Verschlimmerung und muß weinen.

Gemütszustand. Im Zustand depressiver Melancholie fehlt beim *Pulsatilla*-Patienten das Weinen bei Musik (28), da er sanftmütig weint und der Trost die Tränen verweht wie der Wind die Wolken. Trotz der mit *Thuja* gemeinsamen Symptome werden wir *Pulsatilla*, die Küchenschelle, sofort erkennen, wenn wir die kindliche Sanftmut, den stillen Kummer, die Unsicherheit und das Verlassenheitsgefühl des Patienten bemerken.

Sepia

Von allen Mollusken ist *Sepia* die einzige, die ihre Brut legt und sie dann verläßt. Diese emotionale Gleichgültigkeit ist das eindeutigste Merkmal dieses dreimiasmatischen Mittels und unabdingbar für seine Diagnose.

Kleinstes charakteristisches Syndrom. *Sepia* besitzt acht der neun ersten Symptome von *Thuja*; es fehlt nur die Gewissensangst (6). Der *Thuja*-Patient kämpft für die Zukunft und belastet sich mit Schuldgefühlen, um sein Ziel zu erreichen. Der *Sepia*-Patient verhält sich den geliebten

Menschen gegenüber gleichgültig. Vor allem die *Sepia*-Frau ist ihrem Mann gegenüber völlig indifferent.

Die allgemeine Gleichgültigkeit des *Sepia*-Patienten und seine Abneigung gegen gefühlsmäßige Annäherung spiegeln sich in den Fluchtsymptomen wider - so wie die Mollusken im Schutz ihrer Tinte flüchten. Der Patient *sucht die Einsamkeit* (2) und fühlt sich besser beim Alleinsein.

Die *Sepia*-Patientin stürzt sich in eine destruktive Rivalität mit dem anderen Geschlecht. Das *Mißtrauen* (3), die *Besserung durch Beschäftigung* (4), die *Gewissenhaftigkeit* (1) und der *Zorn bei Widerspruch* (5) drücken den sykotischen Ausgleich zu ihrer Unfähigkeit zu lieben und den Kampf gegen das andere Geschlecht aus; symbolisch dafür ist die Reizbarkeit vor den Menses. Dieses Symptom fehlt bei *Thuja*.

Verschleierung. Der *Sepia*-Patient meidet den Anblick der Leute und verweilt lange Zeit im Bett, mit geschlossenen Augen und *ohne zu sprechen* (9). Die Flucht vor Menschen und vor der Zuneigung der ihm Nahestehenden liegt auf einer Linie mit der ausgeprägten *Verschlimmerung durch Trost* (8), welcher ihn stört, empört und zum Weinen bringt.

Furcht. Der *Sepia*-Patient ist impulsiv und ungestüm, er fürchtet sich nicht vor Fremden (10, 11).

Denken. Bei *Sepia* haben die spezifischen Symptome, die die Gedächtnisschwäche bei *Thuja* charakterisieren, relativ wenig Bedeutung - die Gedächtnisschwäche für Worte (14) fehlt sogar völlig. Vergeßlichkeit kennt der *Sepia*-Patient nur bei Erschöpfung.

Reaktionsformen. In dieser Gruppe sind den beiden Mitteln alle Symptome gemeinsam. Sie stellen bei *Thuja* die Unfähigkeit dar, den wahren Sinn des Lebens zu erfassen: *Verwirrung wie in einem Traum, Erregung schlimmer nachts, Eile, Streitsucht, Widerspenstigkeit.*

Stumpfheit. Die *Stumpfheit* des *Sepia*-Patienten (13) verschlimmert sich interessanterweise abends, nach dem Essen und nach dem Koitus, was auf die emotionale und neurozirkulatorische Asthenie hinweist.

Gemütszustand. Dank seiner Gleichgültigkeit unterliegt der *Sepia*-Patient weder Schuldgefühlen noch Selbstvorwürfen oder Reue. Mit der Zeit aber wird er so bedrängt durch dieses Übermaß an Apathie und Desinteresse, daß die sykotischen Ausgleichsversuche scheitern und sich das *Verlangen zu sterben* (27) entwickeln kann. In diesem Zustand ist er fähig, *Selbstmord* (29) zu begehen.

In symptomarmen Fällen kann die Differenzierung zwischen *Thuja* und dem sykotischen *Sepia* schwierig sein. Der Schlüssel liegt in der

Gewissensangst, die bei *Thuja* fast immer anwesend ist. Die Angst vor der Zukunft kann mit der Angst vor Armut bei *Sepia* verwechselt werden. Aber der sykotische *Sepia*-Mensch verteidigt mit Überzeugung und Vehemenz seine Prinzipien. In seiner Haltung entdeckt man den Vorwurf anderen gegenüber und die Mißachtung gesellschaftlicher Normen. Auch besteht eine Kluft zwischen dem persönlichen Einsatz, um eigene Ziele zu erreichen, einerseits und auf der anderen Seite dem gefühlsmäßigen Familienleben. Alle diese Eigenarten werden uns am eindeutigsten die Beweggründe seiner Gleichgültigkeit zeigen können.

Eine *Sepia*-Patientin könnte uns schildern, daß sie Angst vor Einsamkeit hat, sich selber nicht erträgt und fürchtet, von ihrem Ehemann verlassen zu werden. So versucht sie, ihr eigenes falsches Verhalten zu rechtfertigen. Aber das Gewissen meldet sich, und wenn wir länger zuhören und genau aufpassen, so können wir das Mittel erkennen, dessen Symptome dieser Mensch in sich trägt und das er braucht.

Eine geheilte Patientin erzählte mir folgendes: »Doktor, früher, wenn mein Mann verreiste, habe ich ihn vermißt und behauptet, Angst vor dem Alleinsein zu haben. Wenn er aber zurückkam, konnte ich ihn nur ertragen, wenn er mir bei den Hausarbeiten behilflich war. Ansonsten störten mich seine Anwesenheit und das Gefühl, mich um ihn kümmern zu müssen. Heutzutage, seitdem ich geheilt bin, vermisse ich ihn, weil ich ihn gern habe. Es freut mich, ihm meine Zuneigung zu zeigen und für ihn etwas zu tun. Vorher dachte ich, daß mein Drama darin bestehe, unglücklich zu sein. Heute weiß ich, daß ich mich unglücklich fühlte, weil ich nicht lieben konnte.«

Silicea

Das **Kleinste charakteristische Syndrom** von *Silicea terra* baut sich auf folgenden Symptomen auf: *Mangel an Selbstvertrauen, Schüchternheit, Gewissenhaftigkeit* und *Eigensinn.* Bei *Silicea* fehlt von den ersten neun Symptomen von *Thuja* nur die Abneigung gegen Gesellschaft (2). Die *Angst vor der Zukunft* (7) haben beide Mittel gemeinsam. Nach Kent erwächst aber diese Angst beim *Thuja*-Patienten aus dem egoistischen Streben, seine festgesetzten Ziele und seine persönliche Bestätigung zu erreichen - ohne Konkurrenzkampf. Er ist selbstsicher, und solange andere seinen Zielen nicht im Wege stehen, hat er keine Beziehungsprobleme.

Der *Silicea*-Patient hingegen ist sich seiner tiefgreifenden Schwäche bewußt. Da er nicht weniger wert sein möchte als andere, wird er zum *Perfektionisten* (1). Er *darf keine Zeit verlieren* (4), um sein Ziel, die Selbstbestätigung, zu erreichen.

Das Problem liegt beim *Silicea*-Patienten in dem Zwiespalt zwischen dem Abhängigkeitsbedürfnis (dargestellt in den Symptomen *Sanftmut, Heimweh* und *Wunsch, magnetisiert zu werden*) einerseits und andererseits dem Verlangen nach Selbstverwirklichung (mit den Symptomen *Intoleranz gegenüber Widerspruch* (5) und *Reizbarkeit bei Kleinigkeiten*). Weitere Merkmale von *Silicea* sind Hartnäckigkeit und Starrsinn. Die *Verschlimmerung durch Trost* (8) ist bei ihm verständlich, da ihm seine Minderwertigkeit dadurch um so mehr vor Augen geführt wird. Bei *Thuja* hingegen bedeutet dieses Symptom Flucht und Verschleierung.

Furcht. Der *Silicea*-Patient fürchtet sich nicht vor Menschen, sondern ist schüchtern, wenn er öffentlich auftreten muß.

Stumpfheit. Beim *Silicea*-Patienten ist die Stumpfheit eine Folge seiner psychoorganischen Schwäche.

Gedächtnisschwäche, Reaktionsformen. Die Symptome unter diesen Rubriken sind nicht charakteristisch für *Silicea*, außer der *Eile* (19), der *Streitsucht* (20) und der *Widerspenstigkeit* (21), die das Bestätigungsstreben des Patienten ausdrücken.

Gemütszustand. In dieser Gruppe finden sich nur zwei Übereinstimmungen: *Lebensüberdruß* (27) und *Selbstmordneigung* (29). Selbstmord begeht der *Silicea*-Patient, indem er sich in einen Fluß stürzt.

Zusammenfassend fällt es nicht schwer, *Silicea* und *Thuja* zu unterscheiden. Verfolgt man die pathobiographische Geschichte des *Silicea*-Patienten zurück, so findet man einen eigensinnigen und gewissenhaften Menschen. Er ist zwanghaft beschäftigt, duldet keinen Widerspruch und verträgt keinen Trost. Weiterhin müssen wir seine ursprüngliche Schüchternheit und Unsicherheit entdecken, sein Bedürfnis nach Unterstützung, welches sich ausdrückt in einem liebenswürdigen, hoffnungsvollen, sanftmütigen, brüderlichen und verständnisvollen Blick. Der intelligente und scharfsinnige Arzt wird dies zu interpretieren wissen. Es ist das Verlangen, magnetisiert, verstanden und anerkannt zu werden, welches sich durch das ganze Leben des *Silicea*-Patienten hindurchzieht.

Sulphur

Kleinstes charakteristisches Syndrom, Verschleierung. *Sulphur* fehlt in den Rubriken der Besserung durch Beschäftigung (4) und Intoleranz gegenüber Widerspruch (5). Diese Symptome sind beim *Thuja*-Patienten der Weg, sein Ziel zu erreichen. Wie wir schon bei der vergleichenden Erörterung von *Lycopodium* sahen, ist auch der *Sulphur*-Patient egoistisch und leidet außerdem unter einer ausgesprochenen neurozirkulatorischen Trägheit. Er ist ein Philosoph, der seine eigenen Grenzen kennt, ein Narzißt und ein Egoist. Er beobachtet die Welt durch das Prisma seiner optimistischen Hypothesen und läßt sie nur oberflächlich an sich heran.

Während der *Thuja*-Patient alles in den Dienst der Durchsetzung seiner eigenen egoistischen Ziele und Bedürfnisse stellt, ohne Rücksicht auf Verluste, sorgt sich der *Sulphur*-Patient nur um seine Bequemlichkeit. Beim *Thuja*-Patienten sehen wir, wie er mit Zurückhalten, Verbergen und Mißtrauen versucht, seine Gefühlsstörung zu vertuschen, um so seiner persönlichen Genugtuung dienen zu können; beim *Sulphur*-Patienten handelt es sich hingegen um eine fast knabenhafte Freude, mit der er seine bohémienhafte Lebensweise durchsetzt.

Der *Sulphur*-Patient ist sich seiner psychobiologischen Minderwertigkeit bewußt, was beim *Thuja*-Patienten nicht der Fall ist. Befindet er sich im Gleichgewicht, so ist er *gewissenhaft* (1) - möglicherweise aus Trägheit, um sich die zusätzliche Arbeit, die mit der Unordnung verbunden wäre, zu ersparen. Er ist *mißtrauisch* (3) anderen gegenüber, bei denen er - aufgrund von Projektion - seinen eigenen Egoismus wähnt. Bemerkt er am Ende seines Lebens, daß er nichts geschafft hat, so *fühlt er sich schuldig* (6).

Die *Angst vor der Zukunft* (7) steht beim *Sulphur*-Patienten im Zusammenhang mit der Angst vor Armut und beide mit der Furcht vor Mißerfolg - Symptome, die bei *Thuja* fehlen. Während aber beim *Thuja*-Patienten Schuldgefühle und Zukunftsangst völlig im Vordergrund stehen, gibt es für einen *Sulphur*-Patienten trotz allem immer noch ein Lächeln.

Der *Thuja*-Patient »gebraucht« die Umwelt, der *Sulphur*-Patient möchte sich einfach nicht festlegen, sich ihr nicht verpflichtet fühlen. Der erstere *meidet die Menschen* (2), um sich zu verstecken, der letztere, weil sie ihn ermüden, weil sie ihm gleichgültig sind oder weil er *keine Lust hat, zu sprechen* (9). Deshalb ist bei *Sulphur* das Symptom *Verschlimmerung durch Trost* (8) nicht so ausgeprägt wie bei *Thuja*. Wird der *Sulphur*-Patient getröstet, so kann er einfach weinen, vielleicht weil er - obwohl tief in seinen Egoismus verstrickt - doch noch Sorge um andere oder um seine Freunde zu Hause verspürt.

Furcht. Da der *Sulphur*-Patient sich anderen gegenüber nicht verpflichtet fühlt, hat er keine Angst vor Fremden (11) oder vor Annäherung (10).

Stumpfheit. Die *Stumpfheit* (13) des *Sulphur*-Patienten läßt sich leicht durch seine Asthenie erklären.

Denken. Im Zusammenhang mit *Lycopodium* hatten wir schon die Gedächtnisstörungen besprochen; beim *Sulphur*-Patienten ist es die gelassene Geschwätzigkeit dieses glücklichen Theoretikers, die ihn vor Schwierigkeiten, sich auszudrücken (15), schützt.

Reaktionsformen. Obwohl *Sulphur* in allen Symptomen dieser Gruppe mit *Thuja* übereinstimmt, haben diese bei ihm eine ganz andere Bedeutung. Der *Sulphur*-Patient möchte sich in seinem Elfenbeinturm einsperren, damit ihn nichts mehr angeht. Er will sich vor seiner eigenen Heftigkeit schützen, da er weiß, daß die Hindernisse, die sich seiner falschen Bequemlichkeitsauffassung widersetzen, Wutausbrüche in ihm hervorrufen, die er anschließend aber sofort bereut.

Paranoia, Zwänge, Wahnideen. Der *Sulphur*-Patient hat nicht die aus dem Magen aufsteigende Angst (25) und die Verschlimmerung beim Denken an sein Übel (24), Symptome, die bei *Thuja* die nach innen gerichtete zwanghafte Schuld ausdrücken. Die *hartnäckigen Gedanken* (22), die bei *Thuja* den sykotischen Mechanismus bestätigen, spiegeln sich am eindeutigsten in der fixen Idee wider, daß die Seele getrennt vom Körper sei. Beim *Sulphur*-Patienten hingegen bezieht sich die Hartnäckigkeit der Gedanken vorwiegend auf seine Luftschlösser, mit denen er versucht, die Realität seiner absurden und optimistischen Theorie anzupassen: »Alte Lumpen empfindet er als so schön wie Seide«, ist im Repertorium unter »Wahnideen« zu lesen.

Am Ende seines Lebens führen Egoismus und Apathie zu dem Gefühl, nichts geschafft zu haben, und sein Gewissen gibt ihm die Schuld an seinem Scheitern. Er wird *lebensmüde* (27), zweifelt an seiner Genesung und *verliert sogar die Hoffnung auf die Rettung seiner Seele* (30). Dann überkommen ihn *Selbstmordgedanken* (29), die er verwirklicht, indem er sich ins Wasser stürzt.

Veratrum album

Kleinstes charakteristisches Syndrom, Verschleierung. Das *Mißtrauen* (3) und das *Nichtvertragen von Widerspruch* (5) sind nicht charakteristisch für *Veratrum album.* Diese Symptome zeigen beim *Thuja*-Patienten die Art, wie er seine verborgenen Ziele zu erreichen sucht. Wie wir schon beim Vergleich mit *Lachesis* sehen konnten, leidet auch der *Veratrum-album*-Patient unter Minderwertigkeitsgefühlen und Schüchternheit, die zu *Angst* vor Leid, Unheil und *vor der Zukunft* (7) führen. Vor diesem psorischen Hintergrund baut die sykotisch-syphilitische Neigung bei ihm einen maßlosen Ehrgeiz auf: um jeden Preis Erfolg zu erlangen. Auf seinem Weg zur Macht wird er seine Nächsten nur zu seinem eigenen Nutzen gebrauchen.

Deshalb kann der *Veratrum-album*-Patient weder *Mißtrauen* (3) noch *Abneigung gegen Widerspruch* (5) gebrauchen, um nicht Argwohn und Anstoß bei denen hervorzurufen, die ihm nützlich sein können. Diese beiden Symptome sind also bei *Veratrum album* nicht sehr ausgeprägt.

Um sein Ziel zu erreichen, wird der *Veratrum-album*-Patient mit extremem Selbstbewußtsein seine sykotischen Waffen ins Spiel bringen. Er ist äußerst arbeitsam und *verliert keine Sekunde Zeit*, um mit *peinlicher Genauigkeit* (1) seine Aufgaben zu erfüllen, da sie ihn befriedigen und ihm Freude bereiten (*Beschäftigung bessert* (4)). Er wird nett zu seinem Chef sein und hart gegenüber seinen Untergebenen. Die *Abneigung gegen Gesellschaft* (2) und die *Abneigung zu sprechen* (9) helfen ihm, sein Leben genau zu planen. Die *Gewissensangst* (4) ist Folge seiner sykotischen Verfehlungen.

Trost hat keinen Einfluß auf den *Veratrum-album*-Patienten (8), worin seine Unabhängigkeit von der Umgebung zum Ausdruck kommt.

Furcht. Der *Veratrum-album*-Patient hat keine Angst vor Fremden (11) oder davor, daß man sich ihm nähert (10), und ebensowenig vor einer Krankheit (12). Seine Befürchtungen sind eher metaphysisch als irdisch.

Stumpfheit, Denken. Die *Stumpfheit* (13) des *Veratrum-album*-Patienten entspricht seinem Mangel an Anpassung an die Realität. Seine Gedächtnisschwäche bezieht sich nicht auf Worte (14), sondern er vergißt eher Personen oder das, was er gesagt hat.

Reaktionsformen. Der *Veratrum-album*-Patient weist nicht die Verwirrung (17), Aufregung (18) und Widerspenstigkeit (21) des *Thuja*-Patienten auf. Daraus kann man schließen, daß er äußerst diplomatisch ist. Wenn es vonnöten ist, *beeilt er sich* (19) oder *streitet sich* (20), aber er widersetzt sich nicht, wenn es ihm schaden könnte (21).

Paranoia. Die Symptome dieser Gruppe sind teils nicht charakteristisch für *Veratrum album* (22, 23), teils überhaupt nicht vorhanden (24, 25). Bei *Thuja* drücken sie die verschiedenen Aspekte der zwanghaften Neurose aus. Im Gegensatz zum *Thuja*-Patienten, der behauptet, unter übermenschlicher Kontrolle zu stehen, oder gar kategorisch feststellt, er sei Christus oder stehe in Verbindung mit Gott, benötigt der *Veratrum-album*-Patient diese Abwehrmechanismen nicht.

Gemütszustand. Der *Veratrum-album*-Patient hat sich von den höheren, transzendenten Zielen des Menschseins entfernt, und wenn seine Schutzmaßnahmen scheitern, sehnt er sich nach Hause zurück, wird *lebensmüde* (27) und *zweifelt an seiner religiösen Rettung* (30), da er sich von Gott verlassen glaubt. Tiefe Melancholie mit Stupor und Manie überfällt ihn. Er fühlt sich stumpfsinnig, sagt kein einziges Wort, und sein Blick ist trübe oder indifferent. Nur kurzfristig packt ihn eine heftige Erregung. Er schreit auf, flucht und zerstört Gegenstände. Die heftigen manischen Krisen bringen ihn so auf, daß er sogar seine eigenen Exkremente essen kann. Diese Phasen alternieren mit Mutismus oder Wehklagen über bevorstehende Schicksalsschläge oder darüber, für alle Zeiten von Gott verlassen zu sein.

Eines schönen Tages schließlich *springt er aus dem Fenster* (29).

MEDORRHINUM
Beschreibung

Die Sykose ruft eine Störung des Gefühlslebens hervor, welche die transzendente Entwicklung des Menschen vom Egoismus zum Altruismus hemmt; sie läuft der Richtung der Entwicklung der Heilung, wie sie in Herings Regel formuliert ist, zuwider.

Bei *Medorrhinum* wird die sykotische Steigerung der triebhaften Impulse des Patienten viel stärker durch den tuberkulinischen Hintergrund beeinflußt als bei *Thuja*. Im Gegensatz zum übergewichtigen *Thuja*-Baby ist das *Medorrhinum*-Kind klein, blaß, rachitisch und anämisch. Es leidet unter chronischen Katarrhen mit Adenopathien, ist schwach sowie körperlich und geistig zurückgeblieben und zeigt daher in bezug auf seine Entwicklung ein ähnliches Bild wie *Barium carbonicum*. Diese tuberkulinische Prägung ist bei *Medorrhinum* viel stärker als bei *Thuja*. Sie bewirkt eine vollkommen unterschiedliche psychophysische Pathologie, obwohl beide Mittel bis jetzt als die Hauptmittel der Sykose galten.

Aufgrund der tuberkulinischen Minderwertigkeit überwiegen beim *Medorrhinum*-Patienten die destruktiven Prozesse gegenüber den hypertrophischen. Er befindet sich aus miasmatischer Sicht in einem Anfangsstadium, in dem der Tuberkulinismus eine sykotische Prägung erfährt - während wir beim *Thuja*-Patienten ein vollkommen entwickeltes sykotisches Bild sehen.

Beide primären Elemente der Sykose, die emotionalen Störungen und die Stumpfheit, haben beim *Medorrhinum*-Patienten auf dem Hintergrund eines biologischen Mangelzustandes einen Ausbruch von triebhaften Impulsen zur Folge. Dieser Mangelzustand ist der Schlüssel zu seiner Hilflosigkeit in der Beziehung zur Umwelt. Er muß seine Aggressivität unterdrücken und sein Verhalten an die Gesellschaft anpassen, aber darauf ist er nicht vorbereitet. Bei ihm wie beim *Thuja*-Patienten steht das Symptom der Gewissensbisse im Zusammenhang mit den triebhaften Ausschweifungen. Er wird aber aufgrund seiner tuberkulinischen Minderwertigkeit mit Furcht reagieren, während der *Thuja*-Patient versucht, den Konflikt durch aggressive Ich-Überblähung auszugleichen. Bei *Medorrhinum* stehen also die Symptome der Minderwertigkeit, der Schuldgefühle und der Furcht im Vordergrund, bei *Thuja* die der Ich-Überblähung, der Schuld und der Reizbarkeit.

Nach diesem kurzen Überblick wollen wir nun sehen, wie sich diese Elemente kombinieren, um ein eindeutiges Schema der *Medorrhinum*-Mentalität zeichnen zu können.

Das *Medorrhinum*-Baby beeindruckt uns mehr durch seine Körpersprache als durch sein Verhalten. Das erfahren wir in der Materia Medica: Knie-Ellenbogen-Lage, nasale Katarrhe, Konjunktivitiden; blasses, gelbliches Gesicht mit verstärkter Verfärbung am Kopfhaaransatz, an dem sich manchmal herpetische Ausschläge zeigen, großer Kopf, Schweiß im Gesicht, wundmachende Windeldermatitis - dies sind wohlbekannte Kennzeichen des Mittels.

Weiterhin wird das somatische Bild des *Medorrhinum*-Kindes durch Hitzigkeit sowie durch eine sykotische Vorgeschichte bei den Eltern, mit oder ohne Gonorrhöen, ergänzt.

Auf geistiger Ebene ist die *Unruhe* (RESTLESSNESS: 2; S. 835 (EK S. 73)) ein hervorragendes Merkmal für *Medorrhinum*: Es handelt sich um ein unruhiges, widerspenstiges Kind, das sich andauernd bewegen muß und sich keinen Verhaltensregeln beugen kann - ein »enfant terrible«. Die ständigen Ermahnungen wegen seiner Unruhe gehen dem Kind auf die Nerven, insbesondere während der allgemeinen Verschlimmerungszeiten des Mittels: von Sonnenaufgang bis Sonnenuntergang, umgekehrt wie bei *Syphilinum. Abends* hingegen *wird das Kind fröhlich und gelassen, es möchte sogar spielen* (MOOD, alternating: 2; cross through the day, exhilarating at night, wants to play; S. 760 (EK S. 67); EXHILARATION: 1; S. 462 (EK S. 41); E. at night: 2; S. 462).

Die Minderwertigkeitsgefühle des *Medorrhinum*-Kindes zeigen sich in *Schüchternheit* (TIMIDITY: 1; S. 1023 (EK S. 89)), die Schuldgefühle in seinen Ängsten: *Furcht vor Dunkelheit* (FEAR, dark: 2; S. 487 (EK S. 43)), da es aufgrund seiner Angst und *Unruhe* (RESTLESSNESS, night: 2; S. 839 (EK S. 73)) nicht einschlafen kann. Es *wacht wie durch einen Schreck auf* (WAKING, as from a fright: 3; S. 203/III (EK S. 1256)). Wir werden den Wert dieses Symptoms beim Erwachsenen noch genauer betrachten. Schon beim Kind sind *Schüchternheit, Unruhe und nächtliche Furcht* die ersten geistigen Merkmale.

Der Erwachsene: *Minderwertigkeit, Schuldgefühle und Furcht.* Die psychobiologische Minderwertigkeit des *Medorrhinum*-Patienten zeigt sich grundsätzlich in einem enormen Gedächtnismangel, entsprechend dem klassischen sykotischen Entwicklungsschema. Kent hat diesem Symptom ebenso wie der *Eile* (HURRY: 3; S. 579 (EK S. 52)) einen großen Wert zugesprochen, da dies die einzigen Rubriken sind, in denen *Medorrhinum* dreiwertig vorkommt.

Medorrhinum ist eines der großen Mittel, die das Symptom der *Gedächtnisschwäche* aufweisen (MEMORY, weakness of: 3; S. 733 (EK S. 64)). Der Patient *vergißt, was er gelesen hat, sogar die letzte Zeile* (M. w., read, for what has: 2; S. 739 (EK S. 64)). *Er vergißt Eigennamen*, sogar die der guten Freunde, und *seinen eigenen Namen* (M. w. for proper names: 2; S. 738 (EK S. 65); FORGETFUL, his own name: 2; S. 543 (EK S. 49)). Er *vergißt die Worte sogar während des Sprechens* (F., words, while speaking: 2; S. 546 (EK S. 49)), spricht die Worte falsch aus und fragt, wie sie geschrieben werden. Wenn er einen Brief liest, erscheinen ihm die Worte komisch und *falsch geschrieben* (MISTAKES, spelling, in: 2; S. 748 (EK S. 66)). Beim Sprechen, mit oder ohne Ablenkung, *vergißt er, was er gesagt hat* (MEMORY, weakness of, for what has said: 2; S. 739 (EK S. 64)). *Er vergißt auch, was er gerade gedacht hat* (M. w., thought, for what has just: 2; S. 740 (EK S. 65)), und *weiß nicht, wie er seine Unterhaltung fortführen soll* (M. w., say, for what is about to: 2; S. 740 (EK S. 65)). *Er findet auch nicht die richtigen Worte,* um auszudrücken, was er denkt (M. w., words, for: 1; S. 741 (EK S. 65)). Dieser Zustand verschlimmert sich während der Konsultation.

Zum Gedächtnismangel kommt beim *Medorrhinum*-Patienten eine emotionale Spannung, die durch die *Erwartungsspannung* und durch die *Angst vor Krankheit* hervorgerufen wird. Deshalb haben diese Patienten *Mühe, ihre Beschwerden zu schildern*, woraus sich zwei neue Rubriken ergeben (M. w. for stating her symptoms, great difficulty: 2; STATING her symptoms, great difficulty, in stating her symptoms, loses herself and has to be asked over again: 2). Es sind Patienten, bei denen man ein paarmal nachhaken muß, damit sie den Faden nicht verlieren. Da sie sich dieser Gefahr bewußt sind, bringen sie meistens ihre Notizen mit.

Der Gedächtnismangel von *Medorrhinum*-Patienten beschränkt sich also auf abstrakte Dinge wie Namen, Gedanken, Worte und bezieht sich nicht auf das Geschehene, also nicht auf konkrete Dinge, wie es beim *Thuja*-Patienten der Fall ist.

Medorrhinum muß darüber hinaus in die Rubrik: MEMORY, weakness of, for expressing oneself: 1; S. 735 (EK S. 64) nachgetragen werden. Der Gedächtnismangel wird durch *Mangel an notwendiger Konzentration, insbesondere auf abstrakte Dinge* (CONCENTRATION, difficult: 2, abstract subjects: 2; S. 155 (EK S. 13)), verstärkt.

Der *Medorrhinum*-Patient hat diese Ausdrucksschwierigkeiten, weil er kurzfristig den Faden der Unterhaltung verliert. Es ist, *als ob ihm die Gedanken schwinden würden* (THOUGHTS, vanishing of, loss of, caused by sensation of tightness in brain: 2; S. 1016 (EK S. 88)), oftmals begleitet von dem Gefühl, etwas presse den Kopf zusammen oder *ein Gewicht drücke auf den Scheitel und scheine das Gehirn zu beeinträchtigen* (DULLNESS: 1; S. 416 (EK S. 37); from weight on vertex: 1). Es ist ein *außergewöhnliches und ungewohntes Gefühl, das zu erklären ihm schwerfällt* (WILDNESS: 1; S. 1093 (EK 95); feeling in head: 2).

Dieses Gefühl des *Zusammenziehens* oder auch, *als ob etwas nach außen drücken würde*, ist typisch für die Sykose und begleitet viele Kopfsymptome des *Medorrhinum*-Patienten, beispielsweise die *Augenschmerzen* (EYES, pain drawing outward: 1; S. 255) und die *Kopfschmerzen* (HEAD, constriction, band or hoop: 1; S. 112).

Bei dem Symptom der Stumpfheit spielen beim *Medorrhinum*-Patienten zwei Aspekte eine wichtige Rolle: die *Erwartungsspannung* (ANTICIPATION, complaints from: 3; S. 53 (EK S. 4)) und die *Eile*.

Die *Erwartungsspannung* entsteht beim *Medorrhinum*-Patienten aus dem *Mangel an Selbstvertrauen* (CONFIDENCE, want of self: 1; S. 159 (EK S. 13)), der sich aufgrund seines offensichtlichen intellektuellen Defizits entwickelt: »Seems to herself to *make wrong statements*« (Es kommt ihr so vor, als äußere sie sich falsch); *»Dread of saying the wrong thing when he has headache«* (Er fürchtet, etwas Falsches zu sagen, wenn er Kopfschmerzen hat) (MISTAKES, headache, during: 1). Demnach muß er sich aufgrund der inneren Spannung, die der intellektuelle Streß hervorruft, auf dieser Ebene stark anstrengen.

Die *Eile* (HURRY) ist das typischste und bekannteste Symptom von *Medorrhinum*. Weiter unten werden wir seine Bedeutung näher erläutern. Im Augenblick genügt es uns zu wissen, daß die Unruhe den *Medorrhinum*-Patienten antreibt, schneller vorzugehen, als sein Geist mitkommt. Wird ihm eine Frist gesetzt, dann können *Erwartungsspannung und Eile* ihn so blockieren, daß er sogar unfähig ist, zu denken: Er hat *Angst, wenn die Frist für etwas abgelaufen ist* (ANXIETY, time is set, if a: 1; S. 96 (EK S. 8)), und *kann nicht denken, wenn er in Eile ist* (DULLNESS, hurried, cannot think at all if: 2). Die Eile ist so bedrückend, daß er viel zu erschöpft ist, um irgendeine Aufgabe zu erledigen. Er ist *unfähig, lange zu denken,* wenn er müde ist (DULLNESS, think long, unable to, when weary: 1; S. 428 (EK S. 38)).

Er *kann nicht einmal sprechen oder zuhören* (TALK, indisposed to, weary, when, or to listen to talk: 1; S. 986 (EK S. 68)), da ihm der Kopf schmerzt, mit dem typischen Gefühl eines festgezogenen Bandes. Er verfällt in einen regelrechten *Erschöpfungszustand mit Kopfschmerzen* (PROSTRATION of mind, headache, during: 1): »Could not read or use the mind at all from pain in head« (Konnte vor Kopfschmerzen nicht lesen oder überhaupt den Verstand benutzen) (Clarke). *Medorrhinum* kann daher in die Rubrik: HEAD, pain, confusion, mental, with: 1 (EK S. 138) nachgetragen werden.

Deshalb *geht* dem *Medorrhinum*-Patienten *jegliche geistige Anstrengung auf die Nerven. Beim Lesen wie beim Schreiben gerät er in Unruhe und Erregung* (IRRITABILITY, writing: 1, reading: 1, trifles, from: 1; S. 669, 672 (EK S. 59); EXCITEMENT, reading, while: 1; S. 457 (EK S. 41); trifles, over: 1; S. 458 (EK S. 41); writing, while: 1; S. 460 (EK S. 41)). Um seiner Vergeßlichkeit vorzubeugen, *notiert er* sich *jede Kleinigkeit* (CONSCIENTIOUS, about trifles: 1; S. 180 (EK S. 16)). Er glaubt immer, sich zu irren, fürchtet, Fehler zu begehen, und traut seinem Gedächtnis nicht.

Der *Medorrhinum*-Patient ist geistig erschöpft und in ständiger Hast. Immer wieder *unternimmt er neue Vorhaben, kann aber bei nichts beharren* (UNDERTAKES everything, perseveres in nothing: 1). Am Ende stapeln sich die Aufgaben, er ist deprimiert und leicht erschöpft, aber seine Angst gibt ihm keine Ruhe. Er nimmt sich vor, am nächsten Tag alles zu erledigen, dieser Tag kommt aber nicht (POSTPONING: 2; Dullness of memory and desire to postponing, because business seemed so lasting, or as if never could be accomplished; Gedächtnisstumpfheit und der Wunsch, seine Aufgaben aufzuschieben, weil sie ihm so langwierig zu sein schienen, oder gar so, als könnten sie niemals bewältigt werden). *Jeden Morgen steht er erschöpft auf und hat keine Lust, irgendetwas zu unternehmen*, obwohl seine Aufgabe ihm Spaß macht (INDOLENCE, morning on waking, always tired; hates to do anything that must be done, even nice things: 1).

Eine *zunehmende Abneigung gegen geistige Arbeit* wird beim *Medorrhinum*-Patienten offensichtlich (WORK, aversion to mental: 1; S. 1097 (EK S. 95)). Er ist *unfähig zu arbeiten* (W., impossible: 2; S. 1098 (EK S. 95)). Wenn er es versucht, *verzweifelt er an seiner Unfähigkeit und glaubt, dadurch verrückt zu werden* (W. seems to drive crazy owing to the impotency of his mind: 1; S. 1100 (EK S. 95)).

Die Hast ist beim *Medorrhinum*-Patienten Ausdruck seiner permanenten Ungeduld (IMPATIENCE: 2; S. 600 (EK S. 53)) und Unruhe. Sie tritt sogar *bei Kleinigkeiten* auf (I. about trifles: 2; S. 603 (EK S. 54)). Er fängt alles an und beendet nichts.

Diese Hast beeinträchtigt sein Zeitbewußtsein. Wegen der Fülle an geschehenen Dingen erscheint es ihm in der Erinnerung, als wäre eine größere Zeitspanne vergangen, als tatsächlich vergangen ist. Es ist, als ob die *Zeit langsamer ablaufen würde* (TIME, passes too slowly: 2; S. 1022 (EK S. 88)), weil so viel geschehen konnte. Ein ähnliches Gefühl entsteht bei der Betrachtung eines Zeitlupenfilmes, der in Wirklichkeit mit einer ultraschnellen Kamera gedreht worden ist. Aus demselben Grund *meint er, daß Dinge, die am selben Tag oder am Tage davor geschehen sind, sich vor langer Zeit ereignet haben* (DELUSIONS, far off, sensation, things done today occurred a week ago: 2). Diese *Mißempfindung in bezug auf den Zeitablauf* (MISTAKES, time, in: 1; S. 749 (EK S. 66)) kann im fortgeschrittenen Stadium der Krankheit zur *Verwechslung von Gegenwart und Vergangenheit* führen (MISTAKES, confounds present with past: 1; S. 750 (EK S. 88)). (Der *Anacardium*-Patient hingegen verwechselt die Gegenwart mit der Zukunft.)

Der *Medorrhinum*-Patient verliert die Beziehung zum Zeitablauf und demnach auch zum historischen Ablauf seines Lebens. Dadurch gerät er in einen zunehmenden *Verwirrungszustand* (CONFUSION of mind: 1; S. 160 (EK S. 13)). Er hat das Gefühl, *wie in einem Traum zu leben, als ob alles unwirklich sei* (DREAM, as if in a: 1; S. 415 (EK S. 37); DELUSIONS, unreal, everything seems: 2; S. 372 (EK S. 34)); *sogar gewohnte Dinge erscheinen ihm sonderbar* (D., strange, familiar things seem: 1; S. 359 (EK S. 33)).

Nun wollen wir noch über einen weiteren Aspekt dieser Erwartungsspannung und Hast beim *Medorrhinum*-Patienten sprechen. Anfänglich sagten wir, daß seine Schuldgefühle eine Reaktion auf die aufgrund der Sykose gesteigerten aggressiven und sexuellen Impulse sind. Schuldgefühle und Furcht sind determinierend für sein Verhalten.

Die Hast als Ausdruck eines permanenten Fluchtzustandes ist die Reaktion des *Medorrhinum*-Patienten auf die durch seine eigenen aggressiven Zwänge hervorgerufene Furcht. Seine aggressiven Regungen sind völlig unbewußt, er projiziert sie nach außen. Wir haben es hier mit der klassischen *Medorrhinum*-Haltung zu tun. Der Patient ist hastig, erregt, und es überkommt ihn eine sonderbare, *bedrückende Unruhe* (RESTLESSNESS, anxious: 2; S. 843 (EK S. 73)), vor allem *nachts* (R., at night: 2; S. 839 (EK S. 72)). Es ist, als wollte er vor sich selbst fliehen, als *hätte er ein unverzeihliches Verbrechen begangen* (ANXIETY of conscience, as if guilty of a crime: 2; S. 69 (EK S. 6)). Er sieht sich in der Hölle und *fleht Gott um die Rettung seiner Seele an* (ANXIETY, salvation, about: 2; S. 90 (EK S. 8); DESPAIR, religious: 1; S. 395 (EK S. 36)). So sieht er in der Religion die einzige Rettungsmöglichkeit und entwickelt eine regelrechte *religiöse Manie* (RELIGIOUS affections: 2; S. 827 (EK S. 71)), da es mit *Reue* allein nicht getan ist, um seine Sünden zu büßen (REMORSE: 2; S. 831 (EK S. 72)).

Wenn der *Medorrhinum*-Patient sich fürchtet, befindet er sich in einem permanenten Erregungszustand: Erwartungsspannung, *bedrückende Unruhe in jeder Situation*, in der etwas von ihm gefordert wird, da er dem vielleicht nicht gewachsen ist (EXCITEMENT, anticipating events, when: 1; S. 450 (EK S. 40)).

Der *Medorrhinum*-Patient kann auch *Vorahnungen* von bevorstehenden negativen Ereignissen haben, die manchmal wirklich zutreffen (CLAIRVOYANCE: 1; S. 141 (EK S. 11)): »The news coming to her seems to touch the heart before she hears it« (Sie fühlt die Nachrichten, bevor sie sie hört), und wenn er sie erfährt, ist er *zutiefst bedrückt* (AILMENTS from bad news: 2; S. 15 (EK S. 9)), als ob dies eine Strafe Gottes wäre. Diese Vorstellung von Strafe ist der Ursprung der ständigen Spannung: *Furcht, daß sich etwas ereignen* (FEAR, something will happen: 2; S. 503 (EK S. 45)) oder *ihm etwas Schlimmes zustoßen könnte*: »He is always anticipating, fearing evil will happen, loss of reason or suicide« (Er steht unter ständiger Erwartungsspannung, fürchtet, etwas Schlimmes werde passieren, Verlust des Verstandes oder Selbstmord) (FEAR of evil: 1; S. 497 (EK S. 44)).

Es ist möglicherweise auch die Angst vor der Strafe Gottes, die den *Medorrhinum*-Patienten *in der Dunkelheit aufweckt und Furcht empfinden läßt* (FEAR of dark: 1; S. 487 (EK S. 43)). Er ist gereizt, wenn er nicht alles klar erkennen kann. Ist er einmal eingeschlafen, so wacht er kurz darauf wieder auf, mit dem furchtbaren Gefühl, *etwas Schlimmes sei geschehen*. Er hat ein sonderbares Schweregefühl dabei, der Kopf ist heiß, und er fürchtet, verrückt zu werden (WAKING as from fright: 2; S. 203 III (EK S. 1256); DELUSIONS, happened, that something terrible had: 1).

In bezug auf sein körperliches Befinden übertreibt der *Medorrhinum*-Patient bei jedem auftretenden Symptom: Er könnte ja *an einer schlimmen Krankheit leiden* (FEAR, disease, of impending: 2; S. 493 (EK S. 44))! Insbesondere fürchtet er sich vor *Krebs*, den er als den somatischen Spiegel seiner sykotischen Problematik zu erachten scheint (F., disease, cancer, of: 2).

Während seiner Krankheit hat der *Medorrhinum*-Patient ständig das

Gefühl, *sein Zustand verschlimmere sich* (DESPAIR of recovery: 2; S. 394 (EK S. 36)), obwohl eine offensichtliche Besserung eintreten mag: »Is sure that she is worse, knows she is not going to live, cannot see any improvement, even when it is pointed out« (Ist überzeugt, daß es ihr schlechter geht, glaubt zu wissen, daß sie nicht weiterleben wird, kann keine Besserung sehen, selbst wenn man sie darauf hinweist).

Der *Medorrhinum*-Patient lebt in der ständigen *Vorahnung, gleich zu sterben* (DEATH, presentiment of: 2; S. 197 (EK S. 17)). *Wenn er allein ist, fürchtet er sich vor dem Tod* (FEAR, death, of: 1, when alone: 1; S. 487 (EK S. 44)), obwohl er in Gegenwart anderer ganz gelassen über den Tod sprechen kann und behauptet, sich nicht vor ihm zu fürchten.

Außer durch Furcht zeichnet sich der *Medorrhinum*-Patient noch durch eine andere Art von Erwartungsspannung aus, durch die sogenannten »Alarmsymptome«: *Überempfindlichkeit* (SENSITIVE: 2; S. 897 (EK S. 78)), insbesondere *gegenüber Geräuschen* (S. to noises: 2; S. 901 (EK S. 79)), und *Auffahren* (STARTING, startled: 2; S. 950 (EK S. 82)) *bei Geräuschen* (S. from noises: 2; S. 956 (EK S. 83)) und *aus dem Schlaf* (S. from sleep: 2; S. 959 (EK S. 83)).

Der *Medorrhinum*-Patient entwickelt eine eigenartige Empfindlichkeit gegenüber all dem, was ihn persönlich angeht. *Ein hartes, beleidigendes oder aggressives Wort kann ihn auf Tage deprimieren* (SENSITIVE to rudeness, harsh words, easily hurt by a harsh word, and put her in despondency for hours: 1; OFFENDED: 1).

Schuldgefühle und Furcht quälen den *Medorrhinum*-Patienten. Er wird introvertiert und egoistisch. Die miasmatische Blockierung unterbricht seine transzendente Entwicklung zum Altruismus, und *es interessiert ihn nur noch das, was sein Ich angeht* (SELFISHNESS: 1; S. 895 (EK S. 78); EGOTISM: 1; S. 437 (EK S. 39)).

Den Verschlimmerungszeiten der Sykose entsprechend ist die *Stimmung* des *Medorrhinum*-Patienten *tagsüber wechselhaft, schlecht und ärgerlich, nachts aber erregt und fröhlich* (MOOD, alternating: 1, cross through day, exhilarating at night, wants to play: 2; S. 761 (EK S. 37)). In der Dunkelheit ist er furchtsam und melancholisch. *Abends ist er fröhlich* (CHEERFUL, evening: 1; S. 130 (EK S. 11)), wenn er seinem sykotischen Leiden entfliehen kann. Er ist sich der Vergänglichkeit seines Frohmuts bewußt, so daß seine Freude *immer einen Hauch von Traurigkeit trägt* (CHEERFUL, sadness, with: 1; S. 134 (EK S. 11)). Das Wohlbefinden kann wegen des unterschwelligen Schuldgefühls nur kurzfristig sein. Dieses Schuldbewußtsein ist die Ursache für die *Verschlimmerung,* die sich einstellt, *wenn er sich über sein Leiden Gedanken macht;* denn er wird dann mit dem konfrontiert, was er für die Wirklichkeit hält (THINKING, complaints, of, agg.: 2; S. 999 (EK S. 87)).

Eine eigentümliche Modalität dieses Symptoms stellt beim *Medorrhinum*-Patienten das *Weinen* (WEEPING, tearful mood: 2; S. 1066 (EK S. 91)) dar: *Weinen beim Schildern der Symptome* (W., telling of her sickness: 2; S. 1088 (EK S. 94)). Die Verzweiflung kann so groß sein, daß er *kaum reden oder angeredet werden kann, ohne zu weinen* (W., speaking, when: 2; S. 1087 (EK S. 94); W., spoken to, when: 2; S. 1088 (EK S. 94)).

Hinter der Sykose verbirgt sich beim *Medorrhinum*-Patienten eine ungeheuer tiefe Depression. Aus diesem Grund *läßt die unterdrückte Spannung nach, wenn nach langer Zurückhaltung die Tränen plötzlich fließen* (W., ameliorates symptoms: 2; S. 1072 (EK S. 93)): »Spirits in the depths, weighed down with heavy solid gloom ameliorated by torrents of tears« (Lebensgeister tief unten, niedergedrückt mit undurchdringlicher Schwermut, gebessert durch Ströme von Tränen).

Schließlich, übermannt durch die Last seines primären, unlösbaren Konflikts, wird er *lebensüberdrüssig* (LOATHING at life: 1; S. 710 (EK S. 62)). *Selbstmord* (SUICIDAL disposition, dread of life: 1; S. 974 (EK S. 85)) erscheint ihm als die einzige Lösung. Die Schuldgefühle verfolgen ihn, und er fürchtet, *nach einem Gewehr zu greifen, um sich umzubringen* (S. d., by shooting: 1; S. 980 (EK S. 85)). Alle seine Auswege sind gescheitert, und er gerät in einen Gleichgültigkeitszustand, *in dem es ihm egal ist, ob er nach dem Tod in die Hölle oder in den Himmel kommt* (INDIFFERENCE, hell, did not care if he went to heaven or hell: 1).

Wahnideen und Empfindungen

Wie schon gesagt, sind beim *Medorrhinum*-Patienten Flucht und Eile Reaktionen auf seine verdrängten Triebe. Er projiziert seine aggressiven Impulse auf die Umgebung; sie können auch als wahnhaftes Gefühl, verfolgt zu werden, zum Ausdruck kommen. Die Projektion ist der unbewußte Versuch, sich von Schuldgefühlen aufgrund der eigenen Aggressivität zu befreien. Ängste vor der eigenen Innenwelt werden auf die Außenwelt übertragen, weil sie dann greifbarer werden.

Der Patient sieht *Tiere* (DELUSIONS, animals, of: 2; S. 234 (EK S. 21)), große *Ratten, die im Zimmer umherlaufen* (D., rats, sees: 1; S. 342 (EK S. 31); rats running across the room: 1; S. 342 (EK S. 21)). Ihm scheint, *daß*

Menschen Tiere, beispielsweise Ratten sind (D., persons are rats, mice, insects: 2).

Er *sieht Gesichter*, die hinter den Gardinen oder unter dem Bett hervor auftauchen (D., faces, sees: 1; S. 280 (EK S. 25)), und *Menschen* (D., people, sees: 1; S. 332 (EK S. 30)).

Verängstigt *wähnt er jemanden hinter sich* (D., people, behind him, someone is: 1; S. 333 (EK S. 30)). In seiner Vorstellung *flüstern Personen ihm etwas zu, schauen ihn an und sagen: »Komm«.* Die folgenden vier Rubriken weisen darauf hin:

1) DELUSIONS, persons, come in, look at her, whisper and say »come«: 1; S. 334 (EK S. 30).
2) D., looking at her, persons are: 1.
3) D., voices, hears: 1; S. 377 (EK S. 34); saying »come«: 1.
4) D., whispering him anything, someone: 1; S. 383 (EK S. 35).

Er hat das *sonderbare Gefühl, daß eine zarte Hand ihm liebevoll über den Kopf streicht* (D., hand, felt a delicate, smoothing her head: 1; S. 296 (EK S. 26)).

Mit diesen eigenartigen Empfindungen ist es nicht verwunderlich, daß der *Medorrhinum*-Patient *glaubt, verrückt zu werden* (D., insane, that she will become: 1; S. 312 (EK S. 45)). Diese *Furcht, verrückt zu werden* (FEAR, insanity, losing his reason, of: 1; S. 507 (EK S. 45)), begleitet eine Vielfalt geistiger und somatischer Symptome des Patienten. Dies sind ausreichende Gründe, *Medorrhinum* in der Rubrik *Verfolgungswahn* (DELUSIONS, pursued, that he is: 1) nachzutragen.

Träume

Die Träume haben beim *Medorrhinum*-Patienten eine ähnliche Bedeutung wie die Wahnideen. *Er träumt von Gespenstern* (DREAMS, ghosts: 2; S. 308 III (EK S. 1240)), die *ihn erschrecken* (D., frightful: 2; S. 304 III (EK S. 1240)). Er hat ein sonderbares Symptom: *Er träumt, daß er trinkt* (D., drinking, that he is: 1; S. 289 III (EK S. 1238)).

Aufgrund dieser Trauminhalte ist der *Schlaf* des *Medorrhinum*-Patienten *unruhig* (SLEEP, restless: 1; S. 68 III (EK S. 1247)). Das besonders charakteristische Merkmal ist aber seine Unruhe mit einer Mischung aus Furcht und Aufgeregtheit. Das Kind, das nicht schlafen gehen will und nachts spielen möchte, wird als Erwachsener an *Schlaflosigkeit vor Mitternacht* (SLEEPLESSNESS, midnight, before: 1; S. 136 III (EK S. 1252)) leiden, obwohl es scheint, daß die *Schläfrigkeit ihn überwältigt* (S., sleepiness, with: 1; S. 176 III (EK S. 1254)). In diesem Zusammenhang haben wir schon auf das Symptom »Waking as from a fright« (Aufwachen wie von einem Schreck) hingewiesen. Danach hat er *große Schwierigkeiten, wieder einzuschlafen, und fühlt sich überhitzt, als wäre er mit zu vielen Decken zugedeckt, obwohl seine Extremitäten kalt sind* (S., waking, after, warm covering, though limbs are cold: 2; S. 184 III (EK S. 1254)).

Es ist auch bemerkenswert, wie der *Medorrhinum*-Patient im Bett liegt: Knie-Ellenbogen-Lage; er liegt auf dem Bauch, die Knie halb angezogen und den Kopf in das Kissen gedrückt (Sleep, position, on the knees with face forced into the pillow: 1; S. 62 III (EK S. 1246)). Dies ist ein Keynote, welches man öfters bei Kindern beobachten kann und das um so bedeutsamer ist, je älter das Kind ist. Diese Lage bessert Husten- wie Asthmaanfälle, unter denen der Patient sehr häufig leidet. *Wenn er auf dem Rücken liegt, sind seine Arme über dem Kopf* (S., position, back, on, hands over head: 1; S. 57 III (EK S. 1246)). Möchte er seitlich schlafen, dann hat er das Gefühl, daß das Gewicht des Körpers ihn nach dieser Seite zieht, und er kann keine Ruhe finden.

Allgemeinbild

In einer kurzen Zusammenfassung möchten wir nun das gegebene *Medorrhinum*-Bild abrunden. Es ist aber nicht in unserem Sinne, zu versuchen, der Materia Medica etwas hinzuzufügen.

Verschlimmerung:
< tagsüber: von Sonnenaufgang bis Sonnenuntergang, umgekehrt wie bei *Syphilinum*. Dies gilt aber nur für einige körperliche Symptome, da viele sykotische Symptome in Wirklichkeit während der Nacht genauso intensiv sind wie tagsüber. Die geistigen Symptome verschlimmern sich eher nachts.
< durch Bewegung: rheumatische Entzündung mit Ödemen.
< durch Kälte (und > durch Bewegung): rheumatische Entzündungen, wenn kein Ödem vorliegt (*Rhus toxicodendron*).
< durch trockene Kälte.
< durch Berührung.
< beim Denken an sein Übel.
< durch Bettwärme.

Besserung:
> bei feuchtem Wetter (bei nicht fortgeschrittener Sykose).
> in Bauchlage.
> am Meer.
> im Freien.
> im Sitzen oder beim Zurücklehnen.

Ausscheidungen:
Profus, reizend und juckend.
Geruch nach verdorbenem Fisch.

Empfindungen:
Zittern am ganzen Körper. Intensive Nervosität mit großer Erschöpfung, trotzdem aber starker Bewegungsdrang. Brennende Hitze in der Wirbelsäule und an den Fußsohlen; deshalb streckt der Patient die Füße aus dem Bett. Gefühl von Gewicht und Hitze auf dem Scheitel, das ihn fast zum Wahnsinn treibt. Nach-außen-Pressen der Augen.
Kollapsneigung und Verlangen nach frischer Luft, möchte angefächelt werden (*Carbo vegetabilis*). Haut kalt - trotzdem zieht er sich aus (*Camphora*). Kälte, in kalten Schweiß gebadet (*Veratrum album*).

Augen:
Gefühl von Sand in den Augen.
Reizung der Lidränder.
Sykotischer Katarrh.

Nase:
Chronischer Katarrh mit Absonderungen aus Nase und Rachen. »Schniefen«.
Verstopfung in der Nasenwurzel, die sich durch nichts bessert.

Gesicht:
Kieferneuralgien, die sich zum Kopf hin erstrecken, bis in die Schläfengegend. Steifheit im Kieferbereich und in der Zunge.

Mund:
Ödeme der Speicheldrüsen.
Aphthen, mit Kupfergeschmack.

Magen:
Verlangen nach Stimulantien, Alkohol, Salz, grünem Obst.
Großer Hunger nach dem Essen.

Abdomen:
Ascites.
Aufgetriebener Leib.

Rektum:
Rezidivierende Durchfälle bei Kindern mit hereditärer Gonorrhoe. Stuhlgang mit intensivem und stinkendem Geruch.
Ständige Schleimabsonderungen aus dem Rektum mit intensivem Juckreiz. Gefühl eines Bolus im Rektum. Stuhlgang geht nur ab, wenn der Patient sich nach hinten lehnt. Schmerzhafter Stuhlgang.

Nieren:
Starke Nierenkoliken.
Nierenschmerz, > durch profuse Miktionen.
Gefühl von Blasen, die sich im Wasser bewegen. Agonieempfindung in der Nierengegend mit Schüttelfrost.
Schüttelfrost und Zittern nach dem Wasserlassen.
Intensiver Geruch des stark gefärbten Urins. Geruch nach Ammoniak. Urin mit einer grauen, dicken Schicht. Nächtliche Polyurie. Diabetes.

Sexualität:
Frauen:
Sexuelles Verlangen bei unverheirateten Mädchen nach den Menses. Ulzerationen am Gebärmutterhals. Intensive Unterleibsschmerzen, die nach unten ziehen, wie Messer. Dunkle Regelblutungen mit Blutklumpen, deren Flecken in der Wäsche schwer zu entfernen sind.
Nach profusen Menses anfallsweise Kopfschmerzen mit Ziehen und Krämpfen in den Extremitäten und mit Halssteifheit, als wäre der Hals aus Draht.
Unterleibsbeschwerden mit profuser, gelber Leukorrhoe. Empfindliche Brust.
Eisgefühl bei Berührung der Brustwarzen.
Schlimme, brennende Schmerzen des linken Ovars.
Dicke, eiweißartige, wundmachende Leukorrhoe mit starkem Geruch nach Fisch. Intensiver Juckreiz, < beim Kratzen und > durch lauwarmes Bad.
Berührungsempfindlichkeit des Unterleibs.

Männer:
Impotenz.
Gonorrhoische, leichte, durchsichtige Absonderungen mit trübem, weißem Schleim, der die Wäsche gelb verfärbt.
Häufige Erektionen tags und nachts.
Brennende Urethralschmerzen nach dem Wasserlassen.
Gefühl, ein Tropfen bleibt in der Urethra nach dem Wasserlassen.
Pollakisurie nach 18 Uhr.
Chronische Gonorrhoe.
Prostatische Hypertrophie mit eiligen und schmerzhaften Miktionen.

Atemwege:
Glottisspasmus, > beim Liegen auf dem Bauch. Nächtlicher Husten, > beim Liegen auf dem Bauch. Große Atembeklemmung und unaufhörlicher Husten.

Extremitäten:
Gichtische und rheumatische Beschwerden.
Tophi.
Deformierender Rheumatismus.
Stechende, schneidende Schmerzen mit Taubheit.
Steifheit.
Unruhe in den Beinen, muß sie andauernd bewegen; < bei Ruhe, > durch Bewegung.
Schwere in den Beinen, als wären sie aus Holz.
Schwache Sprunggelenke.
Überempfindlichkeit der Fußsohlen; gelegentlich so stark, daß der Patient auf den Knien geht.
Schwäche der Knie. Brennen der Füße, er muß sie aus dem Bett strecken.

Im allgemeinen ist der *Medorrhinum*-Patient ein warmblütiger Mensch, dem es bei feuchtem Wetter besser geht. Er leidet hauptsächlich an neuralgischen und rheumatischen Beschwerden. Die chronischen Beschwerden konzentrieren sich vorwiegend auf Uterus, Adnexe und Parametrium.

Symptome in Synthetischem und Kents Repertorium

	Seite SR	EK	Wertigkeit SR Med.	Thuj.	Weitere Mittel, Wertigkeit
Anticipation	53	(4)	3	1	Viele Mittel. Mod. Dr. P. Schmidt
Anxiety	54	(4)	1	2	Viele Mittel
A. of conscience	69	(6)	2	2	Viele Mittel
A., salvation, about	90	(8)	2	2	3, Ars., Lach., Lil-t., Verat.
A., time is set, if a	96	(8)	1	-	2, Arg-n., Gels.
Bad news, ailments from	15	(9)	2	-	3, Calc., Gels.
Clairvoyance	141	(11)	1	-	2, Nux-m., Phos.
Cheerful, evening	130	(11)	1	-	Viele Mittel
Ch., sadness, with	134	(11)	1	-	2, Chin., Nat-m., Phos.
Concentration, difficult	155	(13)	2	2	Viele Mittel
Confusion of mind	160	(13)	2	2	Viele Mittel
Death, presentiment of	197	(17)	2	-	3, Acon., Apis
Delusions, animals	234	(21)	2	1	3, Opium
D., persons are rats, mice, insects	236	(21)	2	-	
D., faces, sees	280	(25)	1	-	3, Opium
D., hand, feels a delicate, smoothing her head	296	(26)	1	-	
D., insane, that she will become	312	(28)	1	-	3, Cimic.; 2, Acon., Calc., Chel., Manc., Syph.
D., people, sees	332	(30)	1	1	2, Ars., Bell., Bry., Hyos., Puls., Stram.
D., people, behind him, someone is	333	(30)	1	-	1, Anac., Calc., Lach., Staph., Sil., usw.
D., people, beside him, are	333	(30)	-	1	2, Ars.
D., rats, sees	342	(31)	1	-	2, Aeth., Ars., Cimic., 1, Calc., usw.
D., rats, sees, running across the room	342	(31)	1	-	2, Aeth.
D., strange, familiar things seem	359	(33)	1	-	2, Cann-i., Cann-s., Graph., Nux-m., Plat.
D., voices, hears	377	(34)	1	-	3, Cham.; 2, Cann-s., Crot-c., Cupr-a., Elaps., Kali-br., Phos.

	Seite SR	EK	Wertigkeit SR Med.	Thuj.	Weitere Mittel, Wertigkeit
Despair, religious	395	(36)	1	2	3, Ars., Aur., Lach., Lil-t., Puls., Verat.
Dream, as if in a	415	(37)	2	1	3, Nux-m., Op., Stram.
Dullness	416	(37)	1	2	Viele Mittel
Dullness, children	421	(38)	1	-	3, Arg-n., Bar-c., Calc-p., Sulph.
Egotism	437	(39)	1	-	3, Plat.
Exhilaration	462	(41)	1	1	3, Cann-i., Coff., Lach., Op., Tarent.
Exhil. at night	462	(41)	2	-	
Excitement, while reading	457	(41)	1	-	
Exc., trifles, over	458	(41)	1	-	
Exc., anticipating	450	(40)	1	-	2, Arg-n., Gels.
Exc., writing, while	460	(41)	1	-	
Fear, dark, of	487	(43)	2	-	3, Cann-i., Stram.
F., death	487	(44)	1	-	Viele Mittel
F., death, when alone	489	(44)	1	-	3, Ars.; 2, Arg-n., Arn., Kali-c.,Phos.
Forgetful, his own name	543	(49)	2	-	1, Alum., Sulph., usw.
Fo., words, while speaking	546	(49)	2	2	3, Arn., Both., Cann-i., Ph-ac.
Hurry	579	(52)	3	2	3, Dulc., Lil-t., Merc., Nat-m., Sil., Sul-ac., Sulph., Tarent.
Impatience	600	(53)	2	1	3, Cham., Ign., Ip., Nux-v., Sep., Sil., Sulph.
Irritability	653	(57)	2	3	Viele Mittel
I., reading	669	(57)	1	-	1, Nat-c.
Memory, weakness of	733	(64)	3	1	Viele Mittel
M. w. for proper names	738	(65)	2	-	2, Anac., Crot-h., Euon-a., Guaj., Lyc., Rhus-t., Sulph.
M. w., read, for what has	739	(65)	2	-	3, Hell., Lach., Staph.
M. w., said, for what has	739	(65)	2	-	3, Hell., Hyos.
M. w., done, for what has just	735	(64)	-	1	
M. w. for persons	739	(65)	-	1	
M. w., say, for what is about to	740	(65)	2	1	3, Bar-c., Hell.
M. w., thought, for what has	740	(65)	2	-	2, Cann-i., Cocc., Hyos.
M. w., words, for	741	(65)	1	1	3, Bar-c., Plb., Puls.

	Seite SR	EK	Wertigkeit SR Med.	Thuj.	Weitere Mittel, Wertigkeit
Mistakes, spelling	748	(66)	2	-	2, Lach., Lyc.
Mistakes, time, in	749	(66)	1	-	2, Lach.
Mistakes, confounds present with past	750	(66)	1	-	2, Cic.
Mood, alternating	760	(67)	1	-	3, Alum., Bell., Bov., Ferr., Ign., Iod., Lyc., Plat., Sars., Sul-ac., Zinc.
Religious affections	827	(71)	2	1	3, Hyos., Lach., Lil-t., Lyc., Sep., Stram., Sulph., Verat., Zinc.
Remorse	830	(71)	2	-	3, Coff.
Restlessness, night	839	(73)	2	1	Viele Mittel
Sadness	864	(75)	1	3	Viele Mittel
Selfishness	895	(78)	1	-	2, Calc., Puls., Sulph.
Sensitive	897	(78)	2	1	Viele Mittel
S., noises, to	901	(79)	2	-	Viele Mittel
Starting, startled	950	(82)	2	-	Viele Mittel
St., noise, from	956	(83)	2	-	3, Bor., Kali-c., Nat-c., Nat-m., Nat-p., Nat-s., Nux-v., Sil.
St. from sleep	959	(83)	2	1	3, Bell., Bor., Caust., Hyos., Spong.
Suicidal disposition	974	(85)	1	1	3, Aur., Aur-m., Nat-s., Psor.
S. d., shooting, by	980	(86)	1	-	3, Staph.; 2, Ant-c.
S. d., throwing, from windows	981	(86)	-	1	
Thinking, complaints, of, agg.	999	(87)	3	1	3, Ox-ac.
Thoughts, vanishing of	1016	(88)	1	-	3, Nux-m.
Time, passes too slowly	1022	(88)	2	-	3, Cann-i., Glon.
Time, passes too quickly	1023	(88)	-	1	3, Cocc.
Unconsciousness transient	1049	(91)	1	-	3, Ign., Puls.
Weeping, tearful mood	1066	(92)	2	1	Viele Mittel
W., when spoken to	1088	(94)	2	1	3, Staph.; 2, Nat-m., Plat., Tub.
W., when telling of her sickness	1088	(94)	2	-	3, Puls., Sep.
Wildness	1092	(95)	1	-	
Wild, feeling in head		(95)	2	-	1, Bapt., Lil-t.
Work, aversion to mental	1096	(95)	1	2	Viele Mittel

	Seite SR	EK	Wertigkeit SR Med.	Thuj.	Weitere Mittel, Wertigkeit
W., impossible	1098	(95)	2	2	3, Nat-c.
W., seems to drive crazy	1100	(95)	2	2	2, Kali-p.
Dreams, dead, of	III/275	(1237)	2	3	3, Ars., Mag-c.
D., drinking	III/289	(1238)	2	-	1, Ars., Dros., Nat-m., Phos.
D., frightful	III/304	(1240)	2	1	Viele Mittel
D., ghosts, spectres	III/308	(1240)	2	-	2, Arg-n., Carb-v., Graph., Crot-c., Ol-j., Sil.
Sleep, position on abdomen	III/54	(1246)	3	-	
S., p., knees, on the, with face forced into pillow (EPS)	III/62	(1246)	3	-	2, Calc-p., Carc., Lyc., Phos., Sep., Tub.
Sleep, restless	III/68	(1247)	1	2	Viele Mittel
Sleeplessness	III/129	(1251)	2	3	Viele Mittel
S., midnight, before	III/135	(1252)	2	2	Viele Mittel
S. with sleepiness	III/176	(1254)	1	1	Viele Mittel
S., waking, after, warm coverings, though limbs are cold	III/184	(1254)	2	-	3, Camph., Led., Sec.

Ergänzungen zum Kentschen sowie zum Synthetischen Repertorium

Die Symptome stammen aus folgenden Werken:
Dictionary of Materia Medica, John H. Clarke.
Materia Medica of Nosodes, Allen.
Lectures on Homeopathic Materia Medica, James T. Kent.

Der englische Text ist die genaue Wiedergabe der Symptome aus der Materia Medica of the Nosodes von Allen.
Die Wertigkeiten (W.) der Symptome ergeben sich aus der Bedeutung, die die Autoren ihnen zugeschrieben haben. Die Seitenangaben beziehen sich auf die Lokalisation der Symptome innerhalb des Kentschen bzw. Synthetischen Repertoriums.
Manche Symptome haben wir näher erläutert.

	SR	EK	W.	Erklärung
CONCENTRATION, difficult, abstract subjects	156	(13)	1	Im Gegensatz zum *Syphilinum*-Patienten, der Konkretes vergißt.
CONFIDENCE, want of self	159	(13	1	Dies erfolgt aus seiner geistigen Unfähigkeit. »Seems to herself to make wrong statements.« (Es kommt ihr so vor, als machte sie falsche Äußerungen.) »Dread of saying the wrong thing when he has headache.« (Fürchtet, etwas Falsches zu sagen, wenn er Kopfschmerzen hat.)
CONSCIENTIOUS about trifles	180	(16)	1	Es scheint ihm, daß er sich immer irrt. Deshalb schreibt er alles auf, auch Unwichtiges.

	SR	EK	W.	Erklärung
DELUSIONS, that something dreadful had happened (4: ANTICIPATION) (9: BAD news...) (17: PRES. of death) (1256: WAKING as from fright) (11: CLAIRVOYANCE)	297	(26)	2	»Woke at an early hour with a frightened sensation, as if something dreadful had happened.« (Erwacht zu früher Stunde mit einem Schreckgefühl, als ob sich etwas Furchtbares ereignet hätte.) Mehrere Rubriken hängen mit diesem Symptom zusammen und zeigen seine verschiedenen Aspekte.
DELUSION, far off sensation (66-8)	285	(25)	1	»... things done an hour ago appear to have occurred a year since...« (Dinge, die er vor einer Stunde getan hat, scheinen ihm ein Jahr her zu sein.) Im Repertorium ist diese Rubrik in vier Unterrubriken auf verschiedenen Seiten gegliedert, damit der Arzt sie mit Sicherheit finden kann.
D., looking at her, persons are	318	(29)	1	
D., persons, come in, look at her, whisper and say »come«	335	(30)	1	
D., voices, hears, saying »come«	378	(34)	1	
D., whisper, hears	383	(35)	1	Der Patient hat die paranoide Wahnidee, »verfolgt zu werden«, glaubt, »jemand steht hinter ihm« (»D., people, behind him, someone is«) (30).
D., pursued, that he is	335	(30)	1	
DESPAIR of recovery (10)	394	(36)	1	»Is sure that is worse, she is not going to live, cannot see any improvement, even when it is pointed out.« (Ist sicher, daß sie verschlechtert ist, sie wird nicht weiterleben, kann keine Besserung sehen, selbst wenn man sie darauf hinweist.)

	SR	EK	W.	Erklärung
MOOD, alternating (41)	760	(61)	1	»Cross through day, exhilarating at night, wants to play«, 22. (Mürrisch am Tage, heiter nachts, möchte spielen.)
DULLNESS, head, from weight on vertex	424	(38)	1	
D., think, long, unable to, when weary (86)	428	(38)	1	
D., hurried, cannot think at all if hurried	424	(38)	1	
FEAR, cancer of	483	(43)	2	In der Praxis ein häufig beobachtetes Symptom.
FEAR, disease, of impending	493	(44)	1	»Always feeling impending danger, but doesn't know what; is always anticipating fearing evil will happen, loss of reason or suicide.« (Fühlt immer bevorstehenden Ärger, weiß aber nicht welchen; erwartet immer, daß etwas Schlimmes passieren werde, Verlust des Verstandes oder Selbstmord.)
FEAR of evil	497	(44)	2	
FEAR of insanity	506	(45)	1	
FEAR, something will happen	503	(45)	1	
INDOLENCE, morning, on waking (69-91)	625	(55)	1	»Always wakes up tired; hates to do anything that must be done, even nice things.« (Erwacht immer müde, haßt alles, was getan werden muß, sogar erfreuliche Dinge.)
INDIFFERENCE, hell (DESP. religious, 36)	617	(55)	1	»Did not care if he went to heaven or hell.« (Es ist ihm

	SR	EK	W.	Erklärung
				gleich, ob er in den Himmel oder in die Hölle kommt.) Zustand extremer Angst, in dem jede Hoffnung aufgegeben wird.
IRRITABILITY, writing	674	(59)	1	
I., trifles, about	672	(60)	1	
I., reading	669	(59)	1	
LOATHING at life	710	(62)	1	
MEMORY, weakness, names, for proper, his own name	738	(65)	1	
M., stating her symptoms, great difficulty (8)	740	(65)	2	Der Patient notiert sich alle seine Symptome.
MISTAKES, confounds present with past (25-88)	750	(66)	1	
M., headache, during	745	(66)	1	
OFFENDED, easily	791	(69)	1	»A word or look seeming harshness puts her in despondency.« (Ein scheinbar harsches Wort oder ein solcher Blick stürzen sie in Verzweiflung.)
PROSTRATION of mind, headache, during (66) (138)	804	(70)	1	»Could not read or use his mind at all from pain in head.« (Konnte wegen der Kopfschmerzen nicht lesen oder seinen Verstand gebrauchen.)
POSTPONING (91-55)	799	(69)	2	»Dullness of memory and desire to procrastinate, because business seemed too

	SR	EK	W.	Erklärung
				lasting...« (Stumpfheit des Gedächtnisses und der Wunsch, die Dinge zu verschieben, weil seine Geschäfte ihm so langwierig erscheinen.)
SENSITIVE to rudeness (69)	906	(79)	1	
STATING her symptoms (65)	961	(84)	2	»Great difficulty in stating her symptoms, loses herself and has to be asked over again.« (Es fällt ihr schwer, ihre Symptome zu schildern, verliert sich dabei und muß immer wieder gefragt werden.)
SUICIDAL disposition, dread of.	974	(85)	1	»It is always fearing evil will happen, loss of reason or suicide; tendency to suicide; gets up in night and takes his pistol, but his wife prevents him.« (Fürchtet immer, etwas Schlimmes könne geschehen, Verlust des Verstandes oder Selbstmord; steht nachts auf und nimmt eine Pistole, aber seine Frau hält ihn davon ab.)
S. d., waking, on:	981	(85)	1	
TALK, indisposed to, or to listen to talk, when weary (38)	987	(86)	1	

	SR	EK	W.	Erklärung
TIME, far off sensation (25-26)	1022	(88)	1	»As though things done today occurred a week ago.« (Als wäre heute Getanes eine Woche her.)
UNDERTAKES many things, perseveres in nothing (69) (55)	1051	(91)	1	»Business seemed so lasting or as if it never could be accomplished.« (Das Geschäft scheint ihm so langwierig, daß es nie beendet werden könnte.)
WEEPING, speak, cannot, without crying	1087	(94)	2	Steht im Zusammenhang mit »W., spoken to, when« (Weint, wenn angesprochen) und »W., telling of her sickness, when«. (Weint, wenn sie von ihrer Krankheit erzählt.)
SLEEP: waking, as from a fright	(III)203	(1256)	2	»Woke ... frightened ... as if something dreadful had happened, with heavy weight and great heat in head, ... felt as if she must do something to rid her mind of this torture.« (Erwachte ... erschreckt ..., als sei etwas Schreckliches geschehen, mit schwerem Gewicht und großer Hitze im Kopfe ... meinte etwas tun zu müssen, um ihren Geist von dieser Qual zu befreien.)

MEDORRHINUM
Zusammenfassung

Bei *Medorrhinum* wird die sykotische Steigerung der triebhaften Impulse des Patienten viel stärker durch den tuberkulinischen Hintergrund beeinflußt als bei *Thuja.* Aufgrund der tuberkulinischen Minderwertigkeit überwiegen beim *Medorrhinum*-Patienten die destruktiven Prozesse gegenüber den hypertrophen. Bei *Medorrhinum* erfährt der Tuberkulinismus eine sykotische Prägung, die aber noch am Anfang ist; *Thuja* hingegen weist ein vollkommen entwickeltes sykotisches Bild auf.

Bei *Medorrhinum* wie bei *Thuja* sind die Gewissensbisse der Patienten eine Reaktion auf die emotionalen Störungen. Dies ist der geistige Motor der Sykose. Aber der *Medorrhinum*-Patient wird aufgrund seiner tuberkulinischen Minderwertigkeit mit Furcht reagieren, während der *Thuja*-Patient versucht, den Konflikt durch aggressive Ich-Hypertrophie auszugleichen. Bei *Medorrhinum* stehen Minderwertigkeits- und Schuldgefühle sowie Furcht, bei *Thuja* Hypertrophie, Schuld und Reizbarkeit im Vordergrund.

Fassen wir nun das geistige Bild von *Medorrhinum* zusammen, indem wir von zwei grundsätzlichen Aspekten des sykotischen Miasmas ausgehen: der Störung des Gefühlslebens und der Gedächtnisschwäche.

Charakteristische Symptome

Erster Aspekt:
Sykotische Störung des Gefühlslebens.

Infolgedessen die *Gewissenangst* (Schuld) aufgrund des Moralempfindens.	ANXIETY of conscience. A., salvation, about. REMORSE. RELIGIOUS AFFECTIONS.
Seine erste Reaktion angesichts seines moralischen Konflikts ist die Furcht. Diese konkretisiert sich in der *Furcht vor Dunkelheit, Geisteskrankheit und drohender Erkrankung, besonders vor Krebs.*	FEAR, dark. F., insanity, of. F., disease, of impending. F., cancer.

Zwei Symptome bedingen diese Angst:

A) *Erwartungsspannung*.

ANTICIPATION.
EXCITEMENT, anticipating events, when.

B) *Vorahnungen*, eine Mischung aus Fatalismus und Voraussicht. Mit Pessimismus ahnt er die Strafe Gottes wegen des Verbrechens, das er sich vorstellt, begangen zu haben.

FEAR of evil.
FEAR, something will happen.
DELUSIONS, happened, that something terrible has.
BAD NEWS, ailments from.
CLAIRVOYANCE.

Der Versuch, die Angst zu vermindern, führt zu drei Reaktionen:

A) Der *Medorrhinum*-Patient projiziert seine ihm unbewußten aggressiven Impulse auf seine Umwelt. Sie können im Wachzustand als Wahnideen, im Schlaf als Träume zum Ausdruck kommen. Durch Verdrängung und Verschiebung kann es auch zu zwangsneurotischen Symptomen kommen.

DELUSIONS, rats, sees.
D., faces, sees.
D., people, sees.
D., p., behind him, someone is.
D., persons, come in, look at her, whisper and say »come«.
DREAMS, ghosts, spectres.
DRE., frightful.

B) Flucht vor den eigenen aggressiven Impulsen, damit verbunden auch Flucht vor sich selbst (sykotische Flucht).

HURRY.
IMPATIENCE.
RESTLESSNESS, anxious; at night.
ANXIETY, time is set, when.

C) Überempfindlichkeit gegenüber der Umwelt, die sich in den Alarmsymptomen äußert.

STARTING from noises.
S. during sleep.
SENSITIVE to rudeness.

Zweiter Aspekt:
Gedächtnisschwäche.

Partieller Gedächtnismangel für abstrakte Dinge. Vergißt Namen, was er gelesen hat, Worte; spricht die Worte falsch aus; vergißt, was er gesagt hat, was er sagen wollte; hat Schwierigkeiten, seine Symptome zu schildern, und es scheint ihm, als würden seine Gedanken entfliehen.

Dullness, children.
Memory, weakness of.
M. w. for proper names. His own.
M. w. for what has said.
M. w., say, for what is about to.
M. w. for stating her symptoms.
Forgetful, words, while speaking.
M. w., thought, for what has just.
Thoughts, vanishing of.

Stumpfheit. Gefühl, ein Gewicht drücke auf den Scheitel und scheine den Geist zu beeinträchtigen.

Zwei Symptome bedingen diese Stumpfheit:

A) *Erwartungsspannung*, hervorgerufen durch den Mangel an Selbstvertrauen als Folge seiner intellektuellen Schwäche.

Confidence, want of self.
Mistakes, headache, during.

B) *Eile.* Ängstliche Unruhe. Er ist schneller als sein Geist. Beide Symptome führen zum typischen geistigen Erschöpfungsstreß, der sich unter Zeitdruck sowie bei Müdigkeit verschlimmert. Er will nicht sprechen und nicht zuhören.

Anxiety, time is set, if.
Dullness, think long, unable to.
Talk, indisposed to, or to listen to talk, when weary.
Prostration of mind, headache, during.

Aufgrund dieser Stumpfheit ergeben sich folgende fünf Symptome:

A) Das *Aufschieben* jeder Arbeit führt zu Depressionen mit Gleich-

Procrastinate.
Indolence, morning, on waking.

gültigkeit und Abneigung gegen gegen geistige Arbeit, bis zu einem Punkt, wo er glaubt, verrückt zu werden, wenn er daran denkt.	WORK, aversion to mental. WORK, impossible. WORK, seems to drive crazy.
B) *Reizbarkeit* bei jeglicher geistiger Anstrengung: beim Schreiben oder Lesen.	IRRITABILITY, writing. I., reading.
C) *Angst, sich zu vertun.* Deshalb notiert er sich alles genauestens, auch bedeutungslose Dinge.	CONSCIENTIOUS about trifles.
D) *Verzerrtes Zeitbewußtsein*, eine Folge der Stumpfheit und der Eile.	TIME, passes too slowly. MISTAKES, confounds present with past. DELUSIONS, far off sensation.
E) *Verlust der Wirklichkeitsempfindung.*	DREAM, as if in a. DELUSIONS, unreal, everything seems.
Der Gemütszustand des *Medorrhinum*-Patienten ist die Reaktion auf die miasmatische Prägung. Tagsüber ist er mürrisch, nachts aufgedreht. Tiefe Depression, abwechselnd mit Freude, abends. < beim Denken an sein Übel.	MOOD, alternating. Cross through day, exhilarating at night. CHEERFUL, sadness, with. THINKING, complaints, of, agg.
Weinen, wenn er von seinem Leiden erzählt oder wenn er angesprochen wird.	WEEPING, when spoken to. W., telling of her sickness, when. W., cannot speak without crying.
Zweifelt an der Genesung. Lebensüberdruß, Gleichgültigkeit demgegenüber, ob er in den Himmel oder in die Hölle kommt. Der Selbstmord wird zur einzigen Lösung, um seinem Leid zu entgehen. Seine Entwicklung wird somit definitiv blockiert.	SELFISHNESS. DESPAIR of recovery. DESPAIR, religious. LOATHING at life. INDIFFERENCE, hell, did not care if he went to heaven or hell. SUICIDAL disposition.

MEDORRHINUM
Schema

In diesem Schema haben wir zwei Kernpunkte: *auf der linken Seite* die **Störung des Gefühlslebens** und *auf der rechten Seite* die **Gedächtnisschwäche**.

Das **Schuldgefühl** als Folge der Störung des Gefühlslebens ruft Furcht hervor. Die **Furcht** wird bedingt durch **Erwartungsspannung** und **Vorahnung** und ruft wiederum drei Reaktionen hervor: **Wahnideen, Flucht** und **Alarmsymptome**.

Die **Gedächtnisschwäche** führt zur **Stumpfheit**, die ihrerseits noch durch Erwartungsspannung und Eile bedingt wird. Die Stumpfheit hat das Aufschieben, die Unfähigkeit, geistige Arbeit zu verrichten, die Angst, sich zu vertun, das verzerrte Zeitbewußtsein und den Verlust des Realitätsbewußtseins zur Folge. Diese Folgesymptome stehen *rechts*.

Links vom **Gedächtnismangel** sind die vier Symptome aufgeführt, die die Art der Schwäche erläutern: Schwierigkeit, seine Symptome zu schildern, Gedächtnisschwäche für Eigennamen, Gedankenflucht und Gefühl, als ob ein Gewicht auf den Scheitel drückte, wegen der Stumpfheit.

Die **Störung des Gefühlslebens** und die **Gedächtnisschwäche** haben einen entsprechenden Gemütszustand zur Folge.

Dieser **Gemütszustand** charakterisiert sich einerseits (*links)* durch die vier Symptome, die die **Wechselhaftigkeit** der Stimmung zeigen, und andererseits *(rechts)* durch die drei Symptome, die die **Introvertiertheit** und die **Angst** zum Ausdruck bringen.

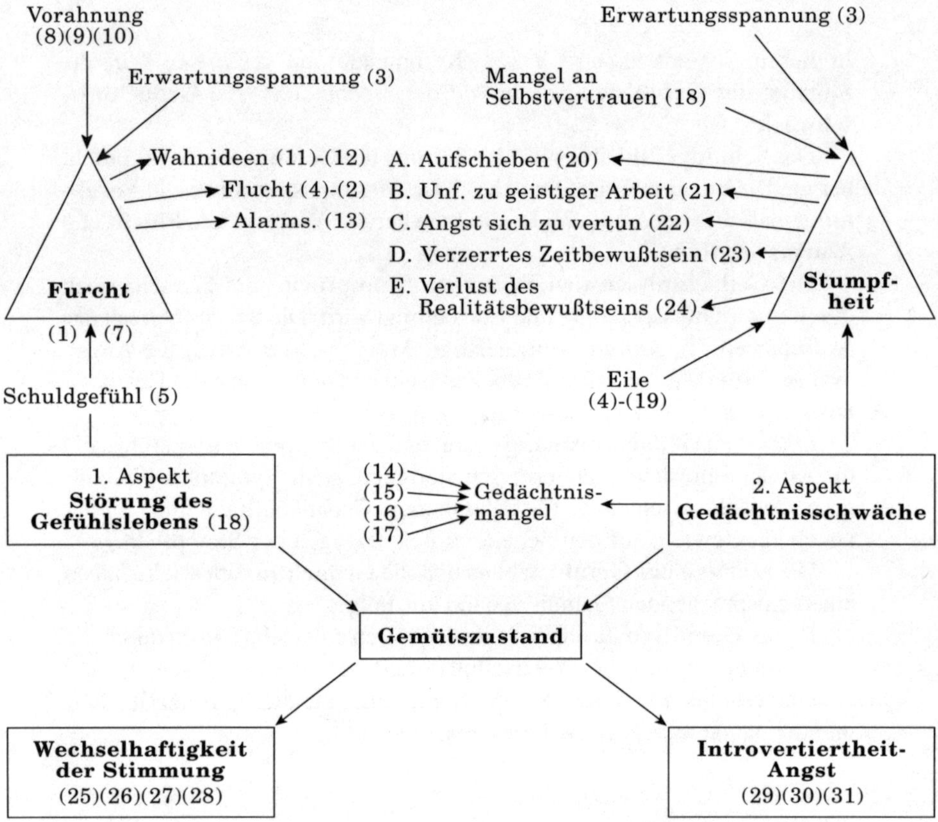
Vorahnung (8)(9)(10)
Erwartungsspannung (3)
Erwartungsspannung (3)
Mangel an Selbstvertrauen (18)
Wahnideen (11)-(12)
Flucht (4)-(2)
Alarms. (13)
A. Aufschieben (20)
B. Unf. zu geistiger Arbeit (21)
C. Angst sich zu vertun (22)
D. Verzerrtes Zeitbewußtsein (23)
E. Verlust des Realitätsbewußtseins (24)
Furcht
Stumpfheit
(1) (7)
Schuldgefühl (5)
Eile (4)-(19)
1. Aspekt
Störung des Gefühlslebens (18)
(14)
(15)
(16)
(17)
Gedächtnismangel
2. Aspekt
Gedächtnisschwäche
Gemütszustand
Wechselhaftigkeit der Stimmung (25)(26)(27)(28)
Introvertiertheit-Angst (29)(30)(31)

MEDORRHINUM
Repertorisation deutsch

Kleinstes charakteristisches Syndrom

1 Angst vor einer bevorstehenden Krankheit.
2 Nächtliche Unruhe.
3 Erwartungsspannung.
4 Eile.
5 Gewissensangst.
6 Stumpfheit.

Furcht

7 Furcht vor der Dunkelheit.
8 Angst, es könne etwas passieren.
9 Beschwerden nach schlechten Nachrichten.
10 Furcht vor Wahnsinn.
** Furcht vor Unheil.

Wahnideen

11 Gefühl, es stehe jemand hinter ihm.
12 Gefühl, es kommen Leute, die ihn angucken, pfeifen und zu ihm sagen: »Komm«.

Alarmsymptome

13 Auffahren bei Geräuschen.

Gedächtnismangel, Stumpfheit

** 14 Gedächtnisschwäche, seine Symptome zu schildern.
15 Gedächtnisschwäche für Namen.
16 Gedankenflucht.
** 17 Gefühl, als ob ein Gewicht auf den Scheitel drückte.

* **Verursachende Symptome**

18 Mangel an Selbstvertrauen.
19 Angst, wenn eine Zeit festgesetzt ist.

* **Folgesymptome**

** 20 Aufschieben von Arbeiten.
21 Kann keine geistige Arbeit ausführen.
** Entfremdungsgefühl bei geistiger Arbeit; er glaubt verrückt zu werden.
22 Peinlich genau in Kleinigkeiten.
23 Gefühl, die Zeit vergehe zu langsam.
24 Fühlt sich wie in einem Traum.

Gemütszustand:
Wechselhaftigkeit der Stimmung

25 Wechselhafte Stimmung.
26 < beim Denken an sein Übel.
27 Weint, wenn man ihn anspricht.
28 Weint, wenn er seine Beschwerden schildert.

Introvertiertheit - Angst

29 Zweifelt an der Genesung.
30 Religiöse Verzweiflung.
31 Selbstmordneigung.

---

*Symptome, die entweder als Ursache oder als Folge des Gedächtnismangels und der Stumpfheit angesehen werden.

**Diese Symptome haben wir nicht repertorisiert. Sie werden lediglich erwähnt, um das Bild des Mittels zu vervollständigen.

Repertorisation Medorrhinum

	1	2	3	4	5	6	7	8	9	10	11	12	13	15	16	18	19	21	22	23	24	25	26	27	28	29	30	31
Med.	**3**	**2**	**3**	**3**	**2**	**1**	**2**	**2**	**2**	**1**	**1**	**1**	**2**	**2**	**1**	**1**	**2**	**2**	**1**	**2**	**2**	**1**	**3**	**2**	**2**	**1**	**1**	**1**
Arg-n.	2	2	3	2	-	3	-	-	-	1	-	-	-	-	-	1	2	1	-	2	1	-	2	-	-	-	2	1
Ars.	1	3	3	2	3	1	1	2	-	1	-	-	1	-	-	-	-	1	4	-	1	1	1	-	-	3	3	2
Bry.	1	1	1	2	1	3	-	-	-	1	-	-	-	-	2	2	-	-	1	-	1	-	1	-	-	2	-	-
.Calc.	2	2	3	1	1	3	2	2	3	4	1	-	2	-	2	1	-	2	1	-	2	1	1	-	-	3	2	2
Ign.	1	2	3	2	2	1	-	-	2	1	-	-	-	-	-	1	-	1	3	-	-	3	-	1	-	2	1	2
Kali-c.	3	1	1	2	-	3	-	-	1	-	-	-	4	-	1	2	-	-	-	-	-	2	-	-	2	1	-	-
Lach.	1	1	1	2	2	3	-	-	1	1	1	-	2	1	2	1	-	2	1	1	2	-	2	-	-	1	3	2
Nat-c.	1	1	2	1	-	3	-	-	-	-	-	-	3	-	-	1	-	3	3	1	-	1	-	-	-	-	-	-
Nat-m.	1	1	1	3	2	3	1	2	2	2	-	-	3	1	2	2	-	2	-	-	2	2	1	2	-	-	1	2
Nux-v.	2	1	1	2	2	2	-	3	-	2	-	-	3	1	1	1	-	2	2	2	1	-	2	-	-	1	-	2
Ph-ac.	2	1	2	2	2	3	-	2	1	-	-	-	-	1	1	-	-	2	1	-	2	-	-	-	-	-	-	-
Phos.	3	2	3	1	1	3	2	3	1	2	-	-	-	-	-	1	-	2	-	-	2	2	1	-	-	-	-	1
Puls.	2	3	3	2	2	3	2	-	1	3	-	-	-	1	2	2	-	-	2	-	1	2	-	-	3	-	3	2
Sulf.	1	3	-	3	3	3	-	-	2	1	-	-	1	2	1	1	-	-	3	-	2	2	-	-	-	-	2	1
Thuj.	1	1	1	2	2	2	-	-	-	1	-	-	-	-	-	-	-	2	3	-	1	-	1	1	-	-	2	1

Die grau unterlegten Symptome wurden vom Autor ergänzt.

MEDORRHINUM
Repertorisation englisch

Kleinstes charakteristisches Syndrom

1 Fear, disease, of impending.
2 Restlessness, night.
3 Anticipation, Ailments from.
4 Hurry.
5 Anxiety, conscience, of.
6 Dullness.

Furcht

7 Fear, dark, of.
8 Fear, happen, something will.
9 Bad news, Ailments from.
10 Fear, insanity, of.
**)Fear, evil, of.

Wahnideen

11 Del., people, behind him, someone is.
12 Del., people, come in, look at her, whisper and say »come«.

Alarmsymptome

13 Starting, noise, from.

Gedächtnismangel, Stumpfheit

** 14 Memory weakness for stating his symptoms.
15 M. w., names, for proper.
16 Thoughts, vanishing of.
** 17 Dullness, from weight on vertex.

* **Verursachende Symptome**

18 Confidence, want of self.
19 Anxiety, time is set, if a.

***Folgesymptome**

** 20 Procrastinate.
21 Work, impossible.
**)Work, seems to drive crazy, owing to the impotency of his mind.
22 Conscientious about trifles.
23 Time passes too slowly.
24 Dream, as if in a.

Gemütszustand

Wechselhaftigkeit der Stimmung

25 Mood, alternating.
**)Cross through day, exhilarated at night.
26 Thinking, complaints, of, agg.
27 Weeping, spoken to, when.
28 Weeping, telling of her sickness, when.

Introvertiertheit - Angst

29 Despair, recovery.
30 Despair, religious (of salvation, etc.).
31 Suicidal diposition.

---

*Symptome, die entweder als Ursache oder als Folge des Gedächtnismangels und der Stumpfheit angesehen werden.

**Diese Symptome haben wir nicht repertorisiert. Sie werden lediglich erwähnt, um das Bild des Mittels zu vervollständigen.

MEDORRHINUM
Vergleichende Materia Medica

Arsen

»Der *Arsen*-Patient leidet unter einer endogenen Angst. Sein Körper ist durch den ständigen Kampf gegen die auflodernde Syphilis erschöpft.« (Paschero). Typisch für ihn sind die Angstzustände, vor allem die Todesängste, die sich hauptsächlich nachts gegen 2 oder 3 Uhr verschlimmern und mit großer *Unruhe* (2) einhergehen. Um seinem vermeintlich bevorstehenden Tod zu entgehen, springt er dann vom Bett auf.

Die syphilitische Aggressivität des *Arsen*-Patienten zeigt sich in der ständigen Kritik anderen gegenüber, verbunden mit *zwanghafter Sorgfalt, Sauberkeit und Ordnung* (22) als Reaktion auf seine *Schuldgefühle* (5). Dieses ständige Kritisieren und diese Genauigkeit erklären das von Kent dargestellte - hier allerdings nicht repertorisierte - Symptom »Fastidious«.

Das eindeutigste Merkmal von *Arsen* ist das tiefgreifende Todesgefühl syphilitischen Ursprungs. Man sagt, dem Patienten stehe der Tod im Gesicht geschrieben. Er weiß, daß er sterben muß. Demnach ist die *Krankheit* für ihn nicht nur eine vorübergehende *Bedrohung* (1), sondern schon wie ein unvermeidbares Todesurteil. Es ist nicht Furcht vor der Krankheit, sondern eher eine furchtbare *ängstliche Unruhe, die ihn hauptsächlich nachts plagt* (2), *ihn aus dem Bett treibt* und ihn *hin und her eilen* läßt (4). Diese nächtliche Unruhe voller Ängste, im Wissen um seinen fortschreitenden körperlichen Verfall, hat aber nichts mit der Unruhe des *Medorrhinum*-Patienten zu tun; dieser ist tagsüber schlecht gelaunt und abends aufgedreht, in einer Mischung aus Unruhe und Freude.

Die *Erwartungsspannung* (3) und die *Furcht, daß irgendetwas passieren könnte* (8), haben beim *Arsen*-Patienten denselben Ursprung: die Vorahnung seines Untergangs. Die *Stumpfheit* (6) ist Ausdruck seines syphilitischen intellektuellen Defizits, was auch durch das Fehlen von spezifischen Modalitäten bei der Gedächtnisschwäche bestätigt wird.

Furcht. Außer der Furcht, irgendetwas könne ihm zustoßen, besitzt der *Arsen*-Patient auch die *Furcht, den Verstand zu verlieren* (10), und die Furcht vor Unheil sowie *vor der Dunkelheit* (7). Das Wichtigste an einem Symptom ist aber - wie schon erwähnt - der Beweggrund, sind die

Umstände seines Auftretens: Im Falle von *Medorrhinum* handelt es sich hierbei um einen Angstzustand des Patienten aufgrund der Diskrepanz zwischen seiner Gefühlsstörung und dem Anspruch seines moralischen Bewußtseins, seines Gewissens. Bei *Arsen* ist zwar ebenfalls das Schuldgefühl des Patienten Ursprung seiner Ängste, aber die Furcht vor dem Tod und vor Einsamkeit sind Folge seiner bedrückenden Verzweiflung, der Überzeugung, daß sein Körper zugrundegehe. Er ist der typische Syphilitiker. Deshalb fehlen ihm die Symptome paranoider Projektionen (11 und 12) sowie von den Verursachungs- und Folgesymptomen der Gedächtnisstörung die Symptome 18, 19 und 23.

Die *peinliche Genauigkeit* (22) muß näher erklärt werden: Bei *Medorrhinum* handelt es sich hierbei um eine Art Selbsthilfe eines Menschen, der alles vergißt und sogar an dem zweifelt, was er sich aufgeschrieben hat. Bei *Arsen* ist es ein Keynote: ein Herr von tadelloser Eleganz, der einen Gehstock mit Goldknauf mit sich führt und nicht ertragen kann, daß ein Bild schief an der Wand hängt. Das ist die Darstellung seiner Kritiksucht und seines übertriebenen Ordnungssinns.

Die *Arsen*-Krankheit steigert die Aggressivität des Patienten und entfacht heftige Wutanfälle, die fast so schlimm sein können wie die von *Nitri acidum*. Er leidet an durch Zorn hervorgerufenen Beschwerden mit großer Ängstlichkeit und gerät in einen Angstzustand, der ihn hin und her laufen läßt. Es ist eine furchtbare Angst, die ihn aus dem Bett treibt, vor allem nach Mitternacht. Er zweifelt an der Genesung, da kein Mittel ihm mehr helfen kann.

Der *Arsen*-Patient ist ein Geizhals, ein Egoist und ein Feigling. Er ist niederträchtig und nachtragend.

Gemütszustand. *Arsen* fehlt in den Rubriken des Weinens beim Erzählen von der eigenen Krankheit (28) und beim Angesprochenwerden (27), die beim *Medorrhinum*-Patienten den Verschleierungsdrang ausdrücken. Die *Verschlimmerung beim Denken an sein Übel* (26) ist jedoch auch beim *Arsen*-Patienten sehr ausgeprägt. Diese Gedanken bedrängen ihn so stark, daß er jegliche Hoffnung verliert. Er *glaubt, nicht wieder gesund werden zu können* (29) und auch *durch die Religion seine Seele nicht retten zu können* (30), obwohl er verzweifelt betet.

Am Ende ist er durch das syphilitische Miasma so zerstört, daß er *Selbstmord begehen kann, indem er sich erhängt* (31).

Ignatia

Der *Ignatia*-Patient hat eine völlig andere Persönlichkeit. Er ist voller psorischer Angst und hysterisch. Sein Verhalten ist *widersprüchlich*, *wechselhaft* und *paradox*, da er unter starken Gemütsschwankungen leidet. Er ist aufgrund seiner Überempfindlichkeit bei allen sechs Symptomen des »**Kleinsten charakteristischen Syndroms**« vertreten. Seine *Gewissensangst* (5) ist Folge der Unterdrückung seiner Aggressivität. Er ist nämlich grundsätzlich sehr liebesbedürftig und möchte einen geliebten Menschen nicht verlieren. Zorn mit stillem Schmerz, stiller Kummer, Demütigung, Trauer, Eifersucht und Liebesenttäuschung sind typisch für ihn.

Ignatia besitzt die verschiedenartigsten und widersprüchlichsten Symptome.

Furcht. Der *Ignatia*-Patient ist *bedrückt durch schlechte Nachrichten* (9) und hat *Furcht, den Verstand zu verlieren* (10), da er sich seiner nervlichen Instabilität und Verwirrung bewußt ist.

Wahnideen. Obwohl er hysterisch-zwanghafte Verhaltensweisen zeigt, fehlen beim *Ignatia*-Patienten die sykotischen Wahnideen (11 und 12).

Gedächtnisschwäche, **Stumpfheit**. Da dem Leiden des *Ignatia*-Patienten keine regelrechte organische Schwäche zugrundeliegt, fehlen ihm die Symptome der Gedächtnisschwäche (14 bis 16).

Verursachende Symptome. Der *Mangel an Selbstvertrauen* (18) entstammt beim *Ignatia*-Patienten seiner emotionalen Labilität.

Folgesymptome. Die *peinliche Genauigkeit* (22) ist eine charakteristische Verhaltensweise des *Ignatia*-Patienten als Reaktion auf seine Unsicherheit, die Widersprüchlichkeit seines Verhaltens und seinen ständigen Zweifel.

Gemütszustand. Der *wechselhafte Charakter* (25) des *Ignatia*-Patienten ergibt sich aus seinem Grundzustand. Das *Weinen, wenn er angesprochen wird* (27), ist eine Modalität der wirklichen und paradox erscheinenden Verschlimmerung durch Trost. Die *Zweifel an der Heilung* (29) und *am Seelenheil* (30) sind nicht begleitet von Lebensüberdruß. Dies bestätigt die Oberflächlichkeit des seelischen Spannungsfeldes bei *Ignatia*.

Natrium muriaticum

Liebesenttäuschung, Aggression, Unterdrückung der Aggression, Groll und Nachtragen, mit der ständigen Erinnerung an die verlorene Liebe, und fortwährendes *Sich-Zermartern über das eigene Leid*: Diese Symptome bilden den Kern des »**Kleinsten charakteristischen Syndroms**« von *Natrium muriaticum.*

Während beim *Medorrhinum*-Patienten die projizierten Ängste, wie sie z. B. im Verfolgungswahn zum Ausdruck kommen, der Grund für den Besuch beim Arzt sind, sind die Ängste beim *Natrium-muriaticum*-Patienten eine Reaktion auf die Überspanntheit seiner Aggressivitätsausbrüche als Folge seiner Gefühlsenttäuschungen. Hieraus entstehen die für ihn charakteristischen Symptome: Reizbarkeit, Heftigkeit, Haß, Rauheit und Zorn.

Dieser Symptomenkomplex ruft *Schuldgefühle* (5) hervor, welche dann die verschiedenen Formen der Ängste zur Folge haben.

Aufgrund seiner Ängste und Schuldgefühle und der Verdrängung seiner aggressiven Impulse entstehen beim *Natrium-muriaticum*-Patienten drei Reaktionsmechanismen: **Furcht**, **Flucht** und **Entladung**. Und zwar **Furcht** vor Dieben, vor Gewittern und *davor, daß etwas passieren könnte* (8); **Flucht**, die sich im Verlangen nach Einsamkeit ausdrückt - er flieht vor den Menschen, er lehnt Trost ab, da dieser ihn beleidigt, schmerzt und zum Weinen bringt -; und **Entladung**, die in hysterischem Verhalten, in Lachen, Weinen usw. zum Ausdruck kommt. Es fehlen ihm die typischen Wahnideen und die Stumpfheit des *Medorrhinum*-Patienten.

Der *Mangel an Selbstvertrauen* (18) wird beim *Natrium-muriaticum*-Patienten nicht durch seine Gedächtnisschwäche, sondern durch seine Frustration auf der Gefühlsebene hervorgerufen. Deshalb fehlen bei ihm weitgehend diejenigen Symptome von *Medorrhinum*, die diese Schwäche bedingen oder deren Folge sind.

In der Gruppe **Gemütszustand** fehlen beim *Natrium-muriaticum*-Patienten das Weinen beim Erzählen von der eigenen Krankheit (28), die Verzweiflung über die vermeintlich nicht eintretende Heilung (29) und die Selbstmordneigung (31). Wenn er erkrankt oder traurig ist, kann er nicht weinen, und er hegt weder Zweifel an der Heilung noch Selbstmordgedanken.

(Genaueres siehe Kapitel **Natrium muriaticum**)

Nux vomica

Die psychobiologische Persönlichkeit des *Nux-vomica*-Patienten ist charakterisiert durch *extreme Überempfindlichkeit* und *Reizbarkeit* sowie durch *Kälte* und *antiperistaltische Darmkontraktionen*. Folgen seiner Hypersensibilität und seiner destruktiven Aggressivität sind: Wagemut und Leichtsinn, *Furcht vor Krankheit* (1) und Unheil, *Furcht, den Verstand zu verlieren* (10) und *daß irgendetwas passieren könnte* (8), und *Gewissensangst* (5). Die *Eile* (4) und die *Erwartungsspannung* (3), verbunden mit seiner Ungeduld, spiegeln seinen »Lebensstreß« wider. Das *Auffahren bei Geräuschen* (13) ist Folge seiner gestörten psychomotorischen Erregbarkeit. Paranoide Schutzmechanismen benötigt er nicht.

Die Gedächtnisschwäche des *Nux-vomica*-Patienten entstammt nicht einem wirklichen Defizit, sondern resultiert aus seinem intensiven Leben und seinen toxischen Belastungen (Kaffee, Alkohol, Gewürze). Ihm *entgleiten die Gedanken* (16), und er hat Schwierigkeiten, sich auszudrücken.

Der *Mangel an Selbstvertrauen* (18) ist beim *Nux-vomica*-Patienten Folge der Erschöpfung. In diesem Zustand wird er, der früher ein unermüdlicher Arbeiter war, extrem *pedantisch* (22) und entwickelt eine *Abneigung gegen geistige Arbeit,* die bis zur *Unfähigkeit, diese auszuführen*, gehen kann (21). Hingegen fehlen bei ihm das Aufschieben (20) seiner Aufgabe und das Entfremdungsgefühl bei geistiger Arbeit (21**) - Symptome, die die unkontrollierbare psychische Verwirrung des *Medorrhinum*-Patienten charakterisieren. Durch seine fieberhafte Tätigkeit hat der *Nux-vomica*-Patient das Gefühl, daß *die Zeit langsam vergeht* (23).

In der Gruppe **Gemütszustand** zeigen die *Verschlimmerung beim Denken an sein Übel* (26) und der *Zweifel an der Genesung* (29), ohne religiöse Verzweiflung (30), daß der *Nux-vomica*-Patient keinen Schmerz vertragen kann und die Krankheit nur mit großer Ungeduld hinnimmt.

Am Ende ist der *Nux-vomica*-Patient gelangweilt, überwältigt und lebensmüde. Er ist erschöpft durch seine Überempfindlichkeit und seine toxischen Belastungen und gerät in eine große Verwirrung aufgrund seiner reizbaren Schwäche. Er ahnt seinen Tod voraus und wünscht ihn sogar. Obwohl bei ihm eine *Selbstmordneigung* (31) besteht und er sich auch aus dem Fenster stürzen kann, vollzieht er glücklicherweise diesen Schritt meistens nicht, aus Mangel an Mut.

Phosphor

Die charakteristische Trias von *Phosphor* besteht in: Furcht, Überempfindlichkeit gegen alle äußeren Einflüsse und Müdigkeit.

Kleinstes charakteristisches Syndrom. *Phosphor* hat neben allen Symptomen des »Kleinsten charakteristischen Syndroms« von *Medorrhinum* auch sämtliche Furchtsymptome. Es besteht aber ein grundsätzlicher Unterschied: Beim *Phosphor*-Patienten resultiert dieses Bild nicht aus einer sykotischen Gefühlsstörung, sondern seine Ängste und seine ständige Unruhe entstehen im Gegenteil aus der Furcht vor den eigenen aggressiven und destruktiven Ausbrüchen, die durch seine tuberkulinische Diathese hervorgerufen werden.

Der *Phosphor*-Patient hat *wechselhafte Stimmungen* (25): Einerseits befindet er sich in einem erregten Gemütszustand mit Mitgefühl und Gefühlsausbrüchen verschiedenster Art: Freude, Liebe, Lust, Heftigkeit, Haß, Zorn, Euphorie, Leidenschaft; andererseits gerät er in einen apathischen Zustand mit Gleichgültigkeit gegenüber allem, Traurigkeit und Erschöpfung.

Nach Paschero sind dies »anfallsartige Reaktionen, die einem körperlichen Verfall mit zunehmender Gelähmtheit vorausgehen. Das Nervensystem und die Psyche befinden sich in einem Körper, der tiefgreifend in seiner Vitalität geschwächt ist. Dieser Körper atrophiert und leidet unter einer verborgenen Gewebszerstörung und der darauf folgenden Paralyse. Das Wissen um diesen Untergang steigert anfänglich die Reaktivität als Schutzmaßnahme.«

Im Gegensatz zum *Medorrhinum*-Patienten ist der *Phosphor*-Patient träge (Slowness) in seinen Bewegungen, leidet aber aufgrund seiner Überempfindlichkeit unter *Unruhe* (2). Die übertriebene Wahrnehmung seiner Umwelt fördert seine Phantasie im abstrakten wie im konkreten, im intuitiven wie im rationalen Bereich. Sein Umfeld ist die Kunst und die geistige Schöpfung. Seine *Eile* (4) und seine *Erwartungsspannung* (3) werden durch seine außerordentliche Sensibilität geprägt. Er ist impulsiv und cholerisch, aber auch liebevoll: eine ungewöhnliche Mischung aus Haß und Mitleid. Die *Gewissensangst* (5) ist das Ergebnis seiner Aggressionsanfälle und seiner Depressionen, in denen ihm alles gleichgültig ist - denn auch die Menschen, die er liebt, sind ihm dann egal.

Der *Phosphor*-Patient leidet unter allen möglichen Ängsten. Es ist nicht erstaunlich, daß er *Furcht vor Krankheit* (1) hat und hochwertig in allen Furchtsymptomen vertreten ist. Alle diese Ängste entsprechen der Furcht vor dem Tod, vor Einsamkeit und vor Gewitter als dem Symbol des Feuers, das ihn verbrennt (Fire, a flame of, seemed passing through him; EK S. 48). Diese Furchtsymptome fehlen bei *Medorrhinum*.

Der *Phosphor*-Patient ist hellsichtig (Clairvoyance) wie der *Medorrhinum*-Patient, aber anstatt jemanden hinter sich zu glauben, sieht er in seinen Wahnideen etwas aus der Ecke herauskommen.

Alarmsymptome. Der *Phosphor*-Patient fährt nicht auf bei Geräuschen (13), aber er nimmt das geringste Geräusch wahr.

Gedächtnismangel, Stumpfheit. Dem *Phosphor*-Patienten fehlt die klassische Gedächtnisschwäche des *Medorrhinum*-Patienten (Symptome 15 und 16). Seine *Stumpfheit* (6) hat drei charakteristische Besonderheiten, die erwähnenswert sind: Besserung nach dem Essen, Unfähigkeit, lange nachzudenken, und Verstehen von Fragen erst dann, wenn sie wiederholt werden. In einer solchen Situation ist es verständlich, daß er *unfähig ist, geistige Arbeit zu verrichten* (21); aber er empfindet trotzdem nicht das Entfremdungsgefühl beim geringsten Anlaß (21**), das der *Medorrhinum*-Patient aufweist.

Der Mangel an Selbstvertrauen entsteht beim *Phosphor*-Patienten aus seiner geistigen Erschöpfung und seiner Überempfindlichkeit. Er ist intelligent und schnell, verständig, neugierig, intuitiv, schöpferisch, aber auch zerstreut und unaufmerksam, da ihn die kleinste Aufregung aus dem Konzept bringt. Es ist, als ob er seine Energie schnellstens verbrauchen würde und dann, erschöpft, wie er ist, Ruhe, Schlaf oder Nahrung braucht, um wieder zu Kräften zu kommen.

Der *Phosphor*-Patient schiebt niemals eine Aufgabe auf (20). Sein Ordnungssinn entspricht eher seinen ästhetischen und harmonischen Werten als einer peinlichen Genauigkeit in Kleinigkeiten (22). Das *Gefühl, wie in einem Traum zu leben* (24), tritt bei ihm nicht im Sinne einer Verwirrung auf, wie sie beim *Medorrhinum*-Patienten vorliegt, sondern beruht auf seiner Fähigkeit, zu meditieren und zu abstrahieren.

Gemütszustand. Der *Phosphor*-Patient weist auch die *Wechselhaftigkeit* (25) mit den schon dargelegten Modalitäten auf, ebenso, bedingt durch seine Ängste, die *Verschlimmerung beim Denken an sein Übel* (26).

Das Verbundenheitsgefühl des *Phosphor*-Patienten mit dem Kosmos, seine übernatürliche Wahrnehmungsfähigkeit, seine Herzlichkeit sowie seine Fähigkeit zu Magnetismus und Vorhersage deuten auf seine positive Einstellung hin. So erklärt sich auch, daß das Weinen (27 und 28) kein

Merkmal dieses Mittels ist und der Patient weder die Hoffnung verliert (29) noch den Glauben an Gott (30). Trotzdem ist es möglich, daß er in seiner Depression, völlig verzweifelt und lebensmüde, *Selbstmordgedanken* (31) hegt.

Thuja

Wie schon erwähnt, ist der *Medorrhinum*-Patient gekennzeichnet durch Minderwertigkeits- und Schuldgefühle sowie durch Angst, während für den *Thuja*-Patienten die eigennützige Ich-Hypertrophie, die Schuldgefühle und die Reizbarkeit charakteristisch sind. Diese Unterscheidung verleiht den Symptomen des »**Kleinsten charakteristischen Syndroms**« eine vollkommen andere Bedeutung.

Furcht. Bei *Thuja* fehlen die spezifischen Ängste von *Medorrhinum* (7, 8 und 9). Der *Thuja*-Patient ist eher mißtrauisch anderen gegenüber, befürchtet, entdeckt zu werden, meidet die Annäherung anderer Menschen und fürchtet sich vor Fremden.

Wahnideen. Der *Thuja*-Patient ist der typische Sykotiker, dem die paranoide Verarbeitung seiner Angst, die er nach innen, gegen sich selbst richtet, nicht bewußt ist. Er hat nicht das Gefühl, beobachtet zu werden (12) oder daß jemand hinter ihm steht (11), zwei typische *Medorrhinum*-Symptome. Dagegen glaubt er, doppelt oder geteilt, sehr schwer oder sehr leicht oder auch von Gott auserwählt zu sein.

Gedächtnismangel, Stumpfheit. Beide Mittel weisen das Symptom der Gedächtnisschwäche auf, aber mit unterschiedlichen Modalitäten: Der *Thuja*-Patient hat zwar *Schwierigkeiten, sich auszudrücken*; aber die eigentümliche Unfähigkeit, die eigenen Symptome zu schildern (14), ist charakteristisch für *Medorrhinum*. Im allgemeinen vergißt der *Thuja*-Patient konkrete Tatbestände, während sich bei *Medorrhinum* die Vergeßlichkeit auf abstrakte Dinge bezieht. Im Gegensatz zum *Medorrhinum*-Patienten ist der *Thuja*-Patient sicher und selbständig (18). Deshalb steht er nicht unter Zeitdruck (19), und obwohl er eine Abneigung gegen Arbeit entwickeln kann, schiebt er sie nicht auf (20). Die ihm innewohnende sykotische Trägheit verleiht ihm das *Gefühl, die Zeit vergehe zu schnell* und nicht, wie beim *Medorrhinum*-Patienten, zu langsam (23). Aber ebenso wie dieser hat er auch das *Gefühl, wie in einem Traum zu leben* (24).

Gemütszustand. *Thuja* fehlt bei den Symptomen, die beim *Medorrhinum*-

Patienten seine Wechselhaftigkeit zum Ausdruck bringen: Wechselhafter Charakter (25), Sensibilität, Weinen beim Schildern der eigenen Krankheit (28), Mutlosigkeit bei Krankheit und Verzweiflung an der Genesung (29).

Der *Thuja*-Patient *weint, wenn er angesprochen wird* (27), aus Angst, entdeckt zu werden. Die *Verschlimmerung beim Denken an sein Übel* (26) zeigt die Spannung zwischen seinen Gewissensbissen und seiner Gefühlswelt. Diese Spannung bringt ihn einerseits dazu, Gott fanatisch um sein Seelenheil anzuflehen, andererseits stürzt sie ihn aber in eine *vollkommene Verzweiflung* (30) und läßt ihn als Opfer eines plötzlichen Impulses *Selbstmord* (31) begehen.
(Weiteres siehe Kapitel: **Thuja**)

Argentum nitricum

Bei *Argentum nitricum* fehlt die Gewissensangst (5), ein für *Medorrhinum* kennzeichnendes Symptom. Der *Argentum-nitricum*-Patient leidet unter Furcht, Angst und Unruhe, die ihn ständig in Bewegung halten, als würde er vor seinen eigenen Impulsen fliehen. Diesbezüglich sagt Paschero: »Durch seine übermäßige kindliche Abhängigkeit gibt er jegliche Kontrolle auf und kehrt in einen Zustand zurück, in dem er wie ein Baby gepflegt werden muß.«

Möglicherweise stellt das Verlassenheitsgefühl die Grundlage für das *Argentum-nitricum*-Bild dar, und dementsprechend kann man es sich durch die Erlebnisse eines Kindes während des Geburtsvorgangs verdeutlichen: Das Verlassenheitsgefühl erinnert an die Trennung von der Mutter, die Angst in geschlossenen Räumen an die Enge im Geburtskanal, das Gefühl, die Wände stürzten ein, an die Schwierigkeiten, durch diesen Kanal zu kommen, und die Furcht vor hohen Plätzen und offenen Räumen an den Moment, wo das Kind endlich auf der Welt ist.

Die Unsicherheit, die Hilflosigkeit und das Gefühl, verfolgt zu werden, sind beim *Argentum-nitricum*-Patienten Ausdruck der Pseudopsora. Er versucht, sich dagegen zu wehren, ist aber unfähig, seine Impulse zu kontrollieren. Diese brechen plötzlich aus, ohne Vorwarnung, und drohen ihn zu zerstören. Er ist sich dieser Gefahr bewußt, fühlt sich ihr aber ausgeliefert. Deshalb *fürchtet er sich vor Krankheit* wie vor einer bevorstehenden bedrohlichen Gefahr (1), und er scheint ständig zu erwarten, daß ihm ein Unheil zustoßen wird, gegen das er sich nicht wehren kann.

Weitere Furchtsymptome sind: Furcht, einen Anfall zu erleiden, Furcht vor Einsamkeit und Furcht, aus der Höhe herabzufallen. Zu beiden Mitteln gehören die *Furcht, verrückt zu werden* (10), und die Furcht vor Unheil.

Zwei charakteristische Eigenheiten beider Mittel sind die Symptome *Erwartungsspannung* (3) und *Eile* (4). Bei *Argentum nitricum* verleiht die syphilitische Komponente diesen Symptomen Unvorhersehbarkeit und Wechselhaftigkeit.

Die **Wahnsymptome** der beiden Mittel unterscheiden sich voneinander: Der *Argentum-nitricum*-Patient hat die Wahnidee, Gesichter und Bilder zu sehen, die ihn nicht schlafen lassen. Der *Medorrhinum*-Patient hingegen sieht und hört Menschen (12) und glaubt, daß jemand hinter ihm sei (11).

In bezug auf den **Gedächtnismangel** (14 bis 16) weisen beide Mittel zwar ähnliche, aber nicht die gleichen Symptome auf. Der *Argentum-nitricum*-Patient vergißt beim Sprechen die Worte und schaut hilfesuchend um sich. Wenn er sich konzentriert, trüben sich seine Augen.

Diese Störungen bewirken beim *Argentum-nitricum*-Patienten den *Mangel an Selbstvertrauen* (18) und die *Angst, daß die Zeit für etwas schon verstrichen sein könnte* (19). Die sich ergebende extreme Erwartungsspannung löst sich bei ihm erst dann, wenn das Ziel erreicht ist. Deshalb schiebt er nie eine Arbeit auf (20). Gelegentlich ist er aber *unfähig, geistige Arbeit zu verrichten* (21), und aus Angst vor Mißerfolg geht er möglichst jeder Aufgabe aus dem Wege. Seine zwanghafte Hast vermittelt ihm auch das *Gefühl, die Zeit vergehe langsam* (23).

Der Mangel an Koordination und der Verlust an Kontrolle und Gleichgewicht deuten beim *Argentum-nitricum*-Patienten auf eine pathologische Veränderung des Nervensystems hin. Er fühlt sich verlassen, fürchtet sich vor Einsamkeit, und *beim Denken an sein Übel verschlechtert sich sein Zustand* (26). Er hat das Gefühl, irgendetwas Entscheidendes werde ihm geschehen. In ständiger Hast flüchtet er vor seinen eigenen Zwängen. Er wirkt ausgetrocknet und gealtert. Am Ende *zweifelt er an seinem Seelenheil* (30) und *begeht Selbstmord* (31), indem er sich in die Tiefe stürzt, wie wenn ihn die Leere anziehen würde.

Nach Paschero führt beim *Argentum-nitricum*-Patienten die Zerrüttung des Ichs zu einer Koordinationsstörung. Dies geschieht zuerst auf psychischer Ebene, greift dann über auf seinen Verdauungstrakt, um am Ende eine syphilitische Ataxie des Bewegungsapparates hervorzurufen.

Bryonia

Kleinstes charakteristisches Syndrom. Für *Bryonia* ist die *Gewissensangst* (5) nicht charakteristisch. Beim *Medorrhinum*-Patienten ist dieses Symptom eine Reaktion auf die sykotisch gesteigerten triebhaften Impulse. Wie schon in der vergleichenden Materia Medica von *Thuja*, *Silicea* und *Lycopodium* erwähnt, sucht der *Bryonia*-Patient die Lösung seiner Existenzängste in der Arbeit. Er spricht über Geschäfte, träumt von ihnen, und wenn er krank ist, ist seine einzige Sorge, wann er wieder arbeiten kann. Deshalb beziehen sich *Erwartungsspannung* (3) und *Eile* (4) hauptsächlich auf die Sorge um das Erreichen des Ziels. *Am schlimmsten* ist es *nachts* (2) und natürlich dann, *wenn er krank ist* (1).

Die Furcht vor Dunkelheit (7) und die Furcht, daß ihm etwas passieren könnte (8), welche bei *Medorrhinum* primäre Reaktionen des Patienten auf seinen moralischen Konflikt darstellen, fehlen bei *Bryonia*. Der *Bryonia*-Patient entwickelt keine Schuldgefühle; deshalb sind die *Furcht, den Verstand zu verlieren* (10), die *Furcht vor* Unheil, Armut und *Krankheit* (1) Ausdruck seiner Schwäche gegenüber dem Leben an sich.

Wahnideen. Der *Bryonia*-Patient leidet auch nicht unter Verfolgungswahn wie der *Medorrhinum*-Patient (11 und 12), seine Wahnideen beziehen sich vielmehr auf Geschäfte. Seine *Stumpfheit* (6) führt zu dem *Gefühl, daß ihm die Gedanken schwinden* (16). Dies wird schlimmer bei Anstrengung, ohne daß spezifische Störungen des Gedächtnisses auftreten.

Der *Mangel an Selbstvertrauen* (18) hängt beim *Bryonia*-Patienten mit seiner psorischen Unfähigkeit zusammen, die sich durch Anstrengung verschlimmert. Beim *Medorrhinum*-Patienten sind Gedächtnisschwäche und Stumpfheit Hauptmerkmale. Obwohl auch der *Bryonia*-Patient Stumpfheit aufweist, sind doch bei ihm der enorme Einsatz, den er aufbringt, um sein Ziel zu erreichen, die Arbeitswut, die Sorge um seine Geschäfte und die *peinliche Genauigkeit* (22) Hauptmerkmale. Deshalb ist er nicht unfähig zu geistiger Arbeit (21), ihm vergeht die Zeit nicht zu langsam (23), und er hat auch keine Angst, wenn eine Zeit festgesetzt ist (19).

Gemütszustand. Auf der Gefühlsebene haben beide Mittel nur zwei Symptome gemeinsam: die *Verschlimmerung beim Denken an das eigene Übel* (26) und die *Verzweiflung an der Genesung* (29). Die anderen Symptome, die die metaphysischen Bedürfnisse des *Medorrhinum*-Patienten darstellen, fehlen beim *Bryonia*-Patienten, was bei ihm auf hauptsächlich materiell ausgerichtete Interessen und Enttäuschungen schließen läßt.

Calcarea carbonica

Auch bei *Calcarea carbonica* ist die *Gewissensangst* (5) nicht charakteristisch. Dieses Mittel ist aber bei allen Symptomen der Ängste vertreten, von denen das wichtigste die *Furcht vor Krankheit* (1) ist. Der *Calcarea-carbonica*-Patient ist aggressiv, aber ruhig, planend und unerbittlich. Der Haß und Zorn und die Abneigung gegen bestimmte Menschen und gegen die eigene Familie rufen bei ihm die Furcht vor dem Jenseits hervor: Furcht vor Gespenstern, vor Dunkelheit und Furcht vor Krankheit als einer dämonisch-göttlichen Bestrafung. Deshalb braucht er keine Schuldgefühle zu entwickeln, um seine Aggressionen abzubüßen.

Paradoxerweise weist *Calcarea carbonica* insgesamt die meisten Symptome von *Medorrhinum* auf. Es besitzt nicht nur alle Symptome des »**Kleinsten charakteristischen Syndroms**«, sondern ist auch bei allen Furcht- und Paranoiasymptomen vertreten, außer bei dem Gefühl, daß Menschen ihn rufen, beobachten, ihm pfeifen und sagen, er solle kommen (12). Trotzdem haben wir es hier mit einer vollkommen anderen Persönlichkeit zu tun. Wie Kent schon sagte, darf das Repertorium nur eine Hilfe sein. Wir müssen zur Materia Medica greifen, da wir nur durch sie das Wesen eines Mittels erfassen können. Das Mittel muß letztlich mit dem psychobiologischen Habitus des Patienten übereinstimmen.

Befindet sich der *Calcarea-carbonica*-Mensch im Gleichgewicht, so ist er träge, vernünftig, sicher und erfolgreich. Wird er krank, so ist er apathisch und eigensinnig. Sein haßerfüllter Groll aufgrund einer Gefühlsenttäuschung ruft die im Magen erlebte Furcht hervor: Furcht vor der Strafe Gottes, Furcht vor Gespenstern und Dunkelheit, Furcht vor Grausamkeit und extreme Empfindlichkeit gegenüber schrecklichen Dingen.

Das besonders kennzeichnende Merkmal für *Calcarea carbonica* aus dem »Kleinsten charakteristischen Syndrom« ist die *Furcht vor Krankheit*. Der Patient fürchtet die Krankheit unterschwellig als Strafe Gottes für seinen Haß und seine übersteigerten Aggressivitätsausbrüche, die nach emotionalen Enttäuschungen auftreten und gegen die sich sein Gewissen, sein moralisches Bewußtsein wehrt. Er schiebt seine Aggressivität jedoch weder auf, noch bricht sie überstürzt aus ihm hervor, vielmehr plant dieser Verstandesmensch alles bedächtig und sicher.

Dem *Calcarea-carbonica*-Patienten entgeht aber der metaphysische Sinn der Existenz, und demnach werden sich seine Ängste auf außerirdische, magische Dinge beziehen: Er hat *Furcht, den Verstand zu verlieren*

(10), *Furcht, daß ihm etwas passieren könnte* (8), *Furcht vor Unheil, vor Gewittern, vor Dunkelheit* (7) und *vor der Nacht*; *Unruhe* (2), *Angst* und *Erwartungsspannung* (3); er erwartet Unheil und besitzt eine Begabung zur Hellsichtigkeit.

Der *Calcarea-carbonica*-Patient projiziert seine Schuldgefühle nach außen und spürt sie als metaphysische Ängste, nicht als innere Gewissensangst. Typisches Alarmzeichen ist bei ihm das *Auffahren bei Geräuschen* (13).

Erkrankt der *Calcarea-carbonica*-Mensch, so wird er *stumpfsinnig* (6), hat Schwierigkeiten, zu denken, die *Gedanken schwinden ihm* (16), und er ist *unfähig, geistige Arbeit zu verrichten* (21). Seine Ängste bedrängen ihn, daher schildert er bedächtig und eingehend seine Symptome (14). Eigennamen vergißt er nicht (15).

Wird der *Calcarea-carbonica*-Patient zur Eile gedrängt, so ist er nicht ängstlich (19), da er *alles bis ins kleinste Detail plant* (22), ohne dabei zwanghaft zu handeln. Er hat auch kein verzerrtes Zeitbewußtsein (23), da er ruhig und besonnen ist, vielleicht sogar allzu langsam.

Gemütszustand. Der *Calcarea-carbonica*-Patient unterliegt auch einer *wechselhaften Stimmung* (25). Diese hängt aber nicht, wie bei *Medorrhinum,* von den dem Miasma eigentümlichen Tageszeitenmodalitäten ab, sondern von seiner beeindruckbaren Empfindlichkeit. Ständig ist er um seine Gesundheit besorgt, deshalb wird er eine *Verschlimmerung beim Denken an sein Übel* (26) verspüren und *an seiner Genesung zweifeln* (29).

Die *religiöse Verzweiflung* (30), verbunden mit dem Zweifel an seinem Seelenheil, stellt beim *Calcarea-carbonica*-Patienten die Endstation einer Entwicklung dar, die in der Jugend mit einer ausgeprägten Religiosität begonnen hat. Aber sein Geiz und seine Furcht vor Armut sowie vor der Zukunft scheinen ihn schon von Anfang an von aller metaphysischen Entschädigung oder Belohnung zu entfernen.

Der *Calcarea-carbonica*-Patient weint nicht, wenn er angesprochen wird (27), was auf seine Unempfindlichkeit diesbezüglich hinweist. Er kann aus Wut weinen oder wenn er herausgefordert wird, nicht aber, wenn er seine Leiden schildert (28), obwohl er derjenige ist, dessen Zustand sich in solchen Situationen am stärksten verschlechtert (Narrating, her symptoms, agg.).

Calcarea carbonica gehört zu den Mitteln, die eine besonders starke Aggressivität aufweisen. Am Ende ist der Patient so lebensüberdrüssig, daß er jegliche Hoffnung verliert und seine zerstörerischen Gedanken nur noch um Morde, Feuer und Ratten kreisen. Dann *beendet er sein Leben* (31), indem er sich mit einem Messer ersticht.

Natrium carbonicum

Charakteristika von *Natrium carbonicum* sind: Physische und psychische Asthenie, Misanthropie, Gleichgültigkeit. Der *Natrium-carbonicum*-Patient ist ein Hypochonder und zugleich ein zutiefst deprimierter Mensch. Aufgrund seines biologischen Verfalls kann er nicht reagieren und leidet unter Schlaffheit der Sehnen und Eingeweide, mit einer Neigung zu flatulenter Dyspepsie, Ptose der Genitalien und Verrenkung der Knöchel.

Der *Natrium-carbonicum*-Patient hat ein außerordentlich starkes Verlangen nach Ruhe und meidet alles, was ihn stören könnte. Als typischer *Natrium*-Patient weist er eine Mischung aus Groll und Verlassenheitsgefühl auf. Wie der *Calcarea-carbonica*-Patient hat auch er eine ausgeprägte und unerklärliche Abneigung gegen bestimmte Menschen oder Familienmitglieder.

Der *Natrium-carbonicum*-Patient ist zutiefst entmutigt und beklagt sich wehleidig über seinen biologischen Verfall. In seinem apathischen Zustand meidet er den Anblick anderer Menschen, obwohl er sich vor Einsamkeit fürchtet. Er geht in seinem Leid unter. Nur ein *unerwartetes Geräusch* (13), das Leid anderer oder eine süße, melancholische Melodie vermögen ihn aus dieser Stimmung herauszuholen.

Kleinstes charakteristisches Syndrom. Das besonders kennzeichnende Symptom des *Natrium-carbonicum*-Patienten ist die *Stumpfheit* (6). Geistige Anstrengung (sogar Lesen) verschlimmert seine Stumpfheit und verursacht Kopfschmerzen und Schwindel. Das Bewußtsein seines biologischen Verfalls ruft bei ihm die *Furcht vor Krankheit* (1) hervor und bedingt seinen *Mangel an Selbstvertrauen* (18), dessen Folge die *Unruhe* (2), die *Erwartungsspannung* (3) und die *Eile* (4) sind. Bevor der *Natrium-carbonicum*-Patient von seiner psychobiologischen Schwäche überwältigt wird, ist er ein eifriger, mutiger, zuverlässiger und *gewissenhafter Mensch* (22), der sich bei Beschäftigung besser fühlt. Deshalb stellen Eile und Erwartungsspannung die Begleitumstände dar, unter denen er ein zu erreichendes Ziel anstrebt.

Bei *Natrium carbonicum* fehlt die Gewissensangst (5). Die *Furcht* vor

Gewittern, vor Dieben, vor der Zukunft, vor Krankheit, *vor Unheil* (**) usw. drückt die Wehrlosigkeit des *Natrium-carbonicum*-Patienten aus, die durch den biologischen Verfall hervorgerufen wird.

Im Gegensatz zum *Medorrhinum*-Patienten, der in seiner Wahnvorstellung Menschen sieht (12) oder hinter sich spürt (11), fühlt sich der *Natrium-carbonicum*-Patient konkret von Feinden verfolgt, vielleicht deswegen, weil er sich verlassen glaubt und eine Abneigung gegen Menschen hat.

Der *Natrium-carbonicum*-Patient vergißt keine Eigennamen (15), und ihm schwinden auch nicht die Gedanken (16). Er leidet aber unter einer großen Schwäche bei geistiger Arbeit, die einen Gedächtnisverlust hervorruft sowie Verwirrung, Kopfschmerzen und Schwindel. In diesem Zustand *kann er keine geistige Arbeit verrichten* (21). Das bringt ihn aber nicht um den Verstand, da er sich schon einem monotonen Leben hingegeben hat, in dem *die Zeit überhaupt nicht weiterzugehen scheint* (23).

Außer dem *wechselhaften Charakter* (25) fehlen dem *Natrium-carbonicum*-Patienten alle Symptome des **Gemütszustandes**, was auf das resignierte Hinnehmen seines Schicksals hindeutet. Er wird traurig, menschenfeindlich und langweilt sich. Sogar der kleinste Happen, den er ißt, bereitet ihm Beschwerden und vertieft seine Depression. Am Ende empfindet er einen regelrechten Widerwillen gegen das Leben.

Obwohl beim *Natrium-carbonicum*-Patienten eine generelle Selbstmordneigung (31) fehlt, können manchmal, morgens, beim Erwachen oder auch bei Musik, doch solche Gedanken auftreten (Suicidal disposition, morning: 1, waking, on: 1, music, from: 1).

Phosphoricum acidum

Charakteristisch für *Phosphoricum acidum* ist eine tiefgreifende Depression, welche mit Asthenie und enormer Erschöpfung sowohl auf intellektueller als auch auf gefühlsmäßiger Ebene einhergeht. Der Patient verfällt in einen Zustand völliger Gleichgültigkeit mit großer Apathie, Traurigkeit und Depression. Der Grund hierfür liegt in emotionalem Streß, moralischer Enttäuschung, Kummer, Schock, Liebesenttäuschung oder übermäßiger geistiger oder körperlicher Anstrengung. Es treten auch Delirien mit Betäubung auf.

Diese Symptomatologie wird durch einen anhaltenden Verlust von

Körperflüssigkeiten hervorgerufen, obwohl paradoxerweise Durchfälle den Zustand bessern.

Der Unterschied zwischen *Phosphoricum acidum* und dem ihm nahe verwandten *Phosphor* liegt in der Depression. Bei *Phosphoricum acidum* fehlt der für *Phosphor* typische Lebensüberdruß, und die physische Asthenie tritt viel später auf als die psychische Schwäche.

Kleinstes charakteristisches Syndrom. Drei charakteristische Symptome von *Phosphoricum acidum* sind die *Furcht vor Krankheit* (1), die *Erwartungsspannung* (3) und die *Stumpfheit* (6). Die *Erwartungsspannung* mit dem typischen Durchfall in einer Kompromißsituation deutet die enorme Anstrengung in Situationen an, in denen die emotionalen und intellektuellen Fähigkeiten des Patienten auf die Probe gestellt werden. Die *Furcht vor Krankheit* ist Folge seiner psychophysischen Schwäche. Die *Stumpfheit* ist eine Art Stupor und Niedergeschlagenheit mit Gleichgültigkeit gegenüber allem.

Weitere Symptome, die mit *Medorrhinum* übereinstimmen, sind die *Gedächtnisschwäche für Namen* (15), die *Unfähigkeit, seine Gedanken zu lenken* (16) und *geistige Arbeit auszuführen* (21), die *peinliche Genauigkeit in Kleinigkeiten* (22) sowie das *Gefühl, wie in einem Traum zu leben* (24). Diese bestätigen das Wesen dieses Mittels. Ebenso wie bei *Medorrhinum* findet auch bei *Phosphoricum acidum* der Patient in einer Unterhaltung nicht die passenden Worte.

In bezug auf seine **Wahnideen** ist es vielleicht die Furcht, die den *Phosphoricum-acidum*-Patienten die Uhrschläge hören oder Ziffern in der Luft sehen läßt.

Es sind nicht nur die Symptome an sich, sondern es ist vor allem die Art und Weise, wie sie erlebt werden, die den grundsätzlichen Unterschied zwischen diesen beiden Mitteln ausmacht.

Pulsatilla

Der *Pulsatilla*-Patient ist so gebrechlich und schwach wie die Pflanze. Er ist schüchtern, fühlt sich verlassen und versucht, die Zuneigung und Anerkennung anderer zu erlangen. Er ist ein selbstloser, uneigennütziger, gefügiger und sich unterordnender Mensch. Güte, Liebe und Bescheidenheit sind für ihn die wichtigsten Werte im Leben.

Kleinstes charakteristisches Syndrom. Die *Erwartungsspannung* (3) und *Eile* (4) des *Pulsatilla*-Patienten entstammen seiner *ausgeprägten Sorgfalt* (22). Damit möchte er seinen *Mangel an Selbstvertrauen* (18) ausgleichen, da er ständig glaubt, alles falsch zu machen. Er verfällt dann in einen *Unruhe-* (2) und *Stumpfheitszustand* (6), der sich gemäß den Verschlimmerungsmodalitäten durch Hitze und in geschlossenen, warmen Räumen noch verschlechtert und so auf eine venöse Stauung hindeutet.

Andererseits aber kann der sykotische *Pulsatilla*-Patient sehr dem *Medorrhinum*-Patienten ähneln. Die Ziele, die sich der *Pulsatilla*-Mensch setzt, unterliegen seiner Willkür und Unbeständigkeit und seinen widersprüchlichen Verhaltensweisen (*Pulsatilla* weist auch in hohem Maße das Symptom »Contrary«, Widerspenstig, auf. Es ist eines der widersprüchlichsten Mittel der Materia Medica.). Mit seiner Fügsamkeit, seinen Liebkosungen und Tränen versucht der *Pulsatilla*-Patient, sein Anliegen durchzusetzen.

Häufiger Schnupfen mit grünlicher Schleimabsonderung, Leukorrhoe, Hitzeempfindungen und die Empfindung brennend heißer Füße, die deshalb unter der Bettdecke hervorgestreckt werden, treten beim *Pulsatilla*-Patienten ebenso auf wie beim *Medorrhinum*-Patienten. Aber im Gegensatz zu diesem schläft er nicht in der Knie-Ellbogen-Lage und hat auch kein Erythema glutaeale.

Ängste. Der *Pulsatilla*-Patient weist die *Empfindlichkeit gegenüber schlechten Nachrichten* (9), die *Furcht vor Dunkelheit* (7), die *Furcht, den Verstand zu verlieren* (10), und die *Furcht vor Unheil* (**) auf, nicht aber die Furcht, etwas könnte passieren (8). Seine Sorge um die Gesundheit und um Familienangehörige erwächst aus seiner Angst vor Verlassenheit und Einsamkeit, die entstehen könnten, wenn die geliebten Menschen fehlen. Dies ist ein infantiles Verhalten, das einer transzendenten Entwicklung des Menschen entgegensteht. Aus diesen egoistischen Ansprüchen des Verlassenheitsgefühls entwickelt sich beim *Pulsatilla*-Patienten das *Schuldgefühl* (5).

Wahnideen. Im Gegensatz zu den Paranoia-Symptomen von *Medorrhinum* (11 und 12) können diejenigen von *Pulsatilla* als Ergebnis sexueller Phantasien des Patienten interpretiert werden: Es ist das einzige Mittel mit dem Symptom »Bildet sich ein, daß ein nackter Mann in ihre Bettücher eingewickelt sei«. *Pulsatilla*-Patienten sehen auch Menschen und Feinde, die sie verfolgen.

Gedächtnismangel, Stumpfheit. Von den Gedächtnissymptomen trifft auf den *Pulsatilla*-Patienten zu, daß er *Eigennamen vergißt* (15) und ihm die *Gedanken entgleiten* (16). Beide Symptome werden bei ihm durch den

Mangel an Selbstvertrauen (18) hervorgerufen, welcher das *Bedürfnis nach Verantwortung und Ordnung* (22) steigert. Obwohl diese Elemente widersprüchlich erscheinen mögen, drücken sie das ambivalente Bedürfnis des Patienten aus, einerseits beschützt, andererseits aber auch anerkannt zu werden.

Der *Pulsatilla*-Mensch ist von Grund auf *wechselhaft* (25). Er befindet sich auf der Suche nach Schutz und Zuneigung. Um andere nicht zu belästigen, da er Angst hat, sie zu verlieren, verschweigt er seinen Kummer und nimmt resigniert sein Leid hin. Deshalb *weint er beim Schildern seiner Krankheit* (28) oder auch völlig grundlos, ohne sich kontrollieren zu können. Nur Trost vermag seine Tränen zu trocknen. Sein Bedürfnis nach Zuneigung ist extrem, da er auch glaubt, alles falsch zu machen.

Mit der Zeit wird der *Pulsatilla*-Patient lebensmüde und zweifelt an seinem Seelenheil. Die *Religion* ist dann die *einzige Zuflucht. Verliert er auch diese letzte Hoffnung* (30), so überkommen ihn *Selbstmordgedanken* (31): Er will sich ertränken (als ob er dadurch zurückkehren wollte in den Mutterleib).

Die Symptome, die beim *Medorrhinum*-Patienten seine dramatischen Erwartungen zum Ausdruck bringen - Auffahren bei Geräuschen (13) und Angst, der Zeitpunkt seines Todes sei gekommen (19) -, fehlen beim *Pulsatilla*-Patienten. Er leidet auch nicht unter dem Gefühl, seine Aufgabe nicht erfüllen zu können (21), und er hat kein verzerrtes Zeitempfinden (23). Dies unterscheidet ihn vom *Medorrhinum*-Patienten, der seine ängstliche Verwirrung wie ein Gewicht auf dem Scheitel erlebt. Für ihn ist die Angst um seine Gesundheit tiefgreifend und unannehmbar, er findet sich nicht - wie es beim *Pulsatilla*-Patienten der Fall ist - resigniert damit ab. Deshalb ist *Pulsatilla* nicht in den Rubriken der Verschlimmerung beim Denken an sein Übel (26) und der Verzweiflung an der vermeintlich nicht eintretenden Genesung (29) zu finden.

Sulphur

Der *Sulphur*-Patient ist gleichgültig, schmuddelig, hitzig. Er stellt das Bild des verwahrlosten, selbstgenügsamen Philosophen dar. Seine Haut, voller abstoßender und juckender Ausschläge, bildet eine Barriere zwischen ihm und der Welt.

Kleinstes charakteristisches Syndrom. Bei *Sulphur* fehlt das Symptom der Erwartungsspannung (3), d. h. die ängstliche, voraussehbare Beziehung des Ichs zur Umwelt.

Ängste. Der *Sulphur*-Patient leugnet seine Ängste, obwohl ihn *schlechte Nachrichten* (9), *Wahnsinn* (10) *und Unheil zutiefst berühren*. Er empfindet solche Ereignisse als eine Warnung des Gewissens, und obwohl er ein großer Egoist ist, erlebt er das Schicksal seiner Freunde mit *Schuldgefühlen* (5), *Unruhe* (2) und Angst.

Durch seine passive venöse Stauung ist er träge und asthenisch. Wenn man versucht, ihn aus seiner Apathie herauszuholen, reagiert er mit heftiger Gemütsbewegung und wird dann zum Ausgleich *hastig* (4).

Der *Sulphur*-Patient hat keine Furcht vor Dunkelheit (7) oder davor, daß ihm irgendetwas zustoßen könnte (8), sondern er fürchtet sich vor Dieben, vor Gespenstern, vor hoch gelegenen Plätzen und auch vor Mißerfolg. Man kann also auch hinter seinen Ängsten Egoismus und Schuldgefühle entdecken.

Paranoia. Da der *Sulphur*-Patient sich grundsätzlich nicht mit der Umwelt einläßt, fehlen ihm die Wahnideen von *Medorrhinum* (11 und 12). Stattdessen empfindet er seine verlumpte Kleidung wie feine Wäsche. Vielleicht möchte er uns sagen: »Da ich mich nicht ändern kann, muß mir meine arme Persönlichkeit wie etwas Einzigartiges erscheinen.«

Gedächtnisschwäche, Stumpfheit. Die Gedächtnisschwäche, verbunden mit der *Stumpfheit* (6), ergibt sich beim *Sulphur*-Patienten aus seiner Asthenie und seiner venösen Stauung. Er *vergißt Eigennamen* (15), und *seine Gedanken entgleiten ihm* (16). Hierüber macht er sich aber keine Sorgen wie der *Medorrhinum*-Patient, sondern es entspricht eher seiner natürlichen Introvertiertheit, der Vertiefung in seine phantastische Gedankenwelt. Er entgeht seinem *Mangel an Selbstvertrauen* (18), der aus den tiefen Schwächen seiner Körperlichkeit entsteht, indem er sich in seinen Elfenbeinturm zurückzieht. Im Grunde genommen ist ihm die Umwelt vollkommen gleichgültig. Deshalb fehlt dieses Mittel in folgenden Rubriken: Angst, wenn eine Zeit festgesetzt ist (19), Gefühl, die Zeit vergehe zu langsam (23), und Unfähigkeit, geistige Arbeit zu verrichten (21). Diese Symptome drücken beim *Medorrhinum*-Patienten seine ängstliche Erwartungsspannung aus, die Angst, sein Ziel nicht zu erreichen. Das *Gefühl, wie in einem Traum zu leben* (24), ist für den *Sulphur*-Patienten, im Zusammenhang mit seinem geistigen Abschweifen betrachtet, eher ein Vergnügen als ein Verwirrungszustand.

Gemütszustand. *Sulphur* ist nicht bei den Symptomen 26 bis 29 zu finden.

Diese bringen bei *Medorrhinum* den Angstzustand des Patienten gegenüber sich selbst und seiner Umwelt zum Ausdruck. Die *religiöse Verzweiflung* (30) und die *Selbstmordneigung* (31) entstammen beim *Sulphur*-Patienten seinem Schuldgefühl und dem Bewußtwerden seines Versagens.

NATRIUM MURIATICUM
Beschreibung

Wie Hahnemann im Paragraphen 9 des *Organons* ausführt, waltet im Zustand vollkommener Gesundheit die Lebenskraft unumschränkt und ermöglicht es so dem Menschen, den transzendenten Sinn seines Daseins zu erfüllen. Dies bedeutet nichts anderes, als das höchste geistige Ziel - die Freiheit - zu erlangen, zu der man in einer Entwicklung vom Egoismus hin zur Nächstenliebe, vom Ich zum Wir und vom Instinktiv-Egozentrischen zum Geistig-Allozentrischen gelangt.

Innere Konflikte finden immer auf der Ich-Ebene statt. Hierbei handelt es sich um eine komplexe Auseinandersetzung zwischen der sexuell-aggressiven Triebhaftigkeit und dem zur Transzendenz fähigen Geist, der uns mit Hilfe des moralischen Gewissens den Weg zur Überwindung, zur Reifung weist.

Beim kranken Menschen ist diese Fähigkeit zur geistigen Transzendenz blockiert und wird so zum Antriebsmotor der Krankheit. Der »modus operandi« einer Pathologie wird durch Dyskrasie, Diathese oder Terrain bestimmt, was Hahnemann »Miasma« nennt.

Jeder Mensch reagiert auf größere oder kleinere emotionale Enttäuschungen, ebenso wie auf alle anderen Zufälligkeiten des Lebens, in einer ihm prädisponierten individuellen Art und Weise, die aus jedem Konflikt oder jeder Krankheit ein persönliches und vorher noch nie dagewesenes Ereignis macht. So werden alle Arten von Streß, seien sie physischer, tellurischer oder infektiöser Natur, ein Individuum je nach seiner biologischen, genotypisch ererbten Disposition beeinflussen.

Beim *Natrium-muriaticum*-Organismus beruht die Reaktionsweise auf einer Störung des Salz-Wasser-Haushaltes. Die Pathogenese bringt die dyskrasischen Dispositionen, die latent in den tiefsten vitalen Schichten angelegt sind, zum Vorschein. Bei *Natrium muriaticum* bedeutet sie den Bruch mit der universalen Harmonie des hydrosalinen Mediums, des Salz-Wasser-Gleichgewichts, welches für jedes Lebensphänomen im Kosmos unverzichtbar ist.

Wir begreifen den *Natrium-muriaticum*-Patienten als jemanden, bei dem primär die besagte harmonische Integration in den Kosmos gestört ist. Diese Trennung des Subjekts von der Umwelt ruft seine existentiellen Ängste hervor. Daraus ergeben sich bei ihm - bedingt durch sein zugrundeliegendes Miasma - zwei wesentliche Symptome: auf physischer Ebene das *Verlangen nach Salz* und im psychischen Bereich das *Bedürfnis nach Zuneigung*. Er möchte die Sicherheit wiederherstellen, die durch das Durchschneiden der Nabelschnur verlorenging.

In der Tat wird *Natrium muriaticum* am häufigsten in den Lebensabschnitten gebraucht, wo das Bedürfnis nach Salz und liebevoller Zuneigung am ausgeprägtesten ist: in der Kindheit, in der Adoleszenz, während der Schwangerschaft und im Alter. Das Ungleichgewicht tritt ein, wenn die salinisch geprägte affektive Labilität in Konflikt mit der Umwelt gerät. Die Entbehrung wahrer, formender Liebe seitens der Eltern, die für das Kind unerläßlich ist, um Sicherheit zu gewinnen, wird so zur ersten Ursache für die Entwicklung eines je nach Konstitution mehr oder weniger stark ausgeprägten *Natrium-muriaticum*-Bildes.

Deshalb ist das grundlegende Hauptsymptom von *Natrium muriaticum* das *Bedürfnis nach Zuneigung* (AFFECTIONATE, *herzlich*). Frustrationen dieses Bedürfnisses während der Persönlichkeitsentwicklung prägen ihn auf eine Weise, daß bei jeder erneuten Enttäuschung die Verlustängste wieder aufleben. Diese *Fixierung auf die Vergangenheit*, dieses Sich-Zurücksehnen nach der Sicherheit und dem Schutz der verlorengegangenen Liebe - ein Symbol für die Suche nach unmöglicher Liebe - bildet das zweite Symptom seines Grundbedürfnisses: *Verweilt bei vergangenen unangenehmen Ereignissen* (DWELLS on past disagreeable occurrences). Dies ist das zweite für den *Natrium-muriaticum*-Patienten grundlegende Symptom. Er kann und will sich nicht von der Vergangenheit lösen, ist völlig auf seine *Liebesenttäuschung* fixiert, unter der er mit Verzweiflung und in *stillem Kummer* leidet (LOVE, ailments from disappointed; L., disappointed, silent grief).

Da Liebe für ihn von essentieller Wichtigkeit ist, steigert sich seine instinktive Aggressivität bei einem Mangel an Liebe in hohem Maße, zum unmittelbaren Zweck der Selbstbehauptung und Selbstbestätigung. Dem steht allerdings durch das ausgeprägte Liebesbedürfnis eine Blockierung der Aggressivität gegenüber, denn der *Natrium-muriaticum*-Patient fürchtet den Verlust der geliebten Person. So entsteht durch Unterdrückung der Aggressivität das *Ressentiment*, der *Groll* (MALICIOUS, *boshaft*) als dritter Bestandteil des Mechanismus *Liebesenttäuschung - Aggressivität - Unterdrückung*. Alles an *Natrium muriaticum* leitet sich - in Verbindung mit Furcht - davon ab. Verlustängste erzeugen das charakteristische Bild von *Natrium muriaticum*, Ressentiments, ein emotionales Drama, das vor den Augen der geliebten Person verborgen wird.

Die erste Folge dieser Unterdrückung ist ein Ansteigen der aggressiven Spannung, die einen Zustand ständiger Reizbarkeit, *Verärgerung* und *schlechter Laune* nach sich zieht, der bei der *geringsten Kleinigkeit*, einem *Scherz*, einer *Schwierigkeit* oder bei *Widerspruch* ausgelöst wird. Dies fungiert als eine Art Ablaßventil, ist jedoch nie gegen die wahre, eigentliche Ursache des Konflikts gerichtet. Diese sogenannte »veräußerlichte Aggression« hat als Hauptsymptom das *Ungestüm* (IMPETUOUS) oder auch den Kontrollverlust gegenüber tiefen inneren Impulsen, dem alle möglichen Arten der *Reizbarkeit* (IRRITABILITY) mit den typischen Modalitäten folgen, wie die *Verschlimmerung am Morgen* (I., morning) und *am Mittag* (I., noon) sowie die *Besserung am Abend* (I., evening, amel. in). *Trost verärgert* den *Natrium-muriaticum*-Patienten, und er weist ihn offen zurück, da er den anderen sein Drama offenlegt (I., consolation agg.). Die *Reizbarkeit nach dem Essen* (I., eating, after) ist auf infantiler Ebene im Sinne einer ablehnenden Haltung gegenüber oraler Befriedigung zu verstehen, wie beim Kind, wenn es oral belohnt werden soll. Die *Reizbarkeit vor der Menstruation* (I., menses, before) ergibt sich bei den *Natrium-muriaticum*-Patientinnen aus dem Gefühl der Benachteiligung in bezug auf den Mann. Die *Reizbarkeit nach den Menses* (I., menses, after) ist zusätzlich auf eine physiologische Ursache, den Flüssigkeitsverlust, zurückzuführen. Während des *Hitzestadiums im Fieber* ist der *Natrium-muriaticum*-Patient *gereizt* (I., heat, during the), ebenso wie auch auf biologischer Ebene *Sonne und strahlende Wärme sein Befinden verschlechtern* - beides unerläßliche Phänomene des Lebens und der Zuneigung.

Der Groll ist ein pathobiographisches Phänomen, das im Verlauf des Lebens des *Natrium-muriaticum*-Patienten immer wieder genährt und verstärkt wird und bei jeder neuen Konfliktsituation wieder neu aufflammt. Die Überempfindlichkeit wird so groß, daß er *alles übelnimmt* (IRRITABILITY, takes everything in bad part) und *nicht den kleinsten Scherz verträgt* (JESTING, aversion to), obwohl er selbst gerne welche macht. Schon wegen einer Geste oder wegen bedeutungsloser Worte kann er *beleidigt* sein (OFFENDED, easily), und er bekommt *Beschwerden, wenn sich jemand ihm gegenüber grob verhält* (RUDENESS, ailments from). Er wird dann *heftig* (VIOLENT), cholerisch, *streitsüchtig* (QUARRELSOME), und in Anfällen von *unkontrollierter Wut* (RAGE, fury) macht er den anderen *Vorwürfe* (REPROACHES to others) infolge seines krankhaften Grübelns. Vom Groll zu *Haßgefühlen* (HATRED) ist es nur ein kleiner Schritt, und so *verzeiht er keinem, der ihn einmal beleidigt hat* (H., persons who had offended him, of).

Die *Wutanfälle machen ihn krank* (ANGER, ailments after), weil sie den Kern seines Konflikts treffen. Mit dem Zorn entsteht *Angst* (A. with anxiety) und *Entrüstung* (A. with indignation), vor allem aber *Kummer und stilles Leiden* (A. with silent grief).

Die ständigen aggressiven Impulse gegenüber Menschen, die er liebt, von denen er gefühlsmäßig abhängig ist und die eine Art väterliche Bezugsperson für ihn darstellen, haben *Schuldgefühle* und *Gewissensbisse* zur Folge (ANXIETY of conscience). Die *Angst* (ANXIETY) und auch die nicht objektbezogene Furcht werden *nachts*, wenn die bewußte Kontrolle vermindert ist, besonders intensiv. Wegen seiner *Unruhe und Angst muß er sich im Bett abdecken* (A., evening in bed, uneasiness and anxiety, must uncover). Der Grund dafür ist, daß er im Schlaf seinen unbewußten aggressiven Impulsen ausgesetzt ist, und er erwacht um *zwei Uhr morgens* (A., midnight, after, 2 a. m.), wegen eines *Alptraums in Schrecken* versetzt (A., dreams, on waking from frightful). Wie die Reizbarkeit ist auch die Angst *nach dem Essen verstärkt* (A. after eating). Der *Natrium-muriaticum*-Patient hat *Angst mit Furcht* (A. with fear), *Angst nach einem Schrecken* (A., fright, after), *Angst um die Zukunft* (A., future, about), *hypochondrische Angst* (A., hypochondriacal) um seine Gesundheit, *Angst um die ewige Seligkeit* (A., salvation, about), *Angst vor dem Einschlafen* (A., sleep, on going to), *während des Schlafes* (A., sleep, during), *Angst bei Gewittern* (A., storm, during a thunder); Patientinnen haben *Angst vor und während der Menstruation* (A. before and during menses). Diese verschiedenen Facetten der Angst, die Ausdruck seiner gewaltigen Gewissensbisse sind, können den *Natrium-muriaticum*-Patienten in tiefe Melancholie, Niedergeschlagenheit, Traurigkeit und *Verzweiflung mit Herzklopfen* (CHEST, palpitation, heart, anxiety) stürzen.

Die Verdrängung aggressiver Impulse mit den darauffolgenden Gewissensbissen hat zwei Reaktionsformen zur Folge: *Furcht* und *Flucht*. Typisch für den *Natrium-muriaticum*-Patienten ist die *Furcht, daß etwas passiert* (FEAR, happen, something will) - ihm selbst oder vor allem jenen, die er liebt, von denen er abhängig ist und die gleichzeitig Objekt seiner unbewußten aggressiven Impulse sind. Die Furcht ist auch symbolischer Wunsch nach dem Tod wegen einer tatsächlichen oder vermeintlichen Gefühlskränkung. Die Furcht, daß etwas passiert, ist am ausdrucksvollsten, und auf diese Bedeutung laufen auch alle anderen Formen der Furcht hinaus: Die *Furcht vor Gewittern* (FEAR, thunderstorm) impliziert beispielsweise Furcht vor göttlicher Strafe; die *lebhaften Phantasien beim Einschlafen* (FANCIES, vivid, falling asleep, when) sind Ausdruck seiner Angst vor den unbewußten Trieben, er fürchtet sich deshalb *vor dem Schlaf und vor dem Einschlafen* (FEAR, sleep, before; F., to go to sleep); die gleiche Bedeutung haben die Furcht *vor Krankheit* (F., disease, of), die *Furcht vor Schaden* (F., evil, of) und die *Furcht* vor magischen dämonischen Wesen, die sich vor allem *nachts* steigert (F., night). Die Furcht vor dem Gehen oder davor, beim Gehen zu fallen (AWKWARDNESS, stumbling when walking, *Unbeholfenheit, Stolpern beim Gehen*), verweist beim *Natrium-muriaticum*-Patienten neben der paralytischen Schwäche auf Furcht vor Selbstbehauptung. Die *Furcht vor Dieben* (FEAR, robbers, of), »bestohlen zu werden«, drückt das ständige Gefühl aus, der Zuneigung beraubt zu sein. Die *Furcht vor Kleinigkeiten* (F. at trifles), *vor Menschen* (F. of people) oder *in einer Menschenmenge* (F., crowd, in a) drücken dieses selbe ängstliche Gefühl aus, das sich *während der Menses* noch weiter verstärkt (F., menses, during), und lassen in ihm die *Befürchtung* aufkeimen, *verrückt zu werden.*

Der *Natrium-muriaticum*-Patient ist *leicht erschreckt* (FRIGHTENED, easily) und wird *von jedem Eindruck stark mitgenommen* (FRIGHT, complaints, from). Er *fürchtet sich vor Männern* (FEAR, men, of), *sucht nachts unter seinem Bett nach den Dieben, von denen er gerade geträumt hat* (SEARCHING on floor, at night for thieves after having dreamt of them), und kann auch tatsächlich *verrückt* werden (INSANITY). Er lebt in einer ständigen neuromuskulären Spannung, deshalb *fährt er leicht auf* (STARTING, startled, easily): *beim geringsten Geräusch* (S., noises, from), *wegen irgendeiner Kleinigkeit* (S., trifles, at), *durch* einen *Schreck* (S., fright, from), *durch Wärme* (S., heat, during), *beim Einschlafen* (S. on falling asleep), *während des Schlafes* (S., sleep, during), *wie durch einen Elektroschock erschüttert* (S., electric shock of the body during the sleep), *von den Füßen her kommend* (S., feet, as if coming from the), *der ihn aus dem Schlaf weckt* (S., wakening).

Das Auffahren ist beim *Natrium-muriaticum*-Patienten ein Zeichen des gelegentlich ausbrechenden *Erregungszustandes* (EXCITEMENT), der sich *nachts im Bett* (E., evening in bed), *vor dem Schlafen* (E., sleep, before), *beim Aufwachen* (E., waking, on) oder *nach schlechten Nachrichten* (E., bad news, after) verstärkt. Auch *nach einer Gefühlserregung* kann er diese Beschwerden bekommen (E., emotional ailments).

In solchen Lagen ergreift der *Natrium-muriaticum*-Patient die *Flucht*. Drei Mechanismen sind hierbei beteiligt: die *ängstliche Ruhelosigkeit* (RESTLESSNESS, anxious), die zu hastigen Bewegungen führt; die *Eile* (HURRY), eine ängstliche Haltung, die ihn dazu drängt, rasch zu handeln, als ob ihm die Zeit fehlte, und die *Ungeduld* (IMPATIENCE), die ihm nicht erlaubt, Verzögerungen zu tolerieren; sie entsteht *bei Kleinigkeiten* (I., trifles, at) und vor allem *bei Fieberhitze* (I., heat, with). Die ängstliche Ruhelosigkeit, die Eile und die Ungeduld sind Folgen des Schuldgefühls und stellen eine Flucht vor sich selbst dar.

Ein vierter Fluchtmechanismus ist der Wunsch nach Einsamkeit, eine schizoid-paranoide Angstreaktion. Der *Natrium-muriaticum*-Patient weicht anderen aus, indem er sich einschließt. Er *weigert sich zu antworten*, wenn er angesprochen wird (AVERSION, answer, to) und *möchte* auch überhaupt *nicht angesprochen werden* (SPOKEN to, averse to being), weil das *Gespräch* ihn *reizt* und *verärgert* (CONVERSATION agg.). Er bleibt *ablehnend, wortkarg* und *schweigsam* (TALK, indisposed to, desire to be silent), und jeder Versuch, ihn zu verstehen oder zu *trösten, reizt ihn* (IRRITABILITY, consolation agg.). Er wird *zornig, wenn er getröstet wird* (ANGER, consoled, when), sein *Schmerz verstärkt* sich (CONSOLATION agg.), und auch sein *Weinen wird nur noch schlimmer* (WEEPING, consolation agg.).

Nach und nach *stört ihn auch der Kontakt* mit seinen Familienangehörigen, sogar *mit seinem Ehepartner* (AVERSION, husband). Alles in seinem eigenen Haus scheint ihm fremd zu sein, so *als gehörte er nicht zur Familie* (ESTRANGED, family, from his). Dieses Gefühl der Entfremdung charakterisiert sehr treffend das Erleben der *Einsamkeit* des *Natrium-muriaticum*-Patienten, die schließlich zur einzigen Möglichkeit der Linderung wird (COMPANY, aversion, amel., when alone). Der Groll distanziert ihn von der Familie, macht ihn *traurig* (SADNESS) und bewirkt auch ein Gefühl von *Heimweh* (HOMESICKNESS), Symbol der unwiederbringlichen kindlichen Liebe. Er *meidet andere Leute* (COMPANY, aversion to), ist aber *in der Einsamkeit* sehr *traurig* (SAD, when alone), denn er wird dann von *hartnäckigen Gedanken* verfolgt (THOUGHTS, persistent), welche *unangenehme vergangene Geschehnisse* betreffen (T., persistent, unpleasant subjects, haunted by), *die ihn quälen* (T., tormenting).

In der Stille der *Nacht* gibt er sich, allein *im Bett* liegend (SADNESS, at night, in bed), seinem *Kummer* hin; er *spricht* von seinen Erinnerungen oder *mit geliebten Verstorbenen* (TALKS, with dead people). Der *Natrium-muriaticum*-Patient, der eine Abneigung hat, mit anderen zu sprechen, *redet gerne, wenn er allein ist* (TALKING, pleasure in his own), so als würde nur seine eigene Stimme ihn verstehen. Bedeutend ist die Tatsache, daß er als Kleinkind erst *spät zu sprechen lernt* (TALK, slow learning to).

Auch im Weinen drückt sich dieses Gefühl von Entfremdung und Verständnislosigkeit aus. Die Mischung aus Kummer und Groll bewirkt paradoxerweise, daß der *Natrium-muriaticum*-Patient *nicht weinen kann, wenn er möchte* (SADNESS, weep, cannot), und daß er manchmal *grundlos* (WEEPING, causeless) und *ohne zu wollen* (W., involuntary) weint. Er ist davon überzeugt, daß er nicht verstanden oder geschätzt wird, deshalb versteckt er seine Gefühle vor anderen und sucht die *Einsamkeit*, um zu *weinen* (W., when alone): Er weint, *wenn er in seinen Erinnerungen versunken ist* (W., past events, thinking of), sowohl *im Wachzustand* als auch *im Schlaf* (W., sleep, in). Es nützt nichts, ihm helfen zu wollen; er weint, *wenn man versucht, ihn zu trösten* (W., consolation agg.), sobald er *angesprochen* (W., spoken to, when) oder auch nur *angeschaut* wird (W., looked at, when), weil er *denkt, daß er* nur *bemitleidet wird* (W., pitied, if he believes he is).

Die Traurigkeit ist also geprägt durch den oben erwähnten Mechanismus: Liebesbedürfnis - Frustration - aggressive Impulse - Unterdrückung. Die Bindung an die Vergangenheit, die sich durch sein ganzes Leben hindurchzieht, die Unfähigkeit, die erlittenen Beleidigungen zu verarbeiten, die Schuldgefühle aufgrund des Schadens, den er glaubt, anderen zugefügt zu haben, deprimieren den *Natrium-muriaticum*-Patienten (INDIFFERENCE) so sehr, daß er *an nichts* mehr *Gefallen* findet (I., pleasure, to). Der tiefe *Kummer* (GRIEF), der ihn befällt, *macht* ihn *krank* (G., ailments from). Die Unterdrückung läßt seinen Schmerz schweigen, und er *leidet im stillen* (G., silent) und *kann nicht weinen* (G., cannot cry). Voller Kummer denkt er daran, *was* aus ihm *werden wird* (G., future, for the). Einzig seine Vernunft hilft ihm teilweise, seinen Schmerz etwas zu lindern, sonst *kann* er *nicht getröstet werden* (INCONSOLABLE), weil Trost ihn ja ärgert und beleidigt.

Ein anderes Persönlichkeitsmerkmal des *Natrium-muriaticum*-Patienten ist die Unterdrückung seiner Selbstbestätigung und seines Strebens nach Selbständigkeit und Freiheit; an ihre Stelle tritt der Groll, das Ressentiment. Diese gesteigerte Aggressivität gegenüber geliebten Menschen ruft Schuldgefühle hervor, die die Festigung seiner Persönlichkeit verhindern. Das Erlangen der Selbständigkeit würde einen Bruch mit seiner kindlichen Abhängigkeit und somit in seinen Augen einen Akt symbolischer Zerstörung seiner Eltern bedeuten. Deshalb verzichtet er auf Erfolgsstreben und zeigt sich *unsicher* und unentschlossen (CONFIDENCE, want of self). In diesem ungleichen Kampf zwischen dem Streben nach Freiheit und Entwicklung einerseits und seinen Gewissensbissen andererseits fühlt er sich kraftlos und verhält sich allem gegenüber gleichgültig. Er *kann sich nicht konzentrieren* (CONCENTRATION, difficult), *fühlt sich leer, wenn er lernen möchte* (C., difficult, on attempting to learn, has a vacant feeling), oder hat *Mühe, sich beim Sprechen zu konzentrieren* (C., difficult, talking, while). Dies alles führt zu einem Zustand der *Abstumpfung* (DULLNESS) und der *Verwirrung* (CONFUSION), vor allem *nach dem Essen* (C., eating, after), *nach dem Aufstehen* (C., rising, after) oder *beim Lesen* (C., reading, while). Unter diesen Bedingungen *fällt ihm geistige Arbeit* außerordentlich *schwer* (EXERTION, agg. from mental). Er ist *vergeßlich* geworden (FORGETFUL), *beim Reden vergißt er Worte* (F., words, while speaking), ist *vergeßlich nach dem Essen* (F., eating, after), und *dies wird schlimmer, je mehr er sich anstrengt zu denken* (F., mental exertion, from).

Er *hat keine Ideen* (IDEAS, deficiency of); aufgrund seines schwachen Gedächtnisses *schwinden ihm die Gedanken* (THOUGHTS, vanishing of; MEMORY, weakness of), und *es fällt ihm sehr schwer*, *sich auszudrücken* (M. w., expressing oneself, for), *geistig zu arbeiten* (M. w., labor, for mental), *sich zu erinnern, was passiert ist* (M. w., happened, for what has), *was er gelesen hat* (M.w., read, for what has), *was er gerade sagen wollte* (M. w., for what is about to say), oder *beim Sprechen die passenden Worte zu finden* (M. w., words, for), vor allem *wenn er müde ist* (M. w., fatigue, from). Folge davon sind *Fehler beim Sprechen* (MISTAKES, speaking) und *beim Schreiben* (M., writing, in). Er *sagt Dinge, die er gar nicht im Sinn hatte* (M., speaking, intend, what he does not); er *gibt falsche Antworten* (M., wrong answers, gives) oder *gebraucht Worte an der falschen Stelle* (M., words, misplacing).

Der *Natrium-muriaticum*-Patient ist *geistesabwesend*, in seine innere Welt versunken (ABSENT-MINDED), mit seinen eigenen Problemen beschäftigt. Er *denkt dauernd daran, was aus ihm werden wird* (ABSORBED, buried in thought, as to what would become of him), geht *wie im Traum* durch die Welt (DREAM, as if in a), macht seine *Aufgaben automatenhaft* (UNCONSCIOUSNESS, automatic conduct). Die *Dinge fallen ihm aus den Händen* (EXTREMITIES, awkwardness, hands, drops things), als drückten die neuromotorischen Koordinationsschwierigkeiten den Wunsch aus, sich von allem, was nicht seiner inneren Welt angehört, frei zu machen.

Die *Abneigung gegenüber der Arbeit* (INDOLENCE, *Faulheit*), sowohl gegenüber geistiger (WORK, mental, aversion to) als auch gegenüber körperlicher, vor allem *morgens* (I., morning), zeigt seine negative Einstellung gegenüber dem Erfolgsstreben ganz unverhüllt.

Als Schutzmechanismus, der wie eine Art befreiende *Entladung* wirkt, nimmt der *Natrium-muriaticum*-Patient zuweilen *hysterische Züge* an (HYSTERIA). Plötzlich wird er sehr vergnügt und zufrieden; *Fröhlichkeit* (MIRTH), *vor allem am Abend* (M., evening). *Freude und Reizbarkeit wechseln sich ab* (M., alternating with irritability). Aber es ist eine unehrliche, *mit Traurigkeit* durchsetzte *Fröhlichkeit* (CHEERFUL, sadness, with). Die unterdrückten Ängste führen zu *übertriebenem und ungewolltem Lachen* (LAUGHING, immoderately; L., involuntary). *Ungehemmtes Lachen über ernste Dinge* (L., serious matters, over) *wechselt mit hysterischem Weinen ab* (WEEPING, alternating with laughter).

Dieser traurige Kranke besitzt ein sonderbares Symptom, ein in der Materia Medica einmaliges Leitsymptom: *Fröhlichkeit nach Koitus* (CHEERFUL, after coition) als Symbol der Bestätigung, reif zu sein und emotionale Zuwendung erhalten zu haben, bei diesem Patienten mit seinem ausgeprägten Schamgefühl beim Urinieren (COMPANY, aversion to, people intolerable to her during urination).

Die hysterischen Verhaltensformen sind beim *Natrium-muriaticum*-Patienten ein Versuch der Befreiung. Die dominierende Form ist die hysterische Ohnmacht (HYSTERICAL fainting) - ein Phänomen, das nicht dem eigentlichen Konflikt entspringt, sondern vielmehr der Zwangsneurose zuzuordnen ist.

Durch die tuberkulinische Diathese ist der *Natrium-muriaticum*-Patient geschwächt, entmineralisiert und abgemagert. Er kann keine emotionalen Frustrationen ertragen. Größere und kleinere *Ungerechtigkeiten quälen ihn* (MORTIFICATION, ailments from), und er reagiert außerordentlich empfindlich auf *schlechte Nachrichten* (BAD NEWS, ailments from), auch wenn sie sich auf andere beziehen, denn er identifiziert sich mit ihnen und fühlt übertrieben stark mit (SYMPATHETIC), um seine eigenen Schuldgefühle und Gewissensängste zu beruhigen. Er ist *verzweifelt* (DESPAIR), *glaubt, seine Seele nicht mehr retten zu können* (D., religious, of salvation), und verfällt immer mehr in einen Zustand von Gleichgültigkeit, *Lebensmüdigkeit* (WEARY of life), Lustlosigkeit und *Unzufriedenheit mit allem* (DISCONTENTED, everything, with). In seinem *Lebensüberdruß* (LOATHING at life) *wünscht er sich den Tod*, um endlich seine Ängste loszuwerden (DEATH, desires). Schließlich wendet sich die Aggressivität gegen ihn selbst und zerstört ihn. Er verharrt in seinem Groll und weist voller Ärger, Reizbarkeit und Tränen jeden Versuch des Trostes oder der Zuneigung zurück.

Wahnideen, Träume

Wahnideen und Delirien spiegeln, ähnlich wie Träume, unbewußte Inhalte eines Patienten immer verzerrt wider. Am charakteristischsten für das Delirium des *Natrium-muriaticum*-Patienten wie auch für die meisten seiner anderen Symptome sind die *morgendliche Verschlimmerung beim Erwachen* (DELIRIUM, morning, waking, on) und *die Verschlimmerung bei Schüttelfrost* (D., chill, during).

Die *Wahnideen* (Halluzinationen, Illusionen) des *Natrium-muriaticum*-Patienten sind noch interessanter. Aufgrund seiner Schuldgefühle *sieht er Phantome* (DELUSIONS, images, phantoms, sees), auch *nachts* (D., images at night), *Gespenster* und *Geister* (D., spectres, ghosts, spirits), *sobald er die Augen schließt* (D., spectres, closing eyes, on). Die Sehnsucht nach der unmöglichen Liebe führt soweit, *daß er mit toten Personen spricht* (D., talking, fancies himself, as with dead people). Er glaubt, *verstorbene Personen zu sehen* (D., dead persons, sees) und *Stimmen zu hören* (D., voices, hears), die *von weit her kommen* (D., voices, distant) und die er jenen *verstorbenen Menschen* zuschreibt (D., voices, hears, dead people). Die Abneigung gegenüber Gesellschaft drückt sich in der *Halluzination* aus, das *Haus voller Leute zu sehen* (D., house is full of people), und das Gefühl der Trennung von seiner Umwelt in der *Wahnidee*, *daß Gegenstände verändert erscheinen* (D., objects, appear different). Die Angst vor Dieben steht im Zusammenhang mit seiner Angst, Zuneigung zu verlieren, und kann sich zur *Wahnidee steigern, Diebe zu sehen* (D., thieves, sees), *die im Haus sind* (D., thieves in house). Die Wahnideen sind so ausgeprägt, daß er *erst dann vom Gegenteil überzeugt* ist, *wenn* er *die ganze Wohnung durchsucht* hat (D., thieves, sees, and will not believe the contrary until search is made).

Die Wahnideen sind nichts anderes als eine paranoide Projektion der unbewußten Inhalte und enthüllen klar das charakteristische Syndrom von *Natrium muriaticum*. Das Gefühl, von der Umwelt, von liebevoller Zuwendung getrennt zu sein, zeigt sich, wie gesagt, in der Wahnidee, daß ihm Gegenstände verändert erscheinen, der Wunsch nach Einsamkeit in der Wahnidee, das Haus sei voller Leute. Die Schuldgefühle haben zur Folge, daß er nachts glaubt, Gespenster zu sehen. Frustrationen in bezug auf

Zuneigung erlebt er wie einen Diebstahl, der sich in der Wahnidee niederschlägt, Diebe seien in seinem Haus. Es gelingt ihm nicht einzusehen, daß er selbst derjenige ist, der sich Zuneigung versagt, und es fällt ihm schwer zu glauben, daß er nicht beraubt worden ist. Die unmögliche Liebe verdeutlicht sich im Gespräch mit verstorbenen Menschen. Das Unglück und das Elend seines emotionalen Scheiterns, das seine Schlußfolgerung ist, schlägt sich in der so anschaulichen *Wahnidee* nieder, *schlecht auszusehen, wenn er sich im Spiegel betrachtet*, ein herrliches Leitsymptom seiner paranoiden Projektion (D., wretched, thinks he looks, when looking in a mirror).

Die Träume haben denselben Bedeutungsgehalt. Seine *Träume* erlebt er *voller Angst* (SLEEP, dreams, anxious). *Sobald er einschläft* (S., d., anxious, on falling asleep), wird er *von Phantasien* (S., d., fantastic), *Schrecken* (S., d., frightful), *Visionen* (S., d., visionary) *befallen*, die so *real* scheinen (S., d., vivid), *daß sie nach dem Erwachen fortdauern* (S., d., continued after waking) und es ihm *unmöglich scheint, daß das Geträumte nicht wahr sei* (S., d., true, seem, on waking). Die typischsten dieser Träume, die auch sein *Gemüt beeinträchtigen* (S., d., affecting the mind), handeln von *Morden* (S., d., murder), *Krawallen* (S., d., riots) und vor allem von *Räubern* (S., d., robbers), und zwar so lebendig, daß der Patient *nicht wieder einschlafen kann, bevor er das ganze Haus durchsucht hat* (S., d., robbers, and cannot sleep until the house is searched).

Die gleichen Überlegungen, die wir in bezug auf die Wahnideen angestellt haben, gelten auch für die Träume. Und vergleichbar der Symbolik der Spiegelbetrachtung bei den Wahnideen gibt es auch bei den Träumen ein Leitsymptom für *Natrium muriaticum*: Der Patient *träumt, daß ihm die Zähne ausfallen* (S., d., teeth, pulled out). Die Unterdrückung der Aggressivität und die Enttäuschung seiner Zuneigung kommen in der Unfähigkeit, zu beißen und zu essen, zum Ausdruck. Sie symbolisieren die Rückkehr zu einer infantilen, oralen Lebensphase.

Schlaflosigkeit

Am auffälligsten ist *Schlaflosigkeit durch Herzklopfen* (SLEEPLESSNESS, palpitation, from), *nach einem Schock* (S., shocks, from), *beim Aufwachen* aus Angst aufgrund der lebhaften Träume (S., waking, after) und *Schlaflosigkeit morgens* (S., morning), der allgemeinen zeitlichen Modalität des Mittels entsprechend. Der Vollständigkeit halber sei noch hinzugefügt, daß er *früh* (S., waking, early) und *häufig* (S., w., frequent) *aufwacht*, wie durch Schrecken bedrängt (S., w., fright, as from). Er *schläft ein beim Lesen* (SLEEPINESS, reading), *im Sitzen* (S., sitting, while), *nach dem Essen* (S., after eating), *bei Fieber* (S., heat, during the) und *Schüttelfrost* (S., chill, during). Die Schläfrigkeit wird, ebenso wie sein Allgemeinzustand, durch extreme Temperaturen verschlimmert (COLD, heat and cold agg.). In bezug auf das **Gähnen** besitzt *Natrium muriaticum* vier Modalitäten, die in der Materia Medica einzigartig sind: *Gähnen nachmittags, während der Menstruation* (YAWNING, afternoon, menses, during), *abends, während Autofahrten* (Y., evening, riding in a carriage), *nach einem Spaziergang an der frischen Luft* (Y., walking in open air, after) und *Besserung beim Weintrinken* (Y., wine amel.).

Das Bild von Natrium muriaticum gemäß dem Repertorium von Kent und dem Synthetischen Repertorium Zusammenfassung

	Seite EK	SR	Rubrik
Das *Bedürfnis nach Zuneigung* aufgrund des Mangels an wahrer elterlicher Liebe während der persönlichkeitsprägenden Phasen in der Kindheit ist das Grundsymptom des *Natrium-muriaticum*-Patienten. Die	1	13	Affectionate
definitive *Fixierung auf die Vergangenheit* - in Form einer *verzweifelten, sehnsuchtsvollen* Suche	39	431	Dwells, on past disagreeable occurrences
nach einer unrealistischen Liebe - ist deutlichster Ausdruck der *emotionalen Frustration.*	63	20	Love, ailments from disappointed
Indes werden die aggressiven Impulse gegenüber dem frustrierenden Liebesobjekt aus Verlustängsten heraus unmittelbar verdrängt. Typischer Verlauf: Bedürfnis nach	63	14	Love, silent grief, with ailments from anger
Liebe - Frustration - Aggressivität - Unterdrückung - Groll.	63	720	Malicious
Die *erste Folge* dieses Ressentiments ist eine Steigerung der aggressiven Spannung, die sich in den Symptomen einer sogenannten exteriorisierten Aggression äußert. Diese geben insgesamt eine Überempfindlichkeit der Umwelt gegenüber zu erkennen. Diese Reaktionen haben die Funktion eines Ablaßventils und richten sich nie gegen die wahre Konfliktursache, die unbewußt ist und in-	54	604	Impetuous
	58	653	Irritability
	59	662	I., consolation agg.
	59	672	I., takes everything in bad part
	59	667	I., menses, before
	75	862	Rudeness
	68	791	Offended, easily
	71	832	Reproaches, to others
	91	1055	Violent, vehement etc.
	70	806	Quarrelsome

folgedessen Angst, Schwermut und *stillen Kummer* verursacht.

Die *zweite Folge* sind *Gewissensängste* oder Schuldgefühle aufgrund seiner symbolischen Destruktivität, die sich aus der verdrängten aggressiven Spannung gegenüber dem geliebten Objekt entwickelt.

Die Schuldgefühle beeinflussen die verschiedenen Ausdrucksformen der Ängste und enthüllen eine infantile Furcht vor göttlicher Strafe. Dies äußert sich in *Angst bei Gewittern, Angst vor der Zukunft* sowie *Angst während des Schlafes* oder *beim Erwachen durch schreckliche Träume* und stürzt den *Natrium-muriaticum*-Patienten in tiefe *Melancholie*, *Traurigkeit*, *Verzweiflung mit Herzklopfen* und *Gleichgültigkeit allem gegenüber*.

EK	SR	Rubrik
51	570	HATRED
2	14	ANGER with silent grief
6	69	ANXIETY of conscience
8	96	A., storm, during a thunderstorm
7	78	A., future, about
8	93	A., sleep, during
6	73	A., dreams, on waking from frightful
7	81	A., hypochondriacal
5	63	A., alternating with indifference
874		CHEST, palpitation, heart, anxiety

Drei Reaktionen sind Folge der unterdrückten Aggression und der daraus entstehenden Gewissensbisse: *Furcht*, *Flucht* und *Entladung*.

1. Die *Furcht* ist eine Folgeerscheinung der Ressentiments und symbolischer Todeswunsch, den der Patient infantil hervorbringt, angesichts der emotionalen Frustration, die er in die wirkliche oder eine

Phantasiewelt projiziert. Es ist die *Furcht, daß ihm oder den anderen* im Wachzustand oder *während des Schlafes etwas zustoßen könnte.* Furcht vor Strafe und Beraubung, die sich in *Furcht vor Gewittern, vor Menschenmengen* der *vor Dieben* äußern kann. Die Unterdrükkung seiner Autonomiebedürfnisse kann sich als *Furcht vor dem Gehen* ausdrücken. Bei Patientinnen tritt eine *Verschlimmerung während der Menses* auf.

Die projizierte Furcht bewirkt ihrerseits einen Zustand ständiger *Erregung* oder reaktiver sensorischer Überempfindlichkeit, insbesondere *vor dem Schlafen* oder *beim Aufwachen.* Aus diesem Grund *fürchtet er sich vor Kleinigkeiten und fährt in jähem Schrecken auf.* Bei diesem *Aufschrecken* handelt es sich um eine anfallsartige sensomotorische Entladung, die *durch Geräusche, Schreck* oder irgendeine *Kleinigkeit* ausgelöst wird und ihn zuweilen *wie elektrische Schläge aus dem Schlaf aufweckt.*

2. Der zweite Reaktionsmechanismus ist die *Flucht.*

Drei Formen davon sind aktiver Natur:

Ängstliche Unruhe sowie *Eile* in bezug auf sich selbst und *Ungeduld* den anderen gegenüber. Der *Na-*

EK	SR	Rubrik
45	503	FEAR, happen, something will
42	472	FANCIES, vivid, falling asleep, when
47	528	FEAR, thunderstorm
43	485	F., crowd, in a
47	520	F., robbers
45	501	F., falling, of, walking, when
46	510	F., during menses
40	446	EXCITEMENT
41	458	E., sleep, before
41	459	E., waking, on
49	549	FRIGHTENED easily
47	529	FEAR trifles
83	956	STARTING, noises, from
83	955	S., fright, from
83	960	S., trifles, at
83	954	S., electric shocks through the body during sleep
83	954	S., electric shocks through the body wakening her
72	843	RESTLESSNESS, anxious
52	579	HURRY
53	600	IMPATIENCE

	EK	SR	Rubrik
trium-muriaticum-Patient flüchtet vor sich selbst.	54	603	I., about trifles
Zwei Fluchtmechanismen sind passiver Natur:			
a) Der *Wunsch nach Einsamkeit.*	12	144	COMPANY, aversion to
Dieses primordiale Charakteristikum des *Natrium-muriaticum*-Patienten entsteht dadurch, daß er seine	3	47	ANSWER, aversion to
Angst paranoid nach außen projiziert. Er *flieht vor den anderen.* Er	82	948	SPOKEN to, aversion to being
will nicht, daß sie mit ihm sprechen, und möchte auch selbst nicht spre-	86	986	TALK, indisposed to, etc.
chen, nicht antworten. Seine Hal-	93	1075	WEEPING, consolation
tung ist abweisend. *Trost ärgert* und	16	181	CONSOLATION agg.
verletzt ihn und *bringt ihn zum Weinen.*	12	144	COMPANY, aversion to, alone, am., when
Das Ressentiment trennt ihn von			
dem von ihm geliebten Menschen, bindet ihn aber gleichzeitig auch an	39	444	ESTRANGED, family, from his
ihn. Er *fühlt sich von seiner Familie*	76	871	SADNESS, alone, when
entfremdet und verspürt gleichzei-	51	576	HOMESICKNESS
tig *Heimweh.* Er sucht Einsamkeit, um sich an seinem Leid in ständigen	87	431	THOUGHTS, unpleasant subjects, haunted by
quälenden Erinnerungen zu weiden. Er *spricht mit Verstorbenen*	87	994	TALKS, with dead people
und hat *Freude* daran, *die eigene Stimme zu hören.*	87	992	TALKING, pleasure in his own
b) Die *Flucht vor der Wirklichkeit in die Abstraktion.*			
Der *Natrium-muriaticum*-Patient ist	1	1	ABSENT-MINDED
völlig besessen von dem Gedanken, was aus ihm werden wird. Er hat das Gefühl, in einem Traum zu	1	4	ABSORBED, buried in thought as to what would become of him
sein, führt die Aufgaben mecha-	89	1038	UNCONSCIOUSNESS, conduct automatic

	EK	SR	Rubrik
nisch aus und läßt Dinge aus den Händen fallen.	953		EXTREMITIES, awkwardness, hands, drops things
3. Die dritte Reaktionsform auf die Verdrängung aggressiver Impulse ist die Entladung in Form *hysterischer Verhaltensweisen.*	52	588	HYSTERIA
Fröhlichkeit wechselt mit Reizbarkeit und	65	132	MIRTH, alternating with irritability
Traurigkeit. Er *lacht ungewollt und*	10	134	CHEERFUL, sadness, with
übertrieben; auch ernste Dinge bringen ihn zum Lachen, doch schließlich weint er.	62	701	LAUGHING, involuntary
	62	701	LAUGHING, immoderately
	62	704	LAUGHING, serious matters, over
	93	1071	WEEPING, alternating with laughter
Seine Gefühle sind wie blockiert. *Wenn er weinen möchte, kann er*	78	891	SADNESS, weep, cannot
nicht, und manchmal weint er, ohne zu wollen oder ohne ersichtlichen	93	1074	WEEPING, causeless
Grund. Er weint, *wenn er allein* ist	93	1080	WEEPING, involuntary
und wenn er *angeschaut* oder *getröstet* wird, weil *er glaubt, bemit-*	93	1070	WEEPING, alone, when
leidet zu werden. Außerdem weint er auch, *wenn er an sein Leid denkt.*	93		WEEPING, past events, thinks of
	93	1075	WEEPING, consolation agg.
	93	1081	WEEPING, looked at, when
	94	1085	WEEPING, pitied, if he believes he is
Auf intellektueller Ebene wird die Bejahung seiner Persönlichkeit, seine Selbstbehauptung, durch kind-	13	158	CONCENTRATION, difficult, on attempting to, has a vacant feeling

liche Abhängigkeitsphantasien symbolisch destruktiv unterdrückt. Es treten *Konzentrationsschwierigkeiten beim Sprechen oder Lernen* auf, *Verwirrung beim Sprechen, ein Leeregefühl* und *Gleichgültigkeit. Sein Geist ist wie benommen.*
In solchen Situationen *vergißt er beim Sprechen Worte*. Die *Gedächtnisschwäche* zeigt sich vor allem bei *geistiger Arbeit;* er *kann sich nicht richtig ausdrücken, vergißt, was passiert ist, was er gelesen hat* oder *was er sagen wollte*. Er *macht beim Sprechen Fehler, sagt etwas, was er eigentlich gar nicht sagen wollte,* oder *gibt falsche Antworten.* Die *Gedanken schwinden bei geistiger Anstrengung.*
Kurz: Der *Natrium-muriaticum*-Patient will weder konstruktiv denken noch mit anderen sprechen.

EK	SR	Rubrik
13	158	Concentration, difficult, talking, while
14	177	Confusion, talking, while
53	618	Indifference, mental exertion, after
49	546	Forgetful, words, while speaking
64	737	Memory, weakness of, labor, for mental
64	735	M. w., expressing oneself
64	736	M. w., happened, for what has
64	739	M. w., read, for what has
65	740	M. w., for what is about to say
66	746	Mistakes, speaking, intend, what he does not
66	748	M., speaking, wrong answers, gives
88	1017	Thoughts, vanishing of, mental exertion, on

Durch den zerstörerischen Einfluß der tuberkulinischen Diathese führt der Mechanismus: Liebe - Frustration - Aggressivität - Verdrängung - Groll zu *tiefer Melancholie*. Der *Natrium-muriaticum*-Patient *wird gleichgültig, findet an nichts Gefallen. Er wird krank durch seinen Kummer und leidet im stillen. Dennoch kann er nicht weinen. Er sorgt sich um die Zukunft.*

EK	SR	Rubrik
55	620	Indifference, pleasure, to
51	19	Grief, ailments from
51	14	G., silent
51	567	G., cry, cannot
51	568	G., future, for the

Entmineralisiert und mager, gierig nach Zärtlichkeit und Salz, *kann er weder affektive Frustrationen noch Ungerechtigkeiten* oder *schlechte Nachrichten ertragen.* Er *identifiziert sich tief bekümmert mit dem Leid anderer.* Er ist ohne jede Hoffnung, und *lebensüberdrüssig*, mit allem *unzufrieden, wünscht* er *den Tod* herbei, um Frieden zu finden. *Nichts kann seinen Schmerz lindern.* Angetrieben von seiner ungeheuren Aggressivität, bleibt er bis zum Schluß *voller Groll und weist* deshalb - inmitten seines Ärgers und seiner Tränen - *jeglichen Versuch des Trostes* und der Zuneigung *zurück.*

EK	SR	Rubrik
68	21	MORTIFICATION, ailments from
9	15	BAD NEWS, ailments from
86	985	SYMPATHETIC
35	391	DESPAIR
36	395	D., religious
92	1063	WEARY of life
36	404	DISCONTENTED, everything, as for
62	710	LOATHING, life, at
17	195	DEATH, desires
54	607	INCONSOLABLE

Die Wahnideen sind eine paranoide Projektion der unbewußten Inhalte, und sie enthüllen klar das charakteristische Syndrom des *Natrium-muriaticum*-Patienten. Das Gefühl, von der ihm emotional nahestehenden Umwelt getrennt zu sein, drückt sich in der *Wahnidee* aus, daß *Gegenstände verändert erscheinen*; der Wunsch nach Einsamkeit in der *Wahnidee, das Haus sei voller Leute,* das Schuldgefühl in den *nächtlichen Hirngespinsten.* Die Liebesenttäuschung, die er als einen Diebstahl empfindet, findet auch Ausdruck in der *Wahnidee, Diebe seien in seinem Haus.* Es fällt ihm schwer zu glauben, daß man ihn bei seiner inneren Suche nicht bestohlen hat.

EK	SR	Rubrik
30	329	DELUSIONS, objects appear different
27	304	DELUSIONS, house is full of people
33	366	DELUSIONS, thieves, sees
33	367	DELUSIONS, thieves, sees, and will not believe the contrary until search is made

Die unmöglichen Liebesbeziehungen finden ihre Entsprechung in der *Wahnidee, mit Toten zu sprechen.* Das Elend seines emotionalen Scheiterns äußert sich in der wahnhaften Überzeugung, *schlecht auszusehen, wenn er sich im Spiegel betrachtet*, ein prächtiges Schlüsselsymptom seiner paranoiden Projektionen.

EK	SR	Rubrik
33	367	Delusions, thieves in house
33		Delusions, talking, fancies herself, as with dead people
34	386	Delusions, thinks, she looks wretched, when looking in a mirror

Den gleichen Bedeutungsgehalt haben die Träume. Infolge seiner Schuldgefühle sind seine *Träume voller Angst und Furcht*. *Träume, die nach dem Aufwachen fortdauern*, sind ein Ausdruck seiner Entfremdung von der Wirklichkeit. Im *Traum von Räubern*, die er nach dem Aufwachen im Haus sucht, spiegelt sich der Verlust an Zuneigung wider.

Der *Traum, daß ihm die Zähne gezogen werden*, ist ebenfalls ein Leitsymptom von *Natrium muriaticum* und symbolisiert die Frustration in bezug auf jegliche gefühlsmäßige Zuwendung, in Verbindung mit der unterdrückten Aggressivität. Dies drückt in einer Regression zur oralen Entwicklungsphase die Unfähigkeit zu beißen und zu essen aus.

EK	SR	Rubrik
1236	250 III	Dreams, anxious
1240	304 III	Dreams, frightful
1237	269 III	Dreams, continued after waking
1242	304 III	Dreams, robbers
1242	343 III	Dreams, robbers, and cannot sleep until the house is searched
1243	356 III	Dreams, teeth, pulled out

NATRIUM MURIATICUM
Schema

Wir stellen das »Kleinste charakteristische Syndrom« von *Natrium muriaticum* symbolisch als Sechseck im Zentrum des Schemas dar.

In die **Mitte** dieses Schemas stellen wir den *Groll* (1), unerläßliches und charakteristisches Symptom unseres Patienten.

In die **obere, mittlere** und **untere linke Ecke** plazieren wir die *Abneigung gegen Gesellschaft* (2), *die Verschlimmerung durch Trost* (3) und das *Verweilen bei vergangenen unangenehmen Ereignissen* (4), Symptome, die seine unwiderrufliche Bitterkeit aufzeigen.

In den entsprechenden **Ecken der rechten Seite** finden wir: *Beschwerden durch unglückliche Liebe* (6), *Herzlichkeit* (7) und *Beschwerden infolge von Zorn mit stillem Kummer* (5). Diese drei Symptome drücken die Wut aus, mit welcher der *Natrium-muriaticum*-Patient sein Bedürfnis nach Zuneigung angesichts der Liebesenttäuschung unterdrückt.

Vom Zentrum des Sechsecks, dem Groll, gehen **zwei auseinanderlaufende Pfeile nach rechts**, welche die Zunahme der Aggressivität aufzeigen, die durch die Verdrängung entsteht und zu folgenden Symptomen führt:

Oben angeordnet: *Leicht beleidigt* (8), *Tadelt andere* (9), *Heftig* (10) und *Haß* (11).

Unten: *Gewissensangst* oder *Schuldgefühle* (12), infolge der symbolisch-destruktiven Projektion der aggressiven Spannung auf die geliebte Person.

Etwas **rechts** davon, angedeutet durch **zwei kleine Pfeile**, finden wir die drei Reaktionsmechanismen auf die Folgesymptome des Grolls - Furcht, Flucht und Entladung:

Furcht: *Furcht, es könnte sich etwas ereignen* (13), *Furcht vor Räubern* (14), *Leicht erschreckt* (15), *Auffahren durch Geräusche* (16).

Flucht: *Hast* (17), *Abneigung gegen Gesellschaft* (2), *Verschlimmerung durch Trost* (3), *Gefühl wie im Traum* (18), *Gefühl, von ihrer Familie entfremdet zu sein* (19), *Heimweh* (20).

Entladung: *Hysterie* (21), *Weinen mit Lachen abwechselnd* (22), *Unwillkürliches Weinen* (23).

Vom Zentrum des Sechsecks, dem Groll, geht ein einziger **Pfeil nach links**, wo wir die depressiven Symptome finden: *Beschwerden infolge von*

Kränkung (27), *Mitgefühl* (28), *Gleichgültigkeit gegen jedes Vergnügen* (29), *Beschwerden infolge von Kummer* (30), *Abscheu vor dem Leben* (31).

Vom gesamten Sechseck aus weist ein **Pfeil nach unten** auf die Symptome des Intellekts, die das Ergebnis seines umfassenden psychobiologischen Konfliktes sind: *Leeregefühl beim Versuch, sich zu konzentrieren* (24), *Gedächtnisschwäche, Schwierigkeit, sich auszudrücken* (25), *Fehler beim Sprechen, sagt, was er nicht beabsichtigte* (26).

Insgesamt will der *Natrium-muriaticum*-Patient weder konstruktiv denken noch mit anderen kommunizieren.

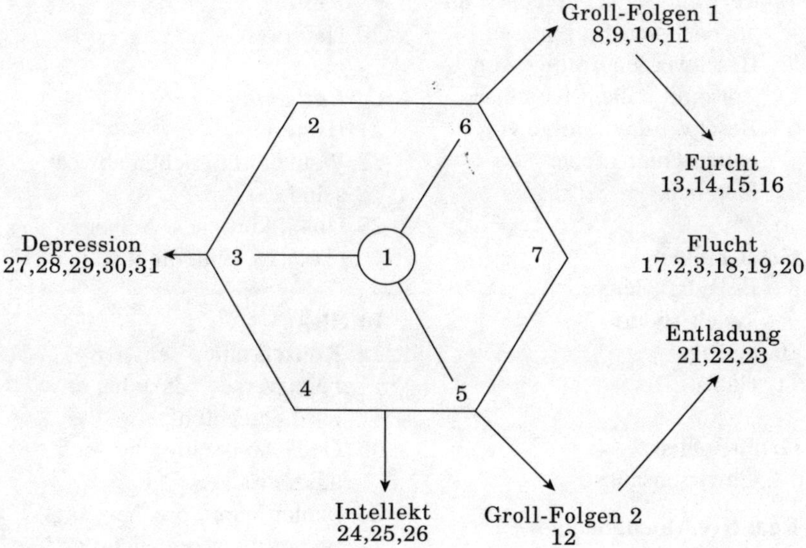

NATRIUM MURIATICUM
Repertorisation deutsch

Kleinstes charakteristisches Syndrom

1. Groll (Boshaft).
2. Abneigung gegen Gesellschaft.
3. Trost, freundliche Worte verschl.
4. Verweilt bei vergangenen unangenehmen Ereignissen.
5. Beschwerden infolge von Zorn mit stillem Kummer.
6. Beschwerden infolge von enttäuschter Liebe.
7. Herzlich.

Groll-Folgen 1

8. Beleidigt, leicht.
9. Tadelt andere.
10. Heftig.
11. Haß.

Groll-Folgen 2

12. Gewissensangst.

Reaktive Mechanismen

A. Furcht

13. Furcht, es könnte sich etwas ereignen.
14. Angst vor Räubern.
15. Leicht erschreckt.
16. Auffahren durch Geräusche (*bedingte Alarmreaktion*).

B. Flucht

17. Hast (*aktiv*).
2. Abneigung gegen Gesellschaft (*passiv*).
3. Trost, freundliche Worte verschl. (*passiv*).

(*Entfernung von der Realität*:)

18. Gefühl wie im Traum.
19. Entfremdet, der eigenen Familie.
20. Heimweh.

C. Entladung

21. Hysterie.
22. Weinen mit Lachen abwechselnd.
23. Unwillkürliches Weinen. (Traurig, kann nicht weinen.)

Intellekt

24. Konzentration schwierig, beim Versuch dazu hat er ein Leeregefühl.
25. Gedächtnisschwäche, sich auszudrücken.
26. Fehler beim Sprechen, sagt, was er nicht beabsichtigte.

Depression

27. Beschwerden infolge von Kränkung.
28. Mitgefühl.
29. Gleichgültigkeit gegen jedes Vergnügen.
30. Beschwerden infolge von Kummer.
31. Abscheu vor dem Leben.

Repertorisation Natrium muriaticum

	1	2	3	4	5	6	7	8	9	10	11	12	13	14	15	16	17	18	19	20	21	22	23	24	25	26	27	28	29	30	31
Nat-m.	3	4	4	3	2	3	2	2	2	2	4	2	2	2	2	3	3	2	2	2	3	1	3	1	2	2	3	2	3	3	3
Aur.	2	2	1	-	1	3	-	2	1	3	2	4	-	1	1	1	1	-	-	2	3	2	2	-	-	-	2	-	-	3	3
Bell.	2	2	2	-	1	2	-	2	-	3	-	-	-	1	3	-	2	2	-	2	1	1	2	-	1	-	1	1	-	2	1
Chin.	1	2	1	2	2	-	-	1	3	1	-	1	-	-	-	-	-	1	-	-	1	-	-	-	-	-	-	-	-	-	3
Con.	1	2	-	2	-	2	-	-	-	1	-	2	-	2	1	2	1	2	1	-	3	1	-	-	-	-	1	-	-	1	-
Hyos.	2	2	-	1	1	3	-	1	2	3	-	2	-	-	2	-	1	2	-	1	2	2	-	-	-	-	-	-	-	2	1
Ign.	1	3	3	-	3	4	2	1	1	1	-	2	-	2	2	-	2	-	-	3	3	2	3	-	1	-	3	2	-	3	-
Lach.	2	2	-	-	-	2	1	2	2	2	2	2	-	2	2	2	2	2	-	1	3	-	1	-	1	-	2	1	-	3	2
Lyc.	2	2	1	2	3	-	1	3	2	2	1	-	1	-	3	2	1	-	-	-	2	2	-	-	2	-	3	1	-	1	2
Nat-c.	2	2	-	-	1	-	-	1	-	1	-	-	-	1	3	3	1	-	2	-	2	-	-	-	-	-	-	2	1	-	1
Nit-ac.	2	-	2	1	-	-	1	1	-	1	2	1	-	-	2	1	2	-	2	1	3	-	-	2	-	-	-	2	2	1	2
Nux-v	3	3	1	-	1	1	2	3	2	3	2	2	3	-	3	3	2	1	1	-	3	1	-	-	2	-	2	2	-	2	2
Phos.	1	1	-	1	1	1	2	1	-	2	1	1	3	2	2	-	1	2	1	2	2	2	1	-	-	-	-	3	-	3	3
Plat.	1	2	2	2	1	-	1	2	-	1	-	2	2	-	1	-	1	-	1	-	3	2	3	-	-	-	1	-	-	2	2
Puls.	1	2	-	-	1	-	2	2	-	-	1	2	-	-	2	-	2	1	-	1	3	2	3	-	1	-	2	1	2	2	2
Sep.	1	2	4	2	-	1	-	2	1	2	-	-	-	-	3	-	1	1	2	1	3	1	3	-	1	-	1	-	2	-	2
Staph.	2	3	1	1	3	3	1	3	2	1	-	1	-	-	2	-	1	-	1	2	1	-	-	1	-	-	4	-	1	3	1
Sulph.	1	2	1	2	-	1	-	2	1	2	1	3	-	1	2	1	3	2	-	-	2	1	-	-	-	-	2	-	3	-	2

NATRIUM MURIATICUM
Repertorisation englisch

Kleinstes charakteristisches Syndrom

1. Malicious.
2. Company, aversion to.
3. Consolation agg.
4. Dwells on past disagreeable occurences.
5. Anger with silent grief, Ailments from.
6. Love, Ailments from disappointed.
7. Affectionate.

Groll-Folgen 1

8. Offended easily.
9. Reproaches, others.
10. Violent.
11. Hatred.

Groll-Folgen 2

12. Anxiety of conscience.

Reaktive Mechanismen

A. Furcht

13. Fear something will happen.
14. Fear, robbers, of.
15. Frightened easily.
16. Starting from noises.

B. Flucht

17. Hurry
2. Company, aversion to.
3. Consolation agg.
18. Dream, as if in a.
19. Estranged from her family.
20. Homesickness.

C. Entladung

21. Hysteria.
22. Weeping, alternating with laughter.
23. Weeping involuntary. (Sad, cannot cry.)

Intellekt

24. Concentration difficult, on attempting to, has a vacant feeling.
25. Memory, weakness of, expressing oneself, for.
26. Mistakes, speaking, intend, what he does not.

Depression

27. Mortification, Ailments from.
28. Sympathetic.
29. Indifference, pleasure, to.
30. Grief, Ailments from.
31. Loathing at life.

NATRIUM MURIATICUM
Vergleichende Materia Medica

Staphisagria

Staphisagria ist das einzige Mittel, das alle Symptome des »**Kleinsten charakteristischen Syndroms**« besitzt. Kent sagt über diesen Patienten: »Eine gesunde Person kann leicht mit einem Konflikt fertig werden, wenn sie weiß, daß das, was sie gemacht hat, richtig war; aber der *Staphisagria*-Patient explodiert in Stücke, wenn er sich kontrollieren muß, er zittert von Kopf bis Fuß, verliert seine Stimme sowie seine Arbeitsfähigkeit, kann nicht schlafen und bekommt Kopfschmerzen.« Der *Staphisagria*-Patient ist deprimiert, schlecht gelaunt und *sehnt sich nach Einsamkeit* (2). Er ist der Archetypus der *Empörung* und *denkt immer wieder an frühere Beleidigungen* (4). Das charakteristischste Symptom des *Staphisagria*-Patienten ist der *unterdrückte Ärger*, der in ihm einen tiefen *Schmerz mit stillem Kummer* (5) hervorruft. *Empörung* und *Unterdrückung der Gefühle* sind für diesen Patienten charakteristischer als *Rachsucht* (1) und *Herzlichkeit* (7). Deshalb fehlt ihm trotz seiner *Empfindlichkeit* (8) und seiner *Tadelsucht* (9) der Haß (11) des *Natrium-muriaticum*-Patienten. So ist es leicht verständlich, daß er nicht wie dieser an Schuldgefühlen und Gewissensängsten (12) leidet und deren reaktive Symptome nicht aufweist. Er ist *allzu schreckhaft* (15), um mit seinen Aggressionen umgehen zu können. Dadurch, daß er *andauernd über seine Probleme nachgrübelt* (4), *entfremdet er sich seinem Partner* (19) und lebt in der *Sehnsucht nach Frieden und dem verlorenen Heim, im Sinne verlorener Zuneigung* (20).

Intellekt. Auf intellektueller Ebene leidet der *Staphisagria*-Patient an der klassischen geistigen Abstumpfung, als ob sein Kopf, vor allem die Stirn, aus Holz wäre. Hingegen hat er nicht so große Schwierigkeiten, sich ausdrücken zu können; jedoch vergißt er vor allem, was er gelesen hat. *Gedemütigt* (27), *gleichgültig* (29), *krank vor Kummer* (30) und *lebensmüde* (31), wie der *Staphisagria*-Patient ist, ist es nicht erstaunlich, daß ihm ausgerechnet das Mitgefühl (28) fehlt, das beim *Natrium-muriaticum*-Patienten die Identifikation mit dem Schmerz der anderen ausdrückt, als Kompensation seiner Frustration und seines ständigen Sich-Erinnerns an die verlorene Liebe.

Leitsymptome von *Staphisagria* sind: Überempfindlichkeit aller Sinne, d. h. Empfindlichkeit der Fingerspitzen, also des Tastsinnes, sowie Überempfindlichkeit gegenüber Geräusch, Geschmack und Geruch. Verschlimmerung durch Berührung, Folgen von sexuellen Ausschweifungen, Folgen von Schnittverletzungen oder durch Ärger bedingten Durchfall, Blasenentzündungen nach sexuell frustrierenden Beziehungen, Hexenschuß nach sexuellen Ausschweifungen, Skrofeln und schmerzende Warzen.

Ignatia

Es handelt sich bei *Ignatia* um einen hysterischen Patienten mit Zwangsvorstellungen. Typisch sind jähe Wechsel in seinem Verhalten und die Plötzlichkeit der Veränderungen, der widersprüchliche Charakter, Wankelmütigkeit und eine extreme emotionale Sensibilität. Die Unterdrükkung psychischer Spannungen hat aufgrund der neurovegetativen Labilität eine typische hysterische Symptomatik zur Folge. Die Persönlichkeit des *Ignatia*-Patienten ist von unterdrückter Hysterie geprägt: gefühlsbetont, unbeständig und zwiespältig. *Natrium muriaticum*, *Pulsatilla* und *Ignatia* bilden allein die Rubrik *Folgen von stillem Kummer* (Silent grief), aber während beim *Ignatia*-Patienten die Hysterie ein Grundzug der Persönlichkeit ist, ist sie beim *Natrium-muriaticum*-Patienten nur eine Folgeerscheinung der Entladung. Die Reaktionsweise des *Ignatia*-Patienten ist hauptsächlich psychofunktionell, diejenige des *Natrium-muriaticum*-Patienten hingegen psychoorganisch.

Vom »**Kleinsten charakteristischen Syndrom**« fehlt bei *Ignatia* das Symptom 4, das beim *Natrium-muriaticum*-Patienten seine Fixierung auf die Vergangenheit ausdrückt, das Trauern um die verlorengegangene Liebe, das andauernde Wiederkäuen unangenehmer vergangener Begebenheiten, die seine Entwicklung schon in frühen Lebensphasen blockiert haben. Das Fehlen dieses Symptoms »Dwells« weist, zusammen mit der nur halbherzigen *Rachsucht* (1) (Malicious), auch in den anderen Symptomen des »Kleinsten charakteristischen Syndroms« auf die klassische labile, unbeständige und widersprüchliche Haltung des *Ignatia*-Patienten hin. Dieser reagiert bei Groll nicht mit Haß (11). Seine *Gewissensbisse* (12) stammen nicht von seiner Bösartigkeit, sondern eher von seiner emotionalen Überempfindlichkeit in Verbindung mit Selbstvorwürfen wegen der schauspielerischen Großtuerei und Einbildungskraft, die sein Leben durchzieht.

Die Symptome, die unter dem Titel »**Reaktive Mechanismen**« aufgeführt sind, erlauben es, die beiden Mittel auf einfache Weise voneinander zu unterscheiden. Bei den Ängsten fehlen *Ignatia* die Furcht, daß etwas passieren könnte (13), und das Auffahren durch Geräusche (16), ein typischer Alarmzustand des *Natrium-muriaticum*-Patienten angesichts seiner Schuldgefühle. Der *Ignatia*-Patient ist gegenüber emotionalen Verlusten sehr empfindlich, was seine *Furcht vor Dieben* (14) erklärt. Die *Schreckhaftigkeit* (15) hingegen ist eine Folge seiner allgemeinen Überempfindlichkeit.

Von den Fluchtsymptomen fehlt bei *Ignatia* das Gefühl der Entfremdung (19). Beim *Natrium-muriaticum*-Patienten weist dieses Symptom auf die tiefe Trennung zwischen ihm und seinen geliebten Mitmenschen hin, die durch seine nachtragende Haltung verursacht ist. Beide Mittel stimmen in den Symptomen der Entladung überein. *Ignatia* fehlt in jenen Rubriken des Intellekts, die beim *Natrium-muriaticum*-Patienten seine Abwendung von der Umwelt und seine organische Labilität (die beim *Ignatia*-Patienten nicht vorhanden ist) zum Ausdruck bringen.

Depression. Um die Betrachtung der Symptome der melancholischen Depression zu vervollständigen, stellen wir fest, daß *Ignatia* nicht in den Rubriken der Gleichgültigkeit dem Vergnügen gegenüber (29) und des Abscheus vor dem Leben (31) zu finden ist. Das sind Symptome, die beim *Natrium-muriaticum*-Patienten Ausdruck der pseudopsorischen Prägung seiner Depression sind. Die Klassiker betrachteten *Ignatia* aufgrund seiner Ähnlichkeit mit *Natrium muriaticum* als Komplementärmittel, obwohl es wegen der Ambivalenz und der Zwangsvorstellungen eher *Silicea* ähnelt, so daß sich eine Verbindung dieser drei großen Polychreste herstellen läßt.

Lycopodium

Sind beim *Natrium-muriaticum*-Patienten emotionale Frustrationen mit darauffolgender gesteigerter Aggressivität und deren Unterdrückung der Schlüssel zum Groll, dem bestimmenden Symptom dieses Mittels, so ist das Wesensmerkmal des *Lycopodium*-Patienten das Minderwertigkeitsgefühl. Um dieses herum baut er in offenem Wettkampf eine selbstherrliche, diktatorische oder unterwürfige Persönlichkeit auf. Während sich der

Natrium-muriaticum-Patient angesichts mangelnder Liebe absondert und Selbstgespräche führt, fühlt sich der *Lycopodium*-Patient im Gegensatz dazu erniedrigt, und seine Intelligenz stachelt ihn zum Kampf an. Diktatorisch, keinen Widerspruch tolerierend, gestützt auf seine Intelligenz und seine geistige Klarheit, rechtfertigt er seinen Hochmut durch seine Genauigkeit, Leistungsfähigkeit und Leidenschaft für die Arbeit. Sobald aber seine Spannkräfte nachlassen, seine Triebfedern sich lockern, verliert er seine Sicherheit, fühlt sich minderwertig, *zieht sich von den Leuten zurück* (1, 2) und *läßt sich nicht trösten* (3), um nicht durchschaut zu werden. Er *reagiert mit Wut auf die tiefgreifende Enttäuschung*, nicht verstanden zu werden (5). Der *Groll* (1) gärt in ihm wegen Ungerechtigkeiten, die er wirklich oder auch nur vermeintlich erlitten hat. Wenn er krank wird, bleibt er allein in seinem Zimmer und *denkt über seine Vergangenheit nach* (4). Im Grunde genommen ist der *Lycopodium*-Patient *ein herzlicher, liebevoller Mensch* (7), der nur zu stolz ist, um sich Liebesenttäuschungen einzugestehen (6). Der tuberkulinische *Lycopodium*-Patient kann mit dem *Natrium-muriaticum*-Patienten verwechselt werden, vor allem, weil beide in den Symptomen des *Beleidigtseins*, der *Tadelsucht* und der *Heftigkeit* (8, 9, 10) übereinstimmen.

Folgen des Grolls 1. Der *Lycopodium*-Patient hat nur in sehr geringem Maß die *Haßempfindungen* (11), die beim *Natrium-muriaticum*-Patienten den zutiefst bitteren Grundton seiner gesamten Lebenshaltung hervorrufen. Bei *Lycopodium* wiegt also nicht diese destruktive Aggressivität vor, die der Haß bei *Natrium muriaticum* darstellt, weshalb dieser Patient nicht unter Gewissensängsten (12) zu leiden hat.

Reaktive Mechanismen. Die Ängste und Alarmsymptome beim *Natrium-muriaticum*-Patienten sind eine Reaktion auf die unterdrückte Aggression. Der *Lycopodium*-Patient stimmt mit ihnen überein. Einzige Ausnahme ist die fehlende Angst vor Räubern (14), der eine Angst vor Verlust an Zuneigung zugrunde liegt. Der *Lycopodium*-Patient ist zu selbstherrlich, um sich Heimweh (20) einzugestehen. Die Angst vor Einsamkeit, ein Symptom, das den grundlegenden Unterschied zum *Natrium-muriaticum*-Patienten darstellt, verhindert, daß er sich von seiner Familie entfremdet (19). Bei den Entladungssymptomen fehlt *Lycopodium* in der Rubrik des unfreiwilligen Weinens (23). Wenn er ermahnt wird oder wenn er sich durch eine noble Geste geschmeichelt fühlt, läßt die Gefühlskontrolle beim *Lycopodium*-Patienten nach.

Intellekt. Kein Mittel füllt in dem Maße die Seiten der Rubriken des

Gedächtnisses, des Vergessens oder der Fehler wie *Lycopodium*. Der Patient gebraucht die Worte an der falschen Stelle, vergißt Namen. Die Schwäche seines Gedächtnisses und seine labile Leberfunktion bilden den Kern seiner psychobiologischen Minderwertigkeit. Dies versucht der *Lycopodium*-Patient nicht wie der *Natrium-muriaticum*-Patient zu verbergen, sondern er gerät außer Fassung und kann sich aufgrund seiner *Gedächtnisschwäche nicht ausdrücken* (25). In der Gruppe der **Depressionssymptome** stellt bei *Lycopodium* das Fehlen der Gleichgültigkeit gegenüber Vergnügen (29) einen wesentlichen Unterschied zu *Natrium muriaticum* dar. Geben wir dem *Lycopodium*-Patienten unsere Unterstützung und aufrichtige Zuneigung, wird er sich zufrieden fühlen, der *Natrium-muriaticum*-Patient hingegen immer schlechter.

Nux vomica

Kleinstes charakteristisches Syndrom. Die psychobiologische Persönlichkeit des *Nux-vomica*-Patienten läßt sich durch gänzliche Überempfindlichkeit und Reizbarkeit, durch Kälte und antiperistaltische Kontraktionen des Verdauungsapparates charakterisieren. *Nux vomica* stimmt in allen Symptomen des »Kleinsten charakteristischen Syndroms« mit *Natrium muriaticum* überein, mit Ausnahme von »Dwells« (4), das beim *Natrium-muriaticum*-Patienten seine gefühlsmäßige Fixierung auf die Vergangenheit ausdrückt. Der *Nux-vomica*-Patient ist mutig und verwegen. Er ist ein Vorgesetzter, eine typische Führungspersönlichkeit, ständig brodelnd und fiebrig arbeitend. Er führt seine Angestellten mit wütenden und impulsiven Befehlen. Wegen seiner übertriebenen Empfindlichkeit ist er fähig, intensiv zu lieben, zu hassen und auch mitzufühlen. Er stimmt auch in den Rubriken 1 bis 12 mit dem *Natrium-muriaticum*-Patienten überein. Aber die Haltung und das Temperament des *Nux-vomica*-Patienten sind völlig von diesem verschieden. Im Gegensatz zum ewig grübelnden *Natrium-muriaticum*-Patienten ist der *Nux-vomica*-Patient optimistisch, ungeduldig und zäh. Er ist ein Kopfmensch, sitzt meistens, ist mehr geistig als körperlich ausgelastet und befindet sich in ständigem emotionalem Streß. Sein neurovegetatives Ungleichgewicht wird darüber hinaus durch toxische Einflüsse (Kaffee, Alkohol, Gewürze) verstärkt.

Reaktive Mechanismen. Die Analyse der reaktiven Mechanismen auf die Aggression wird uns deren Bedeutung erläutern. *Nux vomica* fehlt bei der

Furcht vor Räubern (14). Dieses Symptom ist Ausdruck der Angst vor dem Verlust des geliebten Objekts aufgrund der Aggressionsprojektion. Die Alarmsymptome *Schreckhaftigkeit* (15) und *Auffahren durch Geräusche* (16) zeigen die Überempfindlichkeit des *Nux-vomica*-Patienten gegenüber der Umwelt, die ebenso stark ausgeprägt ist, wie wir sie beim *Phosphor*-Patienten vorfinden. Der *Nux-vomica*-Patient ist wegen seiner *Ungeduld* (17) *ständig in Eile*. Er entfernt sich von der Gesellschaft, »weil er Ruhe und Stille wünscht« (EK, S. 70), bis er sich sogar *seiner Familie entfremdet* fühlt (19). Das Fehlen von Heimweh (20) zeigt jedoch, daß diese Entfremdung nicht unbedingt Folge einer gefühlsmäßigen Frustration sein muß. Bei den Entladungssymptomen macht die charakteristische Impulsivität verständlich, daß *Nux vomica* in der Rubrik des unfreiwilligen Weinens (23) fehlt.

Intellekt. Beim Lernen hat der *Nux-vomica*-Patient Konzentrationsschwierigkeiten. Er verwechselt die Reihenfolge der Worte beim Sprechen, was jedoch eher auf seinen permanenten Streß als auf eine intellektuelle Schwäche zurückzuführen ist. Wie der *Natrium-muriaticum*-Patient hat er *Schwierigkeiten, sich auszudrücken* (25). Wie *Lycopodium* fehlt *Nux vomica* bei der Gleichgültigkeit gegenüber Vergnügen (29), die der Melancholie und Depression beim *Natrium-muriaticum*-Patienten eine andere Färbung gibt.

Kurz: *Nux vomica* ist ein tuberkulinisch-sykotisches Mittel. Durch einige gemeinsame Symptome hat es eine Ähnlichkeit mit *Natrium muriaticum*. Diese verschwindet jedoch, wenn die sykotische Prägung des *Nux-vomica*-Patienten durch seine Gewissenhaftigkeit in Kleinigkeiten und durch sein Bedürfnis, beschäftigt zu sein, offensichtlich wird.

Platina

Bei *Platina*-Patientinnen handelt es sich meistens um Frauen, die vom Stolz dominiert werden. Sie haben sehr wechselhafte Launen und leiden unter einer starken geistigen und sexuellen Erregung. Die geistigen Störungen treten gleichzeitig oder alternierend mit physischen Symptomen im Bereich der Gebärmutter oder der Eierstöcke auf. Es sind ungestüme, arrogante, sich geringschätzig verhaltende und hysterische Frauen. Ihre Ich-Überblähung zeigt sich somatisch im Gefühl, daß ein Teil des Körpers oder der ganze Körper an Umfang zunimmt, während die Umgebung oder andere Menschen kleiner und unbedeutender erscheinen. Was den *Platina*-Patienten charakterisiert, ist seine Selbstsucht und sein ausgeprägtes Gefühl von Überlegenheit. Dies sind zwei sykotische Komponenten, mit denen er versucht, sein Gefühl von Verwaisung und Verlassenheit zu verbergen (Forsaken, feeling). Dieser bemerkenswerte Widerspruch zwischen zwei entgegengesetzten Polen seiner Persönlichkeit bedingt angesichts des hysterischen Hintergrundes die Wechselhaftigkeit seiner Gemütszustände. Eine verzückte Fröhlichkeit kann innerhalb von Sekunden einer melancholischen, hypochondrischen Traurigkeit weichen. Er lacht, singt, tanzt und pfeift, und plötzlich gerät er wegen einer Kleinigkeit in heftigen Zorn mit Zerstörungs- und Mordgelüsten. Die Fröhlichkeit verwandelt sich plötzlich in eine Depression mit Verlangen nach Einsamkeit, Gleichgültigkeit anderen Leuten gegenüber, untröstlichem Weinen, einem Gefühl von Verlassenheit sowie endlosen, traurigen Erinnerungen an die Vergangenheit. Er hat Angst vor dem Tod oder davor, daß ihm etwas zustoßen könnte. Er befürchtet, der Ehepartner verlasse ihn und kehre nicht zurück. Dieser Zustand wird von Herzklopfen und Zittern begleitet. Religiöse Wahnideen wechseln ab mit Obszönitäten und sexueller Perversion.

Das ist *Platina* in großen Zügen. Wir sehen, daß das Mittel fast alle Symptome des »**Kleinsten charakteristischen Syndroms**« abdeckt, mit Ausnahme der Beschwerden infolge von enttäuschter Liebe (6), weil der Stolz des *Platina*-Patienten keine Niederlage zulassen kann. Sogar Groll ist selten, da Arroganz und Überlegenheitsgefühle seine ganze Symptomatologie beherrschen. Deshalb führt der Groll des *Platina*-Patienten weder zu Vorwürfen noch zu Haß, weil er sich nie so intensiv mit den anderen auseinandersetzt. Der *Platina*-Patient gesteht sich nicht ein, sich im Kreise um seine Umwelt zu drehen, er läßt sich nur äußerst ungern auf sie ein.

Reaktive Mechanismen. Das schnelle *Beleidigtsein* (8) und die *Heftigkeit* (10) müssen beim *Platina*-Patienten im Zusammenhang mit seiner hysterischen Persönlichkeitsstruktur gesehen werden. Er ist *schreckhaft* (15) und fürchtet sich vor allem vor Dämonen, Geistern und Menschen. Bei den Fluchtsymptomen stimmt er in der *Entfremdung von der Familie* (19) mit dem *Natrium-muriaticum*-Patienten überein. Aber das Fehlen von Heimweh (20) läßt darauf schließen, daß bei ihm nicht Groll die Ursache ist, sondern daß er sich, wie Kent sagt, in Geringschätzung der eigenen Familie und in seinem Hochmut einer anderen Familie angehörig fühlt. Selbstverständlich stimmt er in der hysterischen Symptomatologie mit dem *Natrium-muriaticum*-Patienten überein.

Intellekt. Das Gedächtnis des *Platina*-Patienten ist schwach, aber besondere Modalitäten fehlen. Dies bringt uns auf die Idee, daß er sich wegen seines hysterischen Narzißmus nicht für die Beziehungen zu seiner Umwelt interessiert.

Diesen Gedanken finden wir durch Besonderheiten seiner **depressiven Zustände** bestätigt: Er ist zu stolz, um sich um andere zu grämen (28). Die gewaltige Diskrepanz zwischen dem, was er zu sein glaubt, und dem, wie die Welt ihn sieht, führt dazu, daß er sich unverstanden und verlassen fühlt. Er wird *krank vor Kummer* (30), ist des Lebens *überdrüssig* und *möchte sterben* (31).

Sepia

Innerhalb der depressiven Mittel steht *Sepia* ohne Zweifel *Natrium muriaticum* am nächsten. Vom »**Kleinsten charakteristischen Syndrom**« fehlen ihm die Symptome 5 und 7. Das Bedürfnis nach Zuneigung (7) ist der Kernpunkt der Persönlichkeit, der Antriebsmotor des *Natrium-muriaticum*-Patienten. Frustration in der Liebe, verstärkte Aggressivität, Unterdrückung der aggressiven Impulse: Diese Sequenz ist für diesen Patienten typisch. Der wesentliche Kern der Persönlichkeit des *Sepia*-Patienten hingegen ist die Gleichgültigkeit allem gegenüber. Dies sieht man am ausdrucksvollsten in der Abneigung gegenüber den eigenen Familienmitgliedern. Daher richtet sich das Ressentiment der *Sepia*-Patientin (ein Symptom, das im Repertorium von Kent nicht erscheint) nicht auf das enttäuschende Liebesobjekt, sondern auf das Leben selbst, das ihr aufgrund ihrer Frigidität die Fähigkeit zu lieben genommen hat. Die emotionale Gleichgültigkeit führt zur Abneigung gegenüber dem Partner, auf den sie ihren männlichen, kastrierenden Neid projiziert. Sie *sucht* deshalb *die Einsamkeit* (2). *Trost geht* dem *Sepia*-Patienten *auf die Nerven* (3), und er *lamentiert über sein unglückliches Leben* (4). Auf die andauernden Frustrationen reagiert er mit *stiller Wut und Leiden* (5), bis er schließlich *wegen der enttäuschenden, gescheiterten Liebe* krank wird (6).

Folgen des Grolls. Der *Sepia*-Patient ist *leicht beleidigt* (8) und immer zu *Vorwürfen* (9) und *Heftigkeit* (10) bereit. Haß (11) kennt er nicht, er kann aber auch nicht lieben. Diese Gleichgültigkeit erklärt das Fehlen von Schuldgefühlen (12).

Reaktive Mechanismen. Trotz der *schreckhaften Veranlagung* (15) des

Patienten fehlt *Sepia* in den Rubriken der Furcht und der Alarmsymptome. Obwohl der *Sepia-* mit dem *Natrium-muriaticum*-Patienten die Furcht vor Gewittern teilt, fühlt er sich dennoch widersinnigerweise gleichzeitig bei der »Musik von Blitz und Donner« wohl. Er teilt mit dem *Natrium-muriaticum*-Patienten alle **Fluchtsymptome**. Das *Gefühl, in einem Traum zu sein* (18), das auch bei *Sepia* vorkommen kann, drückt bei *Natrium muriaticum* die Distanz von der Wirklichkeit und seine Sehnsucht nach der Vergangenheit und der unmöglichen Liebe aus. Die beiden Mittel stimmen auch in den **Entladungssymptomen** überein. In bezug auf den **Intellekt** kennt der *Sepia*-Patient - außer gelegentlichen *Ausdrucksschwierigkeiten* (25) - keine Probleme.

Die **Depressionssymptome** können beim *Sepia*-Patienten *durch Kränkung* (27), *durch Kummer* (30) oder grundlos entstehen.

Wir haben hier das Bild des pseudopsorischen *Sepia*-Patienten skizziert, aber wenn das sykotische Miasma vorherrscht, unterscheidet sich der *Sepia*-Patient rasch vom *Natrium-muriaticum*-Patienten: Mit kompensierender peinlicher Genauigkeit, zwanghaftem Arbeiten und Intoleranz gegenüber Widerspruch stürzt er sich in einen zerstörerischen Wettkampf mit dem anderen Geschlecht, wird putz- und arbeitswütig, verbittert, kalt und berechnend und gleicht dann mehr dem *Nux-vomica-* und *Thuja-* als dem *Natrium-muriaticum*-Patienten.

Belladonna

Belladonna ist das Mittel, das im Kentschen Repertorium in den Rubriken der Gemütssymptome am häufigsten zitiert wird - genaugenommen 627mal. Bei *Belladonna*-Patienten handelt es sich um plethorische Personen mit Blutandrang zum Kopf - von liebenswürdigem Charakter, wenn sie gesund, nervös und reizbar, sobald sie krank sind. Der Kopf ist heiß, und die Füße sind kalt. Sie erkälten sich leicht am Kopf. Das akute Erscheinungsbild von *Belladonna* ist wohlbekannt. Zur Abwechslung möchten wir das chronische Erscheinungsbild skizzieren: Wenn der *Belladonna*-Patient sich wohlfühlt, ist er ruhig, erkrankt er aber, so wird er apathisch und gleichgültig, weint, wenn er gescholten wird, fürchtet Gesellschaft sowie jedes Geräusch und wünscht Einsamkeit, obwohl er sie auch fürchtet, aber am meisten stören ihn Trost oder Berührung. Er wird zänkisch, launenhaft, ungestüm und widerspenstig. Sein Eigensinn gleicht dem des *Calcarea-*

Patienten. Er ist mit sich selbst unzufrieden und weint voller Protest. Sein Lebensüberdruß kann zum Suizid durch Ertrinken führen. Die Veränderlichkeit und das Alternieren der Symptome ist ein typischer Wesenszug, der seine psorische Prägung charakterisiert: Er ist deprimiert oder aufgeregt, ungeduldig, in Eile und ängstlich.

Vom »**Kleinsten charakteristischen Syndrom**« fehlen die Symptome 4 und 7, die beim *Natrium-muriaticum*-Patienten Ausdruck seiner Fixierung auf die Vergangenheit sind, aus der seine emotionalen Frustrationen herrühren.

Folgen des Grolls. Das Fehlen von Vorwürfen (9), von Haß (11) sowie von Gewissensangst (12) erklärt, daß die Heftigkeit des *Belladonna*-Patienten durch emotionale, aggressive Überempfindlichkeit verursacht ist und sich nicht wirklich gegen seine Umwelt richtet.

Reaktive Mechanismen. Das könnte auch erklären, daß der *Belladonna*-Patient weder aufschreckt (16) noch befürchtet, ihm könne etwas passieren (13). Er hat keine bedeutenden seelischen Frustrationen erlitten und fühlt sich auch nicht seiner Familie entfremdet (19). Obwohl er alle Symptome besitzt, die wir beim *Natrium-muriaticum*-Patienten unter **Entladung** zusammengefaßt haben, richtet sich seine melancholische **Depression** gegen sich selbst, nicht gegen andere. Der *Belladonna*-Patient ist Opfer seiner eigenen geistigen Erregung.

Conium

Conium paßt zu vorzeitig gealterten Personen, ledigen Männern und Frauen im Alter der Wechseljahre, die nach langer Krankheit geschwächt und deprimiert sind. Der *Conium*-Patient ist geistig und körperlich träge, dünn und blaß. Seine Auffassungsgabe ist verlangsamt, seine Vergeßlichkeit bezieht sich vor allem auf Daten. Er vernachlässigt seine Aufgaben und Geschäfte, sie sind ihm gleichgültig, da er zu geistiger Anstrengung unfähig ist. Er ist traurig, apathisch und teilnahmslos. Obwohl er im Grunde die Einsamkeit fürchtet, möchte er allein sein, damit niemand ihn anspricht. Mit der Zeit verarmt er geistig, er verblödet, und es überkommt ihn eine tiefe Traurigkeit. Es ergibt sich eine Entwicklung zur Idiotie mit schwerer Depression ohne ersichtlichen Grund. Er pflegt in einer Ecke seines Zimmers wie eingeschlafen sitzenzubleiben, und sobald man ihn trösten will, verschlechtert sich sein Zustand. Er ist schlecht gelaunt, empfindlich, alles verärgert und beleidigt ihn. Der geringste Widerspruch ist ihm lästig. Er ist äußerst schwach, fühlt sich am Morgen, nach einem Marsch oder nach Stuhlgang schlechter. Es kommt zu Lähmungserscheinungen, die an den Beinen beginnen und aufwärts steigen, mit Zittern, Jucken und Einschlafen der Beine. Der Appetit ist schwach, die Verdauung gestört und gärend. Lähmung der Blase und der Augenlider; sexuelle Impotenz. *Conium* ist das Mittel bei Unterdrückung der Sexualität, die Erschöpfung, Lähmung, Apathie und Traurigkeit zur Folge hat. Verschiedene Leitsymptome können Hinweise zur Verschreibung geben: Schwindel beim Seitwärtsdrehen des Kopfes oder beim Sich-Umdrehen im Bett; Herunterhängen der Augenlider; starke Photophobie; wenig schmerzhafte szirrhotische Knötchen; Schweißausbruch, sobald er die Augen schließt; Gefühl, als seien die abgehenden Blähungen kalt; starkes sexuelles Verlangen mit erotischen Ideen und Impotenz.

Kleinstes charakteristisches Syndrom. Um in dieser knappen Zusammenstellung von *Conium* das Mittel in seinen Unterschieden zu *Natrium muriaticum* besser zu verstehen, ist es von Vorteil, Clarke, Kent, Nash, Duprat und Voisin gelesen zu haben. Wir können *Conium* im Repertorium in der Rubrik der *Verschlimmerung durch Trost* nachtragen, Kent beschreibt dies deutlich in seiner Materia Medica. Der *Conium*-Patient ist tief geschwächt und kaum fähig, *Groll* (1) zu entwickeln. Er hat keine Beschwerden infolge von Zorn mit stillem Kummer (5). Das *Verweilen bei vergangenen unangenehmen Ereignissen* (4) und die *Abneigung gegenüber Gesellschaft* (2) haben einen Zusammenhang mit der Erinnerung an seine verlorene Gesundheit. Der Abbruch von emotionalen Beziehungen, die ihn verpflichten könnten, zeigt seine psychophysische Armut. Deshalb fehlt *Conium* auch in der Rubrik Herzlich (7). Wie der *Natrium-muriaticum*-Patient weint der *Conium*-Patient meistens dann, wenn er allein ist. Das Fehlen der Symptome, die die gesteigerte aggressive Spannung des *Natrium-muriaticum*-Patienten ausdrücken, bestätigt uns folgende, von Kent stammende Charakterisierung des *Conium*-Patienten: Seine schlechte Laune und sein Beleidigtsein enden in Traurigkeit und Schwäche.

Reaktive Mechanismen. Die *Gewissensängste* (12) beruhen vielleicht auf moralischen Skrupeln aufgrund seiner Introvertiertheit. Er ist voller *Ängste* (14, 15, 16) aufgrund seiner Wehrlosigkeit, nicht aber wegen einer gesteigerten Aggressivität. Daher fehlt *Conium* bei der Furcht, daß etwas passieren könnte (13), die beim *Natrium-muriaticum*-Patienten die Reaktion auf seine unterdrückte Wut ist. In den Fluchtsymptomen stimmt

Conium weitgehend mit *Natrium muriaticum* überein, doch das Fehlen von Heimwehgefühlen (20) befreit ihn auch hier von den emotionalen Bindungen eines *Natrium*-Patienten. Das *Gefühl der Entfremdung* (19) und das *Gefühl, wie in einem Traum zu leben* (18), sind beim *Conium*-Patienten seiner emotionalen und intellektuellen Schwäche zuzuschreiben. Es ist kein Zufall, daß *Conium* in der Rubrik des unwillkürlichen Weinens fehlt, also bei einem Symptom, das wir bei *Natrium muriaticum* unter »Entladung« aufgeführt haben. Beim *Natrium-muriaticum*-Patienten ist es ein Zeichen seiner Trauer um die verlorengegangene Liebe.

Phosphor

Phosphor besitzt ebenfalls sechs Symptome des »**Kleinsten charakteristischen Syndroms**«. Einzig das Symptom 3 (Trost, freundliche Worte verschlimmern) fehlt. Nach *Nux vomica* ist *Phosphor* dasjenige Mittel, das die meisten *Natrium*-Symptome im Repertorium besitzt. Der *Phosphor*-Patient ist groß, schlank, asthenisch, überempfindlich, von großer nervöser Reizbarkeit und Übererregtheit aller Sinne. Er ist leidenschaftlich, ungestüm, mit plötzlichen Anfällen sowohl von Begeisterung als auch von Aggressivität oder Weinen. Nach Paschero ist das die paroxystische Reaktion, die dem paralytischen Verfall des Patienten vorausgeht. Charakteristisch für den *Phosphor*-Patienten ist eine fast übersinnliche Kommunikation mit der Umwelt. Die Verschlimmerung, wenn er allein ist, die Furcht vor Einsamkeit, der Wunsch, magnetisiert zu werden, seine Hellsichtigkeit und seine künstlerische Neigung führen ihn zur Erschöpfung seiner Sensibilität, seiner Empfindungskraft, und er zieht sich dann in seine mystische Welt zurück. In den anderen fünf Symptomen der ersten Gruppe scheint er mit *Natrium muriaticum* übereinzustimmen; allerdings reagiert er auf eine Gefühlsenttäuschung eher mit Apathie und Gleichgültigkeit als mit *Groll*.

Bei den Symptomen der gesteigerten Aggressivität fehlt *Phosphor* bei dem Symptom des Tadelns anderer (9). Der *Phosphor*-Patient beschuldigt niemanden wegen seiner Fehler.

Reaktive Mechanismen. Es fällt auf, daß der *Phosphor*-Patient trotz seiner gewaltigen Ängste nicht durch Geräusche auffährt (16); der Grund hierfür liegt in seinem positiven Verhältnis zur Umwelt: Er steht nicht auf Kriegsfuß mit der Gesellschaft, sondern pflegt gute Beziehungen zu ihr.

Seine künstlerische Schöpfungskraft und die mystische Ekstase erklären die Empfindung, *sich der Familie entfremdet zu fühlen* (19) oder *wie in einem Traum zu leben* (18). Der *Phosphor*-Patient stimmt in allen Symptomen der Entladung mit dem *Natrium-muriaticum*-Patienten überein, er ist ein sehr extrovertierter Mensch.

Intellekt. Der *Phosphor*-Patient vergißt, was er gelesen hat, und macht Fehler beim Schreiben, aber das Fehlen spezifischer Störungen seines Intellekts legt nahe, daß seine Gedächtnisschwäche auf die psychische Erschöpfung und nicht auf eine Beziehungsstörung zurückzuführen ist.

Der starke Verschleiß, den das emotionale Ungleichgewicht von *Phosphor* mit sich bringt, führt zu Schwankungen zwischen Ekstase mit dem Gefühl von Hellsichtigkeit und Zuständen von Apathie und **Melancholie** mit Gleichgültigkeit allem gegenüber. Traurigkeit und Melancholie vermischen sich mit heftigem Weinen, das von unwillkürlichem Lachen unterbrochen wird. Aus einem Zustand von Stupor und stammelndem Delirium erwacht er nur für Augenblicke, um darauf erneut in Lethargie zu verfallen. Er ist apathisch, langsam, möchte nicht sprechen. Er hat große Angst vor dem Alleinsein, empfindet Lebensunlust und hegt den Wunsch zu sterben. Er ist impulsiv, mit Wutausbrüchen und darauffolgender Reue usw. Neben der Angst vor Einsamkeit unterscheiden die Symptome der melancholischen Depression *Phosphor* ganz deutlich von *Natrium muriaticum*. Kränkungen rufen beim *Phosphor*-Patienten keine Beschwerden hervor, denn im Grunde liebt er die Welt oder identifiziert sich mit ihr in einem kosmisch-übergeordneten Sinn. Er leidet aber unter Kummer, weil er der große und wahre *Mitfühlende* ist (28). Sein ausgesprochener Sinn für Ästhetik erklärt, daß *Phosphor* in der Rubrik der Gleichgültigkeit gegenüber jedem Vergnügen (29) fehlt.

Aurum

Kleinstes charakteristisches Syndrom. *Aurum* fehlen das Bedürfnis nach Zuneigung (7) und die Fixierung auf die Vergangenheit (4), Symptome, die für *Natrium muriaticum* charakteristisch sind. »Es hat keinen Sinn, daß Du mir heute die Liebe zu geben versuchst, die Du mir damals versagtest, als ich Dich darum bat«, würde der *Natrium-muriaticum*-Patient sagen, wenn er sich über Trost ärgert. Beim *Aurum*-Patienten hingegen hat das Gefühl der Verlassenheit, das auf seinen *Schuldgefühlen* (12) beruht, eine weitaus größere Bedeutung als Gefühle von Frustration.

Seine Gewissensangst, das Schuldgefühl, »als ob er ein Verbrechen begangen hätte«, ist das Hauptmerkmal der Persönlichkeit des *Aurum*-Patienten. Die Aggressivität, die durch das syphilitische Miasma gesteigert wird, ist gegen das eigene Ich gerichtet, sie bewirkt anfangs einen Zustand der Melancholie und später die Selbstzerstörung. Das *Beleidigtsein* (8), der *Vorwurf gegenüber anderen* (9), die *Heftigkeit* seiner Reaktionen (10) und der *Haß* (11) drücken die Wut, die Empörung und die destruktive Aggressivität beim *Aurum*-Patienten aus. Diese beim *Natrium-muriaticum*-Patienten herausragenden Symptome sind jedoch beim *Aurum*-Patienten zweitrangig im Verhältnis zu den Schuldgefühlen, die sie hervorrufen. Niemand hat so sehr das Gefühl, zu nichts zu taugen, wie der *Aurum*-Patient. Er fürchtet, schlecht gehandelt, seine Verpflichtungen vernachlässigt und die Zuneigung seiner Freunde und Angehörigen verloren zu haben. Und keiner denkt so sehr wie er - im Gegensatz zum *Natrium-muriaticum*-Patienten - an Selbstmord als letzte Rettung.

Reaktive Mechanismen. Der *Aurum*-Patient *fürchtet sich vor Räubern* (14), ist sehr *schreckhaft* (15) und *fährt bei Geräuschen auf* (16). Das Fehlen der Furcht, es könnte etwas passieren (13), hängt möglicherweise damit zusammen, daß seine Aggression unterdrückt ist und, nach innen gerichtet, selbstzerstörerisch wirkt.

Die Tatsache, daß der *Aurum*-Patient das Gefühl, wie in einem Traum zu leben (18), nicht kennt, legt den Gedanken nahe, daß sein Drama sich im Vergleich zum *Natrium-muriaticum*-Patienten konkreter auf der psychosomatischen Ebene abspielt. Der *Aurum*-Patient fühlt sich seiner Familie nicht entfremdet (19), sondern er leidet unter *Sehnsucht* (20) nach der verlorenen Sicherheit und glaubt, daß man ihm nicht mehr vertraut. Deshalb sehnt er sich danach, seine Freunde zu sehen, und weint, wenn er sie trifft (Weeping, meeting people: 2). Der *Natrium-muriaticum*-Patient hingegen flüchtet vor den ihm Nahestehenden und weint sogar, wenn er nur angeschaut wird. Das *Weinen, das mit Lachen abwechselt* (22), und das *unwillkürliche Weinen* (23) haben bei den beiden Mitteln folglich verschiedene Bedeutungen.

Der *Aurum*-Patient hat nicht die spezifischen Schwächen des **Intellekts** wie der *Natrium-muriaticum*-Patient. Seine durch das syphilitische Miasma bestimmten Schwächen sind umfassend und unspezifisch.

Von den **Depressionssymptomen** fehlen *Aurum* das Mitgefühl (28) und die Gleichgültigkeit (29), was die bei der Analyse des »Kleinsten charakteristischen Syndroms« angestellten Überlegungen nur bestätigt.

Der *Aurum*-Patient ist weder gefühlsbetont, noch hängt er der Vergangenheit nach. Trost interessiert ihn nicht, oder er weist ihn zurück. Seine *Beschwerden infolge von Kränkung* (27) oder *Kummer* (30) sowie sein *Abscheu vor dem Leben* (31) haben ihre Ursache in seiner durch das syphilitische Miasma gestörten Biologie. Seine Schuldgefühle können so stark werden, daß er seinem Leben ein Ende setzen will und sich von einem Balkon stürzt.

China

Der *China*-Patient zeigt das klassische Bild von progressiver Blutarmut mit großer Blässe und Schwäche, die durch jeglichen Verlust von Körperflüssigkeiten ausgelöst werden kann. Es entsteht eine Reizbarkeit und Überempfindlichkeit, »als ob die Nerven an der Oberfläche der Haut wären«. Der *China*-Patient ist überempfindlich gegen Berührung, Bewegung, kalte Luft und Gerüche. Er zeigt eine große Schwäche sowie Abmagerung und neigt zu Anasarka. Das Gesicht ist runzelig, bleich und kränklich. Der neuromuskulären Übererregbarkeit mit Schmerzen, Zwikken, Krämpfen, Zerren und Zucken liegt eine paralytische Schwäche zugrunde. Es entstehen Schwäche, Hinfälligkeit und Schwindel, die nicht im Verhältnis zum Verlust an Elektrolyten oder Körperflüssigkeiten stehen.

Die Gemütssymptome sind nicht von den körperlichen Symptomen zu trennen, da jeder Mensch eine psychobiologische Einheit darstellt. Der *China*-Patient ist eine kraftlose, reizbare Person. Er zeigt eine hypochondrische Symptomatik mit einem apathischen Gemütszustand und Unempfindlichkeit. Auf seine Kraftlosigkeit reagiert er mit Gleichgültigkeit und Abneigung gegen Gesellschaft. Er fühlt sich unglücklich, ungeliebt und von allen ausgenutzt. Das eigene Unglück projiziert er auf andere mit ständigen Beleidigungen und Vorwürfen. Er verhält sich geringschätzig und nörglerisch und leidet an der Wahnidee, verfolgt zu werden, die sich symbolisch in der Angst vor Hunden ausdrückt. Wenn er den physischen Verfall nicht zum Stillstand bringen kann, erträgt er keine emotionalen Verluste mehr und wird untröstlich. Höchst charakteristisch ist die geistige Überaktivität trotz der reizbaren Schwäche. Besonders nachts ist sein Geist voller fiebriger Einbildungen, vielfältiger Pläne, Theorien über wunderbare Dinge, die er eines Tages verwirklichen möchte.

Der *China*-Patient teilt die ersten fünf Symptome des »**Kleinsten charakteristischen Syndroms**« mit dem *Natrium-muriaticum*-Patienten, aber das Fehlen der übrigen bezeugt, daß seine Haltung trotz seiner Untröstlichkeit nicht einer emotionalen Frustration, sondern verletztem Selbstwertgefühl zuzuschreiben ist.

Folgen des Grolls. Der *China*-Patient fühlt sich ungeliebt und ausgenutzt, und verächtlich nörgelnd zeigt er seine Aggressivität in bitterer Anklage mit ständigen *Beleidigungen* (8) und *Vorwürfen* (9), wobei er auch *heftig* (10) werden kann. Es handelt sich bei ihm jedoch nicht um ein sehr ausgeprägtes Nachtragen, wie es das Fehlen des Hasses (11) bezeugt, der beim *Natrium-muriaticum*-Patienten Ausdruck des tiefen Grolls ist.

Die *Gewissensangst* (12) erzeugt zwei wesentliche Symptome, die *China* von *Natrium muriaticum* unterscheiden: die Furcht vor Hunden und das Gefühl, verfolgt zu werden. Kurz, der *China*-Patient benimmt sich vor dem Hintergrund seiner Aggression und Schwäche wie ein theoretisierender Philosoph, ein nachtschwärmerischer Architekt, der mit großer Genauigkeit tausend Luftschlösser plant und sich durch Beschäftigung besser fühlt. Er gleicht darin ein wenig dem *Sulphur*-Patienten, mit dem er das Planen teilt, aber er schließt sich nicht wie dieser in seinen Elfenbeinturm ein, sondern rettet seine Selbstachtung, indem er andere für sein Unglück verantwortlich macht.

Hyoscyamus

Kleinstes charakteristisches Syndrom. Wir haben *Hyoscyamus* bereits im Vergleich mit *Lycopodium* ausführlich beschrieben. In chronischem, nicht-delirantem Zustand kann der *Hyoscyamus*-Patient, angetrieben durch seinen *Zorn mit stillem Kummer* (5) oder durch eine schlimme *Liebesenttäuschung* (6), voller *Ressentiment* (1) die *Einsamkeit suchen* (2) und Opfer seines *Grolls* (1) werden. Für seine Reaktionsweise typisch sind jedoch Eifersucht, Mißtrauen und die Wahnidee, verfolgt oder vergiftet zu werden. Diese Symptome unterscheiden ihn ganz erheblich vom *Natrium-muriaticum*-Patienten. Das Ressentiment des *Hyoscyamus*-Patienten ist von einem starken Gefühl des Verlassenseins geprägt. Und obwohl er, ebenso wie der *Natrium-muriaticum*-Patient, mit sich selbst oder mit toten Personen spricht, hat er nicht die Verschlimmerung durch Trost (3), die für dessen Wut typisch ist. Die Angst vor Einsamkeit, die Besserung in

Gesellschaft und das Verlassenheitsgefühl verleihen dem Groll des *Hyoscyamus*-Patienten einen besonderen Ton.

Folgen des Grolls. *Hyoscyamus* ist ein typisches »Nachtschattengewächs«, und so entlädt sich die Aggression des *Hyoscyamus*-Patienten unkontrolliert in Form von *Vorwürfen* (9) und *Heftigkeit* (10). Er empfindet aber keinen Haß (11). Es fehlt bei diesem Patienten die tiefe Verbitterung, die für den *Natrium-muriaticum*-Patienten charakteristisch ist. Mit anderen Worten, seine Aggressivität ist Folge seiner aktuellen zerebralen Erregung und nicht Ergebnis von Ressentiments. Dies erklärt, warum *Hyoscyamus* bei der reaktiven Furcht, es könnte sich etwas ereignen (13), und beim Auffahren durch Geräusche (16) fehlt. Diese Symptome drücken beim *Natrium-muriaticum*-Patienten den Alarmzustand infolge der Unterdrückung seiner aggressiven Impulse aus. Weil er im Grunde sehr abhängig ist und die Einsamkeit fürchtet, fehlen beim *Hyoscyamus*-Patienten auch die folgenden Fluchtsymptome: Entfremdung von der Familie (19) und Trost verschlimmert (3).

Intellekt. Der *Hyoscyamus*-Patient leidet an einer umfassenden Gedächtnisschwäche. Er vergißt, was er gelesen, gesagt, gehört oder gedacht hat; er hat jedoch keinerlei Ausdrucksschwierigkeiten.

Depression. Sein *Kummer* (30) kann einen depressiven Zustand hervorrufen, mit *Abscheu vor dem Leben* (31) und dem Gefühl, daß sich alle gegen ihn gewandt oder ihn verlassen haben.

Zur Vervollständigung des *Hyoscyamus*-Bildes wollen wir noch einige Eigenschaften hinzufügen: Nervosität, Hysterie, Sensibilität, Reizbarkeit, Eifersucht, Mißtrauen, Verschlimmerung bei Alleinsein, Geschwätzigkeit, Erregtheit oder Gleichgültigkeit, schnelle sexuelle Erregbarkeit, Wollust, Neigung zur Heiterkeit mit nervösen Lachkrämpfen. Es handelt sich um kräftige und robuste Personen oder um trunksüchtige Greise mit Muskelzittern, Krämpfen, Tics und Konvulsionen. *Hyoscyamus* ist das klassische Mittel bei demjenigen Delirium, das zwischen Erregtheit, Ungestüm und Heftigkeit (der Patient schlägt, zerbricht, beißt, entkleidet sich oder zeigt seine Geschlechtsteile in einem heftigen sexuell-aggressiven Anfall) und Passivität mit Stottern, dauerndem Schwatzen, Gemurmel und Selbstgesprächen abwechselt.

In miasmatischer Hinsicht ist *Hyoscyamus* dreimiasmatisch, bestimmt durch die Psora, die sich in der deutlichen und ausgeprägten Veränderlichkeit zeigt. Aber auf dem psorischen Boden mangelnden Selbstvertrauens entwickelt sich einerseits die Sykosis mit den typischen Symptomen:

Mißtrauen, Eifersucht, Verfolgungswahn, Gedächtnisstörungen, Zwangsmanien und sexuelle Erregtheit. Andererseits bedingt das syphilitische Miasma den Kontrollverlust über seine Aggressivität: Der Patient schlägt, zerstört, beißt, greift andere mit einem Messer an, zeigt seine Geschlechtsteile und ahmt alle möglichen Gesten nach, wie sie sich bei Oligophrenen oder senilen Greisen beobachten lassen. Die syphilitische Komponente des chronischen *Hyoscyamus*-Patienten wird durch folgendes vervollständigt: Er hat das *Gefühl, in einem Traum zu sein* (18), verwechselt innere und äußere Wirklichkeit, hat das Gefühl, von seinen Freunden verlassen zu sein und neigt zu systematischem Widersprechen. Er hat das Gefühl, ein Verbrechen begangen zu haben, mit dem daraus folgenden *Schuldgefühl* (12) und dem Glauben, nicht mehr an der göttlichen Vergebung teilzuhaben. Hinzukommen noch *Heimweh* (20) und das Gefühl, außerhalb seiner selbst zu sein, was teilweise auf das umfassende Gedächtnisdefizit zurückzuführen ist.

Lachesis

Dr. Paschero sagt: »Der *Lachesis*-Patient ist boshaft, stolz, verletzend, argwöhnisch und kritiksüchtig.« Die erste Reaktion auf seine Aggressivität ist die Furcht vor dem Tod, die den *Lachesis*-Patienten plötzlich in der Nacht befallen kann. Charakteristisch ist die klassische Hitzewallung mit einem Druckgefühl im Hals, durch welches die *Lachesis*-Patientin mit einem Erstickungsgefühl und dem Gefühl des unmittelbar bevorstehenden Todes aus dem Schlaf erwacht, eine typische klimakterische Beschwerde. Der Abwehrmechanismus des *Lachesis*-Patienten ist die Projektion. Er fühlt sich unter der Kontrolle eines höheren Wesens, glaubt, durch übermenschliche Wesen erwählt worden zu sein, und befriedigt damit seine Schuldgefühle und seine Selbstsucht. Die Projektion seiner eigenen Feindseligkeit zeigt sich im Gefühl, von Feinden verfolgt zu werden, die versuchen, ihn festzuhalten oder zu töten, sowie im Glauben, die Arznei, die er einnimmt, sei ein Gift, und seine Angehörigen seien im Begriff, sein Begräbnis vorzubereiten, weil er sicher sterben werde. Sein Mißtrauen ist so ausgeprägt, daß er in eine Melancholie verfällt, mit Seufzen, Zweifel und Mißtrauen allem gegenüber. Er projiziert seine Wünsche nach Untreue auf seinen Ehegatten, was zu dramatischsten Eifersuchtsszenen mit zornigen Vorwürfen und Beschimpfungen voller seltsamer, lächerlicher Ideen, Spötteleien und verletzenden Satiren führt.

Mit ihrer Geschwätzigkeit, Aggressivität, Sinnlichkeit und Hellsichtigkeit erinnern diese Patienten an das Bild einer Hexe, eines vom Teufel Besessenen oder an ein Medium in spiritistischer Trance. Vom »**Kleinsten charakteristischen Syndrom**« von *Natrium muriaticum* weist *Lachesis* die Symptome 1, 2, 6 und 7 auf, jedoch sind die rasende Eifersucht und der Unwille mit Bosheit weit ausgeprägter als das emotionale Trauma. Der *Lachesis*-Patient ist weit davon entfernt, bei vergangenen unangenehmen Ereignissen zu verweilen (4) oder im stillen und in der Einsamkeit seinem seelischen Schmerz zu frönen (5). Wenn die sexuell-aggressive Instinktivität gesteigert ist, ist der *Lachesis*-Patient stolz, diktatorisch und polemisch, ein Scharlatan und Liebhaber von Gesellschaft.

Groll/Reaktive Mechanismen. Es ist verständlich, daß *Lachesis*-Patienten als von den Göttern Auserwählte, als Hexen oder Seher(innen) keine Gewissensbisse wegen ihres destruktiven Potentials entwickeln. *Lachesis* fehlt deshalb auch in der Rubrik der Furcht, es könnte sich etwas ereignen (13). Seine Geselligkeit und seine magnetische Anziehungskraft erklären, warum der *Lachesis*-Patient sich nicht von seiner Familie entfremdet fühlt (19), was ihn vom *Natrium-muriaticum*-Patienten unterscheidet.

Depression. Wenn man berücksichtigt, daß die *Beschwerden durch Kränkung* (27) und *Mitgefühl* (28) keine charakteristischen Symptome von *Lachesis* sind und daß ihm die Gleichgültigkeit gegenüber jedem Vergnügen (29) fehlt, kann man sagen, daß bei ihm *Lebensmüdigkeit* (31) und *Beschwerden durch Kummer* (30) eher durch Eifersucht und Haß hervorgerufen werden als durch einen tiefgreifenden Schmerz.

Die körperliche Symptomatik dieses Medikaments - mit ausgeprägter Linksseitigkeit - kann folgendermaßen zusammengefaßt werden: Hitze, Unverträglichkeit von engen Kleidern mit Druckgefühl am Hals (erträgt nicht einmal die Berührung eines Halstuchs, welche das tödliche Würgen der Schlange »Surukuku« symbolisiert). Die Symptome verschlechtern sich bei Frauen durch Beengung und beim Aufwachen, sie bessern sich durch die Menstruation.

Nitri acidum

Die beste Beschreibung dieses Mittels finden wir in dem von Dr. Paschero im Jahre 1955 festgehaltenen Konzept: »Es handelt sich um einen Patienten, der an einer chronischen Erkrankung leidet. Er ist extrem abgemagert, neigt zu Erkältungen, zu lange anhaltenden Eiterungen, zu Durchfall, Geschwürbildungen, Fisteln, Schrunden und zu einem Übermaß an Warzen. Alle drei Miasmen sind bei diesem Mittel stark ausgeprägt. Aufgrund seiner biologischen Minderwertigkeit fühlt der *Nitri-acidum*-Patient sich ohne Hoffnung, ohne Freunde und glaubt, die ganze Welt sei gegen ihn. Er ist voller Ressentiments dem Leben gegenüber und wird Opfer seiner gewaltig gesteigerten Aggressivität, mit einer ungeheuren Todesangst, bei der sich die Furcht vor dem Tod mit dem Wunsch vermischt, im Tod seinen destruktiven Impulsen zu entkommen.«

In der Praxis sehen wir einen Patienten mit einem Gesichtsausdruck voller Mißtrauen, der zu uns kommt, weil er geschickt wurde, der aber an nichts und niemanden mehr glaubt. Der *Nitri-acidum*-Patient ist sehr besorgt wegen der Krankheit, die ihn zerstört, und voller Wut und Haß. Ist er überzeugt, von jemandem beleidigt worden zu sein, so ist es trotz noch so vieler Entschuldigungen unmöglich, ihn umzustimmen. Dr. Paschero führt weiter aus: »Nichts ist fröhlich, optimistisch oder angenehm beim *Nitri-acidum*-Patienten. Voller Bitterkeit, schlechter Laune und Groll infolge der stetig zunehmenden physischen Ohnmacht, reagiert er mit Unmut, Starrsinn, Gleichgültigkeit oder Beschimpfung.« Dieses Krankheitsbild kann durch Verlust eines geliebten Wesens oder durch eine langandauernde Angst und Sorge um einen kranken Menschen entfesselt werden.

Der *Nitri-acidum*-Patient besitzt vier Symptome des »**Kleinsten charakteristischen Syndroms**«: *Boshaftigkeit* (1), *Verschlimmerung durch Trost* (3), *Verweilen bei vergangenen unangenehmen Ereignissen* (4) und *Herzlichkeit* (7). Sie drücken bei ihm den bitteren Groll gegenüber der Welt aus, die ihn enttäuscht hat. *Nitri acidum* fehlt bei der Abneigung gegen Gesellschaft (2), dem Zorn mit stillem Kummer (5) und den Beschwerden infolge von enttäuschter Liebe (6), Symptome, die beim *Natrium-muriaticum*-Patienten die Tendenz, vor der Welt zu fliehen, und den großen seelischen Schmerz ausdrücken, den er nach einer verlorengegangenen Liebe erleidet. Beim *Nitri-acidum*-Patienten haben Bitterkeit und Verzweiflung endgültigen Charakter: Er glaubt an nichts und niemanden mehr, und nichts kann ihn mehr erschrecken.

Folgen des Grolls. Aus dem Vorhergehenden ergibt sich, daß der *Nitri-acidum*-Patient nichts mehr erhofft, und obwohl *er sich gekränkt fühlt* (8), macht er keine Vorwürfe (9), sondern *haßt* (11), verwünscht und beschimpft in einem fürchterlichen, *heftigen Wutausbruch* (10) mit Zittern und Weinen, wobei er weder Entschuldigungen noch Rechtfertigungen gelten läßt. Die *Gewissensbisse* (12), die in einer solchen Situation entstehen, bewirken, daß er *leicht erschrickt* (15) oder *bei Geräuschen auffährt* (16).

Reaktive Mechanismen. *Nitri acidum* fehlt bei den Symptomen 13 und 14, die auf die Fixierung des *Natrium-muriaticum*-Patienten auf seine geliebte Person hinweisen. Mit anderen Worten: Der *Natrium-muriaticum*-Patient haßt und liebt gleichzeitig; voller Sehnsucht (20) erinnert er sich an die verlorene Liebe (6). Der *Nitri-acidum*-Patient war früher *herzlich* (7) und hatte auch *Mitleid mit anderen* (28), jetzt aber, obwohl er sich sogar *seiner eigenen Familie entfremdet fühlt* (19), macht es ihm nichts aus, Gesellschaft bedeutet ihm nicht mehr viel.

Intellekt. Der *Nitri-acidum*-Patient hat mit dem *Natrium-muriaticum*-Patienten ein *geistiges Leeregefühl* gemeinsam, das auftritt, *wenn er sich zu konzentrieren versucht* (24). Aus der Gruppe der **Depressionssymptome** fehlen die Beschwerden infolge von Kränkung (27). Dies gibt Grund zu der Annahme, daß das Drama des *Nitri-acidum*-Patienten ungeachtet der Umwelteinflüsse in erster Linie auf seine miasmatische Disposition zurückzuführen ist. *Nitri acidum* ähnelt in syphilitischer Hinsicht *Mercurius*: Speichelfluß, übelriechender Atem und Schweiß, Verschlimmerung bei Temperaturwechsel. In psorischer Hinsicht gleicht dieses Mittel *Nux vomica*: Reizbarkeit, Frösteln, Überempfindlichkeit. Es besitzt auch sykotische Symptome wie *Thuja*: Aggressivität, Warzen. Die syphilitische Geschwürbildung mit Granulomen und dem Gefühl von Nadelstichen stellt das typische pathologische Ergebnis der krankhaften Veranlagung des *Nitri-acidum*-Patienten dar. Die Verschlimmerung durch Berührung, Lärm und Erschütterung, der Splitterschmerz, eiternde und übelriechende Ausscheidungen, Hautabschürfungen und Schrunden, Schmerzen, die ebenso schnell auftauchen wie vergehen, und der typische Geruch nach Pferdeurin vervollständigen die charakteristischsten Symptome dieses Mittels.

Pulsatilla

Kleinstes charakteristisches Syndrom. *Pulsatilla* fehlen im wesentlichen die Verschlimmerung durch Trost (3) und die Fixierung auf unangenehme Ereignisse der Vergangenheit (4), Symptome, welche bei *Natrium-*

muriaticum-Patienten den emotionalen Enttäuschungen (6) einen bitteren Ton verleihen und sie in *Ressentiments* (1) stürzen. Dieses Symptom kann auch *Pulsatilla* haben: »Patienten, die lange Zeit gutmütig waren, können nach viel Kummer voller Groll sein.« Es lohnt sich, dieses Symptom zu kommentieren, weil der klassische *Pulsatilla*-Zustand als sanft, demütig, gefügig, emotional, weinerlich, veränderlich, empfindsam, sich verlassen fühlend, fröhlich oder traurig und rasch durch Trost gebessert geschildert wird. Dieser klassische *Pulsatilla*-Zustand kann leicht von *Natrium muriaticum* unterschieden werden. Häufig ist jedoch auch der andere *Pulsatilla*-Patient anzutreffen, der verschwiegen, in sich gekehrt und reserviert ist, seine Sorgen nicht erzählt, sich von den Seinen entfernt, wenn er niedergeschlagen ist, und allein sein möchte. Wenn wir dieses Ressentiment jedoch gründlich studieren, sehen wir, daß es bei *Pulsatilla*-Patienten eine verständliche Reaktion auf die vielen Kränkungen und Ungerechtigkeiten ist, die sie aus Furcht vor Einsamkeit und aufgrund ihres Verlassenheitsgefühls bis an die Grenze des Erträglichen erduldet haben. Diese Verlustängste sind der Grund für ihr Stillschweigen, ihre Isolierung und ihr stilles Leiden.

Folgen des Grolls. Dies erklärt, warum *Pulsatilla* nicht die Folgesymptome des Ressentiments aufweist. Eine Ausnahme ist das *schnelle Beleidigtsein* (27), das aus dem seelischen Schmerz bei jeder neuen emotionalen Frustration hervorgeht. Ansonsten ist der *Pulsatilla*-Patient unfähig, anderen Vorwürfe zu machen (9) oder heftig zu werden (10). Kent sagt von ihm, daß seine Reizbarkeit und seine Launen stets im Weinen enden. Der *Pulsatilla*-Patient zeigt *Haßgefühle* (11) nur gegenüber Frauen, und gleichzeitig fürchtet er sich vor ihnen. Der Gedanke an eine Heirat erscheint ihm unerträglich. Daher scheint dieser Haß nicht Ausdruck einer zerstörerischen Leidenschaft zu sein, sondern in einem Zusammenhang mit der Schüchternheit, dem kindlichen Benehmen, der Eifersucht und vielleicht einer latenten Homosexualität zu stehen. In der ständigen Suche nach Bestätigung und Anerkennung leidet der *Pulsatilla*-Patient an *Gewissensbissen* (12).

Reaktive Mechanismen. Da beim *Pulsatilla*-Patienten die gesteigerte Aggressivität fehlt, kommt auch weder die Furcht auf, daß etwas passieren könnte (13), noch das Auffahren bei Geräuschen (16). Der *Pulsatilla*-Patient ist *schreckhaft* (15) und fürchtet die Dunkelheit, Geister und Einsamkeit mehr als Räuber. Natürlich stimmt er im *Weinen* (22 und 23), in der *Hysterie* (21) und im *Heimweh* (20) mit dem *Natrium-muriaticum*-

Patienten überein. Das Weinen des *Pulsatilla*-Patienten ist ein kindliches, sanftes Weinen, das durch Trost gebessert wird, eine flüchtige Laune, die sich wie die Blütenblätter der im Englischen so treffend »Windblume« genannten *Pulsatilla*-Pflanze in der Brise wiegt.

Intellekt. Die Schüchternheit des *Pulsatilla*-Patienten bedingt seine *Schwierigkeiten, sich auszudrücken* (25). Er stimmt in allen Symptomen der melancholischen **Depression** mit dem *Natrium-muriaticum*-Patienten überein. Und wenn zum Schmerz noch für einige Augenblicke der Wunsch nach Einsamkeit hinzukommt, kann die Differentialdiagnose gegenüber dem *Natrium-muriaticum*-Patienten schwierig werden, insbesondere wenn wir nicht dessen tief bitteren Unterton und dessen trockene, scharfe und entschiedene Zurückweisung jedes Versuchs, ihn zu trösten, in Betracht ziehen.

Sulphur

Kleinstes charakteristisches Syndrom. *Sulphur* hat die Symptome, die die Grundlage des reaktiven Syndroms von *Natrium muriaticum* darstellen, mit ihm gemeinsam: *Groll* (1), *Abneigung gegen Gesellschaft* (2), *Trost verschlimmert* (3), *Beschwerden infolge von enttäuschter Liebe* (6) und *Verweilen bei vergangenen unangenehmen Ereignissen* (4). Das Fehlen der anderen Symptome gibt Aufschluß darüber, daß die Beschwerden des *Sulphur*-Patienten nicht so sehr aus emotionalen Frustrationen entstehen, die in stillem Kummer (5, 7) erlitten werden, wie es beim *Natrium-muriaticum*-Patienten der Fall ist.

Der *Sulphur*-Patient ist ein Egoist und Optimist par excellence. Seine Problematik liegt im Schwanken zwischen den Luftschlössern, die seine üppige Phantasie hervorzaubert, und seiner gleichgültigen Apathie. Er ist ein schlauer Fuchs, für den »die nicht erreichbaren Früchte grün sind«. Die Wirklichkeit wird solange zurechtgebogen, bis sie der eigenen Perspektive angepaßt ist. Es existiert nichts auf der Welt, was ihn sehr interessiert, sofern es nicht seiner eigenen persönlichen Wertvorstellung entspricht.

Folgen des Grolls. Der *Sulphur*-Patient macht anderen nur in geringem Maße *Vorwürfe* (9), daher enthalten *Beleidigtsein* (8), *Heftigkeit* (10) und *Haß* (11) nicht die Aggressivität gegenüber der geliebten Person, die für den *Natrium-muriaticum*-Patienten so charakteristisch ist. Beim *Sulphur*-Patienten muß man diese Symptome eher seiner Impulsivität, seinem Stolz und seinem Egoismus zuschreiben. Die *Gewissensbisse* (12) entstehen hier nicht aufgrund von unbewußten Aggressionen gegenüber den von ihm geliebten Menschen, sondern sind eher eine Mahnung seines Gewissens, die aufgrund seines fehlenden Pflichtbewußtseins sowie seiner Gleichgültigkeit und Trägheit entsteht. Die Angst um andere und um seine Freunde zu Hause ist ebenfalls Ausdruck seiner Gewissensbisse.

Reaktive Mechanismen. Dies erklärt, warum der *Sulphur*-Patient trotz der Gewissensbisse nicht wie der *Natrium-muriaticum*-Patient unter der Angst leidet, daß etwas passieren könnte (13). Die *Furcht vor Räubern* (14) entspringt seiner materialistischen und egoistischen Haltung, die auch das *Auffahren bei Geräuschen* (16) und das *leichte Erschrecken* (15) erklärt. Von Natur aus ist der *Sulphur*-Patient überhastet, in *Eile* (17), vielleicht, um gegen seine Schwäche anzukämpfen. Wegen dieser zieht er sich lieber aus der Wirklichkeit zurück und lebt *wie in einem Traum* (18). Er entfremdet sich jedoch nicht von seiner Familie (19) und leidet auch nicht an Heimweh (20). Mit einem Wort: Der *Sulphur*-Patient nimmt sich von der Welt das, was ihm am meisten zusagt.

Depression. Als Opfer seiner Gleichgültigkeit und seines Narzißmus fühlt der *Sulphur*-Patient, daß er gescheitert ist, wenn er seine Ziele nicht erreicht. Die Gewissensbisse stürzen ihn in Angst und Verzweiflung darüber, ob seine Seele noch gerettet werden könne. *Tief gekränkt* (27), erträgt er nicht die geringste Ungerechtigkeit. Es entsteht ein depressiver Zustand mit *Gleichgültigkeit allem, sogar Vergnügen gegenüber* (29). Der *Lebensüberdruß* (31) kann ein solches Ausmaß annehmen, daß er sein Leben beendet, indem er sich ins Wasser wirft und ertrinkt. Der *Sulphur*-Patient zeigt kein Mitleid für andere (28), er hat auch keine Beschwerden infolge von Kummer (30). Dies weist auf die Problematik des *Sulphur*-Patienten hin, die darin besteht, daß er sich, mit einem Hauch von Bitterkeit, aber auch mit einem grundsätzlichen Optimismus, in sich selbst einschließt.

Natrium carbonicum

Kleinstes charakteristisches Syndrom. Der *Natrium-carbonicum*-Patient besitzt die folgenden Symptome: *Rachsucht* (1), *Abneigung gegen Gesellschaft* (2) und *Zorn mit stillem Kummer* (5). Eine tiefe Depression aufgrund seines biologischen Verfalls mit Reaktionslosigkeit ist für ihn charakteristisch.

Er leidet an Verdauungsstörungen mit Blähungen. Sonne verschlechtert seinen Zustand. Er ist traurig, *sehnt sich nach Einsamkeit* (2) und Frieden, aus dem er nur durch ein unerwartetes Geräusch oder eine sanfte, nostalgische Musik gerissen werden kann. Es handelt sich bei *Natrium carbonicum* um einen introvertierten Patienten, der auf Trost nicht reagiert (3). Die Vergangenheit bedeutet ihm nicht mehr viel (4), und er leidet auch nicht an emotionalen Problemen (6, 7).

Groll/Reaktive Mechanismen. Die Symptome der aggressiven Spannung (8 bis 11) fehlen bei *Natrium carbonicum* bzw. sind nicht als charakteristisch anzusehen, daher sind seine *Ängste* (14, 15, 16) Folge seiner Wehrlosigkeit. Dieser Patient lebt in ständiger Angst vor Schaden und Boshaftigkeit. Bei Gewittern oder bei Schmerzen bekommt er Angst und zittert. Der *Natrium-muriaticum*-Patient fürchtet sich vor der Zukunft und vor Wahnsinn und lebt deshalb in Angst und Eile. Der *Natrium-carbonicum*-Patient hingegen ist müde und träge. Er hat auch keine Angst, daß etwas passieren könnte (13); einerseits deshalb nicht, weil ihm die anderen nicht mehr wichtig sind, und andererseits nicht, weil er keine Schuldgefühle hat (12). Wie alle *Natrium*-Patienten *fühlt er sich seiner Familie entfremdet* (19). Aber die bereits erwähnten Eigenarten geben der Entfremdung beim *Natrium-carbonicum*-Patienten eine andersartige Bedeutung: Die Herzlichkeit ist geringer, die Abneigung seiner Familie gegenüber kalt berechnend und ohne Haßgefühle; in diesem Punkt gleicht er eher dem *Sepia*-Patienten, der jedoch im Gegensatz zu ihm unter Heimweh leidet.

Intellekt. Die intellektuelle Schwäche äußert sich beim *Natrium-carbonicum*-Patienten in einer eigentümlichen geistigen Verwirrung sowie Schwindel bei jeglicher geistigen Anstrengung. Es handelt sich um eine umfassende Schwäche, ohne besondere Modalitäten, deshalb fehlt *Natrium carbonicum* in den Rubriken, welche die spezifischen intellektuellen Schwächen des *Natrium-muriaticum*-Patienten angeben.

Was die **depressive Symptomatik** betrifft, fehlt *Natrium carbonicum* in folgenden Rubriken: Beschwerden infolge von Kränkung (27) und Kummer (30). Dies zeigt einmal mehr die Gefühlsarmut des Patienten und deutet darauf hin, daß sein *Mitleid mit dem Schmerz anderer* (28) eher eine Identifizierung mit der Traurigkeit als wahre Anteilnahme ist.

KALIUM CARBONICUM
Beschreibung

Alle Kalisalze besitzen als gemeinsame Eigenschaft ein ausgeprägtes Ungleichgewicht, welches sich in einer Alternanz zwischen Depression und reaktivem Erregungszustand äußert. Das ist ist eine Reihe von aufeinanderfolgenden Reaktionen, die den Organismus zu erschöpfen scheinen. Die psychische Verfassung schwankt zwischen Euphorie und Apathie. Es handelt sich um ein Arzneimittel für Menschen, die durch widrige Lebensumstände, ungünstige Klimaverhältnisse oder Mißbrauch ihrer physischen und psychischen Reserven vorzeitig erschöpft sind.

Der *Kalium-carbonicum*-Patient ist ein fettleibiger, weicher, schlaffer und hydrogener Mensch. Sein aufgetriebenes, blasses Gesicht weist das charakteristische ödematöse Säckchen am inneren Canthus der Oberlider auf. Bei näherer Betrachtung erkennt man an Nase und Wangen einen Gesichtssattel, der aus Sommersprossen gebildet wird, welche eine ähnliche Farbe aufweisen wie die des *Sepia*-Patienten. Dieser Sattel verleiht dem asthenischen, fröstelnden und anämischen Patienten sein typisches Aussehen. Trotz der großen Angst, die er vor Luftzug hat, leidet er unter Hitzewallungen mit dem klassischen Gefühl von Pulsschlägen, die vom Magen in den Kopf steigen. Seine Asthenie lokalisiert sich vorwiegend in der Wirbelsäule, so daß Farrington dieses Mittel durch die Trias: »Schweiß, Lumbago und Schwäche« definierte.

Die sichersten allgemeinen Merkmale für die Indikation von *Kalium carbonicum* sind die stechenden Schmerzen, wie Nadel- oder Messerstiche, ihr wandernder Charakter und die allgemeine Verschlimmerung zwischen 2 und 4 Uhr nachts sowie durch Kälte.

Andererseits besitzt *Kalium carbonicum* viele allgemeine und lokale Modalitäten, die zwar zur Diagnose beitragen, aber immer nur als Ergänzung zu den Gemütssymptomen angesehen werden dürfen. Die Idee des Mittels ergibt sich hauptsächlich aus den Gemütssymptomen.

Der Kern der Persönlichkeit des *Kalium-carbonicum*-Patienten wird von dem Gefühl seiner tiefgreifenden physischen und psychischen Schwäche bestimmt. Dr. Tomas Paschero, dessen bemerkenswerte Arbeit wir uns zum Vorbild genommen haben, sagt diesbezüglich: »Es handelt sich um schlechtgelaunte und jähzornige Patienten von großer Ungeduld und *allgemeiner Unzufriedenheit*; sie sind vor allem *mit sich selbst unzufrieden*

(DISCONTENTED: 2, everything: 1, with himself: 1). Sie leben in einem ständigen Antagonismus und einer Wechselhaftigkeit ihrer Gemütsverfassung. Mit Unzufriedenheit und Jähzorn versuchen sie sich dem tiefgreifenden Gefühl von physischer und intellektueller Schwäche (CONFIDENCE, want of self: 2) zu widersetzen. Diese Schwäche macht sie unfähig, für ihre Ziele und Vorstellungen zu kämpfen, wodurch sie in die Abhängigkeit von anderen Menschen geraten.«

Von diesem Kernpunkt ausgehend, werden wir die ganze Symptomatologie von *Kalium carbonicum* in einer logischen und verständlichen Analyse darzustellen versuchen.

Der *Kalium-carbonicum*-Patient ist wütend auf seine eigene psychische und physische Minderwertigkeit. Trotzdem versucht er, in einem ständigen, frustrierenden Kampf seinem natürlichen Entwicklungsweg gerecht zu werden. - Jeder Mensch besitzt eine innere Kraft, die ihn zur Verwirklichung und Entwicklung seines innersten Wesens drängt; von einem egoistischen und unverantwortlichen Kindsein hin zum bewußten und selbstlosen Erwachsenen.

Das Charakteristische des *Kalium-carbonicum*-Patienten ist die Auflehnung gegen die eigene konstitutionelle Schwäche, die ihn daran hindert, sich von den Menschen zu trennen, von denen er sich abhängig fühlt, und sich weiterzuentwickeln. Der ständige *Antagonismus seiner Persönlichkeit* (ANTAGONISM, with herself: 2), hervorgerufen durch sein Wollen-aber-nicht-Können, und seine reizbare Schwäche führen zu einer *kontinuierlichen und alternierenden Änderung seiner Stimmung* (MOOD, alternating: 2) - von Angstzuständen zu Reizbarkeit, von Furcht zu Ärger, von Abhängigkeit zu Auflehnung, von Depression zu Erregung.

Wir werden nun diese vier einander gegenüberstehenden Säulen von *Kalium carbonicum* analysieren, die die zentralen Koordinaten seines Persönlichkeitsbildes ausmachen.

Angst - Reizbarkeit

Angst. Das tiefgreifende Minderwertigkeitsgefühl des *Kalium-carbonicum*-Patienten ruft eine Urangst hervor: das Gefühl, vollkommen hilflos zu sein. Es handelt sich um *Angst, gepaart mit Furcht* (ANXIETY with fear: 2), die sich *während des Schlafs* (A. during sleep: 2) oder *beim Erwachen verschlimmert* (A., waking, on: 2). Der Schlaf und das Bett stehen als Symbol für mütterliche Zuflucht. Die Angst hat vier Charakteristika, die sich mit den allgemeinen Modalitäten decken: *Verschlimmerung nachts* *durch Meteorismus* (A., night from flatulence: 1; SR), *nach dem Frühstück* (A., breakfast, after: 1), *nach Schüttelfrost* (A., chill, after: 1) und *bei Hunger* (A., hungry, when: 2).

Die Angst ruft wiederum zwei Zustände hervor: *ängstliche Unruhe* und *Erregung*. Die Unruhe macht sich vorwiegend während der Zeit der Regel bemerkbar, da die Frau sich im Verhältnis zum Mann behindert, geschwächt und benachteiligt fühlt: ängstliche Unruhe *vor den oder während der Menses* (RESTLESSNESS, anxious: 3, menses, before: 1, menses, during: 1). Beim *Kalium-carbonicum*-Patienten ist die Somatisierung der Ängste so ausgeprägt, daß *die Menses durch einen Schreck auch einmal vollkommen ausbleiben können* (MENSES, suppressed from fright: 2).

Die *Erregung* ist eines der Alarmsignale. Wie wir später auch beim Aufschrecken sehen werden, bringt dieses Symptom die Hilflosigkeit in einer Streßsituation zum Ausdruck. Die Erregung tritt *nach einer schlechten Nachricht* (EXCITEMENT, bad news, after: 1) und hauptsächlich *bei Hunger* ein (E., hungry, when: 1; SR). Das Angstgefühl im Magen ist typisch für den *Kalium-carbonicum*-Patienten, wobei eine Parallele zwischen dem Bedürfnis nach Zuneigung wegen seiner psychischen und nach Essen wegen seiner physischen Schwäche festgestellt werden kann.

Reizbarkeit. Als Gegenpol zur Angst tritt die *Reizbarkeit* (IRRITABILITY: 3) auf. Nach Kent ist der *Kalium-carbonicum*-Patient *exzentrisch* (CAPRICIOUSNESS: 3), ärgerlich und reizbar im höchsten Maße. Er zankt sich mit seiner Familie und seinen Vorgesetzten. Diese Reizbarkeit ist ein besonderer Spannungszustand mit ähnlichen Modalitäten wie bei der Angst: *Verschlimmerung beim Erwachen* (IRRITABILITY, morning, waking, on: 2), *am Abend*, verstärkt durch Müdigkeit (I., evening: 2), und *nach Koitus* (I., coition, after: 2). Alle diese Symptome sind nach Kent Zeichen des Zusammenbruchs des Gleichgewichts beim *Kalium-carbonicum*-Patienten. Weiterhin sind zu erwähnen: *Verschlimmerung durch Trost* (I., consolation agg.) und Verschlimmerung *vor den Menses* (I., menses, before: 1), als würden die *Kalium-carbonicum*-Patientinnen dadurch auf ihre weibliche Schwäche hingewiesen.

Furcht und Ärger

Furcht. Die Furcht ist eine Strukturierung der Angst. Die *Furcht vor dem Alleinsein* (FEAR of being alone: 3) ist die Hauptfurcht und zugleich die unerbittlichste Furcht des *Kalium-carbonicum*-Patienten, gegen die keiner seiner Befreiungsversuche ankommt: die *Furcht, daß er sterben könnte,* *wenn er allein ist* (F., alone, lest he die: 2, death, when alone: 1), besonders *abends im Bett* (F., death, evening, in bed: 1). *Im Bett sind seine Ängste am schlimmsten* (F., lying in bed, while: 1; SR). Der Tod lauert ihm in allen möglichen Gestalten auf, daher die *Furcht vor Unheil* (F., evil: 1), *vor Gespenstern* (F., ghosts: 1) und hauptsächlich *vor Krankheiten* (F., disease, of impending: 3).

Wie bei vielen Symptomen beim *Kalium-carbonicum*-Patienten scheint sich alles im Magen zu konzentrieren: Alle *Aufregungen*, alle *Befürchtungen* werden wie Beklemmungen, Knoten, Zusammenziehen oder Unbehagen empfunden, welche *vom Magen aufsteigen* (F., stomach, arising from: 2).

Neben diesen Ängsten ist die Hilflosigkeit des *Kalium-carbonicum*-Patienten auch noch in seiner Überempfindlichkeit gegenüber seiner Umgebung zu erkennen. Daraus entsteht das für dieses Mittel typische Auffahren: *Leichtes Auffahren* (STARTING, easily: 3), *durch Schreck* (S., fright, from: 3), *bei Geräuschen* (S., noise, from: 3), *beim Einschlafen* (S., sleep, on falling: 2) und *während des Schlafs* (S., sleep, during: 3). Wird er *unversehens angefaßt*, so kann er schreien und vom Stuhl fallen (S., touched, from: 3). Die Überempfindlichkeit der Haut ist so ausgeprägt, daß sich eine ausgesprochene *Furcht vor Berührung* entwickelt (FEAR, touch, of: 1) - vergleichbar mit der des *Arnica*-Patienten: Der Patient *erschrickt leicht bei Berührung* (FRIGHTENED, touch, from: 2; SR), *will nicht angefaßt werden* (TOUCHED, aversion to being: 3). Er *erschrickt* überhaupt sehr *leicht* (FRIGHTENED, easily: 2), *auch Kleinigkeiten können ihn erschrecken* (F., trifles, at: 3).

Ärger. Dieser Zustand ständiger beklemmender Furcht entsteht eindeutig aus seiner reizbaren Schwäche: aus seiner Minderwertigkeit, Hilflosigkeit, Angst, aggressiven Erregung, Furcht usw. Infolgedessen wird automatisch der neurotische Mechanismus in Gang gesetzt: Je größer die Furcht, desto größer wird die Aggressivität sein, die sie unterhält.

Innerhalb der Materia Medica stellt kein Mittel, so auch nicht *Kalium carbonicum*, eine utopische, erfundene Persönlichkeit dar, sondern es wird eine ganz reale pathologische Veranlagung widergespiegelt, ein konkreter Mensch. Wie wir zeigen werden, wird auch in diesem Fall der Anspruch erfüllt, daß der Mensch eine untrennbare psychosomatische Einheit darstellt.

Die Schmerzen des *Kalium-carbonicum*-Patienten sind brennend wie ein angezündetes Holzscheit und stechend wie Messer oder Nadeln. Diese

Stiche springen unverhofft von einer Seite zur anderen, ohne daß der hilflose Patient sich darauf vorbereiten könnte. Seine Furcht, sein Aufschrecken und seine Überempfindlichkeit gegen Berührung sind so groß, daß er z. B. abrupt das Bein zurückzieht, wenn der Arzt ihn unversehens am Fuß streift.

Auch seine Aggressivität bricht plötzlich aus. Sie entsteht als Antwort auf die drei grundlegenden Aspekte seiner Persönlichkeit: Angst, Furcht und Schwäche.

Die Modalitäten, die seinen *Ärger* (ANGER: 3) charakterisieren, sind: *Verschlimmerung morgens* (A., morning: 2) und *beim Erwachen* (A., morning, waking, on: 2), denn jedes Erwachen ist gleichbedeutend mit dem Aufstehen aus dem Bett (als Symbol der Mutter, die er verlassen muß). Eine Verschlimmerung tritt auch *abends* ein (A., evening: 2); zu dieser Tageszeit macht seine Asthenie sich stärker bemerkbar.

In diesem Zusammenhang erwähnen wir noch die *Heftigkeit* (VIOLENT: 1), das Ungestüme, das *Schreien* (SHRIEKING: 3) *wegen Kleinigkeiten* (S. at trifles: 3; SR) und die *Versuche zu schlagen* (STRIKING: 2). Er *schlägt nach imaginären Menschen und nach Gegenständen* (S. about him at imaginary objects: 2), so wie es auch der *Hyoscyamus*-Patient in seinem Delirium tut, ist *streitsüchtig* (QUARRELSOME: 2), und wenn er verärgert ist, legt er eine *abstoßende und widerwärtige Stimmung* (REPULSIVE mood: 1) an den Tag, als Folge seines *Ungestüms*, das er kaum zu kontrollieren vermag (IMPETUOUS: 2).

Diese Aggressivität des *Kalium-carbonicum*-Patienten ist eher der Versuch, sich innerlich zu befreien als gezielt seine Persönlichkeit zum Ausdruck zu bringen. Trotz der impulsiven Ausbrüche beharrt er nicht auf seiner Haltung, um nicht die Anerkennung der anderen zu verlieren. Deshalb finden wir *Kalium carbonicum* auch nicht in den Rubriken: Verträgt keinen Widerspruch, Beschwerden durch Kränkung oder durch unterdrückten Ärger oder Ist leicht beleidigt. Diese Rubriken sind in gewisser Hinsicht Ausdruck von verletztem Stolz. Die Aggressivität des *Kalium-carbonicum*-Patienten richtet sich nicht direkt gegen einen konkreten Angreifer, sondern bricht indirekt aus, als Ausdruck seiner eigenen *Unzufriedenheit* (DISCONTENTED: 2).

Abhängigkeit und Auflehnung

Abhängigkeit. Das Schlüsselsymptom hierfür ist die *Furcht vor dem Alleinsein*. Der *Kalium-carbonicum*-Patient hat ein starkes *Verlangen* *nach Gesellschaft* (COMPANY, desire for: 3, alone, while, agg.: 2). Lauthals fleht er um Begleitung, und folgen die anderen seiner Bitte, so *behandelt er sie trotzdem abscheulich* (C., treats them outrageously yet: 2; SR). Dieses eigentümliche und in der Materia Medica einzigartige Symptom steht an der Spitze einer Reihe nicht so offenkundiger Nuancen, die der *Kalium-carbonicum*-Patient in der Praxis aufweist. Der Patient spricht nicht direkt von seiner Furcht vor dem Alleinsein, sondern wir müssen sie aus der Haltung des Patienten erahnen. Diese Furcht führt ihn dazu, wider seinen Willen mit Angehörigen zusammenzuleben, von denen er sich trennen möchte, aber nicht kann.

Schon als Kind *verlangt er*, wie der *Chamomilla*-Patient, *getragen zu werden,* wenn er krank ist (CARRIED, desires to be: 2), oder *er verspürt Angst, wenn er Hunger hat* (ANXIETY, hungry, when: 2). Als Erwachsener *beklagt er sich andauernd über Beschwerden*, die gar nicht so schlimm sind (MOANING: 3). All dies drückt seine Auflehnung gegen das *Gefühl der Verlassenheit* aus (FORSAKEN feeling: 1), welches der *Mangel an Zuneigung* in ihm hervorruft (LOVE, ailments from disappointed: 1). Neben der körperlichen Schwäche, die ihn hilflos macht, hat seine Hilflosigkeit noch eine andere, kompliziertere Seite, bedingt durch seine intellektuelle Unsicherheit: Er befindet sich in einem Zustand *geistiger Verwirrung* (CONFUSION of mind: 1)*, als wäre er betrunken* (C., intoxicated, as after being: 1), und hat das *Gefühl, weder sich konzentrieren noch denken zu können* (DULLNESS: 3). Dies geschieht vorwiegend, *wenn er spricht* (D., speaking, while: 1). Der *Kalium-carbonicum*-Patient leidet unter einer enormen Asthenie, und jede *Anstrengung verschlimmert* sein Befinden (EXERTION, agg. from mental: 1), wodurch sich das Schlüsselsymptom *Besserung beim Augenschließen* erklären ließe (DULLNESS on closing eyes amel.: 1; SR).

Gedächtnisschwäche und Asthenie laufen parallel: Der Patient wird *vergeßlich* (FORGETFUL: 1) und hat *große Schwierigkeiten, sich auszudrükken* (MEMORY, weakness of, expressing oneself, for: 2); er *vergißt Worte* (M., w., words, for: 2) und *irrt sich beim Sprechen* (MISTAKES, speaking: 2), da er *die Worte falsch stellt* (M., words, misplacing: 1) und falsch gebraucht. Demzufolge leidet er an vorübergehender *Abstumpfung der Sinne* (SENSES, dullness of: 1, vanishing, of: 1), und jede *Unterhaltung wird zu einer Belastung* für ihn (CONVERSATION agg.: 1). Möglicherweise versucht der *Kalium-carbonicum*-Patient, mit seiner allgemeinen Schwierigkeit, sich auszudrücken, seine Schwäche zu vertuschen. Er greift zum Jammern (das charakteristische »Moaning«), wobei er wenig argumentiert, aber um so mehr protestiert, um das Interesse anderer auf sich zu lenken.

Der *Kalium-carbonicum*-Patient *springt im Schlaf auf und spricht Unsinniges* (Speech, nonsense, springing up while asleep, on: 1; SR), ein charakteristisches Symptom dieses Mittels. Wenn er eingeschlafen ist, *träumt er, daß er um Hilfe ruft* (Dreams, calling out for help: 1), ebenfalls ein sehr interessantes »Keynote«. Es scheint, als wäre der *Kalium-carbonicum*-Patient im Wachzustand nicht in der Lage, um Unterstützung zu bitten. Wacht er aber *nachts* auf (etwa *um 3 Uhr*), so *beklagt er sich* (Moaning, night, 3 a. m.: 3; SR). Andauerndes Wehklagen, Schwierigkeiten beim Sprechen, Hilferufe während des Schlafes und Weinen beim Erzählen von der eigenen Krankheit stellen ein Symptomenbild dar, welches hervorragend das ambivalente Verhalten des *Kalium-carbonicum*-Patienten beschreibt.

Auflehnung. Sie stellt die Kehrseite der Dualität »Abhängigkeit - Auflehnung« dar, welche die Persönlichkeit des *Kalium-carbonicum*-Patienten charakterisiert. Im Gegensatz zum *Natrium-carbonicum*-Patienten oder zum *Ammonium-carbonicum*-Patienten läßt er sich durch seine körperliche und geistige Asthenie weder abschrecken, noch erliegt er ihr. Überkommt ihn eine Untergangsstimmung, so beginnt er einen verzweifelten Kampf, um ein neues Gleichgewicht herzustellen. Aufgrund seiner physischen und psychischen Schwäche können alle möglichen pathogenetischen Faktoren, Enttäuschungen, Diätfehler usw. seine gastrohepatische Insuffizienz und psychische Überempfindlichkeit verstärken. In diesem Zusammenhang äußert Paschero: »Der Ursprung seiner Unzufriedenheit und seiner schlechten Laune ist die Auflehnung gegen sein tiefgreifendes Gefühl von geistiger und körperlicher Schwäche, das ihn unfähig macht zu kämpfen und ihn in die Abhängigkeit von anderen führt.« Diese dauernden Schwankungen zwischen den Abhängigkeitsbedürfnissen und dem Verlangen nach Freiheit als dem natürlichen Ziel und dem absolut notwendigen Schritt in der Entwicklung eines jeden Menschen sind charakteristisch für den *Kalium-carbonicum*-Patienten. Da er, wie schon gesagt, seine Aggressivität nicht direkt gegen die Menschen richten kann, die er liebt, um nicht ihre Unterstützung zu verlieren, versucht er, sie auf indirekte Weise zu äußern. So nimmt er genau die *entgegengesetzte Haltung* zu der ein, die von ihm in familiären und gesellschaftlichen Beziehungen erwartet wird (Contrary: 2).

Seine Haltung kann sich bis zum *Eigensinn* steigern (Obstinate: 2). Dieser zeigt den Zwiespalt zwischen der Abneigung gegen Abhängigkeit und der Notwendigkeit, etwas zu erreichen, um die Asthenie ausgleichen zu können. Er kann in einen offenen Kampf gegen die Gesellschaft ausarten: einen Kampf, der keine Autorität, keine Norm und keine Gesetze mehr anerkennt. Der *Kalium-carbonicum*-Patient wird zu einem Anarchisten wie der *Causticum-* oder der *Sepia*-Patient. Das Symptom UNOBSERVING (das im SR allerdings nur mit »unaufmerksam« übersetzt wird) drückt hierbei (nach älterem Verständnis) die offene und klare Auflehnung gegen jede festgelegte gesellschaftliche Norm aus.

Stimmung: Depression - Erregung

Die Stimmung des Patienten ist eine Art umfassendes Gefühl in bezug auf sein Leben. Obwohl es nicht vollkommen zutrifft, werden wir versuchen, die Symptome, die den Zustand des *Kalium-carbonicum*-Patienten definieren, in antithetischen Begriffen zusammenzufassen, um so den Antagonismus, der sein Leben beherrscht, zu verdeutlichen.

Depression. Der *Kalium-carbonicum*-Patient ist sehr *schüchtern* (TIMIDITY: 3), ein Gefühl, das ihn auch nachts *im Bett* (T. in bed: 2; SR) bedrängen kann. Er ist *mit sich selbst und seiner Umgebung unzufrieden* (DISCONTENTED: 2, with himself: 1, with everything: 1), *mürrisch* (MOROSE: 1) und deprimiert. Die *Traurigkeit* tritt verstärkt *nachts im Bett* (SAD, night in bed: 1) sowie *im Freien* (S., air, open, agg.: 1) auf, oder *wenn er allein ist* (S., alone, when: 1). Die Verschlimmerungsmodalitäten seiner geistigen Beschwerden sind auch auf körperlicher Ebene wiederzufinden. Ebenso *überkommen ihn nachts, wenn er allein im Bett liegt, hartnäckige und quälende Gedanken* (THOUGHTS, persistent: 1, night: 1, alone, when: 1, lying, while: 1; T. tormenting, evening: 1, night: 1) *über vergangene unangenehme Ereignisse* (DWELLS, on past disagreeable occurrences: 1).

Das Weinen (WEEPING: 2) beim *Kalium-carbonicum*-Patienten ist Ausdruck seiner Unzufriedenheit und seiner Auflehnung. Damit möchte er aber keinen Trost erlangen, da sein Befinden eher *durch Trost verschlimmert* wird (W., consolation agg.: 1). Sein Weinen ist wütend, *tritt auf bei Vorhaltungen* (W., remonstrated, when: 2), gleichgültig, ob er getröstet wird oder ob man ihn eher *herausfordert oder ermahnt* (W., admonition, from: 2). Die latente Unzufriedenheit kommt beim *grundlosen Weinen* (W., causeless: 1) oder *beim Weinen, ohne zu wissen warum* (W., without knowing why: 1), zum Vorschein. Das ganze Verhängnis des *Kalium-carbonicum*-Patienten zeigt sich vor allem im *Weinen beim Schildern der eigenen Krankheit* (W., telling of her sickness, when: 2).

Seine depressiven Phasen führen zu Apathie, zu *Gleichgültigkeit*

(INDIFFERENCE: 2) *gegenüber jedem Vergnügen* (I., pleasure, to: 1) sowie *gegenüber Gesellschaft*, die er einerseits immer gesucht, andererseits aber auch stets abgelehnt hat (I., society, when in: 2).

Er hat *keine Lust zu arbeiten* (INDOLENCE, aversion to work: 2), da er unter *allgemeinem Überdruß* (LOATHING, general: 1) und Müdigkeit leidet. Er ist *wortkarg* (TALK, indisposed to: 1), und die Unterhaltung anderer stört ihn. *Beim Sprechen springt er schnell von einem Gedanken zum anderen* (SPEECH, wandering: 1), *sagt Unzusammenhängendes* (S. incoherent: 1) oder *redet im Schlaf* über seine Beschwerden (TALKING, sleep, in: 3).

Verzweiflung. Das Auf und Ab seines Kampfes um ein Gleichgewicht, das er nie erreicht, läßt ihn *an der Genesung zweifeln* (DOUBTFUL, recovery, of: 1) bis hin zur *vollkommenen Verzweiflung* (DESPAIR of recovery: 1). Er ist deprimiert und *entmutigt* (DISCOURAGED: 1). Die Zwiespältigkeit seiner Haltung fügt seinem stetigen Antagonismus zwei Symptome hinzu: *wirres Verhalten* (CHAOTIC: 1) und *albernes Benehmen* (FOOLISH behaviour: 1) *mit hysterischen Anfällen* (HYSTERIA: 2).

Erregung. Als Gegenpol zur Depression finden wir vier Symptome: Eile, Ungeduld, ängstliche Unruhe und die eigentliche Erregung. Der Eile liegt die Angst des *Kalium-carbonicum*-Patienten zugrunde, seine Asthenie, seine Apathie und seine Minderwertigkeitsgefühle nicht ausgleichen zu können. Man könnte sagen, daß er *sich beeilt*, so früh wie möglich die Arbeit zu vollenden, die er als zu mühsam für sich empfindet (HURRY: 2): *Eile bei geistiger Arbeit* (H., mental work, in: 2), *in seinen Bewegungen* (H., movements, in: 1) und *Eile, um seine Aufgabe so früh wie möglich zu beenden* (H., occupation, in: 2). Sehen wir diese Reizbarkeit und Eile bei einer Patientin, die voller Aktivität, Mißmut und Auflehnung durch das Haus fegt, so könnten wir vielleicht auch an *Sepia, Nux vomica* oder *Lycopodium* denken. Die anderen beiden Symptome - ängstliche Unruhe und Erregung - hatten wir schon anfänglich analysiert.

Wahnideen und Träume

Obwohl diese beiden Bereiche verzerrte Wahrnehmungen der Wirklichkeit darstellen, ermöglichen sie uns doch oft eine synthetische Sicht des Mittels.

Die **Wahnideen** entsprechen den allgemeinen Verschlimmerungsmodalitäten des Mittels. So *verstärken sich die ängstlichen Phantasien und Illusionen* des *Kalium-carbonicum*-Patienten *während eines Schüttelfrosts* (DELUSIONS, fancy, illusions of, chill, during: 1). Die Furcht vor dem

Alleinsein kann zu dem *Gefühl* führen, *im Bett zu versinken* (D., bed, sinking, is: 1). In gewisser Hinsicht drückt, wie gesagt, das Bett immer den Wunsch aus, in die mütterliche Geborgenheit zurückzukehren. Das Gefühl des Alleinseins, *der Verlassenheit* (FORSAKEN: 1) steht in Zusammenhang mit dem Wunsch oder der *Wahnidee, jemand rufe* (DELUSIONS, calls, someone: 1).

Die Unterdrückung der Aggressivität zeigt sich in der *Wahnidee, Bilder, Phantome* (D., images, phantoms, sees: 1) und *Masken* (D., masks, sees: 1) *zu sehen*. Sie sind *erschreckend* (D., frightful: 1), *in der Nacht* (D., night, images: 1), da er das Gefühl hat, *ermordet* (D., murdered, that he would be: 1) oder *beraubt* (D., thieves, sees: 1) zu werden.

Schließlich kommt auch sein Drängen nach Freiheit in der *Halluzination, Vögel fliegen zu sehen* (D., birds, sees: 1), zum Ausdruck; ein Symptom, welches nur noch bei *Belladonna* und *Lac caninum* auftritt. Freiheit wird der *Kalium-carbonicum*-Patient aber nie erreichen, weil in ihm immer die Abhängigkeit vorherrschend sein wird - was auch die hervorstechendste Wahnidee des Mittels bestätigt: Er hat das Gefühl, daß sein Kopf (sein Geist, seine Entwicklung) durch einen *sehr breiten Hals* (D., neck is too large: 1; SR) fest mit dem Körper (den vegetativen Lebensfunktionen, der Jugend) verbunden ist.

Die **Träume** zeigen seine Konflikte auf. Aggressivität und Furcht des *Kalium-carbonicum*-Patienten kommen in *Träumen von Gespenstern, Geistern* (DREAMS, ghosts, spectres: 2) und *Teufeln* (D., devils: 1) zum Ausdruck, die ihn *erschrecken* (D., frightful: 3). Es sind *phantastische Träume* (D., fantastic: 2), *Träume von Meutereien* (D., riots: 1) oder *vom Tod* (D., death, of: 2) - hauptsächlich *vom bevorstehenden Tod* (D., death, of, approaching: 1).

In diesen Träumen *voller Gefahren* (D., danger: 1) empfindet er ein äußerst charakteristisches und in der Materia Medica einzigartiges Gefühl: *Er träumt, daß ein Stein auf ihm liegt* (D., stone lying on him: 1; SR). Dieses Gefühl könnte die schwere Last ausdrücken, die er aufgrund seiner ungewöhnlichen Schwäche zu schleppen hat.

Und ein zweites »Keynote« zeigt seine Abhängigkeit: *Kalium carbonicum* ist das einzige Mittel, bei dem der Patient *träumt, lauthals um Hilfe zu rufen* (D., calling out for help: 1; SR).

Die sexuelle Schwäche, die mit einer Neigung zu Impotenz und zu Frigidität einhergeht, findet ihren Ausdruck in den *erotischen Träumen,* hauptsächlich *vor den Menses* (D., amorous before menses: 2). Nur *Calcarea carbonica* weist dieses Symptom ebenfalls auf.

Der *Kalium-carbonicum*-Patient träumt auch *von Schlangen* (D., snakes: 1). Die *Träume von Dieben* (D., robbers: 1) deuten auf seine Furcht hin, die Zuneigung zu verlieren.

Der *Kalium-carbonicum*-Patient weint auch beim Erzählen von seiner Krankheit, und er ist einer der wenigen Menschen, die sogar *im Traum weinen* (D., weeping: 1). Oft schläft er im Sitzen (SLEEP, position, sitting: 1), was mit den allgemeinen Modalitäten der Besserung übereinstimmt.

In bezug auf den Schlaf können noch zwei interessante Symptome angeführt werden: *Schläfrigkeit beim Essen* (SLEEPINESS, eating, during: 3) - ein Symptom, welches auch bei *Phosphor* auftritt - und *Schlaflosigkeit nach 2 Uhr* oder *nach 1 oder 2 Uhr* (SLEEPLESSNESS, midnight, after: 3, after 2 a. m.: 3, after 1 or 2 a. m.: 3; SR). *Kalium carbonicum* ist sicher das wichtigste Mittel in dieser Rubrik. Die Schlaflosigkeit wird *durch einen Gedankensturm* (S., thoughts, activity of mind: 2) und *durch Gliederzukken* (S., twitching of the limbs: 2) hervorgerufen.

KALIUM CARBONICUM
Zusammenfassung

Der *Kalium-carbonicum*-Patient ist ein mürrischer, ungeduldiger und unzufriedener Mensch, der unter einer ständigen Wechselhaftigkeit seiner Gemütsverfassung leidet. Sein Problem besteht in der tiefgreifenden physischen und psychischen Schwäche, die ihn unfähig macht, für seine Interessen zu kämpfen, und ihn daher in die Abhängigkeit von anderen bringt.

SR	EK	Rubrik
159	(13)	CONFIDENCE, want of self.

Der Antagonismus seiner Persönlichkeit sowie seine reizbare Schwäche führen zu einem ständigen Wechsel: Angst - Reizbarkeit, Abhängigkeit - Auflehnung, Depression - Erregung.

SR	EK	Rubrik
53	(4)	ANTAGONISM with herself.
760	(67)	MOOD, alternating.
761	(68)	M., changeable, variable.

Angst - Reizbarkeit

Angst entsteht aus der völligen Hilflosigkeit und hat folgende Verschlimmerungsmodalitäten:
Angst mit Furcht, Angst beim Erwachen, nachts, durch Meteorismus, wenn er auf der rechten Seite liegt, sowie nach Schüttelfrost und bei Hunger.

SR	EK	Rubrik
76	(6)	ANXIETY with fear.
57	(4)	A., on waking.
83	(7)	A., night, from flatulence (when lying on right side).
81	(7)	A., hungry, when.
67	(6)	A., chill, after.

	SR	EK	Rubrik
Die Angst ruft wiederum zwei Zustände hervor:			
1) *Ängstliche Unruhe* während der Menses, weil die Frau sich behindert und geschwächt fühlt.	843	(73)	RESTLESSNESS, anxious.
	852	(74)	R., menses, before.
Ängstliche Unruhe vor den Menses und bei Ausbleiben der Menses.	853	(74)	R., menses, during.
	853	(74)	R., menses, suppressed, during.
Unterdrückung der Menses durch Schreck.	729		MENSES, suppressed from fright.
2) *Die Erregung* als Ausdruck der Hilflosigkeit in einer Streßsituation.			
Tritt nach einer schlechten Nachricht oder bei Hunger auf.	451	(40)	EXCITEMENT, news, after bad.
Das Angstgefühl im Magen ist typisch für den *Kalium-carbonicum*-Patienten.	455	(40)	E., hungry, when.
Reizbarkeit. Als Kehrseite der Angst stellt die Reizbarkeit einen besonderen Spannungszustand dar: Der *Kalium-carbonicum*-Patient zankt sich mit seiner Familie und seinen Vorgesetzten; er ist im höchsten Grade reizbar.	119	(10)	CAPRICIOUSNESS.
	653	(57)	IRRITABILITY.
Modalitäten: Verschlimmerung beim Erwachen,	655	(58)	I., morning, on waking.
am Abend,	657	(58)	I., evening.
nach dem Koitus (reizbare Schwäche),	661	(59)	I., coition, after.
vor den Menses (Protest der Frau)	667	(59)	I., menses, before.
und durch Trost (verletzter Stolz).	662	(59)	I., consolation agg.

Furcht - Ärger

	SR	EK	Rubrik
Furcht ist die Projektion seiner Urangst. Von der Furcht leiten sich drei Symptomarten ab, die ein außerordentliches Maß an Sensibilität und Reaktionsfähigkeit darstellen:	**Furcht** **Auffahren** **Überempfindlichkeit**		
1) *Die eigentliche Furcht*: Die Hauptfurcht und zugleich die unerbittlichste des *Kalium-carbonicum*-Patienten ist die Furcht vor dem Alleinsein, gegen die keiner seiner Befreiungsversuche ankommt:	477 478 489	(43) (43) (44)	FEAR, alone, of being. F., alone, lest he die. F., death, when alone.
Wenn er allein ist, fürchtet er, daß er sterben könnte, und hat Furcht vor dem Tod.	489	(44)	F., death, when alone, evening in bed.
Hauptsächlich im Bett verstärkt sich seine Furcht.	509	(46)	F., lying in bed, while.
Außerdem hat er Furcht vor Krankheit. Alles schlägt ihm auf den Magen - konvulsive Kontraktionen werden hervorgerufen.	524 483	(47)	F. arising from stomach. CONSTRICTION, convulsive in stomach.
Wegen jeder Kleinigkeit erschrickt er und fürchtet sich. Furcht vor Gespenstern und vor körperlichem Leid.	493 502	(44) (45)	FEAR, impending disease. F., ghosts.
2) *Das Aufschrecken* als Alarmreaktion gegenüber der Umwelt: leichtes Auffahren, durch Schreck, bei Geräuschen, beim Einschlafen und während des Schlafes.	954 955 957 958	(83) (83) (83) (83)	STARTING, easily. S., fright, from. S., sleep, on falling. S., sleep, during.
Auffahren bei unverhoffter Berührung.	960	(83)	S., touched, when.

3) *Taktile und auditive Überempfindlichkeit* vervollständigt das Bild der Alarmhaltung: Furcht vor Berührung. Abneigung gegen Berührung. Überempfindlich, vor allem gegenüber Geräuschen und Stimmen. (Bei der leichtesten Berührung des Fußes zieht der Patient abrupt das Bein zurück.)

SR	EK	Rubrik
528	(47)	FEAR, touch, of.
551	(49)	FRIGHTENED, touch, from.
1028	(89)	TOUCHED, aversion to being.
897	(79)	SENSITIVE, oversensitive.
901	(79)	S., noises, to.
905	(79)	S., voices.

Ärger. Er entsteht aus seiner reizbaren Schwäche: **Minderwertigkeit - Hilflosigkeit - Angst - aggressive Erregung**. Unterdrückung seiner Aggressivität aus Angst, verlassen zu werden, wodurch die Angst und der neurotische Formenkreis neu angefacht werden. Die aggressiven Symptome sind als Ausbruch der inneren Spannung zu verstehen und nicht als Verteidigung seiner Persönlichkeit. Demnach werden wir *Kalium carbonicum* nicht in den Rubriken: Ärger durch Widerspruch oder Leicht beleidigt finden. Weitere Symptome sind: Zorn beim Aufwachen, weil er das Bett verlassen muß, und am Abend, weil er erschöpft ist; Heftigkeit, unkontrolliertes Schreien, Schreien wegen Kleinigkeiten, Schlagen nach imaginären Menschen oder Gegenständen, Streitsucht, abstoßende Stimmung.

SR	EK	Rubrik
25	(2)	ANGER.
27	(2)	A., morning.
27	(2)	A., morning, waking, on.
28	(2)	A., evening.
1055	(91)	VIOLENT.
911	(79)	SHRIEKING.
920	(80)	S. at trifles.
963	(84)	STRIKING.
964	(84)	S. about imaginary objects.

SR	EK	Rubrik
806	(70)	QUARRELSOME.
762	(71)	REPULSIVE mood.
604	(54)	IMPETUOUS.

Abhängigkeit - Auflehnung

Abhängigkeit. Das Hauptsymptom ist die Furcht vor dem Alleinsein, da sich dann alle Beschwerden verschlimmern. Lauthals verlangt er nach Gesellschaft, und wird seinem Ruf gefolgt, so führt er sich trotzdem abscheulich auf. Er hat das Gefühl, einsam und verlassen zu sein, verstärkt durch den Verlust von Zuneigung. Das Kind jammert andauernd und verlangt, getragen zu werden. Mit dem Jammern möchte es Aufmerksamkeit auf sich ziehen, ohne direkt darum zu bitten. Jammern um 3 Uhr. Der Zwiespalt des *Kalium-carbonicum*-Patienten kommt eindeutig in den folgenden vier Symptomen zum Ausdruck: Andauerndes Wehklagen, Träumt davon, um Hilfe zu bitten, Weinen beim Erzählen von der Krankheit und Schwierigkeiten beim Sprechen. Der *Mangel an Selbstvertrauen* wird durch seine intellektuelle Schwäche noch unterstützt. Verwirrung, als wäre er berauscht. Stumpfheit beim Sprechen oder Denken - bessert sich beim Schließen der Augen. Vergeßlichkeit, große Schwierigkeiten, sich auszudrücken.

SR	EK	Rubrik
149	(12)	COMPANY, desire for.
150	(12)	C., alone, while, agg.
151	(12)	C. yet treats them outrageously.
546	(49)	FORSAKEN feeling.
20	(63)	LOVE, ailments from disappointed.
752	(67)	MOANING, groaning.
754	(67)	M., night, 3 a. m.
124	(10)	CARRIED, desires to be.
264	(1237)	DREAMS, calling out for help (SR III).
1088	(94)	WEEPING, telling of her sickness.
160	(13)	CONFUSION of mind.
171	(15)	C., intoxicated, as if.
416	(37)	DULLNESS.
428	(38)	D., speaking, while.
	(38)	D., mental exertion, from.

SR	EK	Rubrik
422	(38)	D., closing eyes amel.
539	(48)	FORGETFUL.
735	(64)	MEMORY, weakness of, expressing oneself, for.

Vergißt Worte, macht Fehler beim Sprechen, benützt falsche Wörter und einen falschen Satzbau. Vorübergehendes Schwinden der Sinne. Spricht Unsinniges beim Einschlafen.

SR	EK	Rubrik
741	(65)	M., w., words, for.
746	(66)	MISTAKES, speaking.
748	(67)	M., wrong words, using.
747	(66)	M., words, misplacing.
896/7	(78)	SENSES, dullness, vanishing of.
942	(82)	SPEECH, nonsense, springing up, while asleep.

Auflehnung. Die Auflehnung ist der Kampf um die Unabhängigkeit. Da er seine Aggressivität nicht direkt gegen die Umgebung richten kann, um nicht deren Unterstützung zu verlieren, wird er indirekt versuchen, sich ihr zu widersetzen. Er wird eigensinnig und starr. Dies bringt ihn dazu, sich gegen die festgesetzten gesellschaftlichen Normen aufzulehnen und sie in Frage zu stellen. Trost weist er zurück.

SR	EK	Rubrik
185	(16)	CONTRARY.
787	(69)	OBSTINATE.
	(91)	UNOBSERVING
181	(16)	CONSOLATION agg.

Gemütszustand:
Depression - Erregung

Depression. Dieser Zustand zeichnet sich aus durch Schüchternheit, Unzufriedenheit mit sich selbst und seiner Umgebung, schlechte Laune

SR	EK	Rubrik
1023	(89)	TIMIDITY.
402	(36)	DISCONTENTED.
405	(36)	D., with himself.
871	(76)	SADNESS, when alone.

und Traurigkeit (nachts, im Freien, beim Alleinsein und im Liegen). Es überkommen ihn auch unangenehme, hartnäckige Gedanken (nachts, wenn er allein ist oder im Liegen).

SR	EK	Rubrik
870	(76)	S., air, open agg.
870	(76)	S., night in bed.
1006	(87)	THOUGHTS, persistent, night.
1007	(87)	T., alone.
1008	(87)	T., lying.
1015	(87)	T., tormenting, evening, night.

Mit dem Weinen möchte er nicht Trost erlangen, sondern seine Unzufriedenheit zum Ausdruck bringen. Die Auflehnung kommt zum Vorschein, wenn er durch Trost oder Herausforderung in Tränen ausbricht. Er weint grundlos und ohne zu wissen warum, mit Wut oder mit Protest. Weinen beim Erzählen von der eigenen Krankheit.

SR	EK	Rubrik
1066	(92)	WEEPING.
1070	(93)	W., admonitions cause.
1075	(93)	W., consolation.
1074	(93)	W., causeless.
1074	(93)	W., without knowing why.
1088	(94)	W., telling of her sickness.
1085	(94)	W., remonstrated, when.

Er ist deprimiert und hat kein Verlangen, zu sprechen; die Unterhaltung anderer stört ihn; er hat Schwierigkeiten, sich auszudrücken, und spricht zusammenhanglos.

SR	EK	Rubrik
986	(86)	TALK, indisposed to.
991	(86)	T., of others, agg.
946	(82)	SPEECH, wandering.
940	(82)	S., incoherent.

Die Depressionsphasen führen zur Apathie: Der *Kalium-carbonicum*-Patient ist vorwiegend gleichgültig gegenüber Vergnügungen sowie gegenüber Gesellschaft, die er zwar immer gesucht, andererseits aber auch abgelehnt hat; er entwickelt Abneigung und Scheu vor der Arbeit und fällt in einen Zustand größter Erschöpfung und allgemeinen Überdrusses - aber ohne den Wunsch

SR	EK	Rubrik
609	(54)	INDIFFERENCE.
620	(55)	I., pleasure, to.
613	(55)	I., company, when in.
624	(55)	INDOLENCE.
533	(48)	FEAR, work, dread of.
708	(62)	LOATHING, general.

	SR	EK	Rubrik
zu sterben oder eine Neigung zum Selbstmord.			
Verzweiflung: Das Auf und Ab seines Kampfes um ein Gleichgewicht, das er nie erreicht, läßt ihn an seiner	414	(37)	DOUBTFUL of recovery.
Genesung zweifeln und bringt ihn zur vollkommenen Verzweiflung.	394	(36)	DESPAIR of recovery.
Er ist deprimiert und entmutigt.	406	(37)	DISCOURAGED.
Erregung. Vier Symptome bilden das Gegenstück zur Depression: Eile, Ungeduld, ängstliche Unruhe und die eigentliche Erregung. Der Eile liegt die Angst zugrunde, seine Asthenie und Apathie und seine Minderwertigkeitsgefühle nicht ausgleichen zu können.	579	(52)	HURRY.
Eile bei geistiger Arbeit, bei Bewe-	581	(52)	H., mental work, in.
gung und bei Beschäftigung. Auch	581	(52)	H., movements, in.
seiner Ungeduld liegt Angst zugrunde. Er befürchtet aufgrund seiner	582	(52)	H., occupation, in.
Erschöpfung, nicht mehr länger warten zu können. (Die anderen beiden Symptome wurden schon am Anfang der Zusammenfassung geschildert.)	600	(53)	IMPATIENCE.

Wahnideen: Gefühle und Träume

	SR	EK	Rubrik
Die Wahnideen spiegeln eine verzerrte Wirklichkeit wider. Die Furcht vor dem Alleinsein und seine Unbeholfenheit können zu dem Gefühl führen, im Bett zu versinken	242	(21)	DELUSIONS, bed, sinking, is.

oder daß jemand ruft. Der Angst vor Krankheit entspricht die Wahnidee, krank zu sein. Der Kampf gegen seine übermäßige Abhängigkeit, von der er sich andererseits aber auch nicht lösen kann, findet seinen Ausdruck in dem Gefühl, daß der Kopf (Geist) mit dem Körper (den vegetativen Lebensfunktionen) mittels eines sehr breiten und starken Halses verbunden ist. Sein Freiheitsdrang äußert sich in der Wahnidee, Vögel fliegen zu sehen, seine Aggressivität in der Wahnidee, Gespenster und Masken zu sehen, oder in der Vorahnung, daß diese ihn töten könnten.

SR	EK	Rubrik
251	(22)	D., calls, someone.
348	(32)	D., sick, imagines himself.
326	(30)	D., neck is too large.
244	(21)	D., birds, sees.
306	(27)	D., images, phantoms, sees.
324	(29)	D., murdered, that he would be.
321	(29)	D., masks, sees.

Träume. Die Aggressivität kommt in den Träumen von Gespenstern, Teufeln und Meutereien zum Vorschein, die Angst und Beklemmung in den Träumen vom bevorstehenden Tod und seine schwere Last in dem Traum, unter einem Stein zu liegen. Seine Furcht vor dem Alleinsein und der Verlassenheit läßt ihn träumen, daß er um Hilfe ruft. Die letzten beiden Symptome sind einmalig in der Materia Medica.

SR	EK	Rubrik
308	(1240)	DREAMS, ghosts, spectres (SR III).
279	(1238)	D., devils (SR III).
343	(1242)	D., riots (SR III).
277	(1238)	D., death, approaching (SR III).
353	(1243)	D., stone lying on him (SR III).
264	(1237)	D., calling out for help (SR III).

KALIUM CARBONICUM
Schema

Das »**Kleinste charakteristische Syndrom**« läßt sich in einem Kreis darstellen, in dessen *Zentrum* sich der *Mangel an Selbstvertrauen* befindet (1). Dieser spiegelt die intellektuelle Schwäche des *Kalium-carbonicum*-Patienten wider, welche ihn unfähig macht, für sich selbst zu kämpfen, und ihn daher in die Abhängigkeit von anderen bringt.

Innerhalb dieses Kreises *auf der linken Seite* und von oben nach unten stehen: *Angst mit Furcht* (3), *Furcht vor dem Alleinsein* (2) und *Verlangen nach Gesellschaft* (4). Diese stellen die **Angst**, die **Furcht** bzw. die **Abhängigkeit** des *Kalium-carbonicum*-Patienten dar, durch die er sein Gefühl von Minderwertigkeit und Hilflosigkeit erlebt.

Auf der rechten Seite, ebenfalls von oben nach unten, stehen: *Verschlimmerung durch Trost* (5), *Heftigkeit* (6) und *Widerspenstigkeit* (7). Dadurch werden **Reizbarkeit**, **Ärger** bzw. **Auflehnung** ausgedrückt, womit der *Kalium-carbonicum*-Patient versucht, seine Hilflosigkeit auszugleichen.

Damit wären die Koordinaten des Mittels festgelegt, und es dürfte nicht mehr schwerfallen, die restlichen Symptome einzuordnen. Die Angst zeigt sich in der *ängstlichen Unruhe* (31), während die Furcht in der *Furcht vor Krankheit* (10), in der *Abneigung gegen Berührung* (13), in dem *Auffahren durch ein Geräusch* (12) und in der *Somatisierung im Magen* (11) ihren Ausdruck findet. Die Reizbarkeit wird wiederum durch die klassische *Verschlimmerung vor den Menses* (9) charakterisiert, der Ärger durch *Launenhaftigkeit* (15) und *Streitsucht* (14), die Auflehnung durch *Eigensinn* (20) und *Unaufmerksamkeit* (21) und die Abhängigkeit durch die Symptome 16 bis 19.

Diese Bipolarität bestätigt sich im inneren **Antagonismus** dieses Patienten (8), der das ständige Abwechseln von **Erregung** (Symptome 29 bis 32) und **Depression** (Symptome 22 bis 27) bedingt. Diese alternierenden Phasen bilden den eigenartigen **Gemütszustand** des *Kalium-carbonicum*-Patienten, mit der *Verzweiflung über seinen Gesundheitszustand* (28) als zentralem Symptom.

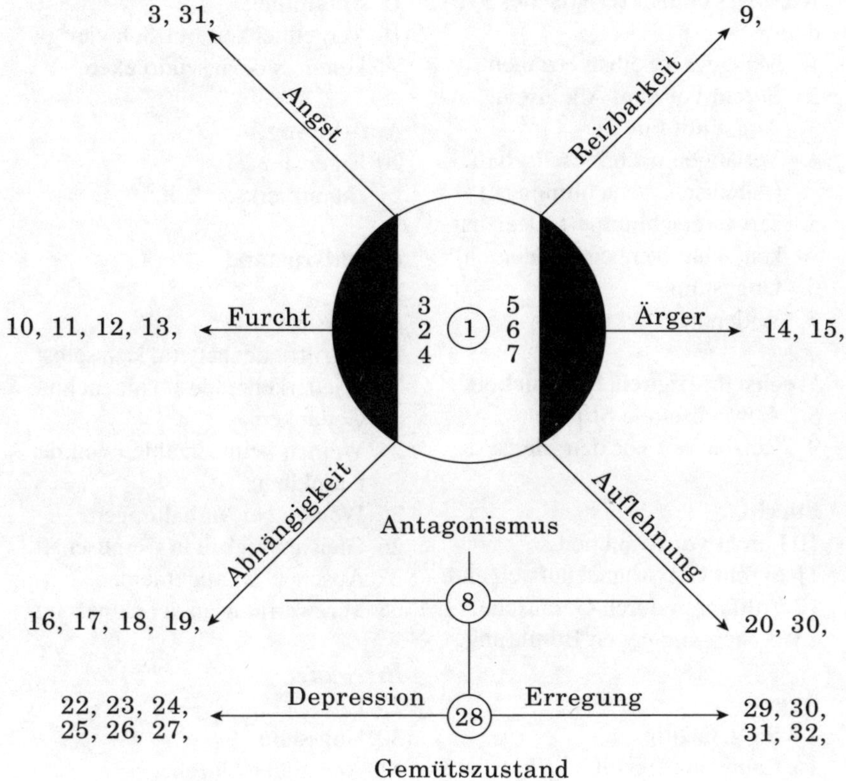
3, 31,
Angst
9,
Reizbarkeit
10, 11, 12, 13,
Furcht
3
2
4
1
5
6
7
Ärger
14, 15,
Abhängigkeit
Auflehnung
Antagonismus
8
16, 17, 18, 19,
20, 30,
22, 23, 24,
25, 26, 27,
Depression
28
Erregung
29, 30,
31, 32,
Gemütszustand

KALIUM CARBONICUM
Repertorisation deutsch

Kleinstes charakteristisches Syndrom

1 Mangel an Selbstvertrauen.
2 Furcht vor dem Alleinsein.
3 Angst mit Furcht.
4 Verlangen nach Gesellschaft. (Alleinsein verschlimmert.)*
5 Trost verschlimmert. (Reizbarkeit, schlechter beim Alleinsein)*
6 Ungestüm.
7 Widerspenstigkeit.

Wechselhaftigkeit/Reizbarkeit

8 Abwechselnde Stimmung.
9 Reizbarkeit vor den Menses.

Furcht

10 Furcht vor Krankheit.
11 Furcht vom Magen aufsteigend.
12 Auffahren durch Geräusche.
13 Abneigung gegen Berührung.

Ärger

14 Streitsüchtig.
15 Launenhaftigkeit.

Abhängigkeit/Schwäche

16 Gefühl der Verlassenheit.
17 Wehklagen.
18 Stumpfheit.
19 Vergeßlichkeit mit Schwierigkeiten, sich auszudrücken.

Auflehnung

20 Eigensinn.
21 Unaufmerksamkeit.**

Gemütszustand

Depression

22 Unzufriedenheit mit sich selbst.
23 Wiederkehrende unangenehme Gedanken.
24 Weinen beim Erzählen von der Krankheit.
25 Weinen bei Vorhaltungen.
26 Gleichgültigkeit in Gesellschaft.
27 Abscheu im allgemeinen.
28 Verzweiflung an der Genesung.

Erregung

29 Eile.
30 Ungeduld.
31 Ängstliche Unruhe.
32 Erregung nach schlechten Nachrichten.

* In Klammern: Modalitäten von *Kali-c.*, die aber bei der vergleichenden Repertorisation des betreffenden Symptoms nicht zum Tragen kommen.

** Die Rubrik »Unobserving« im Kentschen Repertorium meint: offene Auflehnung gegenüber gesellschaftlichen Normen.

Repertorisation Kalium carbonicum

	1	2	3	4	5	6	7	8	9	10	11	12	13	14	15	16	17	18	19	20	21	22	23	24	25	26	27	28	29	30	31	32
Kali-c.	2	3	2	3	1	2	2	2	1	3	2	4	3	2	3	1	3	3	2	2	1	1	1	2	2	2	1	1	2	2	3	1
Ars.	-	3	3	3	2	-	2	1	-	1	-	1	1	2	2	-	2	1	-	2	-	2	-	-	-	-	-	3	2	2	3	-
Bell.	1	1	1	1	2	-	1	3	-	-	-	-	2	2	2	-	3	3	1	3	-	1	-	-	1	-	1	-	2	1	2	-
Bry.	2	1	1	1	-	2	1	-	-	1	1	-	2	2	3	-	2	3	-	1	-	1	-	-	-	-	-	2	2	2	2	-
Calc.	1	1	2	2	1	-	1	1	1	2	2	2	1	1	1	1	1	3	-	3	-	-	-	-	2	-	2	3	1	2	2	2
Caust.	1	1	3	1	-	1	1	1	2	-	-	2	-	2	2	-	1	2	-	2	2	1	1	-	-	-	-	1	1	-	2	-
Hep.	-	1	2	1	-	3	4	-	-	1	-	-	-	2	1	-	-	2	-	2	-	2	-	-	-	-	1	-	2	2	2	-
Lyc.	2	3	2	3	1	-	1	3	2	1	2	2	1	2	1	-	1	3	2	2	-	1	-	-	-	1	-	2	1	2	3	-
Merc.	1	1	2	1	1	-	2	1	-	1	-	2	1	2	1	2	1	2	-	1	1	1	-	-	-	-	1	2	3	1	2	-
Nux-v.	1	1	1	2	1	3	2	-	2	2	-	3	1	3	1	-	2	2	2	3	-	1	-	-	-	-	-	1	2	3	1	-
Phos.	1	3	1	4	-	1	1	2	-	3	2	-	-	2	2	-	2	3	-	1	-	-	-	-	-	-	-	-	1	-	2	1
Puls.	2	2	2	2	-	-	2	2	-	2	-	-	-	1	2	3	2	3	1	1	-	2	-	3	-	-	2	-	2	2	2	1
Sep.	-	2	2	2	4	3	1	1	2	2	-	-	-	2	2	1	1	3	1	1	1	-	-	3	-	-	-	2	1	3	1	-

Caust., Sympt 2: Caust fehlt in der Rubrik "Fear, alone, of being, ist aber 2-wertig in "Fear, alone, being, night".

Kali-c., Sympt. 26: Wertigkeit entspricht der EK-Rubrik "Indifference, society, when in"; im SR ist diese Rubrik mit "I., company, while in" zusammengefasst u. Kali-c. einwertig.

KALIUM CARBONICUM
Repertorisation englisch

Kleinstes charakteristisches Syndrom
1 Confidence, want of self.
2 Fear, alone, of being.
3 Anxiety with fear.
4 Company, desire of. (...alone, while, agg.)*
5 Consolation agg. (Irritability, cons. agg.)*
6 Impetuous.
7 Contrary.

Wechselhaftigkeit/Reizbarkeit
8 Mood alternating.
9 Irritability before menses.

Furcht
10 Fear, disease, of impending.
11 Fear, arising from stomach.
12 Starting from noises.
13 Touched, aversion of being.

Ärger
14 Quarrelsome.
15 Capriciousness.

Abhängigkeit/Schwäche
16 Forsaken feeling.
17 Moaning.
18 Dullness.
19 Memory, weakness of, for expressing oneself.

Auflehnung
20 Obstinate.
21 Unobserving.**

Gemütszustand

Depression
22 Discontented with himself.
23 Thoughts, persistent, unpleasant objects, haunted by.
24 Weeping, telling of her sickness, when.
25 Weeping, remonstrated, when.
26 Indifference, company, society, when in.
27 Loathing, general.
28 Despair of recovery.

Erregung
29 Hurry.
30 Impatience.
31 Restlessness, anxious.
32 Excitement, bad news, after.

* In Klammern: Modalitäten von *Kali-c.*, die aber bei der vergleichenden Repertorisation des betreffenden Symptoms nicht zum Tragen kommen.

** Die Rubrik »Unobserving« im Kentschen Repertorium meint: offene Auflehnung gegenüber gesellschaftlichen Normen.

KALIUM CARBONICUM
Vergleichende Materia Medica

Nux vomica

Nux vomica ist das einzige Mittel, das alle sieben Symptome des »**Kleinsten charakteristischen Syndroms**« von *Kalium carbonicum* aufweist. Es fehlt ihm aber die abwechselnde Stimmung (8), die den Kampf zwischen Abhängigkeit und Widerstand darstellt. Die psychobiologische Persönlichkeit des *Nux-vomica*-Patienten wird durch *extreme Überempfindlichkeit, Reizbarkeit, Kälte* und *antiperistaltische Kontraktionen des Verdauungsapparates* charakterisiert. Obwohl er *Verlangen nach Gesellschaft* (4) hat, verspürt er keine Verschlimmerung beim Alleinsein, wie es beim *Kalium-carbonicum*-Patienten der Fall ist.

Der *Nux-vomica*-Patient ist tapfer und verwegen: ein Vorgesetzter in ständiger, fieberhafter Tätigkeit, ein *Perfektionist.* Sein Anspruch auf Ordnung und Genauigkeit zielt darauf ab, daß alles nach Plan verläuft, da seine Ungeduld nicht den geringsten Widerspruch erträgt.

Der *Nux-vomica*-Patient steht unter ständigem emotionalem Streß durch seine innere und äußere Vergiftung (neurovegetative Störungen; Mißbrauch von Alkohol, Kaffee, Reizmitteln). Dies erklärt seinen *Mangel an Selbstvertrauen* (1), welcher sich grundsätzlich von demjenigen des *Kalium-carbonicum*-Patienten unterscheidet. Seine Furcht ist Folge der Sensibilität - und nicht der Hilflosigkeit wie beim *Kalium-carbonicum*-Patienten. Es fehlt auch die im Magen gefühlte Furcht (11).

Abhängigkeit. Von den vier Symptomen in dieser Gruppe fehlt das Leitsymptom: das Gefühl der Verlassenheit (16), wodurch bei *Kalium carbonicum* das *Wehklagen* (17) zu einem Hilferuf wird. Die *Stumpfheit* (18) und die *Gedächtnisschwäche* (19) sind beim *Nux-vomica*-Patienten eher Folge seiner Vergiftung und seines Lebensstresses als eines biologischen Mangels.

Auflehnung. Unter den Symptomen des Widerstandes spiegelt der *Eigensinn* (20) beim *Nux-vomica*-Patienten sein Streben nach Erfolg wider, während er beim *Kalium-carbonicum*-Patienten als Reaktion auf die Abhängigkeit entsteht. Dies bestätigt sich in der *Nichtbeachtung festgesetzter Normen* (21), einem Symptom, welches man bei *Nux-vomica*-Patienten seltener vorfindet.

Da er eindeutig psorisch-sykotisch veranlagt ist, fehlen beim *Nux-vomica*-Patienten außer der *Unzufriedenheit mit sich selbst* (22) alle **Depressionssymptome** von *Kalium carbonicum* (23-27). Er ist aber deprimiert und reizbar nach dem Essen, und wenn seine Allgemeinverfassung sich verschlechtert, ist er *lebensmüde* (Loathing, life) und *wünscht sich den Tod* (Death, desires), zwei Symptome, die bei *Kalium carbonicum* fehlen. Der *Nux-vomica*-Patient wird zum Opfer seiner Ungeduld und *zweifelt an der Genesung* (28). Er entwickelt dann eine *Selbstmordneigung* und spricht auch ständig über Selbstmord, den er aber aus Mangel an Courage nicht begeht. Dieses Symptom trifft man bei *Kalium carbonicum* ebenfalls nicht an.

Der *Nux-vomica*-Patient ist ungestüm, heftig, widerspenstig und besitzt die ersten drei Symptome der **Erregung**. Es fehlt ihm aber die Erregung nach schlechten Nachrichten (32).

Belladonna

Belladonna ist das Mittel, das in den Rubriken der Geistes- und Gemütssymptome im Kentschen Repertorium am häufigsten vorkommt: nämlich 627mal. Diese Symptome treten im allgemeinen bei Anfällen hohen Fiebers, Delirium oder manischer Erregung auf. Es handelt sich um plethorische Menschen mit Neigung zu Hirnkongestionen. Wenn sie gesund sind, sind sie freundlich, bei Krankheit hingegen reizbar und nervös; ihr Kopf ist heiß, die Füße sind kalt; sie erkälten sich am Kopf und sind überempfindlich gegenüber Licht, Geräusch, Erschütterung und Berührung. Die Beschwerden, die einen plötzlichen, akuten und heftigen Charakter haben, weisen folgende besonderen Merkmale auf: rotes und glänzendes Gesicht, die Pupillen sind weit geöffnet, die Haut brennt und strahlt Hitze aus. Es kann zum Delirium mit arterieller Gehirnkongestion kommen. Der Patient sieht Gespenster, Insekten, wilde Tiere; er ergreift die Flucht, beißt oder schlägt nach dem Nächstbesten. Ist der Anfall vorüber, so fällt er in einen semikomatösen Zustand voller schrecklicher Träume.

Allgemeine Charakteristika von *Belladonna* sind: das plötzliche Auftreten und auch plötzliche Verschwinden seiner Beschwerden, die Gehirnkongestion und die Unverträglichkeit von Sonne, Kälte und Berührung. Im allgemeinen trifft die ganze Pathogenese von *Belladonna* eher bei akuten entzündlichen Prozessen zu, und somit ist dieses Mittel nicht so sehr ein konstitutionelles Polychrest. Wenn wir aber die Vergiftungssymptome aus dem Kentschen Repertorium herausnehmen, so erhalten wir ein reines Bild des chronischen Aspektes von *Belladonna,* welches uns sehr nützlich sein kann.

Das Gehirnsyndrom ist bei *Belladonna* durch Aktivität und Erregung charakterisiert. Deshalb weist *Belladonna* fast alle Symptome des »**Kleinsten charakteristischen Syndroms**« auf; es fehlt nur das Ungestüm (6). (Bei der *Heftigkeit* (Violent) ist Belladonna aber vorhanden.) »Als Gesunder ist er ein Engel, als Kranker ein Bengel (Teufel)«, sagt Duprat.

Das Fehlen der Symptome 9, 11 und 12 steht im Zusammenhang mit der psorischen Erregung, nicht mit einem Wetteifern, wie es die Reizbarkeit vor den Menses (9) und das Auffahren durch Geräusche (12) bei *Kalium carbonicum* zum Ausdruck bringen.

Abhängigkeit/Auflehnung. Von den Abhängigkeitssymptomen fehlt bei *Belladonna* das Gefühl der Verlassenheit (16), während es in der Gruppe der Auflehnung beide Symptome von *Kalium carbonicum* aufweisen kann.

Depression. Es fehlen die Symptome 23, 24, 26 und 28. Der *Kalium-carbonicum*-Patient entwickelt durch seine Probleme eine Gleichgültigkeit gegenüber der Gesellschaft. Er zweifelt an seiner Genesung und weint viel. Der *Belladonna*-Patient regt sich im Gegensatz zum *Kalium-carbonicum*-Patienten nicht über schlechte Nachrichten auf.

Mit dem bisher Gesagten können wir bereits einen Einblick in das Bild des chronisch *Belladonna*-Kranken gewinnen. Fühlt er sich gesund, so ist er ruhig; wird er krank, so ist er *reizbar* und *fürchtet sich vor dem Alleinsein* (2, 3). Obwohl er lieber in Gesellschaft als allein ist, *verträgt er weder Trost* (5) *noch Berührung* (13). Er wird *streitsüchtig* (14), *launenhaft* (15), heftig und widerspenstig. Er entwickelt einen *Eigensinn* (20), der dem des *Calcarea*-Patienten sehr ähnlich ist. Er ist *unzufrieden mit sich selbst* (22) und weint auch aus Protest - vor allem, wenn er herausgefordert wird. Im Gegensatz zum *Kalium-carbonicum*-Patienten kann ihn sein Lebensüberdruß zum Selbstmord treiben, vorwiegend zum Selbstmord durch Ertrinken. Die *Wechselhaftigkeit* (8) charakterisiert sein psorisches Bild: deprimiert oder erregt, *ungeduldig* (30), *in Eile* (29) und *ängstlich* (31).

Calcarea carbonica

Anstatt des Kaliumions besitzt *Calcarea carbonica* das Kalziumion. Nach Bernard ist das Temperament des *Calcarea-carbonica*-Menschen durch ein stabiles biologisches Gleichgewicht ausgezeichnet, das sich sein ganzes Leben lang halten kann. Befindet sich der Patient im Gleichgewicht, so ist er fettleibig, träge, umsichtig, sicher und erfolgreich. Ist er krank, so wird er apathisch, *eigensinnig* (20), nachtragend und bekommt Haßgefühle als Folge der Enttäuschungen in seinem Gefühlsleben. Dadurch entwickelt sich eine *panische Furcht, die auf den Magen schlägt* (11): Furcht vor Dunkelheit, Gespenstern und Grausamkeit. Er hat auch solche *Furcht* vor dem Jenseits und *vor Krankheit* (10), als wäre er vom Teufel besessen.

Von den hier in Betracht gezogenen Symptomen von *Kalium carbonicum* sind bei *Calcarea carbonica* fast alle vorhanden. Diejenigen, die ihm fehlen, verhelfen zu einer eindeutigen Differenzierung beider Mittel: Der *Calcarea-carbonica*-Patient ist nicht ungestüm (6) und leidet nicht an Gedächtnisschwäche (19). Außerdem fehlen die depressiven Symptome 22, 23, 24 und 26. Beim *Kalium-carbonicum*-Patienten zeigen sie die tiefgreifende Unzufriedenheit mit sich selbst an, wenn er über die negativen Aspekte seines Lebens nachdenkt, die ihn zur Flucht vor Gesellschaft bewegen oder beim Erzählen von seiner Krankheit zum Weinen veranlassen.

Während Apathie und Eigensinn charakteristisch für den *Calcarea-carbonica*-Patienten sind, sind es für den *Kalium-carbonicum*-Patienten seine reizbare Asthenie und seine Furcht vor dem Alleinsein. Ersterer ist träge, letzterer handelt überstürzt. Der *Calcarea-carbonica*-Patient ist voller Wut und Haß, der *Kalium-carbonicum*-Patient nicht, aus Angst vor der Einsamkeit. Der *Calcarea-carbonica*-Patient ist selbstsicher und besonnen. Er läßt sich nicht durch seine gelegentlichen Wutanfälle aus der Fassung bringen, da er alles im voraus plant und seiner rationalen Kontrolle unterstellt; aber oft gewinnt die metaphysische Komponente ein Übergewicht, und dann fürchtet er sich. So ist es erklärlich, daß er seine Furcht mit dem Magischen oder Außerirdischen identifiziert.

Er fürchtet sich vor Unheil, Gewitter, Dunkelheit und vor der Nacht. Er hat Angst, ihm könne etwas zustoßen, ist unruhig und *ängstlich* (31); er erlebt seine Schuld in direkter Beziehung zur metaphysischen Außenwelt. Er verfügt über Magnetismus und Hellsehen; seine panische Furcht vor schlimmen Dingen spiegelt seine - aufgrund von neurotischer Projektion

- extreme Sensibilität gegenüber Grausamkeit wider. Dies erklärt seine Furcht vor der Zukunft und vor Armut.

Causticum

Nach Kent sind folgende Symptome charakteristisch für *Causticum*: Verzweiflung, Angst und Furcht. Kein anderes Mittel der Materia Medica weist eine so starke *Schutzbedürftigkeit* des Patienten auf wie *Causticum*; als Kind muß der *Causticum*-Patient nachts die Hand der Mutter festhalten. Es handelt sich hier um tuberkulinisch-sykotische Menschen, die durch langwierige Krankheiten oder Leiden voller ängstlicher Phantasien geschwächt sind und immer in der Vorahnung schrecklicher Ereignisse leben.

Hinzu kommt eine tiefgreifende Depression und Traurigkeit, da er sich auch mit dem Leid anderer identifiziert. Er hat das Gefühl, eine schändliche Tat begangen zu haben, vorwiegend abends, wenn sich seine schlimmen Vorahnungen noch steigern. Zutiefst geschwächt, ist er potentiell aggressiv, aber seine Wut will nicht herauskommen, nicht einmal, um Trost abzuweisen (5).

Der *Causticum*-Patient unterdrückt seine Aggressivität und Streitsucht sowie seinen Widerspruchsgeist und macht sich stattdessen das Leid anderer zu eigen. Dafür verlangt er aber auch von den anderen, daß diese alles von ihm tolerieren. Er ist ein gefühlsmäßiger Erpresser. Ist die Sykose vorherrschend, so wird er *heftig* (6) und *widerspenstig* (7). Die *Causticum*-Frau wird *reizbar vor den Menses* (9).

Der Causticum-Patient ist von eigensinnigem Widerstand geprägt, lehnt jede gesellschaftliche Norm ab und wird so zum Anarchisten. Lähmung und Muskelspasmus sind somatischer Ausdruck seiner Minderwertigkeitsgefühle und seiner Aggressivität.

Im Gegensatz zu den Ängsten des *Kalium-carbonicum*-Patienten fürchtet sich der *Causticum*-Patient vor der Dunkelheit, vor Hunden und davor, daß ihm etwas Schlimmes zustoßen könnte. Unter dem Vorwand seiner Schwäche versucht er, seine Umgebung zu erpressen. Dadurch, daß er sich mit dem Leid anderer identifiziert, fehlt ihm das Gefühl der Verlassenheit (16). Unrast und *ängstliche Unruhe* (31) beherrschen ihn, er ist in *Eile* (29); es fehlen ihm aber alle anderen Symptome, die in den Gruppen **Erregung** und **Depression** den Antagonismus von *Kalium carbonicum* bestätigen.

Lycopodium

Die Neigung zu hepatischen Störungen ruft eine allgemeine somatische Dysfunktion hervor. In ähnlicher Weise hat das *Minderwertigkeitsgefühl* (1) auf psychischer Ebene eine prägende Bedeutung für die Haltung des *Lycopodium*-Patienten.

Aus diesem Grunde wird unter Mitwirkung seiner wetteifernden Intelligenz seine Aggressivität besonders stimuliert. Kein anderer ist wie er darum bemüht zu beweisen, daß er besser ist als die anderen. Hinzu kommt eine diktatorische Egolatrie oder eine stets selbstgefällige, kniefällige Freundlichkeit.

Kleinstes charakteristisches Syndrom. Der *Lycopodium*-Patient hat nicht das Ungestüme (6). Er ist intelligent, aber im Grunde ein Feigling. Er kann seine Aggressivität sehr gut kontrollieren, um sich nicht bloßzustellen und den anderen ausgeliefert zu sein.

Sein Stolz hindert ihn daran, *Furcht vor Krankheit* (10) oder *Abneigung gegen Berührung* (13) zuzugeben, welches Alarm- und Angstsymptome des *Kalium-carbonicum*-Patienten sind. Er ist auch viel zu hochmütig, um sich verlassen zu fühlen (16), und er *wehklagt* (17) hauptsächlich im Schlaf. Seine anpassungsfähige Intelligenz läßt ihn seine Impulse bestens im Griff haben (6) und nicht auf die gesellschaftlichen Normen verzichten (21).

Seine Eitelkeit ist es auch, die das Fehlen der depressiven Symptome erklärt: Obwohl er in seinem Inneren mit sich selbst unzufrieden ist, wird er nie offen Beschwerden zugeben und nicht beim Erzählen von seiner Krankheit weinen, keine Müdigkeit oder Verzweiflung zeigen und unter schlechten Nachrichten nicht leiden oder sich durch Angst beunruhigt geben. Kurz gesagt, aufgrund seiner Unsicherheit entwickelt er einen starken Charakter mit *Intelligenz, Perfektionismus, Genauigkeit* und *Stolz*, Eigenschaften, welche beim *Kalium-carbonicum*-Patienten fehlen.

Der *Lycopodium*-Patient hat gerne Gesellschaft; er wünscht, daß noch jemand im Hause ist, aber nicht im selben Zimmer. Der *Kalium*-Patient fürchtet sich vor dem Alleinsein, greift aber wütend diejenigen an, die um ihn herum sind. Der *Lycopodium*-Patient weist auch die Symptome 18 und 19 auf; typisch für ihn ist die *Vergeßlichkeit für Namen*. Er ist *widerspenstig, streitsüchtig* und *launenhaft* (7, 14 und 15). Seine vitale Haltung ist immer darauf ausgerichtet, hartnäckig und *eigensinnig* (20) sein Anführerimage gegen Widerspruch mit intelligenter Polemik und Intoleranz zu verteidigen. Lassen seine Kräfte nach, so weint der *Lycopodium*-Patient laut, auch wenn man ihm gegenüber zuvorkommend ist oder sich bei ihm bedankt. Er merkt dann aber, daß er doch geachtet und geliebt wird, und ist zu Tränen gerührt.

Mercurius

Kennt man die *Intoleranz* des *Mercurius*-Patienten *gegenüber Widerspruch*, die bis zur Ermordung des anderen führen kann, mag es widersinnig erscheinen, dieses Mittel nicht in der Rubrik 6, Ungestüm, zu finden, es steht aber in der Rubrik *Heftigkeit* (Violent). Als typischer Syphilitiker leidet er unter einem ausgeprägten intellektuellen Defizit; er ist stumpfsinnig, träge im Antworten, und seine Persönlichkeit ist regressiv und kindlich. Gewinnt seine aggressive Impulsivität die Oberhand über sein ohnehin schon schwaches Ich, so entstehen Angstzustände und Unruhe, die ihn dazu treiben, von zu Hause fortzulaufen, als ob er ein schlimmes Verbrechen begangen hätte.

Nach Paschero projiziert der *Mercurius*-Patient seine inneren Feinde nach außen; so wird die ganze Welt zu seinem Feind. Er ist mißtrauisch, hat weder zu sich selbst noch zu anderen Vertrauen, *fürchtet sich vor dem Alleinsein*, glaubt, verrückt zu werden, und bei Widerspruch überkommt ihn der Wunsch, denjenigen, der ihm widerspricht, zu töten. Deshalb läuft der *Mercurius*-Patient weg, um nicht anzugreifen. Er *fürchtet sich vor dem Alleinsein* (2) und *wünscht Gesellschaft* (4), um sich vor seinen aggressiven Impulsen zu schützen. Bei ihm paart sich die *Angst mit* der *Furcht* (3), und er ist *widerspenstig* (7), aus einem Mangel an Anpassungsfähigkeit heraus, der durch ein globales Defizit hervorgerufen wird. Im Gegensatz zu den Ängsten des *Kalium-carbonicum*-Patienten fürchtet der *Mercurius*-Patient, verrückt zu werden. Er fürchtet sich auch vor Krankheit und vor Räubern.

Ärger/Auflehnung. Beim *Kalium-carbonicum*-Patienten sind die *Streitsucht* (14) und die *Launenhaftigkeit* (15), der *Eigensinn* (20) und die *Unaufmerksamkeit* (21) Ausdruck seiner Auflehnung gegen die eigene Schwäche, während sie beim *Mercurius*-Patienten Aspekte seiner außerordentlichen Impulsivität darstellen. Der *Mercurius*-Patient fühlt sich tatsächlich als ein potentieller krimineller Diktator. Er fürchtet sich vor dem Ausbruch seiner Aggressivität, die entweder in Flucht vor dem Anblick von Messern oder in eine heftige revolutionäre Anarchie ausarten kann.

Die **Depressionssymptome** *Unzufriedenheit mit sich selbst* (22), *Lebensüberdruß* (27) und *Zweifel an seiner Genesung* (28) sind beim *Mercurius*-Patienten das Ergebnis seiner eigenen Aggressivität, die eine Selbstmordneigung hervorruft, wenn er ein offenes Fenster oder einen scharfen Gegenstand erblickt.

Erregung. Die Sehnsucht nach dem verlorenen Paradies, welche die Pathogenese des *Mercurius*-Patienten beinhaltet, erklärt das Verlangen zu reisen, die Suche nach einer besseren Welt; eine Suche, die mit *Eile* (29), *Ungeduld* (30) und *Unruhe* (31) verbunden ist. Hinzu kommt das Verlangen nach Perfektion, die er jedoch aufgrund seines chaotischen Verhaltens nie erreichen kann.

Phosphor

In der französischen Homöopathie stellen Furcht, Müdigkeit und die Neigung zu Blutungen die charakteristische Trias von *Phosphor* dar. In bezug auf das »**Kleinste charakteristische Syndrom**« fehlt bei *Phosphor* die Verschlimmerung durch Trost (5). Dieses Symptom drückt beim *Kalium-carbonicum*-Patienten die Auflehnung gegen die Abhängigkeit aus, die sich aus der psychophysischen Schwäche ergibt.

Der Zustand von *Angst mit Furcht* (3), Unruhe und Rastlosigkeit mit ausgeprägter *Furcht vor dem Alleinsein* (2) und folglich großem *Verlangen nach Gesellschaft* (4) spiegelt die Furcht vor den eigenen aggressiven und destruktiven Neigungen wider. Der *Phosphor*-Patient ist sehr *wechselhaften Stimmungen* (8) unterworfen: Sein psychischer Zustand schwankt hin und her zwischen der Überschwenglichkeit seines Gefühlslebens (die ihn bis zu einem auserlesenen Gefühl der Kommunikation und Verbundenheit mit dem ganzen Universum führen kann) mit allen Varianten von Freude, Liebe, Genuß, Heftigkeit, Zorn, Euphorie, Leidenschaft und Ungestüm einerseits und dem anderen Extrem, nämlich Apathie, Gleichgültigkeit, Traurigkeit und Erschöpfung andererseits.

Paschero bemerkt hierzu: »Es ist eine paroxystische Krise, die dem paralytischen, nervlichen und psychischen Zerfall eines stark angegriffenen Organismus vorausgeht. Ein Organismus, der zu Erweichung und Atrophie, zu Gewebszerstörung und anschließender Paralyse verurteilt ist. Diese verstärken anfänglich seine defensive Reaktion.« Der *Phosphor*-Patient *leidet an einer allumfassenden Furcht*, die als Folge seiner überspannten Aggressivität auftritt, ebenso wie seine übertriebene Empfindlichkeit, in der er sich intensiv mit dem ganzen Kosmos verbunden fühlt.

Dank der impressionistischen Malerei von van Gogh und der romantischen Musik von Chopin und Liszt können wir den typischen Ausdruck der *Phosphor*-Kunst bewundern. In diesem Sinne sind die *Heftigkeit* (6), *Widerspenstigkeit* (7), *Streitsucht* (14), die *Launenhaftigkeit* (15) und der *Eigensinn* (20) als Folge seiner nervösen Überempfindlichkeit zu deuten. Der *Phosphor*-Patient ist nämlich gleichzeitig auch der liebenswürdigste und mitleidigste der Materia Medica. So versteht man auch, daß *Phosphor* nicht in den Rubriken der Reizbarkeit vor den Menses (9) und der Nichtbeachtung gesellschaftlicher Normen (21) zu finden ist. Sieht sich der *Phosphor*-Patient in seiner Zuneigung enttäuscht, so kann er Haß und Groll hegen und in seiner syphilitischen Phase grob, unverschämt und chaotisch sein, empfindet aber nie ein Gefühl von Verlassenheit (16). Seine *Wechselhaftigkeit* (8) ist kein Synonym für *Schwäche-Auflehnung* wie bei *Kalium carbonicum*, sondern für *leidenschaftliche Zuneigung-Gleichgültigkeit*, *Freude-Trauer*, *Wut-Gutmütigkeit*, *Begeisterung-Indolenz*.

So ist der *Phosphor*-Patient weder bei den **Depressionssymptomen**, die bei *Kalium carbonicum* dessen tiefgreifende Unzufriedenheit mit sich selbst darstellen, noch bei der Ungeduld (30) zu finden, da er, verträumt wie er ist, die Philosophie des Künstlers vertritt.

Arsen

Beim *Kalium-carbonicum*-Patienten ist die Angst als das Ergebnis eines Konflikts zwischen seinem Minderwertigkeitsgefühl und seiner Umwelt zu verstehen; beim *Arsen*-Patienten hingegen handelt es sich um eine rein endogene Angst. Diese entsteht aus der unbewußten Wahrnehmung eines Organismus, der durch einen langen Kampf gegen das syphilitische Auflodern geschwächt worden ist. Dies hat seine Vitalität so beeinträchtigt, daß er unfähig wird, sich an die Umwelt anzupassen. Man sagt: Ähnlich wie *Phosphor* verbrennt, so vertrocknet *Natrium muriaticum* und verschimmelt *Arsen*. Die Nekrose stellt das pathologische Endergebnis eines Krankheitsprozesses dar, dessen Anfang in der Unfähigkeit liegt, seine aggressiven Impulse zu kontrollieren.

In seinem Inneren erkennt der *Arsen*-Patient seine autodestruktive

Neigung, weshalb er sein ganzes Leben auf der Basis einer konstanten Selbstverteidigung plant. Sein Persönlichkeitsbild ist durch *Angst und Todesängste* charakterisiert, die sich *zwischen 2 und 3 Uhr morgens verschlimmern*. Er leidet unter einer großen Unruhe, die ihn dazu bringt, aus dem Bett zu springen, um sich vor dem - wie er glaubt - bevorstehenden Tod zu schützen.

Seine syphilitische Aggressivität zwingt ihn zu einer ständigen Kritik an seinen Mitmenschen, zu zwanghafter Reinlichkeit, Sauberkeit und Ordnung. Dies sind Reaktionen auf seine Schuldgefühle, die durch seine Aggressivität hervorgerufen werden. Dadurch wird das klassische Symptom »pedantisch« (Fastidious) verständlich, worauf schon Kent aufmerksam gemacht hat.

Der *Arsen*-Patient ist mager und frostig, seine Haut lederartig. Er verkörpert den alten Geizhals mit mürrischer Miene, pedantisch in seiner Kleidung, mit einer Perle an der Krawatte und einem Gehstock mit goldenem Knauf. Der kadaverartige Geruch seines Atems läßt den bevorstehenden Tod vorausahnen.

Kleinstes charakteristisches Syndrom. Der *Arsen*-Patient leidet nicht unter Minderwertigkeitsgefühlen (1) oder Ungestüm (6). Beim *Kalium-carbonicum*-Patienten drücken diese Symptome seine Schwäche bzw. seine Reizbarkeit aus. Deshalb kommt *Arsen* auch nicht bei der Reizbarkeit vor den Menses (9) und dem Gefühl von Verlassenheit (16) vor. Diese Symptome entstehen aus dem Konflikt des Menschen mit seiner Umwelt, was beim *Arsen*-Patienten nicht der Fall ist. Aus demselben Grund ist *Arsen* auch nicht bei der Unaufmerksamkeit (21) zu finden.

An **Depressionssymptomen** treten *Unzufriedenheit* (22) und *Verzweiflung an der Genesung* (28) auf. Diese Symptome sind auf ihn selbst bezogen und stehen nicht in Zusammenhang mit Problemen mit der Umgebung.

Der Überdruß des *Arsen*-Patienten ist keine allgemeine Müdigkeit, sondern es handelt sich um *Lebensüberdruß* (Loathing, life) mit dem Verlangen zu sterben und Selbstmordgedanken; vorwiegend während der Nacht tritt die Neigung auf, sich zu erhängen. Diese Symptome fehlen gänzlich bei *Kalium carbonicum*.

Für *Arsen* sind *Eile* (29), *Ungeduld* (30) und *ängstliche Unruhe* (31) viel charakteristischer als für *Kalium carbonicum*. Sie stellen die Flucht des *Arsen*-Patienten vor den eigenen aggressiven Impulsen dar, die seinen Untergang schon entschieden haben, während sie beim *Kalium-carbonicum*-

Patienten die Reaktion auf sein Minderwertigkeitsgefühl, seine Angst, seine Furcht und seine Abhängigkeit bedeuten.

Bryonia alba

Es handelt sich um starke und plethorische Menschen, die viel Appetit haben. Sie sind empfindlich gegenüber trockener Kälte, aber auch gegenüber Hitze. Das Bild, das wir gewöhnlich von *Bryonia* kennen, enthält außerdem folgende Symptome: Reizbarkeit, Verschlimmerung durch Bewegung, Besserung durch Druck und Durst auf große Mengen Wasser (in großen zeitlichen Abständen).

Wir sind auf *Bryonia* aufmerksam geworden, weil ihm nur ein Symptom des »**Kleinsten charakteristischen Syndroms**« fehlt: Verschlimmerung durch Trost (5). *Bryonia* ist eine Kletterpflanze, und so wie diese arbeitet der Patient sich empor. Im Grunde fühlt er sich *unsicher* (1), aber er setzt mit *Eigensinn* (20) und *Zielstrebigkeit* seine ganze Kraft dafür ein, seine Zukunft zu sichern, da er panische Angst vor der Zukunft und vor Armut hat.

Viel wichtiger als die *Furcht vor dem Alleinsein* (2) und das *Verlangen nach Gesellschaft* (4) ist beim *Bryonia*-Patienten der *Wunsch, allein gelassen zu werden*, da jede Bewegung eine Verschlimmerung hervorruft und er weder Lust zu sprechen noch zu denken hat. Typisch für ihn ist der Ausspruch: »Verschwindet und laßt mich nach Hause gehen«, zusammen mit der Vorstellung, beschäftigt zu sein und seiner Arbeit nachzugehen. Er versucht dann, wegzulaufen oder durch das Fenster zu entfliehen.

Der *Bryonia*-Patient steht unter einem großen Druck und ist sehr reizbar und zornig. Auf der einen Seite fühlt er sich gefangen in seiner Krankheit, auf der anderen möchte er seine Arbeit erneut aufnehmen, und trotz der Verschlimmerung durch Bewegung zwingt ihn seine Angst, sich zu bewegen und aus dem Bett zu steigen.

Wie beim *Kalium-carbonicum*-Patienten scheinen *Furcht und Wut aus dem Magen emporzusteigen* (11). Er *fürchtet sich vor Krankheiten* (10) und glaubt, sein Tod stehe kurz bevor.

Entsprechend seiner Grundeinstellung wird er sich nie gegen die Normen der Gesellschaft (21) stellen, er wird sich nicht verlassen fühlen (16) und Trost nicht abweisen (5), wie es der *Kalium carbonicum-*, *Causticum-* oder *Sepia*-Patient tut. Er ist *launenhaft* (15), *streitsüchtig*

(14), *verträgt keinen Widerspruch, beklagt sich andauernd* (17), ist schwachsinnig, *stumpfsinnig* (18) und hat *Schwierigkeiten, sich auszudrücken* (19). Er ist *unzufrieden mit sich selbst* (22), *zweifelt an seiner Genesung* (28) und wird getrieben von *Eile* (29), *Ungeduld* (30) und *ängstlicher Unruhe* (31).

Aus miasmatischer Sicht verhält sich der *Bryonia*-Patient wie ein Sykotiker. *Bryonia* besitzt alle Symptome des »Kleinsten charakteristischen Syndroms« bis auf die Verschlimmerung durch Trost, die bei *Kalium carbonicum* die Aggressivität gegen das soziale Umfeld ebenso ausdrückt wie die Reizbarkeit vor den Menses (9), die Unaufmerksamkeit (21) und die Empfindlichkeit gegenüber schlechten Nachrichten (32), Symptome, die bei *Bryonia* ebenfalls fehlen. *Bryonia* ist ebensowenig bei den eindeutig tuberkulinischen Symptomen wie Wechselhaftigkeit (8) und Gefühl der Verlassenheit (16) zu finden und fehlt auch bei den klassischen Depressionssymptomen 23 bis 27, die die psorotuberkulinische Komponente von *Kalium carbonicum* ausmachen.

So sehen wir das Bild des *Bryonia*-Patienten viel klarer: Es könnte sich um einen niedergeschlagenen Geschäftsmann handeln, der im Bett liegt »wie ein gefesselter Verbrecher«, sich wegen seiner Gelenkergüsse nicht bewegen kann und sehr aufgeregt nur an seine Geschäfte denkt.

Hepar sulphuris

Paschero charakterisiert dieses Mittel folgendermaßen: »Heftiger Zorn mit dem Impuls, jemanden wegen der geringsten Beleidigung oder Herausforderung zu töten. Die geringste Herausforderung ruft einen heftigen Anfall hervor, der schwer zu kontrollieren ist. Es sind Kinder mit einem abstoßenden Charakter, die alles zerstören, nicht spielen und nie lachen. Die Erwachsenen sind bösartig und vermitteln den Eindruck, ein Verbrechen mit Wollust begehen zu können.«

Im Gegensatz beispielsweise zu *Mercur* kennt der *Hepar-sulphuris*-Patient keine Gewissensschranken. Kurz gesagt, er ist heftig, impulsiv, hastig, überempfindlich gegenüber Leid, Berührung und Kälte, zerstörerisch mit dem plötzlichen Impuls, ohne Bedenken jemanden zu töten. In bezug auf das »**Kleinste charakteristische Syndrom**« fehlen bei *Hepar sulphuris* die Symptome 1 und 5 (Minderwertigkeitsgefühl und Trost verschlimmert). Stattdessen überwiegen Aggressivität, Heftigkeit und Widerspenstigkeit.

Aus der geschilderten Symptomatologie erklärt sich, daß *Hepar sulphuris* größtenteils nicht in den Rubriken der Furcht, des Wetteiferns oder der Schwäche vorkommt. Auch fehlt die Abneigung gegen Berührung (13), obwohl Berührung dem Patienten wehtut. Wie jeder aggressive Mensch *fürchtet* der *Hepar-sulphuris*-Patient *sich vor Krankheiten* (10). Sein Stumpfsinn ist Ausdruck seiner syphilitischen Prägung. Trotz seiner Heftigkeit ist die *Streitsucht* (14) nicht charakteristisch. Das ist dadurch zu erklären, daß seine Aggressivität impulsiv ist und ohne Überlegung ausbricht, so wie zum Beispiel der Barbier einfach seinen Kunden mit dem Rasiermesser ermordet.

Zum Ausgleich besitzt der *Hepar-sulphuris*-Patient den größten rechthaberischen und dialektischen Geist in der Materia Medica. Als Syphilitiker zeigt er die Symptome 29, 30 und 31. Er hat die Neigung, zu flüchten, und zwar vor sich selbst.

Zusammenfassend kann man sagen, daß *Hepar sulphuris* überhaupt nichts mit *Kalium carbonicum* zu tun hat, obwohl die beiden Mittel in einigen Symptomen übereinstimmen.

Pulsatilla

Ähnlich wie die Pflanze, sind *Pulsatilla*-Patienten zart und schwach. Sie haben sich mit ihrer Abhängigkeit abgefunden, und trotz ihrer Angst versuchen sie, die Anerkennung und Unterstützung anderer zu erlangen. Sie haben das Bedürfnis, geliebt, akzeptiert und anerkannt zu werden. Ihre ganze Kraft wird eingesetzt, um Sicherheit zu erreichen; sie sind selbstlos, gefügig und ordnen sich unter.

Die Werteskala von *Pulsatilla* richtet sich nach Gutmütigkeit, Liebe und Bescheidenheit. Es fehlen die Symptome 5 und 6 des »**Kleinsten charakteristischen Syndroms**«, die die sykotische Reaktion des *Kalium-carbonicum*-Patienten auf die zugrundeliegende Schwäche darstellen. Der *Pulsatilla*-Patient ist *widerspenstig* (7) und kann auch *streitsüchtig* (14) oder *eigensinnig* (20) sein. Sein Charakter ist unbeständig. Dies zeigt sich einerseits durch das Fehlen bei dem Symptom der Nichtbeachtung gesellschaftlicher Normen (21), andererseits in der ausgeprägten *Wechselhaftigkeit des Charakters* (8) und der *Launenhaftigkeit* (15).

Der *Pulsatilla*-Patient verspürt nicht nur keine Verschlimmerung bei Trost (5), sondern ein Merkmal dieses Mittels ist im Gegenteil die

Besserung durch Trost. Statt reizbar vor den Menses (9) ist die *Pulsatilla*-Patientin weinerlich und traurig. Der *Pulsatilla*-Patient hat nicht die spezifischen Ängste des *Kalium-carbonicum*-Patienten, abgesehen von der *Furcht vor dem Alleinsein* (2) sowie *vor Krankheit* (10) und abgesehen vom *Verlangen nach Gesellschaft* (4); es besteht aber Furcht vor Gespenstern, Tieren und Dunkelheit.

Wie zu erwarten ist, stimmt dieses Mittel in allen Rubriken der **Abhängigkeit** mit *Kalium carbonicum* überein: *Gefühl der Verlassenheit* (16), *Wehklagen* (17), *Stumpfsinn* (18), *Schwierigkeiten, sich auszudrükken* (19).

Demgegenüber sind aus der Gruppe der **Depressionssymptome** nur die *Unzufriedenheit mit sich selbst* (22) als Folge der Unsicherheit, der *Überdruß im allgemeinen* (27) und das Hauptsymptom *Weinen beim Erzählen von der eigenen Krankheit* (24) zu finden. Aber im Falle des *Pulsatilla*-Patienten handelt es sich um ein sanftmütiges Weinen ohne Protest, was das Fehlen in der Rubrik des Weinens bei Vorhaltungen erklärt. Es ist ein Verlangen nach Zuneigung und Liebe, wonach er sich sofort besser fühlt. So hat es also nichts zu tun mit dem schroffen Abweisen beim *Kalium-carbonicum*-Patienten, der erst lauthals nach Gesellschaft ruft und anschließend die Leute unter Beleidigungen wieder hinauswirft. Es fehlt außerdem die Verzweiflung, nicht wieder zu genesen, da die Depression beim *Pulsatilla*-Patienten wechselhaften Launen unterworfen ist.

Zusammenfassend: Bei der Depression des *Kalium-carbonicum*-Patienten sind Reizbarkeit, Weinen mit Protest und Gleichgültigkeit gegenüber Gesellschaft vorherrschend, beim *Pulsatilla*-Patienten dagegen sind vorwiegend *Hast, Ungeduld* und *ängstliche Unruhe* als sykotische Ausgleichsversuche zu finden (29, 30, 31). Der *Pulsatilla*-Patient ist kleinlich und verängstigt und glaubt, seinen Ansprüchen nicht gerecht werden zu können. Diese Aspekte fehlen bei *Kalium carbonicum*.

Sepia

Das minimale Syndrom maximalen Werts bei *Sepia* ist die gefühlsmäßige Gleichgültigkeit. Dies ist am deutlichsten erkennbar an der Abneigung gegen die Familie und ganz konkret gegen den Ehepartner. Der allgemeine

Zustand emotionaler Gleichgültigkeit drückt sich in den Fluchtsymptomen und dem Verlangen nach Alleinsein aus; hinzu kommt die Besserung beim Alleinsein. *Sepia*-Patienten versuchen, Menschen zu meiden, sooft es geht, und liegen lange mit geschlossenen Augen im Bett. Diese Indifferenz gegenüber der Zuneigung anderer Menschen ruft das klassische Symptom der *Verschlimmerung durch Trost* (5) hervor. Versucht man, *Sepia*-Patienten zu trösten, so ärgern sie sich, sind beleidigt und können sogar weinen.

Sepia-Patienten stehen nicht zu ihrem eigenen Geschlecht und stürzen sich in einen kompetitiven und destruktiven Kampf gegen das andere Geschlecht. Die Besserung durch Beschäftigung, die Kleinlichkeit und der Zorn bei Widerspruch sind Symptome, die den sykotischen Ausgleich ausdrücken. Dieser ist die Reaktion auf die Unfähigkeit zu lieben, symbolisch dargestellt durch die Reizbarkeit vor den Menses.

In bezug auf das »**Kleinste charakteristische Syndrom**« fehlt *Sepia* das für *Kalium carbonicum* charakteristische Minderwertigkeitsgefühl (1).

Die *Furcht* des *Sepia*-Patienten *vor dem Alleinsein* (2) steht also nicht im Zusammenhang mit einem Mangel an Selbstvertrauen. Dadurch kommen die Unzufriedenheit und die magische Projektion der Aggressivität zum Ausdruck (*Furcht vor Krankheit* (10), Gespenstern, Gewitter, Leid). *Sepia*-Patienten *beklagen sich* (17) und *verlangen nach Gesellschaft* (4), da das Gewissen diesen Menschen ihre Entfremdung und Gleichgültigkeit gegenüber der Familie vor Augen führt. Aber wenn ihre Familie da ist, ärgern sie sich und greifen sie an.

Im Gegensatz zu *Kalium carbonicum* fühlt sich der *Sepia*-Patient aber nicht schlechter *beim Alleinsein*, sondern sogar *besser*. Der *Kalium-carbonicum*-Patient weist Trost ab, weil dadurch sein Minderwertigkeitsgefühl verstärkt wird; dem *Sepia*-Patienten geht aufgrund seiner Gleichgültigkeit *Trost* (5) auf die Nerven.

Vor den Menses ist die *Sepia*-Patientin weinerlich, traurig und *reizbar* (9); die *Kalium-carbonicum*-Patientin ist dann nur reizbar. Dem *Sepia*-Patienten fehlen die meisten spezifischen Ängste von *Kalium carbonicum*; die *Furcht vor Krankheit* (10), vor der Zukunft und vor Armut sind Folge seiner Introversion: Der *Sepia*-Patient befaßt sich nur mit sich selber und mit niemand anderem. Die *Sepia*-Frau ist in höchstem Maße *streitsüchtig* (14); ihre Haltung ist eher Ausdruck ihrer Rivalität mit dem Mann als Ausdruck ihrer Schwäche. Aus diesem Grund fehlt *Sepia* in den Rubriken

16 und 17. Der Stumpfsinn ist sykotisch-syphilitischen Ursprungs (Verbergen und Gleichgültigkeit).

In der Gruppe der **Auflehnungssymptome** finden wir die *Ablehnung jeglicher gesellschaftlicher Normen* (21), da der *Sepia*-Patient aufgrund seiner Gleichgültigkeit nichts Positives in der Welt entdecken kann. Im Hintergrund stehen seine Asthenie und Apathie. Sein Egoismus blockiert ihn in der Fähigkeit, Zuneigung zu geben. Deshalb sind die **Depressionssymptome** auf die eigene Person bezogen und stimmen mit *Kalium carbonicum* nur im *Weinen beim Berichten von der eigenen Krankheit* (24), und in dem *Zweifel an der Genesung* (28) überein. Diese Symptome sind der Warnruf des Gewissens, einen falschen Weg eingeschlagen zu haben. Der *Sepia*-Patient versucht, die psychosomatische Apathie und Asthenie sykotisch auszugleichen mit *Eile* (29), *Ungeduld* (30) und *ängstlicher Unruhe* (31); vor allem die Ungeduld ist Folge der Reizbarkeit und der Überzeugung des *Sepia*-Patienten, daß er eine Autorität darstelle.

Dank der Aufschlüsselung der einzelnen wichtigsten Symptome von *Kalium carbonicum* sehen wir nun, daß es möglich ist, grundsätzliche Unterschiede zu *Sepia* festzustellen. Beide Mittel werden, angesichts ihrer Ähnlichkeit in bezug auf die körperliche und allgemeine Symptomatologie und einige isolierte Gemütssymptome, in vielen Materiae Medicae verglichen.

Wir sind der Meinung, daß Kent uns mit seinem Repertorium einen unwahrscheinlich großen Schatz hinterlassen hat, den wir noch entdecken müssen: die Vergleichende Materia Medica, ausgearbeitet anhand dieses Repertoriums, das nach 30jähriger, einmaliger Arbeit nur ein Genie wie Kent zusammenstellen konnte.

LACHESIS
Beschreibung

Im Oktober 1955 veröffentlichte Dr. Tomas Paschero in der Zeitschrift »Homeopatia« eine Arbeit über *Lachesis*. Zum ersten Mal wurden die psychischen Merkmale in einer bemerkenswerten Synthese beschrieben. Dies war nur möglich dank der umfangreichen Erfahrung Pascheros und seiner ungewöhnlichen intuitiven Fähigkeit, die Essenz eines Mittels zu verstehen. Kent nannte diese Fähigkeit die »Heilkunst« schlechthin. Diese Arbeit und das Kentsche Repertorium werden uns als Grundlage dabei dienen, ein umfassendes Studium des Mittels vorzunehmen. Wir haben 314 Rubriken aus dem Kentschen Repertorium durchgearbeitet und von 290 von Barthel hinzugefügten Rubriken ungefähr dreißig ausgesucht.

Nach der Auffassung Pascheros spiegelt *Lachesis* auf einzigartige Weise den Grundkonflikt wider, in dem sich jeder Mensch befindet und der ihn krank machen kann: den Konflikt zwischen den aggressiven und sexuellen Impulsen auf der einen und den Anforderungen des Gewissens auf der anderen Seite. Als Folge dieses Konfliktes entstehen Hypersensibilität und Hyperreflexie, welche die Psora charakterisieren - so wie Hahnemann es in seinen »Chronischen Krankheiten« dargelegt hat (ohne allerdings Aufschluß über deren Ursprung zu geben). Die Psora entspricht der »Existenzangst«, der Angst vor der Freiheit, die auftritt, wenn der Mensch sich bewußt wird, nicht nur ein Teil der Natur zu sein, sondern sie zu transzendieren (Erich Fromm). Wir könnten auch theologische und metaphysische Erklärungen suchen; hauptsächlich sind wir aber Ärzte und nicht Theologen oder Philosophen, deren schwierige Aufgabe wir sehr schätzen und respektieren. Wir stimmen mit Kent überein, daß die Psora jedem Menschen innewohnt, und ihre letzte Ursache können wir uns genausowenig erklären wie den Ursprung des Lebens selbst.

Nach Paschero ist *Lachesis* durch eine eigenartige Modalität charakterisiert: durch eine sexuell-aggressive Erregung, der die Urangst zugrunde liegt. Der *Lachesis*-Patient ist bösartig, stolz, beleidigend, mißtrauisch und tadelsüchtig. Die erste unbewußte Reaktion auf diese Aggressivität ist die Furcht: Furcht vor dem Unbekannten, *Furcht, im Schlaf zu sterben* (FEAR, die, he will, if he goes to sleep: 2; SR). Um sich vor dieser Gefahr *zu schützen*, flüchtet er sich in *Projektionen*: Er *glaubt*, *unter übermenschlicher Kontrolle* zu sein (DELUSION, superhuman control, under, is: 2) oder *von Feinden verfolgt* zu werden (D., pursued, thought, he was, enemies, by: 2).

Dieser Verfolgungswahn ist beim *Lachesis*-Patienten nach Paschero die Projektion seiner eigenen Feindseligkeit auf andere. Dies führt bei ihm zu Isolation und Flucht vor anderen Menschen. Er fällt in einen melancholischen Zustand, der sich zuerst in Seufzern äußert, dann in Argwohn mit Abneigung gegen Menschen und zuletzt in Apathie und Lebensüberdruß. Hinzukommt dann eine tiefgreifende Traurigkeit und das Gefühl von Verlassenheit beim Aufwachen. Er findet weder Freunde noch Zuneigung und wünscht zu sterben. Er befindet sich in einem Teufelskreis, in dem seine Projektion, ein Abwehrmechanismus gegenüber seinen aggressiven Impulsen, die eigene Aggressivität wieder anfacht. Er reagiert äußerst sensibel, fühlt sich angegriffen und als Opfer der Böswilligkeit dieser Welt.

In diesem Sinne beschreibt Paschero das geistige Syndrom von *Lachesis*. Da der Patient sich angegriffen fühlt, verstärkt er die eigene aggressive Verteidigung. Er reagiert mit unkontrollierter Geschwätzigkeit und heftigen Eifersuchtsszenen, Vorhaltungen, Beleidigungen, Hohn, kränkendem Spott sowie abwegigen, lächerlichen Ideen. Er projiziert die eigene übersteigerte Aggression, die er bei sich nicht erkennt, auf die Umgebung.

Nach dieser Einleitung können wir nun versuchen, die Persönlichkeit des *Lachesis*-Patienten anhand des Repertoriums aufzuschlüsseln.

Urangst

Jedes Symptom trägt einen spezifischen Bedeutungsgehalt. Zuallererst müssen wir nach dem »Warum, Wozu und Wohin« - also vor allem nach Grund, Absicht und Ziel - eines Symptoms fragen. Das Symptom als die symbolische Vereinigung von Rationalität und Emotionalität hat eine zunächst unbekannte Bedeutung, deren Schlüssel in der Haltung und Wesensart jedes einzelnen Menschen zu suchen ist. So können wir nicht von Anfang an ein Symptom als psorisch, sykotisch oder syphilitisch kennzeichnen, ohne den Menschen und seine ganze Problematik zu berücksichtigen.

Obwohl die Angst als psorisches Symptom definiert wird, spielen sykotische und syphilitische Aspekte darin eine Rolle, die nur am einzelnen Patienten klar zu definieren sind. Aus dieser Sicht beurteilen wir die *Lachesis-Angst, die sich morgens beim Erwachen verschlimmert* (ANXIETY, morning: 3, waking, on: 3), so wie es den allgemeinen zeitlichen

Verschlimmerungsmodalitäten des Mittels entspricht. Die typischen Modalitäten des Mittels sind: die *Angst vor der Zukunft* (A., future, about: 2), *um die Gesundheit* (A. about health: 1) und *um die ewige Seligkeit* (A. about salvation: 3). Dies werden wir weiter unten ausführlicher darstellen.

Die Angst ist mit Hilflosigkeit verbunden (Unruhe und Angst sind charakteristische Symptome der Psora); so wundert es nicht, daß ihre Modalitäten mit der allgemeinen Verschlimmerung des Mittels übereinstimmen: beim Erwachen, morgens, beim Einschlafen, durch Wärme, in geschlossenen Räumen, durch Berührung, nach dem Essen - Symptome, die eine kongestive neurozirkulatorische Schwäche ausdrücken. Das Minderwertigkeitsgefühl des *Lachesis*-Patienten äußert sich durch *Mangel an Selbstvertrauen* (CONFIDENCE, want of self: 1), *Schwäche bei jeder körperlichen und geistigen Anstrengung* (WEAKNESS, from mental exertion and slightest exertion: 3), Neigung zur *Verwirrung morgens, beim Erwachen, nach dem Essen* und *nach dem Schlafen* (CONFUSION, morning: 3, waking, on: 3, eating, after: 1, sleeping, after: 1). Hinzukommt die *Unfähigkeit, sich zu konzentrieren* (CONCENTRATION difficult: 3), da er oft in den Wolken schwebt und *zerstreut ist* (ABSENT-MINDED: 3). *Die Unfähigkeit zu denken und die Stumpfheit* (DULLNESS) haben beim *Lachesis*-Patienten zwei hervorstechende Modalitäten: *Verschlimmerung beim Erwachen* (D., waking, on: 3) und *beim Lesen* (D., reading, while: 2). Unter diesen Umständen ist es verständlich, daß sich sein Allgemeinzustand *nach jedweder geistigen Anstrengung verschlimmert* (EXERTION, agg. from mental: 3). Er zeichnet sich einzigartig dadurch aus, daß er an einer wahrhaften *geistigen Erschöpfung nach dem Essen* leidet (PROSTRATION of mind, eating, after: 1).

Nun wollen wir die Modalitäten des Gedächtnisses untersuchen. Der *Lachesis*-Patient ist fast der einzige, der *abends ein außergewöhnlich gutes Gedächtnis* hat (MEMORY, active, evening: 3), ebenso wie der *Coffea*-Patient (bis Mitternacht). Seine *Gedächtnisschwäche* (M., weakness of: 3) bezieht sich *auf das, was sich ereignet hat* (M. w., happened, for what has: 2), und *auf das Gelesene* (M. w., read, for what has: 3). Er vergißt *Eigennamen* (M. w., names, for proper: 1), *was er gesagt hat* (M. w., said, for what has: 1), *was er gerade getan hat* (M. w., done, for what has just: 1). Er hat auch *Schwierigkeiten, sich auszudrücken* (M. w., expressing oneself: 1). So ist es verständlich, daß er *Fehler beim Sprechen* (MISTAKES, speaking: 1), *beim Buchstabieren* (M., spelling, in: 2), *beim Schreiben* (M., writing: 3) sowie *in der Wortstellung* (M., words, misplacing: 2) macht.

Die Fehler beziehen sich auch auf das Zeitgefühl (M., time, in: 2): Er *glaubt immer, es sei Nachmittag* (M., afternoon, always imagines it is: 2).

Dieses Keynote wird von drei weiteren Symptomen begleitet: von dem *Gefühl, die Zeit vergehe zu langsam* (TIME, passes too slowly: 1), der Verwirrung und der geistigen Erschöpfung nach dem Essen. Zu der Gruppe der Fehler und der Verwirrung kommt hinzu, daß der *Lachesis*-Patient unter Umständen *seine Angehörigen nicht zu erkennen vermag* (RECOGNIZE, does not, his relatives: 2) oder *sich in bekannten Straßen verirren kann* (R., does not, well known streets: 1). Diese *Verwirrung verschlimmert sich beim Gehen* (CONFUSION, walking, while: 1). Er kann auch *in bezug auf seine Identität in Verwirrung geraten* (C., identity, as to his: 1), die sich in einem *Gefühl der Dualität* (C., duality, sense of: 1) ausdrückt.

In der Rubrik »THOUGHTS« zeigt der *Lachesis*-Patient *weitere Schwächen*: Die *Gedanken schwinden* (T., vanishing of: 2) *beim Lesen* (T., v. of, reading, on: 2), *beim Sprechen* (T., v. of, speaking, while: 2) oder *beim Schreiben* (T., v. of, writing, while: 2). Diese Rubriken, die außer *Lachesis* auch einige wenige andere Mittel aufweisen, stellen zusammengenommen ein Keynote dar, welches sonst nur noch bei *Cannabis indica* zu finden ist: die *Schwierigkeit, abschweifende Gedanken zu kontrollieren* (T., wandering: 1).

Auch in der Sprache zeigen sich beim *Lachesis*-Patienten grobe Fehler: Sein *Sprechen ist konfus* (SPEECH, confused: 2), *hastig* (S., hasty: 3), *unzusammenhängend* (S., incoherent: 3), *langsam* (S., slow: 3), *abschweifend* (S., wandering: 3), oder er *spricht in einer fremden Sprache* (S., foreign tongue: 1).

Auf der Grundlage dieser Mangelerscheinungen und Schwächen wird die sykotische Komponente von *Lachesis* bestimmte Charaktereigenschaften hervorrufen: Der Patient ist *bösartig* (MALICIOUS: 2), *stolz* (HAUGHTY: 2), *spöttisch* (MOCKING: 2), *argwöhnisch* (SUSPICIOUS: 2), *tadelsüchtig* (CENSORIOUS: 2), *selbstsüchtig* (SELFISHNESS: 2; SR) und *egoistisch* (EGOTISM: 2). Die *destruktive* (DESTRUCTIVENESS: 1) syphilitische Komponente, die sich durch das ganze Mittel hindurchzieht, drückt sich beim Patienten am deutlichsten in der allgemeinen Besserung bei jeglicher Ausscheidung aus. Der *Lachesis*-Patient ist *zornig* (ANGER: 1) und *streitsüchtig* (QUARRELSOME: 2). *Auslösende Momente sind vor allem Eifersucht* (Q., jealousy, from: 2) und *Neid* (ENVY: 1). Er wird zum Opfer seiner eigenen *heftigen Anfälle* (VIOLENT: 1); er kann *beißen* (BITING: 2), und *seine Wut kann ihn zu Gewalttaten führen* (VIOLENT deeds, rage, leading to: 1). *Der geringste*

Tadel ruft seinen Zorn hervor (ANGER, ailments from vexation: 2); er befindet sich in einem unerklärlichen Zustand von *Reizbarkeit, vor allem morgens, beim Aufwachen* (IRRITABILITY, morning: 2, on waking: 2). Das Keynote: *Hartnäckige Gedanken an ein Unheil* (THOUGHTS, persistent, evil, of: 2) besitzt nur *Lachesis*. Dieses Symptom synthetisiert den Gemütszustand des Patienten: Er ist *voller Unheilsstimmung, mutwilliger Bösartigkeit* (MISCHIEVOUS: 2) und *Haß* (HATRED: 2).

Die Reaktionsformen, die der *Lachesis*-Patient dem auflodernden syphilitischen Miasma entgegensetzt, werden uns Hinweise zur Diagnose des Mittels geben, da sie uns zeigen, was geheilt werden muß.

Sykotische Reaktion

Produktive Arbeit und gebende Liebe sind die beiden Elemente, über die der gesunde Mensch verfügt, um seine grundlegende psorische Angst zu kompensieren. Beide führen ihn dazu, Leben und Tod innerhalb des Menschseins annehmen zu können. Für den *Lachesis*-Patienten ist die *Arbeit zwanghaft* (INDUSTRIOUS: 2); er ist in andauernder *Hast* (HURRY: 2) und hat *nicht einmal Zeit zum Essen* (H., eating, while: 2). Er steht unter dem Zwang, *schnell zu handeln* (QUICK to act: 2). Der Grund dafür ist möglicherweise das Gefühl von Verwirrung, Trägheit und Traurigkeit, das ihn morgens überwältigt. Er möchte es durch die Hast überspielen. Hingegen ist *am Abend sein Gedächtnis klar, aktiv und voller Ideen* (IDEAS, abundant: 3, evening: 3). Abends *lebt sein Geist auf* (VIVACIOUS: 3), und er ist *voller Phantasien* (FANCIES, exaltation of: 3), die *angenehm* (F., pleasant: 1), *lebhaft* (F., vivid: 3) und erhebend sind. Wir werden sehen, daß das Gefühl, in der Luft zu schweben, ein Symptom ist, welches öfters in seinen Wahnideen auftritt. Unabhängig von der Genese oder der psychologischen Erklärung des Symptoms: Tatsache ist, daß es existiert und ohne Zweifel genau die Vorgehensweise des *Lachesis*-Patienten widerspiegelt.

Der *Lachesis*-Patient *stellt gerne Theorien auf* (THEORIZING: 1), aber ihm *mangelt es an Initiative* (INITIATIVE, lack of: 1; SR), oder er *unternimmt vieles, beharrt aber bei nichts* (UNDERTAKES many things, perseveres in nothing: 2). Er ist *unentschlossen* (IRRESOLUTION: 3), *unbeständig* (MOOD, changeable: 1), *ungeduldig* (IMPATIENCE: 2) und trotz der fieberhaften Aktivität *unfähig, etwas ordentlich auszuführen* (ORDERLY manner, cannot perform anything in: 1). Das letztere Symptom kommt ausschließlich bei *Lachesis* vor, und die Patienten pflegen es folgendermaßen auszudrücken: »Alles läuft schief«, oder: »Das Leben ist ein einziges Chaos«. Dies mag der Grund dafür sein, daß die Arbeit keine Erleichterung für den emsigen *Lachesis*-Patienten bedeutet (er ist nicht in der Rubrik: »Besserung durch Beschäftigung« (OCCUPATION amel.) zu finden). Seine *Geschwätzigkeit* (LOQUACITY: 3) ist voller Verwicklungen und Theorien: *Geschwätzigkeit am Abend (*L., evening: 3), er *springt schnell von einem Thema zum anderen* (L., changing quickly from one subject to another: 3), *hält Reden* (L., makes speeches: 2). Diese *Geschwätzigkeit* ist bei Patientinnen *besonders ausgeprägt während der Menses* (L., menses, during: 2) und ganz allgemein *bei Fieberhitze* (L., heat, during: 2). Sie ist so charakteristisch für *Lachesis,* daß fast kein anderes Mittel die erwähnten Modalitäten aufweist. Eine Ausnahme ist *Cimicifuga*, das auch in der Rubrik: »Springt schnell von einem Thema zum anderen« zu finden ist. Diesbezüglich weist Voisin auf einen Unterschied hin: Während der *Lachesis*-Patient trotz seines sprunghaften Geredes in gewisser Hinsicht nicht vollkommen den Faden verliert, ist bei *Cimicifuga* die ganze Rede ein einziges Chaos.

Im »Synthetischen Repertorium« steht *Lachesis* auch in der Rubrik: *Peinlich genau* und *gewissenhaft in Kleinigkeiten* (CONSCIENTIOUS). Trotzdem ist der *Lachesis*-Patient unfähig, seine zugrundeliegende Unsicherheit durch intelligente, kompetitive und analytische Arbeit auszugleichen, wie es der *Lycopodium*-Patient tut. Im Gegenteil, er versucht, mittels seiner eigenen Verwicklung, seiner wendigen Rede, seiner *hastigen Antworten* (ANSWERS hastily: 1) und seines *Widerspruchssinnes* (CONTRADICTION, disposition to: 1) Mittelpunkt seiner Umwelt zu werden. Jede List ist ihm recht, um dieses Ziel zu erreichen. Ein offener Kampf wäre bei seinen Schwächen kein sicherer Weg. Er wird sich also auf seinem Wege winden und krümmen, so wie es der Körper der Viper Lachesis muta tut: Er wird versuchen, seine Gegner durch *Intrigen* (INTRIGUER: 1; SR), *Hinterlistigkeit* (DECEITFUL: 2; SR), *Verleumdungen* (SLANDER, disposition to: 1; SR) oder *Verachtung* (CONTEMPTUOUS: 1) zu vernichten.

Andererseits kann sich der *Lachesis*-Patient aber auch offen und sogar tatkräftig *gegen die Meinung anderer oder gegen gesellschaftliche Normen stellen* (CONTRARY: 3; SR), und zwar *ohne auch nur den geringsten Widerspruch zu dulden* (CONTRADICTION, intolerant of: 1; SR).

Anfangs erwähnten wir schon einige dieser Neigungen und Eigenschaften des *Lachesis*-Patienten: Tadel, *Ironie und Hohn* (IRONY, satire, desire for: 1; SR), Zerstörung, Heftigkeit, Verletzung, Haß und Zorn. Hinzuzufügen wäre, daß er versucht, seine Umwelt durch *Grausamkeit* (CRUELTY: 2; SR) sowie durch *Mangel an Pflichtbewußtsein* (DUTY, no sense of: 1; SR) und *an Ehrgefühl* (HONOR, sense of honor, no: 1) zu demütigen. Er ist *hart gegen Untergebene und liebenswürdig zu Vorgesetzten* (HARD for inferiors and kind for superiors: 1; SR). Nicht selten beobachten wir einen *Lachesis*-Ehemann, der sehr hart mit seiner Familie umgeht und *seiner Frau oder seinen Kindern nie ein Geschenk macht* (GIFT, to his wife or son, husband, making no: 3; SR), aber gegenüber Fremden äußerst zuvorkommend ist. Auf diese Weise wird der »*Lachesis*-Prahler« zu einem eifersüchtigen, lasziven, arroganten und grausamen Tyrannen.

Die Aggressivität des *Lachesis*-Patienten wurde sehr stark hervorgehoben. Mancher Leser mag nun glauben, daß wir beim Aufzählen einiger Aspekte des Mittels unsere eigenen negativen Empfindungen miteingebracht und den *Lachesis*-Patienten zu negativ dargestellt haben. Wir sind aber der Meinung, daß der Mensch nicht dem Mittel gleichzusetzen ist, sondern daß er unter dem »Joch« seines Mittels leiden muß. Der mit Vernunft versehene Geist eines jeden Menschen muß die Ausbrüche des Miasmas ertragen. Letzten Endes wird sein fester Wille, ein gesunder Mensch zu sein, den durch das Miasma hervorgerufenen Krankheitszustand überwinden und den harmonischen Lebensgang im Sinne des Paragraphen 9 des »Organon« erfüllen können. Folglich wird die hier aufgezeichnete Symptomatologie zu einem Zustand oder einer »pathologischen Möglichkeit«, die der *Lachesis*-Patient überwinden muß. Sinngemäß gilt dies für alle Patienten, welchen Mittels sie auch immer bedürfen.

Liebe

Die Liebe ist der andere Aspekt der Beziehung zwischen dem *Lachesis*-Patienten und seiner Umwelt. Die Art, wie er seine Aggressivität erlebt, führt zu einer *äußersten Empfindlichkeit gegenüber Enttäuschungen* (AILMENTS, from disappointment: 2; SR), *Furcht* (A., fright: 2; SR), *Aufregungen* (A., excitement, emotional: 1; SR), *Kummer* (A., grief: 3; SR), *enttäuschter Liebe* (A., love, disappointed: 2), *Aggressivitäten, Streitigkeiten unter Familienangehörigen, Freunden oder Vorgesetzten und Untergebenen* (A., discords between chief and subordinates, parents, friends: 1; SR) und *Eifersucht* (A., jealousy: 2; SR). Diese Rubriken wurden von Barthel dem Synthetischen Repertorium hinzugefügt. Die *Überempfindlichkeit gegen Aggressionen* finden wir bei Kent in der bekannten Rubrik: *Schreckliche Begebenheiten, traurige Geschichten ergreifen sie tief* (HORRIBLE things, sad stories affect her profoundly: 2) unterstrichen; diese im Zusammenhang mit der Rubrik: *Beschwerden durch schlechte Nachrichten* (BAD

NEWS, ailments from: 1) führen Barthel dazu, *Lachesis* zu den »mitfühlenden Mitteln« zu zählen (SYMPATHETIC: 1). Kent weist klar auf die beiden wesentlichen Gefühle des *Lachesis*-Patienten hin: *Beschwerden durch Kummer* (GRIEF, ailments from: 3) und *Beschwerden durch enttäuschte Liebe* (LOVE, ailments from disappointed: 3).

Die Symptome: *Sensibilität gegenüber furchtbaren Nachrichten* und *Beschwerden nach enttäuschter Liebe* teilt *Lachesis* nur mit *Ignatia*. Der *Ignatia*-Patient reagiert aber mit stillem Kummer - im Gegensatz zur aufbrausenden Reaktion des *Lachesis*-Patienten. Diese Symptome - *Aggressivität* und *Zuneigung*, *erregte Liebe* und *Haß* - deuten darauf hin, was an unserem Patienten zu heilen ist.

Nach Gefühlsenttäuschungen zieht sich der *Lachesis*-Patient in die *Einsamkeit* (COMPANY, aversion to: 2) zurück, *um seinen Phantasien nachzuhängen* (C., a. to, desires solitude to indulge her fancy: 2). Er empfindet *starkes Heimweh* (HOMESICKNESS: 1) und *wünscht nach Hause zurückzukehren* (HOME, desire to go: 2); er möchte *zur verlorenen Liebe* und zu den glücklichen Augenblicken zurück. Seine *Zärtlichkeit* (AFFECTIONATE: 1; SR) zeigt sich in seinen *verliebten und sinnlichen Träumen* (AMATIVENESS: 2; AMOROUS: 2; SR). Die Enttäuschungen verstärken seine *Reiselust* (TRAVEL, desire to: 1) als Ausdruck seiner permanenten Suche. Im Laufe der Zeit bleibt nichts mehr übrig von seiner anfänglichen *Geselligkeit* (SOCIABILITY: 1; SR); es treten bei ihm *Abneigung gegen die Ehe* (MARRIAGE, the idea of seemed unendurable: 2) und *gegen Frauen* (WOMEN, aversion to: 2) sowie *Furcht vor Männern* (FEAR of men: 1) auf. Die beiden letzteren Symptome haben beim *Lachesis*-Patienten dieselbe Bedeutung: *Misanthropie* (MISANTHROPY: 1). Er *brummt vor sich hin* (MUTTERING: 3), *möchte nicht sprechen* (TALKS, aversion to: 1) und *nicht angefaßt werden* (TOUCHED, aversion to being: 2). Stattdessen *will er in Ruhe gelassen werden* (TRANQUILITY: 1), ist *lebensmüde* (WEARYSOME: 1, of life: 1) - vor allem *morgens beim Aufwachen - und wünscht sich den Tod* (LOATHING at life, desires death: 2, morning: 2).

Furcht

Wie wir bereits am Anfang sagten, ist die erste unbewußte Reaktion des *Lachesis*-Patienten auf seine aggressiven Impulse die Furcht: *Furcht vor dem Unbekannten, Furcht zu sterben, wenn er einschläft* (FEAR, he will die, if he goes to sleep (after a nightmare): 2; SR). Diese Furcht steigert sich durch die klassischen Erstickungsanfälle, die bei ihm beim Einschlafen sowie während des Schlafes und nach dem Schlaf auftreten. Diese drei Modalitäten sind typisch für *Lachesis*.

Weiterhin treten beim *Lachesis*-Patienten folgende Symptome auf: *Angst beim Einschlafen* (ANXIETY, sleep, on going to: 2), *Furcht einzuschlafen* (FEAR, go to sleep: 2), *Furcht vor der Nacht* (F., night: 2) und *Furcht vor dem Bett* (F., bed, of the: 2). Die *Furcht vor Geisteskrankheit* (F., insanity: 1), *vor Unglück* (F., misfortune: 1), *vor drohender Krankheit* (F., disease, of impending: 1), *vor Gewitter* (F., thunderstorm: 1), *beim Fahren* (F., riding, when in a carriage: 2), *vor Wasser* (F., water, of: 2) und *vor Unheil* (F., evil, of: 2) sind bei ihm Ausdruck der Furcht vor der Strafe Gottes und *vor dem Tod* (F., death: 2).

Da der *Lachesis*-Patient die Furcht vor den eigenen Triebimpulsen auf andere projiziert, ergeben sich außerdem folgende Symptome: *Furcht vor Männern* (F., men, of: 1), *vor Leuten* (F., people, of: 1), *vor Ansteckung* (F., contagious diseases, of: 1; SR), *vor Epidemien* (F., epidemies, of: 2; SR), *Furcht, vergiftet zu werden* (F., poisoned, of being: 2), und *vor Dieben* (F., robbers, of: 2).

Projektion

Um diese oben erwähnte Angst abzuwehren, greift der *Lachesis*-Patient, wie gesagt, zur Projektion: Er glaubt sich *unter der Gewalt einer höheren Macht, der übermenschlichen Kontrolle eines bösartigen Wesens* (DELUSIONS, influence, is under a powerful: 2). Es ist interessant, hier einen Vergleich mit anderen Mitteln anzustellen: Der *Thuja*-Patient glaubt ebenfalls, unter einer höheren Gewalt zu stehen, unterliegt aber nicht ihrem Einfluß; der *Platina*- und der *Cannabis-indica*-Patient fühlen sich überlegen. Als einziger fühlt sich der *Lachesis*-Patient durch diese übermenschliche Kontrolle wirklich beeinflußt. Dies macht seinen *Wunsch, magnetisiert zu werden* (MAGNETIZED, desires to be: 2), verständlich. Aufgrund seiner Projektionen glaubt er, *von seinen Feinden verfolgt zu werden* (DELUSIONS, pursued, thought he was, enemies, by: 2), die *sich gegen ihn verschwören* (D., conspiracies against him, there are: 1; SR) und *ihn verletzen werden* (D., injury, is about to receive: 1). Er glaubt also, daß er *verletzt wird* (D., injury, is being injured: 1), daß *seine Umgebung ihn verletzen* (D., i., is being injured by his surroundings: 2) und *vergiften will* (D., poisoned, he is about to be: 2; SR) oder *ihn schon vergiftet hat* (D., poisoned, he has been: 2; SR), beispielsweise *mit einer Medizin*, die er einnimmt (D., poisoned, medicine being: 1). Er fürchtet, daß *der Zeitpunkt seines Todes herannaht* (D., die, time has come to: 1) und seine Angehörigen schon seine Beerdigung vorbereiten. Außerdem *sieht er Diebe* im Haus (D., thieves, sees: 1).

In seinen Wahnideen *sieht* der *Lachesis*-Patient *Tote* (DELUSIONS, dead persons, sees: 2), *Teufel* (D., devils, sees: 1), *Bilder und Phantome* (D., images, phantoms, sees: 3), *wenn er allein ist* (D., i., when alone: 1). Diese Bilder können für ihn *schrecklich* (D., i., frightful: 2), aber auch *angenehm* (D., i., pleasant: 2) sein. Zudem hat er *das Gefühl, jemand sei hinter ihm* (D., people, behind him, someone is: 1), und *hört Stimmen, denen er folgen muß* (D., voices, hears, that he must follow: 1; SR). Die Stimmen befehlen ihm, *zu stehlen und zu töten* (D., v., hears, steal and kill, that she must: 1; SR). Er *glaubt, gestohlen zu haben* (D., stolen something, she has: 1; SR) oder *des Diebstahls verdächtigt zu werden* (D., s., or somebody thinks it: 1; SR) *und daß man ihm nachspioniert* (D., spied, being: 1; SR). Dadurch kommt er zu der Überzeugung, *verdammt* (D., doomed, being: 2) und - *durch Prädestination - unentrinnbar verloren zu sein* (D., lost, predestination, from: 2). Er *gibt dann auch Taten zu, die er nicht begangen hat* (D., voices, confess things she never did: 1; SR).

Die Befehle der bösartigen höheren Wesen führen zur *Persönlichkeitsspaltung* (D., double, of being: 1), zu dem Gefühl, *ein anderer Mensch zu sein* (D., person, other, she is some: 2; SR) oder *in der Luft zu schweben* (D., floating in air: 2). Beispielsweise hat der *Lachesis*-Patient das Gefühl, *nicht im Bett zu liegen* (D., f., bed, is not resting in: 2), sondern *in den Raum getragen zu werden* (D., space, fancies he was carried into, while lying: 2), als wäre *sein Körper leichter als Luft* (D., body lighter than air: 1). Dann hat er *schöne Visionen* (D., visions, beautiful: 2) *beim Augenschließen* (D., v., closing the eyes: 2), *phantastische Visionen* (D., v., fantastic: 1) mit *Farbwolken* (D., v., clouds of colors: 1), und er *hört liebliche Musik* (D., music, he hears delightful: 1). Es handelt sich um die *süßesten und erhabensten Melodien* (D., music, sweetest and sublime melody: 2), die ihn möglicherweise über seine innere Welt voller *Gespenster* (D., spectres, sees: 1, closing eyes: 2) und *Schlangen* (D., snakes, in and around her: 1) hinwegtrösten. In diesem Zustand kann es soweit kommen, daß er *auf dem Boden kriecht* (INSANITY, crawls on the floor: 1).

Andere Formen der Furcht

Wie schon erwähnt, ist die erste unbewußte Reaktion des *Lachesis*-Patienten auf die eigene sexuell-aggressive Erregung die Furcht. Er zeigt

aber auch andere Formen der gesteigerten Sensibilität gegenüber der Umgebung:
1. Überempfindlichkeit (SENSITIVE: 2): *gegenüber Geräuschen* (S., noise, to: 2), *Lesen* (S., reading, to: 2), *Berührung* (S., touch, to: 2; SR), *bei Gewitter* (THUNDERSTORM, during, mind symptoms: 1) und gegenüber *glänzenden, leuchtenden Gegenständen* (SHINING objects, agg.: 1).
2. Auffahren: *bei Geräuschen* (STARTING, from noises: 2), *beim Einschlafen* (S., on falling asleep: 2), *beim Erwachen* (S., on waking: 2), auch *verbunden mit dem Gefühl zu ersticken* (S., waking as if suffocated: 2).
3. Aufregung: *nach dem Hören schrecklicher Dinge* (EXCITEMENT, after hearing horrible things: 2) und *nach schlechten Nachrichten* (E., after bad news: 1), *morgens* (E., morning: 1), *abends* (E., evening: 2) *im Bett* (E., evening in bed: 1) und *nachts* (E., night: 2).
4. Weinen: *über frühere Beleidigungen und Ärgernisse* (WEEPING, offences, former, about: 1; SR, vexation, from old: 1; SR), da er an nicht verkrafteten Liebesverlusten hängenbleibt. Aber wie jede körperliche Ausscheidung stellt auch das Weinen für ihn eine *Erleichterung* dar (W., amel.: 1; SR). *Weinen* wird bei ihm auch durch das Erzählen von *Anekdoten ausgelöst* (W., anecdotes, from: 2; SR). Es ist ein *krampfhaftes Weinen* (W., spasmodic: 1; SR), das *bei Konvulsionen* (W., convulsions, during: 1) und auch *bei epileptischen Anfällen* (W., c., during, epileptic: 2) auftreten kann. Der *Lachesis*-Patient weint *nachts* (W., night: 2), *während des Schlafes* (W., sleep, in: 1), und *bei Geräuschen verstärkt sich* sein Weinen (W., noise, agg.: 2).
5. Hysterie (HYSTERIA: 3): *nach sexuellen Ausschweifungen* (H., sexual excesses, after: 1) und *nach Unterdrückung von Absonderungen* (H., suppression of discharges, after: 2). Das *Schwinden der Sinne* ist bei ihm ein häufig auftretendes Symptom (SENSES, vanishing of: 2). Die *Bewußtlosigkeit* (UNCONSCIOUSNESS: 3) *nach Gemütsbewegungen* (U., emotions, after: 3) und *während der Menses* (U., menses, during: 3) ruft ein *automatenhaftes Verhalten* (U., automatic conduct: 1) hervor, wodurch ein Gefühl, sich *wie in einem Trancezustand* zu befinden, entsteht (U., trance, as in a: 3).

Wir können nun beobachten, wie diese von Kent so genial zusammengetragenen Symptome sich glänzend ergänzen und den tranceähnlichen Zustand des *Lachesis*-Patienten beschreiben: Er glaubt, auch noch eine andere Person zu sein, mit der er spricht und die über hellseherische Fähigkeiten verfügt, weil er, wie schon erwähnt, unter der Kontrolle einer übermenschlichen, bösartigen Gewalt steht. Symbolisch entspricht dies dem Bild einer wahrsagenden Zigeunerin, die mit verquollenem Gesicht, großen Augen und rot-entzündetem Hals (der nicht bedeckt ist, weil er keine Einengungen verträgt) hinter ihrer Glaskugel sitzt und Unheil und Leid voraussagt.

Der Vollständigkeit halber sei an dieser Stelle noch erwähnt, daß die *Bewußtlosigkeit* sich *während des Fiebers* (U., during fever: 2) und *in erhitzten Räumen* (U., warm room: 2) verschlimmert.

Weitere Haltungen in bezug auf die Umgebung

Im »Synthetischen Repertorium« finden wir bei *Lachesis* die *Herzlichkeit* (AFFECTIONATE: 1) und die *Empfindlichkeit gegenüber Kränkung* (AILMENTS, mortification, for: 2), *Schreck* (A., fright: 2), *Kummer* und *Eifersucht* (A., grief: 3, jealousy: 2). Der *Lachesis*-Patient ist *ehrgeizig* (AMBITION: 2) und *empfindlich gegenüber Schicksalsschlägen* (AILMENTS, reverses of fortune: 1). Er *widmet sich intensiv seinen Geschäften* (BUSINESS, desire for: 1), ist aber andererseits auch sehr *mitfühlend* (SYMPATHETIC: 1) und *voller Sorgen um andere* (CARES, others, about: 1), besonders *um die Angehörigen* (C., relatives, about: 1). Er *kann sogar krank werden nach dem Tod eines Kindes* (AILMENTS, death of a child: 1). Andererseits weist Kent auf die *Gleichgültigkeit* des *Lachesis*-Patienten (INDIFFERENCE: 2) hin, und im »Synthetischen Repertorium« finden wir die *Gleichgültigkeit gegenüber dem Wohlergehen anderer* (I., welfare of others, to: 1), *gegenüber den eigenen Pflichten* (I., duties, to: 1) und *in bezug auf die Arbeit* (I., work, with aversion to: 1) vor. Letzteres kann sich auch zu einer regelrechten Arbeitsscheu entwickeln.

Wir sehen also, daß auch in den Mitteln die Polarität der Gefühle wiederzufinden ist, die der menschlichen Psyche innewohnt. Nach Paschero ist - wie gesagt - der Verfolgungswahn die paranoide Projektion der eigenen Feindseligkeit gegenüber anderen auf die Umgebung. Die wahnhafte Überzeugung, verfolgt zu werden, führt den *Lachesis*-Patienten dazu, daß er *melancholisch wird* (MELANCHOLY: 1), *seufzt* (SIGHING: 1), *sich isoliert* (COMPANY, aversion to: 2) und *Angst vor Menschen entwickelt* (FEAR, people, of: 1). Er wird *reserviert* (RESERVED: 1), *will nicht mehr sprechen* (TALK, aversion to: 1) und *mißtraut jedem* (SUSPICIOUS: 3) - ein Symptom, welches sich *am frühen Nachmittag verschlimmert* (Keynote von *Lachesis*: S., afternoon: 2). Mißtrauen und Argwohn stellen den zentralen Kern unseres Mittels dar: Mitmenschen, Gott und die Welt erscheinen dem *Lachesis*-Patienten unglaubwürdig. Er reagiert darauf mit

Aggressivität, Haß, Boshaftigkeit, Eifersucht und Neid. Alle Symptome sind am schlimmsten *morgens* und *beim Erwachen*: Apathie und *Lebensmüdigkeit* treten auf (LOATHING at life: 2, morning: 2, waking, on: 2), der Patient fühlt sich *traurig* (SADNESS: 3, morning: 3, waking, on: 2), *stöhnt* (MOANING: 1), *jammert* (LAMENTING: 2) und hat das Gefühl, allein zu sein, ohne Freunde, *alle haben ihn verlassen* (FORSAKEN: 2, morning: 2, waking, on: 2). In einem solchen Zustand *wünscht er sich den Tod* (DEATH, desires: 2).

Nach Paschero bildet die Projektion seiner eigenen sexuell-aggressiven Impulse auf andere den grundlegenden Abwehrmechanismus des *Lachesis*-Patienten. Er ist *außerordentlich mißtrauisch, nimmt alles übel* (OFFENDED, easily: 2; SR) und glaubt, daß sich das Böse der Welt gegen ihn verschworen hat. Er fühlt sich verdammt und zum Untergang prädestiniert, wie wir schon bei den Wahnideen beobachten konnten. Dies wird noch verstärkt durch *hartnäckige Gedanken an Unheil* (THOUGHTS, persistent, evil, of: 2).

Der *Lachesis*-Patient projiziert auch seine eigenen Untreuegedanken auf den Ehepartner. Seine *Eifersucht* (JEALOUSY: 3) entstammt seiner sexuell-aggressiven Erregung voller *Laszivität* (LASCIVIOUS: 3) und *erotischer Träume* (SLEEP, dreams, amorous: 3). Dadurch werden die *heftigsten und unwiderstehlichsten Eifersuchtsszenen* (JEALOUSY, irresistible as foolish as it is: 2; SR) hervorgerufen, die bis zum Wahnsinn gehen können. Gleichzeitig kommt es zu *jähzornigen Vorwürfen* (REPROACHES, others: 2), *Beschimpfungen* (ABUSIVE: 1; SR), *Verspottungen* (MOCKING: 2), *beleidigenden Scherzen* (JESTING: 1, making fun of somebody: 2), *dummem Lachen* (LAUGHING, silly: 2) und zu einem *endlosen Redeschwall mit lächerlichen Ideen* (IDEAS, ridiculous: 3) und *Gebärden* (GESTURES, ridiculous or foolish: 2).

Bei seinem Wutanfall, der meistens abends eintritt, kann es beim *Lachesis*-Patienten zu einem *heftigen und wilden Delirium* (DELIRIUM, violent: 2, wild: 1) kommen, mit *Brummen* (D., muttering: 2) und mit einer *nächtlichen Verschlimmerung* (D., night: 3). Dabei ist er sehr *geschwätzig* (D., loquacious: 3) und *wechselt schnell von einem Thema zum anderen* (D., changing subject, rapidly: 3). Das Delirium kann hervorgerufen werden *durch Verlust von Körpersäften* (D., loss of fluids: 2) oder *durch Müdigkeit, Überanstrengung und Lernen* (D., fatigue, over-exertion, study, from: 1).

Bei den Eifersuchtsausbrüchen ist das Aussehen des *Lachesis*-Patienten beeindruckend: Das Gesicht ist rot und aufgedunsen, seine Augen sind weit aufgerissen und einengende Kleider auseinandergezerrt. Er hat Schwierigkeiten zu sprechen, und beim Reden sprudeln nur Beleidigungen aus seinem Mund; er ist voller Zorn. Schließlich legt er die Hand auf die Brust, und in einem Erstickungsanfall fällt er ohnmächtig zu Boden. Es ist, als ob er versuchen würde, sein *Mordverlangen* (KILL, desire to: 1; JEALOUSY, driving to kill: 1; EPS) unter Kontrolle zu halten.

Gemütszustand

Wir sagten schon, daß unserer Meinung nach der Mensch nicht identisch mit dem Mittel ist, sondern es wie eine Last, wie ein Kreuz mit sich schleppen muß. In diesem Bild des Kreuzes symbolisiert die Waagerechte den Werdegang des Menschen: auf der linken Seite die Abhängigkeit und Sicherheit der Kindheit und auf der rechten das Erwachsensein - Verantwortung und Altruismus. Die Senkrechte des Kreuzes stellt unten das Haben dar - Land, Besitztum und Vergnügen - und oben das Sein - den geistigen Reichtum und die transzendente Entwicklung. Dieses andauernde Wetteifern zwischen den Extremen ist der Kampf, den der Mensch während seines Lebens zu führen hat und der ihm die Möglichkeit zu seiner Verwirklichung gibt.

Es gibt wenige Pathogenesen, die auf eine so eindeutige Art wie *Lachesis* auf diesen Grundkonflikt hinweisen. Das Charakteristische ist die Polarität seiner Persönlichkeit und die Unfähigkeit, sich selber zu akzeptieren. So kommt es zur Projektion der eigenen Aggressivität auf andere, was in einem regelrechten Verfolgungswahn enden kann. Er fühlt sich äußerst verwirrt in seiner Persönlichkeitsspaltung; er ist deprimiert und fühlt sich verloren und traurig beim Erwachen. Abends aber ist er *fröhlich* (CHEERFUL: 3), *guten Mutes, glücklich* (MIRTH, evening: 3) und *heiter* (EXHILARATION: 3). Im Repertorium steht: »WILL, feels as if she had two wills: 2«. Demnach hat der *Lachesis*-Patient das *Gefühl, »zwei Willen« zu haben*: Es ist, als ob er versuchte, seine zerstörerischen Neigungen zu begründen. Er steht nicht nur unter einer bösartigen höheren Macht, sondern er hat zudem auch noch zwei verschiedene Willen. Aus diesem Grund entsteht der *Zweifel an der Genesung* (DOUBTFUL, recovery, of: 1) und *am Seelenheil* (D., soul's welfare, of: 3). Neben *Lachesis* weisen auch andere Mittel, die ebenfalls das Merkmal eines großen Schuldbewußtseins haben, dieses Symptom auf: *Arsen, Aurum* und *Pulsatilla*. Dieser Zweifel kann zu *religiösen Gemütsstörungen* (RELIGIOUS affections: 3) führen, was sich *bei Kindern* auch darin äußern kann, daß sie *über Heilige, Engel und Tod sprechen* (R. a. in children: 2).

Der *Lachesis*-Patient *kann frech* (IMPERTINENCE: 2) und *eingebildet* (CONCEITED: 1; EPS) *sein, sich beklagen* (COMPLAINING: 2; SR), *protestieren* (PROTESTING: 1; EPS) und *jammern* (LAMENTING: 2). Er kann *unzufrieden* (DISCONTENTED: 1) und *entmutigt* (DISCOURAGED: 2), *skeptisch* (SCEPTICISM: 2; EPS) und *pessimistisch* (PESSIMIST: 1; SR) sein. Er sucht Zuflucht in der *Meditation* (MEDITATION: 2) und *spricht mit sich selber, wenn er allein ist* (TALKS, to himself when alone: 2; SR). Aber wie Phoenix, der aus der Asche neu aufsteigt, erfüllt seine latente Egolatrie die *Phantasie mit lebendigen Bildern* (FANCIES, lively: 3) und versetzt ihn *in einen ekstatischen Zustand* (ECSTASY: 2).

Am Schluß fühlt sich der *Lachesis*-Patient gelangweilt und lebensmüde. Der Selbstmord erscheint ihm als die einzige Lösung: unterzugehen im Wasser, wie wenn er sich durch diese letzte Herausforderung seiner ganzen Aggressivität entledigen könnte. *Durch das Ertrinken* wird die Schlange getötet, die ihm sein ganzes Leben lang die Luft genommen hat (SUICIDAL disposition: 2, drowning, by: 2).

LACHESIS
Zusammenfassung

Vom geistigen Gesichtspunkt aus gesehen, ist das Charakteristische des *Lachesis*-Patienten die Urangst und die daraus entstehende sexuell-aggressive Erregung.

Die erste unbewußte Reaktion auf Furcht ist die Aggressivität. Um sich wiederum vor der Gefahr der eigenen Aggressivität zu schützen, greift der *Lachesis*-Patient zur Projektion. Das Ergebnis ist eine extreme geistige Aktivität mit einer unkontrollierten Geschwätzigkeit als Selbstschutz. Er projiziert auf die Umgebung die eigenen aggressiven und sinnlichen Impulse, die er sich selbst nicht zugesteht.

Von diesen Grundzügen ausgehend, entwickeln wir an Hand des Repertoriums die Persönlichkeit des *Lachesis*-Patienten.

	Seite		Rubrik
	SR	EK	
Urangst			
Die Angst ist das grundlegende Symptom. Sie verstärkt sich morgens beim Erwachen, beim Übergang von der Traumwelt in die Wirklichkeit. Angst vor der Zukunft und um die ewige Seligkeit sind Ausdruck der Furcht vor der Strafe Gottes. Diese Angst ist mit Hilflosigkeit verbunden.	56	(4)	ANXIETY, morning: 3
	57	(4)	A., waking, on: 3
	78	(7)	A., future, about: 2
	90	(8)	A., salvation, about: 3
Hilflosigkeit			
Das Minderwertigkeitsgefühl zeigt sich im Mangel an Selbstvertrauen,	159	(13)	CONFIDENCE, want of self: 1
in der Verwirrung beim Erwachen und in der Stumpfheit, die sich verschlimmert beim Erwachen und	161/162		CONFUSION, morning: 3

beim Lesen, nach geistiger Anstrengung und bei großer Erschöpfung nach dem Essen.

SR	EK	Rubrik
155	(12)	CONCENTRATION, diff.: 3
416	(39)	DULLNESS, waking, on: 3
427	(39)	D., reading, while: 3
461	(38)	EXERTION, mental, agg.: 2
801	(70)	PROSTRATION of mind, eating, after: 1

Intellekt

Das Gedächtnis des *Lachesis*-Patienten ist abends hervorragend. *Lachesis* ist fast das einzige Mittel in dieser Rubrik. Gedächtnisschwäche besteht beim *Lachesis*-Patienten dagegen für das, was sich ereignet hat und was er gelesen, gesagt und getan hat. Er vergißt auch Worte und Eigennamen und hat Schwierigkeiten, sich auszudrücken.

SR	EK	Rubrik
730	(64)	MEMORY, active, evening: 3
733	(64)	M., weakness of: 3
736	(64)	M., w., happened, for what has: 2
739	(65)	M., w., read, for what has: 3
741	(65)	M., w., words, for: 2
738	(65)	M., w., names, for proper: 1
739	(65)	M., w., said, for what has: 1
735	(64)	M., w., done, for what has just: 1
735	(65)	M., w., expressing oneself, for: 1

Fehler

Der *Lachesis*-Patient irrt sich beim Sprechen, beim Buchstabieren, beim Schreiben und in der Wortstellung. Die Fehler erstrecken sich auch auf das Zeitgefühl: Er glaubt immer, es sei Nachmittag. Drei Symptome rufen dieses Keynote hervor: das Gefühl, die Zeit vergehe zu langsam, Verwirrung und geistige Erschöpfung.

SR	EK	Rubrik
746	(66)	MISTAKES, speaking: 1
748	(66)	M., spelling: 2
747	(66)	M., words, misplacing: 2
750	(66)	M., writing, in: 3
749	(66)	M., time, in, afternoon, always imagines it is: 2
1022	(80)	TIME, passes to slowly: 1

Verwirrung und Gedankenschwäche

Es ist möglich, daß der *Lachesis*-Patient in einem bestimmten Zustand seine Angehörigen nicht wiedererkennt oder sich in einem bekannten Stadtviertel verirrt. Seine Verwirrung ist beim Gehen schlimmer. Er kann sogar seine eigene Identität verlieren in dem Gefühl, doppelt zu sein (Persönlichkeitsspaltung). Beim Lesen, Sprechen oder Schreiben schweifen seine Gedanken ab. Gemeinsam stellen diese Symptome ein Keynote für *Lachesis* dar. Sie drücken die Schwierigkeit aus, abwegige Gedanken zu kontrollieren.

SR	EK	Rubrik
825	(71)	RECOGNIZE, does not, his relatives: 2
826	(71)	R., d. n., well known streets: 1
178	(16)	CONFUSION, walking, while: 2
169	(15)	C., identity, as to his: 1
170		C., duality, sense of: 1
1016	(88)	THOUGHTS, vanishing of: 2
1018	(88)	T., v., reading, on: 2
1018	(88)	T., v., speaking, while: 2
1019	(88)	T., v., writing, while: 2
1019	(88)	T., wandering: 1

Schwäche beim Sprechen

Bezüglich der Sprache sind sechs klare Charakteristika zu erkennen: Der Patient spricht verwirrt, hastig, unzusammenhängend, langsam, abschweifend oder in einer fremden Sprache. Diese Symptome stellen die Dualität, die Verwirrung und den emotional-intellektuellen Konflikt des *Lachesis*-Patienten dar.

SR	EK	Rubrik
935	(81)	SPEECH, confused: 2
939	(81)	S., hasty: 3
940	(81)	S., incoherent: 3
944	(81)	S., slow: 3
946	(82)	S., wandering: 3
939	(81)	S., foreign tongue, in a: 1

Sexuell-aggressive Erregung

Diese entsteht aufgrund einer pri-

mären Schwäche, die sich in den Symptomen ausdrückt, die den *Lachesis*-Patienten am besten charakterisieren: Bösartigkeit, Stolz, Spott, Argwohn, Tadelsucht, Egoismus und Eifersucht.
Die syphilitische Komponente zeigt sich in Ärger, Neid und Streitsucht sowie auch in Eifersucht, Heftigkeit und Wut, die zu Gewalttaten führen können. Es sind die hartnäckigen Gedanken an ein Unheil, die die Neigung zu Haß und Gewalt bewirken.

SR	EK	Rubrik
720	(63)	MALICIOUS: 2
572	(51)	HAUGHTY: 2
759	(67)	MOCKING: 2
983	(85)	SUSPICIOUS: 3
126	(10)	CENSORIOUS: 2
895		SELFISHNESS: 2
437	(39)	EGOTISM: 2
674	(60)	JEALOUSY: 3
13	(2)	ANGER, ailments after vexations: 2
440	(39)	ENVY: 1
806	(70)	QUARRELSOME: 2
809	(70)	Q., jealousy: 2
1055	(91)	VIOLENT: 1
1057	(91)	V., deeds, rage, leading to: 1
1007	(87)	THOUGHTS, persistent, evil, of: 2
570	(51)	HATRED: 2
744	(66)	MISCHIEVOUS: 2

Arbeit, Beschäftigung

Für den *Lachesis*-Patienten wird die Arbeit zum Zwang: Arbeitswut, Hast, schnelles Denken und Handeln, Mangel an Zeit, der auch zu hastigem Essen führt. Morgens ist der Patient verwirrt, träge und traurig; abends klar, voller Gedanken, lebhafter Phantasie und Erregung. Der *Lachesis*-Patient denkt über vieles nach, ist aber in nichts dauerhaft, da er sich nicht entscheiden kann. Er ist ungeduldig, und trotz seiner fieberhaften Tätigkeit kann er nie eine Arbeit ordentlich vollenden, sondern bringt alles durcheinander.

SR	EK	Rubrik
630	(56)	INDUSTRIOUS: 2
631	(56)	I., evening: 2
579	(52)	HURRY: 2
1010	(88)	THOUGHTS, rapid: 2
810	(70)	QUICK to act: 2
581	(52)	HURRY, eating, while: 2
594	(53)	IDEAS, abundant, evening: 3
1059	(92)	VIVACIOUS: 3
466	(41)	FANCIES, exaltation of: 3
997	(87)	THEORIZING: 2
632		INITIATIVE, lack of: 1

Das Chaos und das Theoretisieren zeigen sich in der Geschwätzigkeit, vorwiegend abends: Der *Lachesis*-Patient springt schnell von einem Thema zum anderen, hält gerne Reden. Eine Verschlimmerung dieser Symptome ergibt sich bei Hitze und bei Patientinnen während der Menses. Nur *Cimicifuga* ist unter diesen Gesichtspunkten mit *Lachesis* vergleichbar.

SR	EK	Rubrik
1052	(91)	UNDERTAKES many things, perseveres in nothing: 2
650	(57)	IRRESOLUTION: 3
601	(53)	IMPATIENCE: 2
792		ORDERLY manner, cannot perform anything in: 1
713	(63)	LOQUACITY: 3
714	(63)	L., evening: 3
715	(63)	L., changing quickly from one subject to another: 3
718	(63)	L., makes speeches: 2
716	(63)	L., heat, during: 2
717	(63)	L., menses, during: 2

Sykotische Aggressivität

Der *Lachesis*-Patient windet und krümmt sich wie eine Schlange, um Mittelpunkt seiner Umwelt zu werden. Jede List ist ihm recht, um sein Ziel zu erreichen. In Diskussionen antwortet er schnell, widerspricht andauernd und duldet keinen Widerspruch; er leistet hartnäckigen Widerstand.

Gleichzeitig sucht er seine Gegner mittels Intrigen, Hinterhalten, Verleumdungen und Verachtung zu vernichten.

Er demütigt sie durch Grausamkeit sowie durch Mangel an Pflichtbewußtsein und Ehrgefühl. Er ist hart gegen Untergebene und liebenswürdig zu Vorgesetzten. Auf diese Weise wird der Prahler *Lachesis* zu einem

SR	EK	Rubrik
49	(3)	ANSWERS, hastily: 1
183	(16)	CONTRADICT, disposition to: 3
184		Contradiction, is intolerant of: 1
185		CONTRARY: 3
649		INTRIGUER: 1
200		DECEITFUL: 2
929		SLANDER, disposition to: 1
181	(16)	CONTEMPTUOUS: 1
190		CRUELTY: 2
430		DUTY, no sense of: 1
577		HONOR, non sense of: 1

eifersüchtigen, arroganten, lasziven und grausamen Tyrannen.

SR	EK	Rubrik
570		HARD for inferiors and kind for superiors: 1
115		BOASTER: 1
398	(36)	DICTATORIAL: 1

Liebe

Der *Lachesis*-Patient leidet unter den Folgen von Kummer und Liebesenttäuschung. Er ist überempfindlich gegenüber schlechten Nachrichten, Aggressionen und Streitigkeiten in der Familie oder mit Arbeitskollegen. *Lachesis* ist also charakterisiert durch Sensibilität gegenüber furchtbaren Dingen und Liebeskummer.

SR	EK	Rubrik
19	(51)	GRIEF, ailments from: 3
20	(63)	LOVE, ailments from disappointed: 2
15	(9)	BAD news, ailments from: 1
17		AILMENTS, discords, between parents and friends: 1
578	(52)	HORRIBLE things, sad stories affect her profoundly: 2
675	(60)	JEALOUSY, as foolish as it is, irresistible: 2
570	(51)	HATRED: 2

Gefühlsenttäuschung

Nach Gefühlsenttäuschungen zieht sich der *Lachesis*-Patient in die Einsamkeit zurück, um seinen Phantasien nachhängen zu können. In der Zurückgezogenheit träumt er sehnsüchtig davon, nach Hause zurückzukehren, sowie von der verlorenen Liebe und den glücklichen Augenblicken. In diesen Liebesträumen kommt seine Zärtlichkeit zum Ausdruck.
Der Wunsch zu reisen entspricht seinem permanenten Suchen. Seine Misanthropie äußert sich in der

SR	EK	Rubrik
144	(12)	COMPANY, aversion to: 2
147		C., desires solitude to indulge her fancy: 2
576	(51)	HOMESICKNESS: 1
13		AFFECTIONATE: 1
25		AMOROUS: 2
576	(51)	HOME, desires to go: 2
1030	(89)	TRAVEL, desires to: 1
728	(64)	MARRIAGE, the idea seemed unendurable: 2
106	(95)	WOMEN, aversion to:2

	SR	EK	Rubrik
Abneigung gegen die Ehe oder gegen	510	(46)	Fear, men, of: 1
Frauen und in der Furcht vor Män-	744	(66)	Misanthropy: 1
nern. Er murmelt vor sich hin, möchte	780	(68)	Muttering: 3
aber nicht sprechen und nicht ange-	1028	(89)	Touched, aversion to
faßt werden.			being: 2
Er ist lebensmüde, und vor allem	710	(62)	Loathing at life: 2
morgens beim Aufwachen wünscht	710	(62)	L., l., morning: 2
er sich den Tod.			

Furcht

	SR	EK	Rubrik
Die erste unbewußte Reaktion des			
Lachesis-Patienten auf aggressive			
Impulse ist Furcht: Furcht vor dem			
Unbekannten, Furcht zu sterben,	489		Fear, die, he will, if
während er schläft. Diese Furcht			he goes to sleep: 1
verstärkt das typische Erstickungs-	523	(47)	Fear, to go to sleep:
gefühl des *Lachesis*-Patienten			2
während des Schlafes, beim Ein-	92	(8)	Anxiety, sleep, on
schlafen oder nach dem Schlaf.			going to: 2
Neben der Angst beim Ins-Bett-	476	(42)	Fear, night: 2
Gehen, beim Einschlafen und vor	481	(43)	F. of the bed: 2
der Nacht hat der *Lachesis*-Patient	507	(45)	F., insanity: 1
auch Furcht, verrückt zu werden,	511	(46)	F., misfortune: 1
Furcht vor Unheil, Krankheit, Leid,	493	(44)	F., disease, of impen-
vor Gewitter, Wasser und vor dem			ding: 1
Autofahren. Diese Symptome sym-	528	(47)	F., thunderstorm, of:
bolisieren die magische Furcht vor			1
der »Strafe Gottes«.	532	(48)	F., water, of: 2
Die Furcht vor Männern, vor Men-	497	(44)	F., evil, of: 2
schen oder vor Dieben und davor,	487	(44)	F., death, of: 2
vergiftet zu werden, entsteht auf-	510	(46)	F., men, of: 1
grund der eigenen triebhaften Im-	516	(46)	F., people, of: 1
pulse.	517	(46)	F., poisoned, of being:
			2
	520	(47)	F., robbers, of: 2
	520	(47)	F., riding, when in a
			carriage: 2

Wahnideen

Aus Angst vor den eigenen aggressiven Impulsen greift der *Lachesis*-Patient zur Projektion. Er glaubt, unter einer höheren, übermenschlichen und böswilligen Gewalt zu stehen und von Feinden verfolgt zu werden. Außerdem glaubt er, daß die Menschen um ihn herum sich gegen ihn verschwören und ihn verletzen werden oder schon verletzt haben. Nach seiner Meinung wollen sie ihn vergiften oder haben es schon getan - mit der Medizin, die er einnimmt. Eine weitere wahnhafte Idee des *Lachesis*-Patienten ist, daß Diebe im Haus seien. Darüber hinaus ist er der Überzeugung, daß der Zeitpunkt seines Todes herannahe und seine Angehörigen deshalb schon seine Beerdigung vorbereiteten.

Der *Lachesis*-Patient hat verschiedene Halluzinationen: Er **sieht** Tote und glaubt sich selber tot, sieht Teufel und auch Bilder, die schrecklich, aber auch angenehm sein können. Er **fühlt**, daß jemand hinter ihm steht. Er **hört** Stimmen, denen er folgen muß und die ihm befehlen,

SR	EK	Rubrik
310	(28)	DELUSIONS, influence, is under a powerful: 2
362	(33)	D., superhuman control, under, is: 2
340	(31)	D., pursued, thought, he was, enemies, by: 2
258		D., conspiracies, against him, there are: 1
311	(28)	D., injury, is about to receive: 1
311	(28)	D., is being injured: 1
311	(28)	D., is being inj. by his surroundings: 2
337		D., poisoned, thought he had been: 2
337		D., p., he is about to be: 2
338	(31)	D., p., medicine being: 1
367	(33)	D., thieves, sees, house, in: 2
263	(23)	D., that he himself was dead: 2
263	(23)	D., dead persons, sees: 2
265	(23)	D., devil, sees: 1
306	(27)	D., images, phantoms, sees: 3, frightful: 2, pleasant: 2
333	(30)	D., behind him, some-

zu stehlen und zu töten. Er muß auch nicht begangene Taten zugeben.

Er glaubt, daß man ihm nachspioniert, daß er gestohlen hat und - durch Prädestination - unentrinnbar verloren und verdammt ist. Den Befehlen bösartiger höherer Wesen kann er sich nicht entziehen. Er fühlt sich »doppelt« oder hat das Gefühl, eine andere Person zu sein. Er hat außerdem auch das Gefühl, in der Luft zu schweben, während er im Bett liegt, und wird in seiner Phantasie in den Raum hinausgetragen, da ihm sein Körper leichter als Luft vorkommt. Er kann auch phantastische Visionen haben mit Farbenwolken. Er hört eine liebliche und süße Melodie, die ihn möglicherweise über seine innere Welt voller Gespenster und Schlangen hinwegtröstet.

SR	EK	Rubrik
		one is: 2
378		D., voices, hears, that he must follow: 1
		D., v., hears, steal and kill, that she must: 1
379		D., v., confess things she never did: 1, that she must: 1
356		D., spied, being: 2
358		D., stolen something, she has: 2
273		D., doomed, being: 2
318		D., lost, predestination, from: 2
273	(24)	D., double, of being: 1
253		D., charmed and cannot break the spell: 2
335		D., person, other, she is some: 2
289	(26)	D., floating in air: 2
289	(26)	D., f., is not resting in bed: 2
353	(32)	D., space, fancied he was carried into, while lying: 2
248	(22)	D., body lighter than air: 1
240	(21)	D., beautiful: 2; landscape: 2
374	(34)	D., visions, closing the eyes, on: 2
375	(34)	D., v., fantastic: 1
374	(34)	D., v., clouds of colors: 1
325	(29)	D., music, fancies he

SR	EK	Rubrik
		hears: 2
326	(29)	D., m., sweetest and sublimest melody: 2
354	(32)	D., spectres, sees: 1
355	(32)	D., s., closing the eyes: 2
351	(32)	D., snakes in and around her: 1

Alarmzustand

Fünf Verhaltensweisen sind unter diesem Gesichtspunkt typisch für den *Lachesis*-Patienten:

1. **Überempfindlichkeit**: gegenüber Geräuschen, nach geistiger Anstrengung, bei Gewitter und gegenüber glänzenden Gegenständen.

SR	EK	Rubrik
901	(79)	SENSITIVE, noise, to: 2
906	(79)	S., reading, to: 1
907		S., touch, to: 2
900		S., mental exertion, after: 2
1021	(88)	THUNDERSTORM, during: 1
910	(79)	SHINING objects agg.: 1

2. **Auffahren**: bei Geräuschen, beim Einschlafen und beim Erwachen - auch zuweilen mit einem Erstikkungsgefühl.

SR	EK	Rubrik
956	(83)	STARTING, noises, from: 2
957	(83)	S., sleep, on falling: 2
961	(84)	S., waking, on: 2
961	(84)	S., w., as if suffocated: 2

3. **Aufregung**: nach dem Hören schrecklicher Dinge und nach schlechten Nachrichten, vorwiegend abends im Bett und nachts.

SR	EK	Rubrik
454	(84)	EXCITEMENT, horrible things, after hearing: 2
451	(84)	E., bad news, after: 1
448	(40)	E., evening: 2
448	(40)	E., bed, in: 1
448	(40)	E., night: 2

	SR	EK	Rubrik
4. **Weinen**: über frühere Beleidigungen und Ärgernisse, sogar über Anekdoten. Das Weinen erleichtert ihn; er weint nachts, während des Schlafes. Das Weinen verstärkt sich bei Geräuschen.	1083		WEEPING, offences, former, about, vexation, old, about: 1
	1072		W., anecdotes, from: 2
	1072		W., ameliorate: 1
	1069	(93)	W., night: 1, sleep, in: 2
	1083	(94)	W., noises, at: 2
5. **Hysterie**: verschlimmert nach sexuellen Ausschweifungen und nach Unterdrückung von Ausscheidungen. Leichtes Schwinden der Sinne.	588	(52)	HYSTERIA: 3
	592	(52)	H., sexual excesses, after: 1
	593	(52)	H., suppression of discharges, after: 2
	897	(78)	SENSES, vanishing, of: 2
Die Bewußtlosigkeit tritt in verstärktem Maße nach Aufregungen oder während der Regel auf und führt zu einem automatenhaften Verhalten. Er glaubt, ein anderer Mensch zu sein, mit dem er spricht und der über hellseherische Fähigkeiten verfügt, weil er unter der Kontrolle einer übermenschlichen, bösartigen Gewalt steht. Es sei noch erwähnt, daß die Bewußtlosigkeit sich bei Fieber und in zu warmen Räumen verschlimmert.	1032	(89)	UNCONSCIOUSNESS: 3
	1040	(90)	U., emotion, after: 3
	1038	(90)	U., conduct, automatic: 1
	1049	(91)	U., trance, as in a: 3
	1041	(90)	U., fever, during: 2
	1051	(91)	U., warm room: 2
	141	(11)	CLAIRVOYANCE: 1
	720	(63)	MAGNETIZED, desire to be: 2

Weitere Haltungen in bezug auf die Umwelt

	SR	EK	Rubrik
Im Synthetischen Repertorium finden wir: Zärtlichkeit, Beschwerden durch Kränkung, Leid, Eifersucht und Furcht, Sorge um die Mitmen-	13		AFFECTIONATE: 1
	21		AILMENTS, mortification: 2

schen und vor allem um die Angehörigen. Der *Lachesis*-Patient kann auch durch den Tod seines Kindes krank werden. Der Ehrgeiz ruft sein Interesse an Geschäften und die Empfindlichkeit gegenüber Schicksalsschlägen hervor. Die syphilitische Komponente bewirkt seine Gleichgültigkeit - auch gegenüber dem Wohlbefinden anderer, gegenüber seinen Pflichten und seiner Arbeit. Es handelt sich hier um die Polarität, die für die menschliche Psyche charakteristisch ist.

SR	EK	Rubrik
19		A., grief: 3
20		A., jealousy: 3
18		A., fright: 2
985		SYMPATHETIC: 1
123		CARES, others, about: 1
123		C., relatives, about: 1
16		AILMENTS, death of a child: 1
24		AMBITION: 2
117		BUSINESS, desire for: 1
22		AILMENTS, reverses of fortune: 1
609	(54)	INDIFFERENCE: 2
622		I., welfare of others: 1
614		I., duties, to: 1
622		I., work, with aversion to: 1

Durch Projektion hervorgerufene Symptome

Das Gefühl, verfolgt zu werden, ist die Projektion der eigenen aggressiven Impulse des *Lachesis*-Patienten. Es ist so stark, daß er in eine tiefe Melancholie mit Seufzern fällt. Aus Furcht vor den Menschen isoliert er sich, und aus Mißtrauen will er nicht sprechen und wird reserviert. Mißtrauen und Mangel an jeglichem Glauben schüren seine Aggressivität, Boshaftigkeit, Eifersucht und seinen Neid. Demzufolge wird er lebensmüde und außerordentlich traurig, vor allem mor-

SR	EK	Rubrik
920	(80)	SIGHING: 1
144	(12)	COMPANY, aversion to: 2
516	(46)	FEAR, people, of: 1
833	(72)	RESERVED: 1
986	(86)	TALK, indisposed to: 1
983	(85)	SUSPICIOUS: 3
983	(86)	S., afternoon, evening: 2

gens beim Erwachen. Hinzukommt das Wehklagen und Jammern, das Gefühl, ohne jegliche Freunde verlassen und allein gelassen zu sein, und der Wunsch nach dem Tod.

Die Projektion seiner eigenen sexuell-aggressiven Impulse auf andere hat zur Folge, daß er alles übelnimmt und glaubt, das Böse habe sich gegen ihn verschworen; er fühlt sich zum Untergang verdammt und verloren.

Der *Lachesis*-Patient wird das Opfer seiner zwanghaften Ideen über das Böse und projiziert seine eigenen Untreuegedanken auf den Ehepartner. Die Eifersucht entstammt seiner sexuell-aggressiven Erregung voller Laszivität und erotischer Träume. Dadurch werden die heftigsten Eifersuchtsszenen hervorgerufen, die einen wahnhaften Charakter annehmen. Dabei kommt es zu jähzornigen Vorwürfen, Beschimpfungen, Verspottungen, beleidigenden Scherzen und zu dummem Lachen in einem endlosen Redeschwall mit lächerlichen Ideen und Gebärden.

SR	EK	Rubrik
710	(62)	LOATHING at life: 2
709/10	(62)	L., l., morning: 2, waking, on: 2
867	(75)	SADNESS, morning: 3
868	(76)	S., m., waking, on: 3
752	(67)	MOANING: 1
688	(61)	LAMENTING: 2
546	(49)	FORSAKEN, feeling: 2
547/8	(49)	F., morning: 2, waking, on: 2
195	(17)	DEATH, desires: 2
791		OFFENDED, easily: 2
1007	(87)	THOUGHTS, persistent, evil: 3
674	(60)	JEALOUSY: 3
692	(61)	LASCIVIOUS: 3
244 [III]	(1235)	SLEEP, DREAMS, amorous: 3
675	(60)	JEALOUSY, brutal from gentle husband, becoming: 1
675		J., irresistible as foolish as it is: 2
832	(71)	REPROACHES, others: 2
759	(67)	MOCKING: 2
677	(60)	JESTING: 1
704	(62)	LAUGHING silly: 2
1010	(53)	IDEAS, ridiculous: 3
562	(50)	GESTURES, ridiculous or foolish: 2

Der Zornanfall tritt im allgemeinen während der Nacht auf und bildet ein gewalttätiges, wildes Delirium, welches mit einem konstanten Geschwätz abwechselt, wobei schnell von einem Thema zum anderen gesprungen wird. Der Anblick des Patienten in seiner Zornkrise wegen Eifersucht ist imposant: rotes Gesicht, aufgedunsen, zerrißt seine Kleider, hat Schwierigkeiten zu sprechen, rast mit weit aufgerissenen Augen, sprudelt Schähungen hervor,, faßt sich an die Brust und wird ohnmächtig mit Erstickungszustand, wie in einer letzten Anstrengung, seinem Impuls zu töten zu entrinnen.

SR	EK	Rubrik
225	(20)	DELIRIUM, violent: 2
227	(20)	D., wild: 1
219	(19)	D., muttering: 2
208	(18)	D., changing subjects rapidly: 3
204	(18)	D., night: 3
216	(18)	D., loquacious: 3
7		ABUSIVE, husband insulting wife before children or vice versa: 1
682	(60)	KILL, desire to: 1
675	(60)	JEALOUSY, driving to kill: 1 (EPS)

Gemütszustand

Der *Lachesis*-Patient ist verwirrt aufgrund seiner Persönlichkeitsspaltung. Er fühlt sich beim Erwachen verloren und traurig, abends aber ist er fröhlich und erquickt. Es ist, als hätte er zwei Willen: Er steht im Zwiespalt zwischen seinem Moralgefühl und dem unheilvollen höheren Befehl. Aus diesem Grund zweifelt er an der Genesung, an dem Heil seiner Seele und unterwirft sich einem religiösen Zwang. Als Kind spricht er schon von Heiligen, Engeln und Tod. Es ist ein Kampf zwischen dem Guten und dem Bösen, gegen Frechheit, Anmaßung, Murren, Protest, Jam-

SR	EK	Rubrik
890	(76)	SADNESS, waking, on: 3
129	(10)	CHEERFUL: 3
130	(11)	CH., evening: 3
744	(66)	MIRTH, evening: 3
462	(41)	EXHILARATION: 3
1095	(95)	WILL, two wills, feels as if he had: 2
414	(37)	DOUBTFUL, recovery of: 1
414	(37)	D., r., soul's welfare of: 3
827	(71)	RELIGIOUS affections: 3
828	(71)	R. a., children, in: 2

	SR	EK	Rubrik
mern, Unzufriedenheit, Entmuti-	EPS	(13)	CONCEITED: 1
gung, Skepsis und Pessimismus.	604		IMPERTINENCE: 1
Danach sucht der *Lachesis*-Patient	152		COMPLAINING: 2
Zuflucht im Meditieren, murmelt	EPS	(70)	PROTESTING: 1
und spricht mit sich selbst, wenn er	688	(61)	LAMENTING: 2
allein ist. Seine Phantasie nährt sich	402	(36)	DISCONTENTED: 1
mit lebhaften und angenehmen	406	(37)	DISCOURAGED: 3
Bildern und bringt ihn in einen	EPS	(78)	SCEPTICISM: 2
ekstatischen Zustand, fern von der	EPS	(69)	PESSIMIST: 2
Außenwelt. Zum Schluß, gelang-	729	(64)	MEDITATION: 2
weilt und lebensmüde, scheint der	995		TALK, to himself, when alone: 1
	472	(42)	FANCIES, vivid, lively: 3
	471	(42)	F., pleasant: 1
	435	(39)	ECSTASY: 2
Selbstmord die einzige Lösung zu sein: unterzugehen im Wasser, als	974	(85)	SUICIDAL disposition: 2
ob er so - in einer letzten Herausforderung - sich seiner aggressiven Impulse entledigen könnte.	977	(85)	S. d., drowning, by: 2

LACHESIS
Schema

Wie schon zu Beginn erwähnt, ist der *Lachesis*-Patient durch eine sexuell-aggressive Erregung charakterisiert. Dieser Erregung liegt die Urangst zugrunde. Die erste Reaktion des *Lachesis*-Patienten auf seine Aggressivität ist die Furcht. Um sich vor der Gefahr zu schützen, greift er auf die Projektion zurück: Er unterstellt anderen seine eigenen aggressiven und erotischen Neigungen.

In die Mitte unseres Schemas stellen wir die *Projektion.*

Unten links stehen die Symptome der *Urangst* und die beiden auslösenden Faktoren: *Minderwertigkeitsgefühl* und *intellektuelles Defizit.*

Oben rechts die *gesteigerte Aggressivität,* die zu den charakteristischen Symptomen von *Lachesis* führt.

Oben links steht dann die *Furcht* als Reaktion auf die gesteigerte Aggressivität. *Furcht* und *aggressive Erregung* zeigen sich einerseits in der Haltung des *Lachesis*-Patienten gegenüber der *Umwelt*, führen aber andererseits zur Projektion als Abwehrmechanismus.

Unten rechts, als Gegensatz zu Angst und Minderwertigkeitsgefühl, stehen *Arbeit* und *Liebe*, welche dem Menschen im gesunden Zustand zum Erlangen seiner Verantwortung und Freiheit verhelfen. Deshalb beinhalten diese Rubriken die Symptome, die die Entwicklung der Person in dieser Hinsicht verhindern.

Unten in der Mitte befinden sich die *Gemütssymptome*, die durch alle anderen vorhergehenden Gruppen beeinflußt werden.

Schema

Umwelt - Alarmzustand

(Circumstantial) (Alarm State)

30-31-32-33

Furcht (Fear)
5-23-24

Gesteigerte Aggressivität
(Aggressive Exaltation)
1-2-3-9-10-18-19

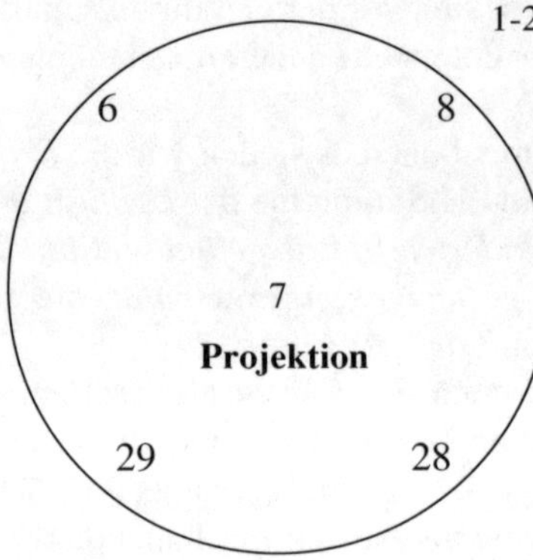

Angst (Anxiety)
4-11

Arbeit (Work)
20-21-22

Minderwertigkeitsgefühl
Intellektuelles Defizit
(Minus. Intellectual Deficit)
12-13-14-15-16-17

Liebe (Love)
25-26-27

Gemütszustand (Mood)
34-35-36-37-38-39-(11)

LACHESIS
Repertorisation deutsch

Kleinstes charakteristisches Syndrom
1 Boshaftigkeit.
2 Stolz.
3 Mißtrauen.
4 Angst morgens, beim Erwachen.
5 Furcht einzuschlafen.
6 Gefühl von Verlassenheit.
7 Eifersucht.
8 Tadelt andere.
9 Diktatorisch.
10 Geschwätzigkeit.

Angst
11 Verzweiflung an der Religion.

Intellektuelles Defizit
12 Stumpfheit beim Erwachen.
13 Gedächtnisschwäche für das, was sich ereignet hat.
14 Gedächtnisschwäche für das, was er gelesen hat.
15 Verwirrung über die eigene Persönlichkeit.
16 Hastiges Sprechen.
17 Sprechen, springt schnell von einem Thema zum anderen.

Gesteigerte Aggressivität
18 Tadelsucht.
19 Neigung zu Widerspruch.

Arbeit
20 Fleiß, Arbeitswut.
21 Hast.
22 Fängt vieles an, beendet nichts.

Furcht
23 Furcht vor Unheil.
24 Furcht vor Dieben.

Liebe
25 Beschwerden durch enttäuschte Liebe.
26 Haß.
27 Heimweh.

Projektion
28 Wahnidee, von Feinden verfolgt zu werden.
29 Abneigung gegen Gesellschaft.
(6) Verlassenheit.
(8) Tadelt andere.

Alarmzustand
30 Auffahren beim Einschlafen.
31 Hellsichtigkeit.
32 Will magnetisiert werden.
33 Erregung nach dem Hören schrecklicher Dinge.

Gemütszustand
34 Traurigkeit, morgens beim Erwachen.
35 Freude und Jubel am Abend.
(11) Verzweiflung an der Religion.
36 Beklagt sich.
37 Meditation.
38 Lebensmüde.
39 Selbstmordneigung.

Repertorisation Lachesis

	1	2	3	4	5	6	7	8	9	10	11	12	13	14	15	16	17	18	19	20	21	22	23	24	25	26	27	28	29	30	31	32	33	34	35	36	37	38	39
Lach.	2	2	3	3	2	2	4	2	1	4	3	3	2	3	1	3	3	2	3	2	2	2	2	2	2	2	1	2	2	2	1	2	2	3	3	2	2	2	2
Anac.	4	1	3	1	-	-	1	-	-	1	-	1	-	1	-	1	2	-	3	-	-	-	1	1	-	3	-	1	3	-	1	-	-	-	1	1	-	-	2
Arn.	1	1	2	-	-	-	-	-	1	1	-	1	-	1	-	1	1	2	1	1	-	-	1	-	-	-	-	-	1	1	1	-	-	-	-	1	-	-	-
Aur.	2	1	2	-	-	3	-	1	-	2	3	-	-	-	1	1	1	1	2	3	1	-	1	1	3	2	2	1	2	-	-	-	-	-	-	2	1	3	3
Calc.	2	1	1	-	1	1	-	1	-	1	2	1	-	-	-	-	1	1	-	1	1	-	3	-	-	2	-	-	1	2	1	3	2	-	1	1	-	2	2
Caust.	1	2	3	2	-	-	-	-	1	1	-	-	-	-	-	1	-	2	3	1	1	-	2	-	1	-	2	-	-	2	-	-	-	-	-	1	-	1	1
Chin.	1	1	1	2	-	1	-	3	1	-	-	1	-	-	-	-	1	1	-	1	-	-	2	-	-	-	-	2	2	1	-	-	3	-	2	1	1	3	2
Hyos.	2	2	2	-	-	-	4	2	-	3	-	-	-	2	-	3	3	1	1	2	1	-	1	-	3	-	1	2	2	-	1	-	-	-	-	1	2	1	2
Ign.	1	1	1	1	-	-	1	1	-	-	1	1	-	-	-	2	1	1	1	2	2	1	-	2	4	-	3	-	3	1	-	-	1	1	-	1	1	-	2
Lyc.	2	4	4	2	-	-	1	2	2	1	2	-	-	2	-	1	3	2	2	2	1	1	1	-	-	1	-	1	2	3	-	-	-	2	-	2	-	2	1
Merc.	1	1	2	-	1	2	-	1	2	-	-	1	-	2	-	3	1	2	2	-	3	-	1	2	-	-	3	1	-	1	-	-	-	-	-	2	-	3	2
Nat-m.	3	1	-	1	1	-	-	2	-	1	1	-	2	2	1	-	-	1	-	1	3	-	2	2	3	4	2	-	4	2	-	-	-	-	2	-	-	3	2
Nux-v.	3	1	2	2	1	-	3	2	-	1	-	-	-	-	-	1	1	2	1	1	2	-	1	-	1	2	-	1	3	2	-	-	1	-	1	2	-	2	2
Phos.	1	1	2	2	-	-	-	-	1	2	-	3	-	1	1	-	2	2	-	1	1	-	2	2	1	1	2	-	1	2	2	3	-	1	-	2	1	3	1
Plat.	1	4	1	1	-	2	-	-	1	-	1	1	-	-	-	-	2	2	-	-	1	-	-	-	-	-	-	-	2	-	-	-	-	1	1	1	-	2	1
Puls.	1	2	3	1	-	3	2	-	-	-	3	2	-	-	-	-	2	1	-	-	2	-	1	-	-	1	1	2	2	-	-	-	-	-	-	1	-	2	2
Staph.	2	2	2	-	-	-	2	2	-	1	-	1	-	3	-	-	-	1	1	1	1	-	2	-	3	-	2	-	3	-	-	-	-	-	-	-	1	1	1
Stram.	3	2	3	-	-	2	2	-	-	3	2	1	-	-	1	2	3	-	-	1	2	-	1	-	-	-	-	1	1	-	1	-	-	-	-	-	-	1	2
Sulf.	1	3	3	-	-	-	-	1	-	1	2	-	1	-	1	-	2	3	-	1	3	-	1	1	1	1	-	-	2	3	-	-	-	-	2	2	2	2	1
Verat.	1	3	2	-	-	1	1	2	1	2	3	1	-	-	-	1	1	3	-	1	1	1	1	1	1	-	1	-	1	1	-	-	-	1	-	2	-	1	1

Verat., Sympt. 3: Wertigkeit EK: 2; SR:1.

Nat-m. Sympt. 7: Nat-m. ist nicht unter "Jealousy", aber je 1-wertig unter "J., children, between" und "J., women, between" zu finden.

Sympt. 12: Ign. und Merc. sind 1-wertig in der Rubrik "Dullness, morning, waking, on".

Lyc., Sympt. 10: Lyc. ist nicht bei "Locquacity", aber wie auch Lach. unter "Locquacity, changing from one subject to another" zu finden.

China, Sympt 35: Wir haben hier die Wertigkeit aus der EK-Rubrik "Mirth, evening" übernommen, die im SR unter der Rubrik "Cheerful, evening" zusammengefaßt ist, China ist dort 1-wertig.

LACHESIS
Repertorisation englisch

Kleinstes charakteristisches Syndrom

1 Malicious.
2 Haughty.
3 Suspicious.
4 Anxiety, morning, waking, on.
5 Fear, sleep, to go to.
6 Forsaken.
7 Jealousy.
8 Reproaches, others.
9 Dictatorial.
10 Loquacity.

Angst

11 Despair, religious.

Intellektuelles Defizit

12 Dullness, waking, on.
13 Memory, weakness of, happened, for what has.
14 M., w., read, for what has.
15 Confusion, identity, as to his.
16 Speech, hasty.
17 S. wandering.

Gesteigerte Erregung

18 Censorious.
19 Contradict, disposition to.

Arbeit

20 Industrious.
21 Hurry.
22 Undertakes many things, perseveres in nothing.

Furcht

23 Fear, evil of.
24 F., robbers, of.

Liebe

25 Love, ailments from disappointed.
26 Hatred.
27 Homesickness.

Projektion

28 Delusions, thought he was pursued by enemies.
29 Company, aversion to.
(6) Forsaken.
(8) Reproaches, others.

Alarmzustand

30 Starting, sleep, on falling.
31 Clairvoyance.
32 Magnetized, desires to be.
33 Excitement, hearing horrible things, after.

Stimmung

34 Sadness, morning, waking, on.
35 Mirth/Cheerful, evening.
(11) Despair, religious.
36 Complaining.
37 Meditation.
38 Loathing, life.
39 Suicidal disposition.

LACHESIS
Vergleichende Materia Medica

Lycopodium

Kleinstes charakteristisches Syndrom. *Lycopodium* weist acht der zehn Symptome auf, die *Lachesis* am besten charakterisieren. Beim *Lycopodium*-Patienten stellt aber der *Mangel an Selbstvertrauen* den Kern seiner Persönlichkeit dar. Nichtsdestotrotz wird er, mit seiner scharfsinnigen Intelligenz und angespornt durch seinen *Stolz* (2), sich dem offenen Kampf stellen, um seine Überlegenheit zu beweisen. Seine besten Karten sind die *Gewissenhaftigkeit* und die *Besserung durch Beschäftigung*. Der Grund für sein starkes Streben nach Macht ist seine innere Unsicherheit. Er wird zum *Tyrannen* (9), der *schon bei dem Gedanken zittert, sein Ziel nicht erreichen zu können*. Den grundsätzlichen Unterschied zwischen beiden Mitteln stellen das Gefühl von Verlassenheit und die Furcht einzuschlafen bei *Lachesis* dar, Symptome, die bei *Lycopodium* fehlen.

Beim *Lachesis*-Patienten ist die Verlassenheit das Ergebnis seiner existentiellen Problematik. In einem heftigen Ausbruch voller Eifersucht, Wut, Haß und lächerlicher, abwegiger Gedanken klagt er die anderen an, ihn verlassen zu haben. Er fürchtet dann, während des Schlafes von Gott getötet zu werden, da er sich unter der Gewalt eines bösartigen höheren Wesens glaubt.

Bei ihm ist die Boshaftigkeit von Haß und Rachegefühlen erfüllt; dagegen ist der *Lycopodium*-Patient *boshaft* (1), weil er sich zuwenig beachtet fühlt und *argwöhnt* (3), verkannt zu werden. Der Argwohn und die *Eifersucht* (7) des *Lachesis*-Patienten fordern Rache; der *Lycopodium*-Patient aber sieht sich vor und mißtraut allem, was ihn negativ beeinflussen könnte. Der *Lachesis*-Patient wirft anderen Mangel an Zuneigung vor, während der *Lycopodium*-Patient den *Mangel an Unterstützung beklagt* (8). Die Geschwätzigkeit des *Lachesis*-Patienten ist schwallartig und erregt, er springt schnell von einem Thema zum anderen und projiziert auf den Zuhörer seinen eigenen Neid, sein Mißtrauen und seine Boshaftigkeit. Der *Lycopodium*-Patient zeigt eine ganz andere *Geschwätzigkeit* (10): Er ist redegewandt, spricht fließend und überzeugend, so daß er dem Zuhörer seine Gefühle und seine Kenntnisse vermitteln kann.

Intellektuelles Defizit. Der *Lycopodium*-Patient weist in Übereinstimmung mit dem *Lachesis*-Patienten eine *Gedächtnisschwäche für das, was er gelesen hat* (14), auf. Der Patient *vergißt Worte und Eigennamen*; seine Gedächtnisschwäche stellt einen der Kernpunkte des Mangels an Selbstvertrauen dar. Während der *Lachesis*-Patient stumpfsinnig morgens beim Erwachen (12) ist, legt der *Lycopodium*-Patient eine *äußerst gereizte Stimmung* an den Tag. Der *Lachesis*-Patient vergißt, was geschehen ist. Dies kommt ihm entgegen, da er auf diese Weise die Dinge schildern kann, wie es ihm am besten paßt. Das Wesen beider Mittel unterscheidet sich in der Verwirrung in bezug auf die Persönlichkeit (15), einem Symptom, das bei *Lycopodium* fehlt.

Arbeit. Wir sagten schon, daß Liebe und Arbeit die beiden Wege sind, über die der Mensch verfügen kann, um seine Freiheit zu erlangen. Die *Arbeitswut* (20) des *Lachesis*-Patienten stellt eine zwanghafte, *hastige* (21) und wahllose Aktivität dar, voller Pläne, aber ohne Initiative. Er *unternimmt vieles, führt aber nichts zu Ende* (22). Dies kann auch beim *Lycopodium*-Patienten der Fall sein, doch führt der, aus Widerspruchssinn und angespornt durch seine Unsicherheit, seine Tätigkeit mit Intelligenz und Genauigkeit aus. Die Vollendung der Arbeit stellt für ihn ein Erfolgserlebnis dar. Dies erklärt auch die *Besserung durch Beschäftigung* (Occupation ameliorates), ein Symptom, welches beim *Lachesis*-Patienten fehlt.

Liebe. Auf dem anderen Wege, dem Weg der Liebe, fehlen dem *Lycopodium*-Patienten die Beschwerden durch enttäuschte Liebe (25) und das Heimweh (27), Symptome, die beim *Lachesis*-Patienten den *Haß* (26) hervorrufen und die Neigung zur eigenen Zerstörung. Dieser hat *Furcht vor Unheil* (23) und vor Dieben (24). Er projiziert seine andauernden Gedanken an das Böse und seine Habgier auf andere. Der *Lycopodium*-Patient hat vor allem *Furcht vor dem Alleinsein* und *vor der Dunkelheit* - aufgrund seiner eigenen Schwäche und des Mangels an Unterstützung. Er sieht sich umgeben von Schatten, die sein Schicksal trüben. Im Grunde genommen ist er sehr liebesbedürftig und empfindet in viel geringerem Maße *Haß* (26) als der *Lachesis*-Patient, aber sein Stolz hindert ihn daran, beispielsweise Heimweh (27) zuzugeben. Auf der anderen Seite aber kann er sogar *weinen, wenn er sich für eine Gefälligkeit bedankt*.

Projektion. Obwohl der *Lycopodium*-Patient auch die *Wahnidee, von Feinden verfolgt zu werden* (28), und die sich daraus ergebende *Abneigung gegen Gesellschaft* (29) hat, haben diese bei ihm eine ganz andere Bedeutung. Beim *Lachesis*-Patienten sind sie Ausdruck der Überzeugung, daß sich das Böse dieser Welt gegen ihn verschworen hat und er sich deshalb verstecken muß, um sich zu schützen. Beim *Lycopodium*-Patienten ist es der Verdacht, daß andere seinen Platz einnehmen wollen, um ihm zu beweisen, daß er weniger wert sei als das, was er zu sein vorgibt. Deshalb flieht er, obwohl er sich vor dem Alleinsein fürchtet.

Alarmzustand. Wie der *Lachesis-*, so *fährt* auch der *Lycopodium*-Patient *beim Einschlafen auf* (30). Bei ersterem sind es der Luftmangel, das Erstickungsgefühl beim Einschlafen und die Furcht zu sterben, während er schläft, die dieses Auffahren bewirken. Beim *Lycopodium*-Patienten hingegen ist die andauernde Anspannung durch seinen Kampf mit der Umwelt der auslösende Faktor; dafür sprechen auch das *Auffahren beim Geräusch der Türglocke* und die *Furcht, die vom Magen aufsteigt*. Der *Lycopodium*-Patient weist aber nicht die Hellsichtigkeit (31) und auch nicht den Wunsch, magnetisiert zu werden (32), auf. Dies sind Symptome, die dem *Lachesis*-Patienten das Gefühl von übersinnlichen Wahrnehmungen und überirdischen Verbindungen vermitteln. Der *Erregung* des *Lycopodium*-Patienten *nach dem Hören schrecklicher Dinge* (33) entspricht beim *Lachesis*-Patienten die Furcht vor seinen eigenen aggressiven Impulsen.

Gemütszustand. In der Gruppe dieser Symptome, die beim *Lachesis*-Patienten die Gemütsambivalenz, die Isolierung in parapsychischer Ekstase und zum Schluß den Lebensüberdruß ausdrücken, fehlt *Lycopodium* bei der Freude am Abend (35) und der Meditation (37).

Aurum

Folgende Symptome des »**Kleinsten charakteristischen Syndroms**« sind bei *Aurum* nicht zu finden: Angst beim Erwachen (4), Furcht beim Einschlafen (5), Diktatorisch (9) und Eifersucht (7). Beim *Lachesis*-Patienten sind es die Schuldgefühle und die Angst vor der Strafe Gottes aufgrund der gesteigerten sexuell-aggressiven Impulse, die in seinen Eifersuchtsszenen zum Ausdruck kommen. Beim *Aurum*-Patienten hingegen ist das Schuldgefühl die Folge seiner syphilitischen Aggressivität, hinter der sich sein Minderwertigkeitsgefühl verbirgt. Nach Paschero ist er ein reizbarer und jähzorniger Patient, der keinen Widerspruch duldet und dessen heftige Wutausbrüche ihn außer Kontrolle geraten lassen und ihn bis zur Selbstzerstörung führen können.

Beide Mittel weisen *Boshaftigkeit* (1), *Stolz* (2), *Vorwürfe anderen gegenüber* (8) und *Geschwätzigkeit* (10) auf. Der *Lachesis*-Patient setzt diese Eigenschaften aufgrund seines Übereifers, seines Neids und seiner Habgier ein. Der *Aurum*-Patient hingegen ist durch seine intellektuelle Schwäche unfähig, die heftigen Aggressivitätsausbrüche zu kontrollieren. Seine Wut und sein Zorn wenden sich gegen ihn selbst und sind durch seine furchtbare *Gewissensangst, als ob er eines Verbrechens schuldig wäre*, geprägt.

Der *Lachesis*-Patient projiziert seine eigene Feindseligkeit auf die Umgebung, was Gefühle der *Verlassenheit* (6) und des *Mißtrauens* (3) anderen gegenüber zur Folge hat. Der *Aurum*-Patient weist diese Symptome auch auf, ist aber im Unterschied zum *Lachesis*-Patienten überzeugt, selbst ein schlechter Mensch zu sein und seine Pflichten vernachlässigt zu haben. Er glaubt, daß er nur deshalb von seinen Freunden verlassen werde, weil diese *das Vertrauen in ihn verloren haben.*

Unter den Symptomen der Gruppe **Intellektuelles Defizit** weist *Aurum* keine bemerkenswerten Modalitäten auf.

In bezug auf die Symptome der Gruppe **Gesteigerte Aggressivität** weisen die *Kritik* (18) und die *Neigung zum Widerspruch* (19) auf dieselben miasmatischen Unterschiede beider Mittel hin, die soeben erwähnt wurden: psorosyphilitisch bei *Aurum* und sykosyphilitisch bei *Lachesis.*

Arbeit. Die *Arbeitswut* (20) und die *Hast* (21) stellen beim *Aurum*-Patienten den Zwang dar, dem er sich unterwirft, um *seine Schuld wegen vermeintlicher Vernachlässigungen zu tilgen.* Beim *Lachesis*-Patienten hingegen sind sie Folge seines willkürlichen Abbruchs gerade begonnener Aufgaben (22), eines charakteristischen Symptoms dieses Mittels.

Furcht, Liebe, Projektion. In diesen Gruppen (23 - 29) sind alle Symptome von *Lachesis* auch bei *Aurum* zu finden. In diesem Zusammenhang sei nochmals erwähnt, daß ein Mittel nicht durch ein einziges isoliertes Symptom diagnostiziert werden kann, sondern daß es in seiner Symptomenvielfalt die Ganzheit des Patienten abdecken muß. Jedes Symptom hat einen Bedeutungsgehalt, der dem Mittel seine eigene Identität gibt und den feinen Unterschied zu anderen Mitteln ausmacht.

Beim *Lachesis*-Patienten finden wir die syphilitischen Elemente stark beeinflußt durch die Sykose mit Boshaftigkeit, Stolz, wollüstigem Narzißmus, Eifersucht und Neid. Der *Aurum*-Patient hingegen identifiziert sich im höchsten Grade mit der Destruktivität der Syphilis. Er kann die stärkste Melancholie der Materia Medica zeigen. Deshalb ist es auch verständlich, daß bei *Aurum* das Auffahren beim Einschlafen (30), die Hellsichtigkeit

(31) und der Wunsch, magnetisiert zu werden (32), fehlen. Diese Symptome stellen beim *Lachesis*-Patienten die sykotische Komponente seiner metaphysischen Neigung dar, die sich unter übermenschlicher Kontrolle befindet. Das Schuldgefühl des *Aurum*-Patienten ist so groß, daß ihn äußere schreckliche Dinge unberührt lassen (33).

Gemütszustand. *Aurum* hat nicht die Traurigkeit beim Erwachen (34) und die Freude am Abend (35). Sie drücken den sykotisch geprägten emotionalen Zwiespalt des *Lachesis*-Patienten aus: schlimmer morgens beim Erwachen, besser am Nachmittag. Durch seine unaufhörlichen Selbstangriffe kommt der *Aurum*-Patient in eine sehr bedrängte Lage; nun helfen auch keine *Klagen* (36) mehr, er wird zum Opfer seiner andauernden Selbstbeschuldigungen. Zum Schluß fällt er in eine abgrundtiefe Melancholie. Er *grübelt* über die Irrtümer in seinem Lebensweg nach (37), *zweifelt an seinem Seelenheil* (11) und wird immer wieder durch *Krisen tiefster Verzweiflung* erschüttert. Er wird *lebensmüde* (38) und sieht im *Selbstmord* (39) den einzigen Weg, der Qual seines Lebens zu entkommen.

Natrium muriaticum

Kleinstes charakteristisches Syndrom. *Natrium muriaticum* weist sechs der zehn Symptome von *Lachesis* auf. Beim *Natrium-muriaticum*-Patienten ist das entscheidende Merkmal das *Bedürfnis nach Zuneigung*. Es wird bei ihm hervorgerufen durch das Entbehren einer wahrhaften, die Entwicklung fördernden Zuwendung seitens der Eltern während der Kindheit. Die *Fixierung auf die Vergangenheit* (»Dwells«) ist der klare Ausdruck der emotionalen Frustration seiner verzweifelten Suche nach Liebe. Liebe, Frustration, Aggressivität, Unterdrückung und Nachtragen sind Symptome, die das Mittel kennzeichnen. Bei *Natrium muriaticum* fehlen das Mißtrauen (3), das Gefühl der Verlassenheit (6) und das Diktatorische (9), was die Differenzierung gegenüber *Lachesis* erlaubt. Diese drei Symptome zeigen, wie der *Lachesis*-Patient sein Bedürfnis nach Zuneigung auf ein Streben nach Macht verlagert. Erfährt er nicht die Zuwendung so, wie er es sich vorstellt, dann glaubt er, nicht geliebt oder gar von Feinden verfolgt zu werden. Er fühlt sich verlassen und versucht, die anderen auf despotische Weise zu unterwerfen, um sich selbst abzusichern.

Intellektuelles Defizit. Der *Natrium-muriaticum*-Patient zeigt auch die *Gedächtnisschwäche für das, was geschehen ist* (13), und *für das, was er* *gelesen hat* (14). Diese Symptome drücken bei ihm aber nicht eine Gedächtnisschwäche aus, sondern eher das Vergessenwollen einer bedrängenden Vergangenheit, da ihm die Stumpfheit (12) fehlt. Er ist nachtragend und *kritisch* (18), aber ihm fehlt die Neigung zu Widerspruch (19), was auf die Unterdrückung seiner Gefühle hinweist. Man darf nicht vergessen, daß *Natrium muriaticum* das große Mittel des *stillen Kummers* (»Silent grief«) ist. Der *Natrium-muriaticum*-Patient unterdrückt den *Haß* (26), der *durch enttäuschte Liebe* (25) hervorgerufen wird, und flüchtet sich in die *Sehnsucht* (*Heimweh* (27)) nach der nicht erreichbaren Liebe. Er *spricht liebenswürdig zu Verstorbenen* und *lauscht gerne auf seine eigene Stimme*. Diese Symptome stimmen mit *Lachesis* überein. Aber beim *Natrium-muriaticum*-Patienten ist die Verbitterung durch die unangenehmen Erlebnisse so stark, daß er sich in seine Einsamkeit flüchtet und *energisch jeden Trost abweist*. Dagegen wendet sich der *Lachesis*-Patient seiner Vergangenheit in einer Mischung aus Haß und Liebe zu und wünscht sich, allein zu sein, um seiner Phantasie freien Lauf zu lassen. Er ist hellseherisch, fühlt sich besser durch Magnetisierung und erlebt so die Phantasie seiner übersinnlichen Wahrnehmung. Der *Natrium-muriaticum*-Patient glaubt, *schlecht auszusehen, wenn er in den Spiegel schaut* (Delusion, wretched, thinks she looks, when looking in the mirror); der *Lachesis*-Patient hingegen fühlt sich einer übermenschlichen Kontrolle unterworfen. *Lachesis* und *Natrium muriaticum* stimmen in den Symptomen *Haß* (26), *Boshaftigkeit* (1), *Kritik* (18) und *Tadel* (8) überein. Sie haben beide die Furchtsymptome (23 und 24; sogar die Furcht vor Gewitter, die in unserem Schema nicht erwähnt wird, kommt bei beiden Mitteln vor) und das Alarmsymptom *Auffahren* (30) gemeinsam. Bei *Natrium muriaticum* fehlt jedoch die Empfindlichkeit gegen schreckliche Dinge (33). Diese ist beim *Lachesis*-Patienten durch die heftige Aggressivität, das Mißtrauen und den zügellosen Eifer zu erklären. Dagegen leidet der *Natrium-muriaticum*-Patient unter dem versteckten Mißtrauen unter Geschwistern, dem stillen Kummer und dem Weinen-Wollen-aber-nicht-Können.

Gemütszustand. *Natrium muriaticum* hat von den Symptomen dieser Gruppe die *Freude am Abend (35)*, die *Lebensmüdigkeit* (38) und die *Neigung zum Selbstmord* (39) mit *Lachesis* gemeinsam.

Die Wechselhaftigkeit ist das besonders typische Gemütsmerkmal des *Lachesis*-Patienten: Beim Erwachen fühlt er sich traurig, stumpfsinnig, lebensmüde und verspürt ein Gefühl der Verlassenheit, am Nachmittag ist er freudig oder sogar heiter, scharfsinnig und in fieberhafter Tätigkeit.

Auch beim *Natrium-muriaticum*-Patienten findet man eine gewisse Wechselhaftigkeit, diese hat aber einen ausgeprägt hysterischen Hintergrund: *Freude, abwechselnd mit Reizbarkeit,* die wie Trauer wirkt. Er *kann zuerst über ernste Dinge lachen, bricht aber dann in Tränen aus.* Er beschwert sich nicht (36), sondern *jammert* eher, da die Beschwerde eine Ermahnung darstellen würde, die er lieber unterdrückt. Er kann nicht länger die emotionalen Frustrationen, die schlechten Nachrichten und die Ungerechtigkeiten ertragen. Er identifiziert sich mit dem Leid anderer, verliert jegliche Hoffnung, und der *Lebensüberdruß* (38) in ihm wird immer stärker. Alles mißfällt ihm, er ist lebensmüde, voller Bitterkeit, und seine Traurigkeit kann so groß werden, daß er zum *Selbstmord durch Erschießen* greift. Hingegen wird der *Lachesis*-Patient, wenn ihm seine Meditation (37) und seine Phantasie nicht mehr ausreichen, Selbstmord durch Ertrinken begehen. Paradox ist die Wahl dieser Art des Selbstmordes, die zur Erstickung führt, denn das *Zusammenziehen des Halses mit dem Gefühl der Erstickung* ist ein Keynote von *Lachesis.*

Nux vomica

Kleinstes charakteristisches Syndrom. Die psychobiologische Persönlichkeit des *Nux-vomica*-Patienten ist charakterisiert durch extreme Überempfindlichkeit, leichte Reizbarkeit, Frostigkeit und antiperistaltische Darmkontraktionen. Er hat nicht das Gefühl der Verlassenheit (6) und das Diktatorische (9). Diese Merkmale charakterisieren beim *Lachesis*-Patienten die typische Neigung, sich in seiner Umwelt - unter dem Vorwand der Verlassenheit und der metaphysischen Furcht - durchzusetzen. Der *Nux-vomica*-Patient ist tapfer und waghalsig; ein Vorgesetzter, der kein Tyrann sein muß, um seine Autorität walten zu lassen. Er ist *überempfindlich* gegenüber seiner Umgebung, sehr *leicht beleidigt*, und wenn er sich *in seinem Ehrgefühl getroffen fühlt, so verzeiht er diese Ungerechtigkeiten nur schwer* (1). Er kann auch *eifersüchtig* sein (7). Er ist *stolz* (2) auf sein Pflichtbewußtsein und unerschöpflich bei seiner Arbeit. *Glaubt er*, Rücksichtslosigkeit und Ungerechtigkeiten *zu spüren* (3), so spricht er seine *Vorwürfe* (8) offen aus. Weiterhin zeichnen ihn peinliche Genauigkeit und Ungeduld aus. Bei Beschäftigung fühlt er sich besser. Wie der *Lachesis*-Patient ist er *kritisch* (18) und neigt er zum *Widersprechen* (19). Er ist ein leidenschaftlicher Widersacher, der hartnäckig das Ziel zu erreichen sucht, das er sich vorgenommen hat. Er steht unter einem andauernden emotionalen Streß. Dieser Streß ist Folge seines Reizmittelabusus und seiner toxischen Ausschweifungen (bezüglich Drogen, Ernährung und Alkohol), welche eine Gedächtnisschwäche durch Erschöpfung hervorrufen. Dieses Symptom fehlt bei *Lachesis*, obwohl andererseits beide Patienten die *Schwierigkeiten, sich auszudrücken*, und die *Gedächtnisschwäche für Worte* aufweisen. Diese Symptome wurden in diesem Schema nicht erwähnt.

Furcht. Aufgrund seiner Überempfindlichkeit *fürchtet sich* der *Nux-vomica*-Patient *vor Unheil* (23), nicht aber vor Dieben (24).

Liebe. Unter den Zuneigungssymptomen ist *Nux vomica* bei den *Beschwerden durch enttäuschte Liebe* (25) zu finden. Man kann beim *Nux-vomica*-Patienten sagen, daß, obwohl er *Haß* (26) verspüren kann, die Impulsivität und Heftigkeit innerhalb seiner allgemeinen Überempfindlichkeit eine andere Prägung haben als beim *Lachesis*-Patienten.

Alarmzustand. Auch das *Auffahren* (30) und die *Furcht vor schlimmen Dingen* (33) sind in diesem Zusammenhang zu sehen. Der *Nux-vomica*-Patient fürchtet nicht, verfolgt zu werden, und braucht auch keine Projektion, da er sich einfach der Situation stellt. Auch wünscht er sich nicht, magnetisiert zu werden (32), und benötigt - dank seiner gesteigerten Wahrnehmungsfähigkeit - keine Hellseherei (31).

Gemütszustand. Bei den Gemütssymptomen, die die Ambivalenz von *Lachesis* zum Ausdruck bringen, ist *Nux vomica* nicht zu finden. Der *Nux-vomica*-Patient ist viel zu ungeduldig, um zu meditieren (37). Ständig muß er *protestieren und jammern* (36), da er weder Schmerz noch Ungemütlichkeit, noch sonst etwas erträgt. Sein *Lebensüberdruß* (38) kann ihn zum *Selbstmordversuch* (39) bringen, den er aber aus Mangel an Courage letztendlich doch nicht mit Erfolg vollziehen wird.

Veratrum album

Die Symptome 4 und 5 des »**Kleinsten charakteristischen Syndroms**« von *Lachesis* fehlen bei *Veratrum album*. Sie sind Ausdruck der Ambivalenz des *Lachesis*-Patienten: Angst beim Erwachen und Furcht beim Einschlafen. Beim Erwachen hat er Angst vor der Realität, in die er nach dem Schlaf zurückkehren muß, und beim Einschlafen ist es die Furcht vor dem eigenen Unbewußten. Sobald er einschläft, wacht er durch Erstikkungsgefühle wieder auf. Das Gefühl, daß sich der Hals zusammenzieht, das Verlangen nach frischer Luft, das Bedürfnis, Türen und Fenster offenzuhalten, die Abneigung gegen Berührung und die Lockerung der stets einengenden Kleidung sind einerseits Ausdruck der Kreislaufstauungen, andererseits aber auch seines Verfolgungswahns.

Veratrum album weist diese Symptome nicht auf. Es ist ein Mittel mit einer vielfältigen Symptomatologie. Nur durch ein eingehendes Studium und durch entsprechende Erfahrung anhand der gemeinsamen Symptome der Patienten, die *Veratrum album* erhalten, wird sich nach und nach das Persönlichkeitsbild dieses Mittels zeigen. Im Grunde genommen leidet der *Veratrum-album*-Patient unter *Minderwertigkeitsgefühlen, Schüchternheit* und *Unentschlossenheit*. Daraus ergeben sich die charakteristischen Symptome *Furcht vor Unheil* (23), *Furcht vor Unglück* und *Furcht vor der Zukunft*. Er entwickelt daher einen zügellosen Ehrgeiz. Das Beste ist gerade gut genug für ihn, und das Wichtigste für ihn ist, um jeden Preis eine *gute soziale Position zu erwerben*. Den Starken wird er schmeicheln, hart wird er gegen Untergebene und liebenswürdig zu Vorgesetzten sein. Hat er sein Ziel erreicht, so wird er jedem gegenüber hart sein: ein *arroganter, lasziver* und grausamer *Diktator* (9). Auf dem Weg zur Macht wird ihm *Stolz* (2) zur Selbstreklame, *Tadel* (8) an den Schwachen zur Entschuldigung, *Mißtrauen* (3) zur Vorsicht und *Verlassenheit* (6) als Vorwand dienen. Dem *Veratrum-album*-Patienten fehlt das Symptom *Verwirrung über seine Identität* (15), was darauf schließen läßt, daß er ganz genau weiß, was er will. In seiner Erregung wird er tadeln und *kritisieren* (18), sich aber davor hüten, zu *widersprechen* (19), um seine geheimen Absichten nicht zu verraten. Wie der *Lachesis*-Patient hat auch er die Symptome *Arbeitswut* (20) und *Hast* (21), und obwohl er *vieles unternimmt und nichts zu Ende bringt* (22), hat dieses Symptom bei ihm eine andere Bedeutung. Der *Lachesis*-Patient ist ein Theoretiker ohne Initiative, der nichts ordentlich ausführen kann und alles durcheinanderbringt. Der *Veratrum-album*-Patient ist hyperaktiv und fühlt sich besser bei Beschäftigung. Bald wird er aber seiner Aufgabe überdrüssig. Er muß sie aufgeben, um einer anderen, ihm vielleicht angemesseneren Tätigkeit nachzugehen. Arbeiten, die ihm nicht entsprechen, machen ihn reizbar und depressiv. Darin besteht der Unterschied zwischen den beiden Mitteln. Der *Veratrum-album*-Patient hat ein bestimmtes Ziel vor Augen und wird die Mittel und die Beschäftigungen suchen, die ihm am angemessensten zur Erreichung desselben erscheinen. Die Gefühlsebene ist dabei ausgeschaltet, seine Gefühle spielen keine Rolle.

Zwar leidet der *Veratrum-album*-Patient an *enttäuschter Liebe* (25), er empfindet aber keinen Haß (26). Da er nicht haßt, kommt er auch nicht auf die Idee, Feinde haben zu können oder gar von ihnen verfolgt zu werden (28). Diese Wahnidee des *Lachesis*-Patienten ruft die Dualität seines Mißtrauens, seiner Eifersucht und seiner Boshaftigkeit hervor. Beim *Veratrum-album*-Patienten dagegen beziehen sich die Verfolgungsgefühle lediglich auf die Ängste (23 und 24) und nicht auf die Menschen, die er nach Belieben benutzt und anschließend fallen läßt. Da bei ihm die Furcht vor Menschen fehlt, wird er nicht bei Geräuschen auffahren und ihm fehlen auch die anderen Alarmsymptome 33, 31, und 32: Empfindlichkeit gegenüber schrecklichen Dingen, Hellseherei und Magnetismus. Diese symbolisieren bei *Lachesis* die Hexe mit der Glaskugel, die unter der Kontrolle einer bösartigen übermenschlichen Gewalt steht. Dagegen ist die Schutzmaßnahme beim *Veratrum-album*-Patienten viel entschiedener: Er glaubt, der *auferstandene Christus* zu sein oder *in Verbindung mit Gott* zu stehen. Seine Ambivalenz ist der des *Lachesis*- und der des *Hyoscyamus*-Patienten ähnlich im Hinblick auf den Kampf zwischen Gut und Böse, zwischen obszöner Manie, Unzucht und Schamlosigkeit einerseits und der *Suche nach dem Seelenheil* (11) - voller moralischer Vorurteile - andererseits.

Gemütssymptome. Die *Traurigkeit* des *Veratrum-album*-Patienten *ist am Abend* ausgeprägter als *beim Erwachen* (34). Dies steht im Gegensatz zu der Fröhlichkeit am Abend (35) beim *Lachesis*-Patienten. Der *Veratrum-album*-Patient ist eher nachts fröhlich. Im »Synthetischen Repertorium« sehen wir den *Veratrum-album*-Patienten als einen großen Widerspruchsgeist. Er hat keine Zeit zu meditieren (37). Der *Lachesis*-Patient hingegen lebt beim Meditieren auf, da er sich seiner ewigen, fast ekstatischen Phantasie hingeben kann. Scheitern die Schutzmechanismen, so wird der *Veratrum-album*-Patient, der einst von der Gutmütigkeit und dem rechten Wege abgekommen ist, *Heimweh* (27) spüren und nach Hause zurückkehren wollen. Er fühlt sich von Gott *verlassen* und ist *lebensmüde* (38). In einem *Selbstmordversuch* will er sich aus dem Fenster stürzen (39). Seinem Lebensüberdruß fehlt aber die Modalität der Verschlimmerung beim Erwachen, die für den *Lachesis*-Patienten charakteristisch ist.

Causticum

Nach Kent fällt der *Causticum*-Patient in einen Zustand voller Ängste, Verzweiflung und Furcht, wenn er eine zusätzliche Schwächung seiner Konstitution erfährt. Als typischer *Tyrann* (9) - durch gefühlsmäßige Erpressung - weiß er mit politischem Scharfsinn seine Aggressivität zu steuern. Im Grunde ist er ein *Feigling*. Er ist der klassische Polemiker, *voller Widerspruchsgeist* (19), der Anarchist am »grünen Tisch«. Weitere Symptome, die den sykosyphilitischen Anteil des Mittels charakterisieren, sind: *Boshaftigkeit* (1), *Stolz* (2), *Mißtrauen* (3) und *Kritik* (18).

Das charakteristische Merkmal beim *Causticum*-Patienten ist aber seine tiefe *Traurigkeit*. Er sehnt sich nach *Schutz und Zuneigung* und fürchtet sich sehr *vor dem Alleinsein, vorwiegend nachts*. Dieses Symptom wird bei Kindern oft von der Mutter geschildert. Das *Causticum*-Kind hängt am Rockzipfel der Mutter, weint und jammert wegen der geringsten Kleinigkeit. Wenn es zum Arzt muß, geht es seiner Mutter auf die Nerven mit Fragen und Bitten wie: »Was wird mit mir gemacht werden?«, »Bekomme ich eine Spritze?«, »Ach, Mutti, bitte laß uns hier weggehen!«

Besonders charakteristisch für den *Causticum*-Patienten sind die *Furcht vor Hunden* und die *Furcht, etwas könnte ihm oder seinen Angehörigen zustoßen*. Dies wird durch das Mitleid und durch seine Schuldgefühle verstärkt. Am schlimmsten ist es abends.

Der *Causticum*-Patient hat auch *Angst beim Erwachen* (4). Die Angst ist aber noch *schlimmer abends*, wenn die *Furcht vor der Zukunft* hinzukommt und sich alles *vor dem Einschlafen steigert*. Es fehlt jedoch der metaphysische Aspekt, den die Furcht vor dem Einschlafen beim *Lachesis*-Patienten hat (5). Der *Causticum*-Patient ist sehr hilfsbedürftig und hat von daher kein Verlassenheitsgefühl (6), noch ist er eifersüchtig (7).

Sowohl in der Gruppe der **intellektuellen Symptome** (12 - 17) als auch in der Gruppe **Beschäftigung** (20 - 22) weist der *Causticum*-Patient keine bemerkenswerten Symptome auf.

Weitaus interessanter sind die Gruppen **Furcht** und **Liebe**: Die *Furcht vor Unheil* (23) ergibt sich beim *Causticum*-Patienten aus seinen Schuldgefühlen. Eine emotionale Abhängigkeit zeigt sich in seinen *Beschwerden durch enttäuschte Liebe* (25) und stimmt mit seinem Mitgefühl mit dem Leid anderer und seinem *Heimweh* (27) überein. Ihm fehlt aber der Haß (26) und die Heftigkeit. Daraus kann man schließen, daß Aggressivität, Beleidigungen und auch Streitsucht sich bei ihm auf eine verbale Ebene beschränken. Er pendelt ständig hin und her zwischen einem gefühlsmäßigen Erpresser und einem Anarchisten am grünen Tisch.

Projektion. Anstatt sich von Fremden verfolgt zu fühlen (28), sieht der *Causticum*-Patient Menschen, die ihn erschrecken, und *Fremde, die er fürchtet*. In seiner Hilflosigkeit wird er jedoch niemals Gesellschaft ablehnen (29).

Alarmsymptome. Der *Causticum*-Patient hat nur das *Auffahren durch Geräusche* (30) mit dem *Lachesis*-Patienten gemeinsam, welches bei ihm im Zusammenhang steht mit der Furcht, ihm könne etwas passieren, und der Unterdrückung der Aggressivität. *Ihm fehlen* Hellseherei (31), Magnetismus (32) und Empfindlichkeit gegenüber schrecklichen Dingen (33). Diese Symptome drücken beim *Lachesis*-Patienten die Neigung zur Gewalttätigkeit aus, die im Zusammenhang mit seiner metaphysischen Spaltung steht.

Gemütszustand. Im Gegensatz zum *Lachesis*-Patienten, der traurig beim Erwachen (34) und heiter am Abend (35) ist, fällt der *Causticum*-Patient hauptsächlich abends in einen Zustand voller Verzweiflung, Ängste und Furcht. Er hat schlimme Vorahnungen und grübelt im voraus über den zukünftigen Verlust eines ihm nahestehenden Menschen nach. Sein *Klagen* und *Protestieren* (36) ist voller Wehmut und Befürchtungen. Er wird durch das Leid anderer erschüttert, wodurch er dann sein düsteres Lebensgefühl, seinen *Überdruß* (38) und seine *Selbstmordgedanken* (39) rechtfertigen kann.

China

Der *China*-Patient hat nicht die Symptome, die die Persönlichkeit des *Lachesis*-Patienten charakterisieren: Furcht beim Einschlafen (5), Eifersucht (7) und Geschwätzigkeit (10). Schon in anderen Kapiteln wurde seine reizbare Asthenie beschrieben. Er leidet unter einer tiefen Traurigkeit mit Gleichgültigkeit, Unempfindlichkeit und *Abneigung gegen Gesellschaft* (29). Seine Persönlichkeit ergibt sich aus der Reaktion auf die Frustrationen im Leben. Sein *Groll* (1) ist mit einer ungeheuren Auflehnung verbunden. Er ist ungehorsam, *kritisch* (18), *stolz* (2) und *eigensinnig*. Er macht permanent *anderen Leuten schlimme Vorwürfe* (8), weil er *befürchtet* (3) und fest davon überzeugt ist, daß sie an all seinem Unglück schuld sind. Er meint, daß sie ihn mißbraucht und *verlassen* (6) haben und ihn andererseits *verfolgen, als wären sie seine Feinde* (28).

Demnach ist die *Angst* des *China*-Patienten *beim Erwachen* (4) nur allzu gut verständlich: Erneut steht ihm ein furchtbarer Tag bevor, und zudem müssen die Luftschlösser, die er sich fieberhaft im Laufe der Nacht gebaut hat, nun verschwinden. Paradoxerweise tritt aber auch Freude beim Erwachen auf, ein Symptom, das ausschließlich beim *China*-Patienten vorkommt. Vielleicht versucht er dann, seine glücklichen Träume weiterzuführen.

Kurz gesagt: Der *China*-Patient ist nicht der eifrige, sinnliche und geschwätzige Rechthaber wie der *Lachesis*-Patient, sondern eher ein grollender Träumer, der mit Zorn und Bitterkeit die Welt für seine eigenen Fehler verantwortlich macht.

Intellektuelles Defizit. Der *China*-Patient hat auch den *Stumpfsinn beim Erwachen* (12), vor allem nach *Träumen.* Seine nächtliche Phantasie bringt ihn so weit weg von der Realität, daß er *verwirrt ist wie in einem Traum* (oder so, als ob er berauscht wäre) und *Unzusammenhängendes spricht* (17). Dabei verliert er aber nicht das Bewußtsein für seine Identität (15), wie es beim *Lachesis*-Patienten der Fall ist.

Um seine Asthenie und Apathie zu verbergen, ist die Einstellung des *China*-Patienten der **Arbeit** gegenüber eher kritisch. Seine *Arbeitswut* (20) beschränkt sich meistens auf die guten Vorsätze: Er hat viele Pläne, aber wenige Taten vorzuweisen.

Furcht. Der *China*-Patient leidet auch unter der *Furcht vor Unheil* (23), die sich in seinen *Befürchtungen, von Feinden verfolgt zu werden* (28), und in seiner charakteristischen *Furcht vor Hunden* ausdrückt. In dieser Symptomentrias zeigt sich seine Angstprojektion.

Liebe. Nach Kent leidet der *China*-Patient *nicht* an den Folgen von enttäuschter Liebe (25) und empfindet weder Haß (26) noch Heimweh (27). Nach emotionaler Enttäuschung fühlt er sich jedoch verlassen und trostlos. Dieser Zustand äußert sich durch Groll, Vorwürfe, Kritik und Überempfindlichkeit, wie sie eingangs beschrieben wurden.

Der *China*-Patient weist auch die meisten Symptome der Gruppe **Gemütszustand** auf - außer der Verzweiflung am Seelenheil (11), was ihn vom *Lachesis*-Patienten unterscheidet. Mit der Zeit fallen ihm die falschen Hoffnungen der nächtlichen Illusionen und die Angst vor der Arbeit zur Last. Er hat es satt, nutzlos *zu meditieren und nachzudenken* (37), *zu protestieren und sich zu beklagen* (36). Er wird *lebensmüde* (38) und sucht einen dramatischen Ausweg durch *Selbstmord* (39), den er aber aus Mangel an Courage nicht vollzieht.

Hyoscyamus

Der *Hyoscyamus*-Patient ist ein gefühlsbetonter und empfindlicher Mensch. Wie schon bei *Lycopodium* beschrieben wurde, sind auch diese Patienten bekannt für ihre zwischen Depression und Erregung wechselnden Delirien.

Gewöhnlich handelt es sich um Kinder oder Erwachsene mit einem kaum entwickelten oder sehr geschwächten Nervensystem. Es sind *stolze* (2) und *mißtrauische* (3) Menschen, die im Grunde unter nervöser Labilität und Minderwertigkeitsgefühlen leiden. Sie können z. B. nach *enttäuschter Liebe* (25) einen ausgesprochenen *Groll* (1) entwickeln. Obwohl der *Hyoscyamus*-Patient sich grundsätzlich nicht verlassen fühlt (6), leidet er manchmal unter diesem Gefühl (Delusions, deserted, feeling), wenn er zum Opfer seiner heftigen *Eifersuchtsgefühle* (7) wird. Die *Geschwätzigkeit* (10) ist Folge seiner Erregung. Bei *Hyoscyamus* fehlen die Symptome, die beim *Lachesis*-Patienten auf dem Gefühl basieren, unter einer höheren Gewalt zu stehen: Angst beim Erwachen (4), Furcht beim Einschlafen (5) und diktatorische Neigung (9). Dieser metaphysische Aspekt und das daraus resultierende Überlegenheitsgefühl fehlen also beim *Hyoscyamus*-Patienten - auch im Hinblick auf die übrigen Symptome, die er mit dem *Lachesis*-Patienten gemein hat.

Intellektuelles Defizit. Der *Hyoscyamus*-Patient *vergißt, was er gelesen hat* (14), aber auch, was er gesagt oder gehört hat. Dies fällt unter das allgemeine Defizit, das die Nachtschattengewächse charakterisiert. In seinen Erregungskrisen *spricht* der *Hyoscyamus*-Patient *hastig* (16) und *springt von einem Thema zum anderen* (17). Im Gegensatz aber zum *Lachesis*-Patienten, dessen Rede wendig, treffend scharf und böswillig ist, handelt es sich bei ihm um sinnloses und oft unverständliches Gestammel, als ob er berauscht wäre.

Wie schon bei *Lycopodium* gesagt wurde, ist es auch beim *Hyoscyamus*-Patienten die Sykose, die auf der Grundlage seiner psorischen Minderwertigkeit das typische Bild von Mißtrauen und Verfolgungswahn entwickelt. Er glaubt, vergiftet und *von Feinden verfolgt zu werden* (28). Er wird zum Opfer seiner Zwangsmanien, seiner Gedächtnisstörung, seiner Eifersucht und seiner sexuellen Erregung. Daher *sucht* er *die Einsamkeit* (29), um sich davor zu schützen. *Peinliche Genauigkeit, Arbeitswut* (20) und *Hast* (21) sollen seinen *Mangel an Selbstvertrauen* ausgleichen. Seine undifferenzierte *Kritik* (18) und sein *Widerspruchsgeist* (19) sind Folge seiner Eitelkeit und seiner Verzerrung der Realität. Aber er haßt nicht (26); seine Aggressivität ist seiner intellektuellen Verwirrung zuzuschreiben. Sein *Heimweh* (27) kann man als Ergebnis seiner allgemeinen Gedächtnisschwäche und seines Gefühls, *als wäre er im Traum*, interpretieren. Dies scheint sich im *Wunsch, nach Hause zurückzukehren,* obwohl er ja schon dort ist, zu bestätigen. In seinem Zustand erscheinen ihm sogar *die gewohnten Dinge fremd.*

Ängste. Der *Hyoscyamus*-Patient hat keine Angst vor Dieben (24). Charakteristisch ist für ihn dagegen die *Furcht vor dem Alleinsein* zusammen mit der *Furcht vor Menschen*, welche hervorgerufen wird durch seine *Furcht vor Leid* (23) und davor, vergiftet zu werden. Er hat nicht nur das *Gefühl, verfolgt*, sondern auch *gerufen, angegriffen* und *von wilden Tieren verschlungen zu werden.* Außerdem finden wir bei ihm die folgenden Symptome: *Gefühl, von einem Teufel besessen, selbst der Teufel oder ein Verbrecher zu sein oder Vögeln die Federn auszureißen.*

Gemütszustand. Am meisten hat der *Hyoscyamus*-Patient unter seiner *nach innen gerichteten Aggressivität* zu leiden. Trotz seiner *hellseherischen Fähigkeiten* fühlt er sich verwirrt wie in einem Traum. Er ist durch ein langes Leben voller Enttäuschungen und mühsamer Arbeit erschöpft, hat kein gutes Gedächtnis mehr und leidet unter qualvollen *Schuldgefühlen, wie wenn er ein Verbrechen begangen hätte.* Er hat das Gefühl, die *Gnade Gottes* und auch die *Zuneigung seiner Freunde verloren zu haben.* Nach all dem *murmelt er vor sich hin* und legt sich entkräftet nieder. Nur manchmal, wenn er befürchtet, vergiftet zu werden, ärgert er sich über die ganze Welt, *schreit, lacht, schlägt um sich, kämpft und versucht sogar, die Wände wegzuschieben, an denen er fürchterliche Gestalten sieht.* In seinen Ruhephasen *meditiert* (37) er über seinen Zustand, bis sein *Lebensüberdruß* (38) ihn zum *Selbstmord durch Ertrinken* (39) bewegt.

Mercurius

Kleinstes charakteristisches Syndrom. *Mercurius* fehlen folgende Symptome: Angst beim Erwachen (4), Eifersucht (7) und Geschwätzigkeit

(10). Es sind Symptome, die beim *Lachesis*-Patienten seine besitzergreifende und mißtrauische Art der Liebe widerspiegeln, welche durch seine Angst beim Erwachen hervorgerufen wird und sich in der bösartigen und verletzenden Geschwätzigkeit zeigt.

Angst tritt beim *Mercurius*-Patienten vorwiegend nachts auf. Sein Ausdruck ist dann voller Angst. Er befindet sich in einem Zustand schlimmer Ruhelosigkeit und Schuldgefühle. Es ist, als ob er vor den eigenen zerstörerischen Impulsen fliehen müßte, welche ihn zum Töten oder zum Selbstmord verleiten.

Die *Boshaftigkeit* (1), das *Mißtrauen* (3) und die *Vorwürfe anderen gegenüber* (8) stellen beim *Mercurius*-Patienten - genau wie beim *Lachesis*-Patienten - eine Projektion seiner eigenen Aggressivität dar.

Liebe. Der *Mercurius*-Patient leidet weder an den Folgen enttäuschter Liebe (25), noch verspürt er Haß (26).

Arbeit. Auch Arbeitswut (20), Genauigkeit und Besserung durch Beschäftigung fehlen beim *Mercurius*-Patienten. Der *Stolz* (2) und die *diktatorische Neigung* (9) haben bei ihm eine ganz andere Bedeutung als beim *Lycopodium*-Patienten, der damit seine Unsicherheit auszugleichen sucht, und beim *Lachesis*-Patienten, der seine besitzergreifende Tendenz festigen will. Bei ihm sind sie eine Reaktion auf die syphilitische Gedächtnisschwäche und die Stumpfsinnigkeit. Er kann sogar *Mordgedanken* hegen, wenn ihm *widersprochen* wird. Seine *Furcht beim Einschlafen* (5) stimmt mit der miasmatischen Verschlimmerungszeit überein.

Intellektuelles Defizit. Der *Mercurius*-Patient vergißt vor allem, *was er gelesen hat* (14), aber auch *Daten, Eigennamen, Orte, Personen* usw. Obwohl er auch in der Rubrik »Frühreife« zu finden ist, sollte man bedenken, daß er gewöhnlich eine chaotische, infantil-regressive Persönlichkeit hat. Seine *Verwirrung* bezieht sich nicht auf seine Identität (15), aber er kann sich z. B. - wie der *Lachesis*-Patient - in ihm *wohlbekannten Straßen verlaufen*. Er *spricht hastig* (16) und *unzusammenhängend* (17), aber ohne Geschwätzigkeit. Dies ist Ausdruck seiner allgemeinen *Hast* (21) und nicht von Geistesgewandtheit. Im Gegensatz zur schnellen und wendigen Antwort des *Lachesis*-Patienten *antwortet* der *Mercurius*-Patient *langsam*.

Die Pathogenese des *Mercurius*-Patienten ist voller Symptome, die auf seine **gesteigerte Aggressivität** hindeuten. Durch *Tadel* (18) und *Widerspruch* (19) versucht er seine Auflehnung (er ist ein Anarchist) kundzutun, bevor er zu Taten übergeht. Inmitten dieses Chaos *sehnt* er *sich* auf einmal *nach dem verlorenen Paradies* (27). Dies wird aber bei ihm nicht durch enttäuschte Liebe (25) hervorgerufen, wie wir schon gesehen haben; es entspricht eher der Vorstellung, daß der *Mercurius*-Patient, geleitet durch eine innere Stimme, durch eine Art moralisches Bewußtsein, sich im Grunde nach besseren Zeiten sehnt: Er möchte sich frei von Aggressivität, Chaos und Verwirrung entwickeln und entfalten können.

Projektion. Der *Mercurius*-Patient hat das *Gefühl, von Feinden verfolgt zu werden* (28). Es ist, als wollte er seinen inneren Feind nach außen verlagern. Er glaubt weder an sich selbst noch an jemand anderen. *Jeder kann sein Feind sein. Er sieht sich von Feinden und Verbrechern umgeben*; manchmal glaubt er auch, *selber ein Verbrecher zu sein*. Er hat die *Wahnidee, von Tieren angesprungen zu werden*. So ist es nicht verwunderlich, daß er Furcht vor dem Schlafengehen hat, *beim Einschlafen auffährt* (30) oder *Furcht vor Leid* (23) und *Dieben* (24) verspürt.

Die Symptome, die bei *Lachesis* die metaphysischen Aspekte ausdrükken, fehlen bei *Mercurius*: Hellseherei (31), Magnetismus (32), Verzweiflung am Seelenheil (11) und Meditation (37).

Der *Mercurius*-Patient ist eher ein Verbrecher als ein Selbstmörder. Ständig *beklagt er sich* (36). Er hat *keine Willenskraft* und wird zum Opfer seines *Zornes* und seiner *Wut*. Mit der Zeit entwickeln sich *Lebensüberdruß* (38) und *Selbstmordgedanken* (39). Aus diesem Grunde hat er *Angst, sich einem offenen Fenster zu nähern*, oder befürchtet *beim Anblick eines Messers*, daß er sich *umbringen könnte*.

Phosphor

(Siehe auch das Kapitel über **Lycopodium**)

Phosphor fehlen vier Symptome des »**Kleinsten charakteristischen Syndroms**«: Verlassenheitsgefühl (6), Eifersucht (7), Vorwürfe anderen gegenüber (8) und Furcht beim Einschlafen (5). Die ersten drei dieser Symptome drücken beim *Lachesis*-Patienten das zwanghafte und egoistische Bedürfnis aus, bewundert und geliebt zu werden. Wenn die anderen sich nicht so verhalten, wie er es sich vorgestellt hat, greift er sie mit jähzornigen Eifersuchtsausbrüchen und Vorwürfen an. Er beschuldigt sie, ihn verlassen zu haben. Mit *Mißtrauen* (3), *Boshaftigkeit* (1) und unerschöpflicher *Geschwätzigkeit* (10) versucht er, seinen *diktatorischen Charakter* (9) durchzusetzen. Das vierte bei *Phosphor* nicht vorhandene Symptom von *Lachesis*, die Furcht beim Einschlafen, drückt die Furcht des *Lachesis*-Patienten vor der Strafe Gottes aus. Die *Angst morgens beim Erwachen* (4) stimmt mit den allgemeinen Verschlimmerungsmodalitäten überein.

Der *Phosphor*-Patient ist - wie schon in anderen Kapiteln erwähnt - *gegen jegliche äußeren Einflüsse überempfindlich.* Die *Furcht vor dem Alleinsein* ist bei ihm Ausdruck seiner Angst vor Absonderung und seiner permanenten Suche nach einer gefühlsmäßigen Verbindung mit seiner Umgebung oder mit Gott. Da dieser Patient jedoch schnell erschöpft ist, können wir bei ihm zwei vollkommen gegensätzliche Zustände erleben: Gefühlserregung mit Leidenschaft, Zärtlichkeit, Wut, Heftigkeit und Haß, die dann in Apathie, Verlangen nach Erholung, Isolierung und Gleichgültigkeit übergeht.

Aufgrund seiner Ängste hat der *Phosphor*-Patient das Gefühl, hilflos zu sein (Helplessness, feeling of). Dies darf man aber nicht mit dem Verlassenheitsgefühl verwechseln, welches immer einen Vorwurf anderen gegenüber darstellt. Das ist beim *Phosphor*-Patienten nicht der Fall. Er ist nicht eifersüchtig, da er viel Liebe geben kann. Der *Groll* entwickelt sich als Folge seiner Überempfindlichkeit. Sein *Mißtrauen* entsteht nicht aus Mangel an Zuversicht, sondern weil er fürchtet, nicht verstanden und nicht anerkannt zu werden. Er befürchtet, daß seine Art, die Welt zu erleben, nicht positiv bewertet werde. Da er mit großer Phantasie ausgestattet ist, führen diese Befürchtungen dazu, daß er unechte Persönlichkeitszüge annimmt und wie ein *Heuchler* erscheint. Möglicherweise sind *Stolz* und *diktatorische Haltung* in dieser Phase ein sykotischer Versuch, seine emotionale Schwäche und die Furcht vor dem Alleinsein zu verschleiern. Er leidet aber deswegen nicht unter religiöser Verzweiflung (11), was seine Nähe zu Gott beweist.

Bei den Symptomen der Gruppe **Intellektuelles Defizit** sind beide Mittel in den Rubriken *Stumpfsinn beim Erwachen* (12) und *Verwirrung über die Identität* (15) zu finden. Wir werden später sehen, daß dies eine metaphysische Bedeutung hat. Die Gedächtnisschwäche und der Konzentrationsmangel entstehen beim *Phosphor*-Patienten aus seiner leichten Erschöpfbarkeit. Die einzige spezifische Modalität, die er in dieser Hinsicht aufweist, ist die *Gedächtnisschwäche für das, was er gelesen hat* (14). Seine Sprache ist gewandt und aufgeweckt, was von seiner Künstlernatur zeugt. Der *schnelle Wechsel von einem Thema zum anderen* (17) ergibt sich aus seiner Neugierde, seinem Scharfsinn und seiner Asthenie.

Im Hinblick auf die **gesteigerte Aggressivität** ist *Phosphor* nicht in der

Rubrik »Widerspruchsgeist« (19) zu finden, und obwohl der *Phosphor*-Patient das *Tadeln anderer* (18) aufweist, fehlt ihm die Fähigkeit zur böswilligen Kritik, welche der *Lachesis*-Patient benutzt, um seinen Stolz und sein Machtstreben durchzusetzen. Die typische Unverschämtheit und Frechheit des *Phosphor*-Patienten beruht auf der Unfähigkeit, seine stürmische Leidenschaft zu kontrollieren. Während der *Lachesis*-Patient haßt und aus Eifersucht angreift, richtet der *Phosphor*-Patient seine Aggression nach innen, gegen sich selbst.

In bezug auf **Arbeit** stimmen beide Mittel in der *Betriebsamkeit* (20) und der *Hast* (21) überein. Während der *Lachesis*-Patient aber bei nichts Beharrlichkeit zeigt (22), gleicht der *Phosphor*-Patient seine Erschöpfung mit der ästhetischen und künstlerischen Art aus, mit der er seine Beschäftigung versieht.

Die *Furcht vor Unheil* (23) und *vor Dieben* (24) stehen beim *Lachesis*-Patienten in direkter Beziehung zu seinem Verfolgungswahn und seinen andauernden Gedanken an das Böse. Beim *Phosphor*-Patienten hingegen stellen diese Symptome nur zusätzliche Aspekte seiner allgemeinen Angst dar. Für ihn ist die *Furcht vor dem Alleinsein* und *vor Gewittern* charakteristisch. Sie zeigt seine Angst, isoliert und den aggressiven Impulsen, die sich gegen ihn richten, ausgesetzt zu sein.

Liebe. Obwohl der *Phosphor*-Patient auch an *Beschwerden durch enttäuschte Liebe* (25) leiden kann, ist dieses Symptom bei ihm nicht sehr ausgeprägt. Der Grund dafür ist seine große innere Zuneigungsfähigkeit und nicht Gleichgültigkeit. Seine *Sehnsucht* (27) und sein *Haß* (26) stehen im Zusammenhang mit seiner allzu ausgeprägten Empfindsamkeit. Ist diese erschöpft, so kann sie letztendlich aber doch umschlagen in die für *Phosphor* charakteristische *Gleichgültigkeit gegenüber nahestehenden Menschen*. Die *Abneigung gegen Gesellschaft,* die mit einer *Besserung beim Alleinsein* einhergeht, sowie die *Hellseherei* (31) und der *Wunsch, magnetisiert zu werden* (32), stehen im Zusammenhang mit seiner Erkenntnis- und Abstraktionsfähigkeit sowie seiner künstlerischen Kreativität und seiner Neigung zu spiritueller Kommunikation. Er zieht sich zurück und *meditiert* (37).

Bei den **Projektions-** und **Alarmsymptomen** fehlt *Phosphor* bei dem Gefühl, verfolgt zu werden (28), und der Erregung nach dem Hören schrecklicher Dinge (33), was auf sein stark ausgeprägtes Solidaritätsgefühl anderen gegenüber hinweist.

In der Gruppe **Gemütszustand** weist *Phosphor* nicht die Freude am

Abend (35) auf, welche sich beim *Lachesis*-Patienten durch die für ihn charakteristische Wechselhaftigkeit und Notwendigkeit zu ständiger Auseinandersetzung ergibt. Das Symptom des *andauernden Klagens* (36), das beim *Lachesis*-Patienten seinen Zustand ständiger Auseinandersetzung ausdrückt, ist nicht charakteristisch für *Phosphor*. Der *Lachesis*-Patient scheint zwischen zwei entgegengesetzten Willen hin- und hergerissen zu sein, dem Gewissen und dem böswilligen höheren Befehl, dem er zu unterstehen wähnt. Dies kann ihn bis zum *Lebensüberdruß* (38) und *Selbstmord* (39) treiben, der die Vernichtung seiner Dualität darstellt.

Beim *Phosphor*-Patienten sind es Erschöpfung und Überdruß, die zu einer Lähmung seiner Gefühle führen. Die große Traurigkeit, die dadurch entsteht, ruft einen zaghaften Wunsch zu sterben und einen leichten Hang zum Selbstmord hervor. In diesem Fall überwiegt die psorische Komponente im Vergleich zur syphilitischen, was sich in der *Neigung zum Selbstmord, durch Weinen gebessert*, zeigt - einem Symptom, das nur *Phosphor* besitzt.

Staphisagria

Kleinstes charakteristisches Syndrom. *Staphisagria* ist in folgenden Rubriken nicht zu finden: Angst beim Erwachen (4), Furcht beim Einschlafen (5), Gefühl der Verlassenheit (6) und Diktatorische Haltung (9). Beim *Lachesis*-Patienten drücken diese Symptome die Furcht vor Verlust und vor der Strafe Gottes für die im Zuge seines Machtstrebens ausgebrochenen Aggressionen aus.

Das Charakteristische des *Staphisagria*-Patienten ist sein ausgeprägter *Stolz* (2) und seine *übertriebene Empfindlichkeit gegenüber Ehrverletzungen*. Er leidet unter Beleidigungen und besonders unter der *Unfähigkeit, seine Aggressionen zu kanalisieren*, da sie in starkem Gegensatz zu seinem Ehrgefühl stehen. Er ist der »Ritter«, der in einer Auseinandersetzung nach der *Unterdrückung seines Zornes* vor Wut zittert und seine Brust platzen fühlt. Er wird *böse* (1), wenn er nicht anerkannt wird, und auch *mißtrauisch* (3), wenn man ihn nicht gerecht bewertet; *er macht dann anderen deswegen Vorwürfe* (8). Dies alles sind aber relativ unbedeutende Zeichen im Vergleich zu der Verbitterung, die durch das Gefühl von Ungerechtigkeit bei ihm hervorgerufen wird und die ihn am Leben hindert, da er völlig auf seinen zurückgehaltenen Zorn fixiert ist.

Angst. Er ist davon überzeugt, recht zu haben, und kennt keine religiöse Verzweiflung (11).

Intellektuelles Defizit. Während der *Stumpfsinn beim Erwachen* (12) für *Lachesis* typisch ist, *kann* der *Staphisagria*-Patient vor allem dann *nicht denken, wenn er gekränkt worden ist.* Er erinnert sich sehr gut an das, was geschehen ist (13). Aber wenn er besorgt ist, fühlt er einen Schmerz im Genick und hat das Gefühl, als ob ihm ein Keil in die Stirn getrieben wäre, was ihn daran hindert, sich *an das Gelesene zu erinnern* (14). Er weist jedoch keine Verwirrung in bezug auf seine Identität (15) auf. Aber geplagt durch seine Probleme, kann er *Schwierigkeiten* haben, *sich klar auszudrücken.* Er leidet unter *Verwirrung bei geistiger Anstrengung*, und als einziges Mittel weist *Staphisagria* auch das Symptom der *periodischen Verwirrung* auf.

Gesteigerte Aggressivität. *Staphisagria* ist auch in den Rubriken *Tadel* (18) und *Widerspruchsgeist* (19) zu finden. Für den *Lachesis*-Patienten stellen diese Symptome den Weg dar, sich mittels scharfer Kritik und Auflehnung durchzusetzen. Der *Staphisagria*-Patient dagegen unterdrückt permanent seine Gefühle; so sind diese Symptome trotz *Heftigkeit, Streitsucht und Vorwürfen,* die er ebenfalls aufweist, bei ihm eher ein Versuch, seinen Widerwillen gegenüber der Welt zu rechtfertigen.

Arbeit. Der *Staphisagria*-Patient hat keine spezifischen Modalitäten in bezug auf die Arbeit, außer seiner ausgeprägten *Abneigung gegen geistige Arbeit*, welche durch seine Benommenheit und Verwirrung entsteht.

Furcht. Der *Staphisagria*-Patient hat auch *Furcht vor Unheil* (23). Sieht man diese im Zusammenhang mit der *Furcht vor hochgelegenen Plätzen* und der *Furcht beim Gehen*, so scheinen diese Symptome eine Projektion seiner charakteristischen Furcht, nämlich *den Verstand zu verlieren,* darzustellen.

Liebe. Beim *Staphisagria*-Patienten fehlt der Haß (26). Dadurch entfällt bei seinen *Liebesenttäuschungen* (25) und seiner *Sehnsucht* (27) der Aspekt des egoistischen und destruktiven Besitzergreifens, der für den *Lachesis*-Patienten charakteristisch ist. Der *Staphisagria*-Patient hat Selbstmitleid. Für ihn ist der Liebeskummer schmerzhaft. Er fühlt sich verletzt und ist empört. Er ist wie gelähmt gegenüber den unangenehmen Ereignissen in seinem Leben und versucht, Zuflucht in der Sehnsucht nach besseren Zeiten zu finden.

Projektion. Auf die Frustrationen im Leben reagiert der *Lachesis*-Patient mit dem Gefühl, von Feinden verfolgt zu werden (28), ein charakteristisches Symptom von *Lachesis*. Der *Staphisagria*-Patient hingegen hat das Gefühl, daß *sein großer, edler und erhabener Körper hoch über der Niederträchtigkeit der anderen steht*. Er *glaubt* zwar auch, *verfolgt zu werden; Staphisagria* findet sich aber nicht in der Rubrik »Glaubt sich von Feinden verfolgt«.

Alarmzustand. In dieser Gruppe weist *Staphisagria* keines der Symptome von *Lachesis* auf.

Gemütszustand. In bezug auf den Gemütszustand stellen *Lebensüberdruß* (38), Vorahnungen und der Wunsch zu sterben mit einer leichten *Neigung zum Selbstmord* (39) von ihrer Intensität her für den *Staphisagria*-Patienten zweitrangige Symptome dar, da sie nicht stark genug sind, um ihn tatsächlich zum Selbstmord zu treiben - was sich aus der permanenten Unterdrückung seiner Aggressivität erklären läßt.

Stramonium

Kleinstes charakteristisches Syndrom. Die Angst beim Erwachen (4), die Furcht einzuschlafen (5), der Tadel (8) und die diktatorische Haltung (9) fehlen bei *Stramonium*. Diese vier Symptome sind bezeichnend für die Machenschaften des *Lachesis*-Patienten, der sich nicht scheut, für seine egoistischen Ziele Vorwürfe, Verleumdungen und Intrigen einzusetzen. Demzufolge ist sein Erwachen voller Ängste, als ob er eine Schlacht vorbereiten müßte. Beim Schlafengehen fürchtet er sich dann vor der Strafe.

Nash formuliert in seinen »Leitsymptomen«: »*Stramonium* wird gewöhnlich zur Trias der wichtigsten Mittel für Delirium gezählt, zu der auch *Belladonna* und *Hyoscyamus* gehören. *Stramonium* unterscheidet sich hauptsächlich durch den Grad der Heftigkeit. Die Raserei ist manchmal furchtbar: Singen, Lachen, Grinsen, Pfeifen, Schreien, klägliches Beten oder gräßliches Fluchen und eine stärker als bei allen anderen Mitteln ausgeprägte Geschwätzigkeit. Ferner wirft sich der Patient in alle möglichen Lagen, die seinem veränderlichen Delirium entsprechen, kreuzweise, lang ausgestreckt, zusammengerollt wie eine Kugel; er macht sich auch steif oder fährt plötzlich mit dem Kopf aus dem Kissen in die Höhe. Die Gegenstände um ihn herum erscheinen ihm verkehrt und schief.

Der ganze innere Mund ist wie roh; die Zunge kann nach einer Weile steif oder gelähmt werden. Der Stuhlgang ist nicht geformt, schwärzlich, riecht wie Aas - oder der Patient hat gar keinen Stuhl und Urin. Später kann vollständiger Verlust der Sehkraft, des Gehörs und der Sprache eintreten, mit erweiterten Pupillen und profusem Schweiß, der aber keine Linderung verschafft. Der Tod ist der notwendige Abschluß dieser Szene, wenn nicht *Stramonium* hilft.«

Stramonium ist reich an Symptomen, die sich auf Deliriumszustände und Wahnideen beziehen, was unsere Meister dazu verleitete, dieses Mittel hauptsächlich in der Behandlung von Delirien und seelischen Leiden anzuwenden. Unabhängig davon kann durch ein objektives Studium der Pathogenese die Persönlichkeit erforscht werden, so daß dieses Mittel zu den Polychresten gezählt werden könnte.

Das Wesen dieses Nachtschattengewächses wird durch die sexuell-aggressive Erregung des Patienten charakterisiert, der eine Schwäche zugrunde liegt. Seine *Gewalttätigkeit* ist unkontrolliert und *rasend*; sie kann sogar bis zum *Verlangen, mit einem Messer zu töten*, führen. Während der *Lachesis*-Patient jegliches Mittel einsetzt, um seine Herrschaft zu sichern, wird der *Stramonium*-Patient eher zum Opfer seiner eigenen Aggressionen. Aus Angst, den geliebten Menschen zu verlieren, muß er seine aggressiven Impulse unterdrücken. Dies führt zu solchen *Gewissensbissen*, als ob er ein Verbrechen begangen hätte.

Neben *Nux vomica* ist *Stramonium* das Mittel mit dem stärksten *Groll* (1) der Materia Medica. Der *Stramonium*-Patient ist unversöhnlich und erlaubt sich keine Nächstenliebe. Auf gefühlsmäßige Enttäuschungen reagiert er mit Groll, *Mißtrauen* (3) und *Eifersucht* (7). Aus *Stolz* (2) klagt er die anderen an, *ihn verlassen zu haben* (6). Der Preis für seine Aggressionen sind *Schuldgefühle*. Er fühlt sich unehrlich und unwürdig, da er seine Pflichten nicht erfüllt hat. In solchen Situationen *zweifelt er an der Rettung seiner Seele* (11).

Intellektuelles Defizit. Der *Stramonium*-Patient hat auch den *Stumpfsinn beim Erwachen* (12) und die *Verwirrung über die eigene Identität* (15). Die Verwirrung entsteht bei ihm aus der Ambivalenz zwischen Gut und Böse, dem *Gefühl, in zwei Teile geteilt zu sein*: Auf der einen Seite steht er *in Verbindung mit Gott,* und auf der anderen glaubt er, *ein Teufel zu sein.*

Die für den *Stramonium*-Patienten charakteristische Geisteserregung führt zu einer extremen *Geschwätzigkeit* (10): Er *redet hastig* (16) und *springt von einem Thema zum anderen* (17). Er vergißt nicht, was geschehen ist (13) oder was er gelesen hat (14), aber seine Gedächtnisschwäche bezieht sich - wie auch beim *Lachesis*-Patienten (allerdings sind diese

Symptome nicht im Schema aufgeführt) - auf *Eigennamen, Personen, auf das, was er gesagt hat und was er sagen wollte*.

Gesteigerte Aggressivität. Kritik (18) und Widerspruchsgeist (19) fehlen beim *Stramonium*-Patienten. Zusammen mit dem Fehlen des Symptoms 8 (Tadelt andere) bestätigt dies die selbstdestruktive Neigung des *Stramonium*-Patienten, während diese Rubriken bei *Lachesis* auf das Machtstreben des Patienten hindeuten.

Arbeit. Neben den Symptomen *Arbeitswut* (20) und *Hast* (21) weist *Stramonium* auch noch die peinliche *Genauigkeit* und die *Besserung durch Beschäftigung* auf. Vielleicht versucht der Patient, durch Beschäftigung seine Schuldgefühle auszugleichen und sich abzulenken. Der *Lachesis*-Patient unternimmt vieles und bringt nichts zu Ende (22). Dieses Symptom fehlt bei *Stramonium*.

Furcht. Im »Synthetischen Repertorium« ist *Stramonium* in der Rubrik *Furcht vor Unheil* (23) ergänzt. Beim *Lachesis*-Patienten ist dieses Symptom Ausdruck des metaphysischen Charakters seines Magnetismus und seiner Verhexung, die wiederum das *Gefühl* hervorruft, *von Feinden verfolgt zu werden* (28). Darüber hinaus projiziert der *Stramonium*-Patient seine Furcht und seinen Verfolgungswahn auch auf konkretere Dinge: Er hat *Furcht vor Hunden, Furcht, von wilden Tieren aufgefressen zu werden, und Furcht, verletzt oder getötet zu werden*. Diese Befürchtungen sind charakteristisch für die Nachtschattengewächse und fehlen bei *Lachesis*.

Weitere Keynotes von *Stramonium* sind: *Furcht vor Dunkelheit, vor dem Alleinsein, vor Wasser, vor Erstickung* und *Furcht beim Erwachen*.

Liebe. *Stramonium* ist nicht zu finden in den folgenden Rubriken: Beschwerden durch enttäuschte Liebe (25), Haß (26) und Heimweh (27). Dies bestätigt, daß der Groll des *Stramonium*-Patienten ein Produkt seiner inneren gesteigerten Aggressivität ist und nichts mit seiner Umwelt zu tun hat.

Projektion. Die *Abneigung gegen Gesellschaft* (29) ist für *Stramonium* nicht charakteristisch. Der Patient zeigt nicht das für *Lachesis* typische Sich-Verbergen, sondern er *fürchtet sich vor dem Alleinsein, und es geht ihm schlechter, wenn er alleine ist*. Die reiche Symptomatologie von *Stramonium* in den Rubriken der Empfindungen spricht dafür, daß der Patient Opfer seiner eigenen Aggressionen ist. Sein ständiger Kampf zwischen Gut und Böse kommt eindeutig zum Ausdruck in der *Furcht, von einem Hund angegriffen zu werden*, und dem *Gefühl, geteilt oder durchgeschnitten zu sein*. Er glaubt, *gleichzeitig in Verbindung mit Gott und ein Teufel zu* *sein*. Er *fühlt sich immer alleine*, da er *nicht ehrlich* ist, *seinen Pflichten nicht nachgeht* und deshalb auch *nicht das ewige Leben verdient*. Die Erotik fesselt ihn: *laszive Bilder, Exhibitionismus, Gerede, krankhafte Eifersucht*. Andererseits kommen Schuldgefühle auf, die sich in *Furcht vor bevorstehenden Krankheiten* zeigen und ihn dazu bringen, inständig zu beten und *an seinem Seelenheil zu zweifeln*.

Alarmsymptome. *Stramonium* besitzt nur das Symptom der *Hellsichtigkeit* (31), nicht aber der Meditation (37) und des Magnetismus (32), so daß man diesem Mittel keinen metaphysischen Charakter beimessen kann, wie es bei *Lachesis* der Fall ist. *Stramonium* ist auch nicht bei der Empfindlichkeit gegenüber schrecklichen Dingen (33) und dem Auffahren beim Einschlafen (30) zu finden; ebensowenig in den Rubriken des Hasses und der Liebe. Dies läßt erneut darauf schließen, daß die Heftigkeit und der Groll beim *Stramonium*-Patienten nicht gefühlsmäßig strukturiert, sondern eher Folge einer mangelnden Kontrolle seiner aggressiven Impulse sind.

Gemütszustand. *Stramonium* weist weder die Traurigkeit beim Erwachen (34) noch die Freude am Abend (35) auf. Dies sind die Rubriken der für den *Lachesis*-Patienten typischen Dualität, die stark im Zusammenhang mit seiner Dystonie steht. *Stramonium* fehlt auch bei den Symptomen, die die Auflehnung und die Zurückgezogenheit des *Lachesis*-Patienten ausdrükken: Beklagt sich (36) und Meditation (37).

Am Ende hat ihn seine Krankheit so geschwächt, daß er *lebensmüde* (38) wird. Er kann dann, z. B. auch während eines Anfalls von intermittierendem Fieber, *Selbstmord* begehen (39), indem er *sich mit einem Messer ersticht* oder *sich aus der Höhe herabstürzt*.

Anacardium

(Siehe das entsprechende Kapitel in der vergleichenden Materia Medica von **Lycopodium**)

Ein Patient kommt zu uns, und mit einer *außergewöhnlichen Geschwätzigkeit* (10) erzählt er von seinem *Groll* (1), seinem *Stolz* (2), seinem *Mißtrauen* (3) und seiner *Angst beim Erwachen* (4). Wir werden womöglich an *Lachesis* denken. Dann hören wir, wie dieser intellektuell labile Patient, *von einem Thema zum anderen springend* (17), uns schließlich noch seinen *Stumpfsinn beim Erwachen* (12) und seine *Gedächtnisschwäche für etwas*

Gelesenes (14) schildert. Wir bemerken seine Aggressivität, die sich im *systematischen Widersprechen* (19) zeigt, und seinen *Haß* (26). Weiterhin alles Symptome, die für *Lachesis* sprechen, um so mehr, wenn er des weiteren sagt, er *fühle sich von Feinden verfolgt* (28) und *meide* aus diesem Grunde *Gesellschaft* (29). Er prahlt damit, *hellsehen* (31) zu können. *Am besten fühlt er sich abends* (35). In depressiven Zuständen hat er das Verlangen, *sich aus der Höhe in den Tod zu stürzen* (39).

Der Gedanke an *Lachesis* wird aber verschwinden, wenn wir erfahren, daß unser Patient nur selten *eifersüchtig* (7) ist, nicht tadelt (8) und sich auch nicht verlassen fühlt (6); Symptome, die das für den *Lachesis*-Patienten typische Machtstreben (9) charakterisieren.

Charakteristisch für *Anacardium* ist die Unentschlossenheit, die Ambivalenz des Patienten zwischen seinen Wünschen und seinem Pflichtgefühl. Er hat ein schwaches Ich, das sich nicht entscheiden kann. Seine Unentschlossenheit und seine widersprüchlichen Wünsche kommen in folgender Projektion zum Ausdruck: Er hat das Gefühl, daß *fremde Gestalten ihn begleiten, die eine rechts und die andere links.*

Das Hauptsymptom des *Anacardium*-Patienten ist sein *Mangel an Selbstvertrauen.* Dies zeigt, daß einerseits die *widersprüchlichen Impulse* ihn dazu bringen, anzugreifen, *zu beleidigen, zu fluchen, zu widersprechen oder keinen Widerspruch zu dulden*, er aber andererseits nicht über einen kritischen Geist (18) verfügt, der eine bestimmte Sicherheit bezüglich der von ihm aufgestellten Behauptungen gewährleistet.

Um den emotionalen Frustrationen, in denen er mit dem *Lachesis*-Patienten übereinstimmt, zu begegnen, entwickelt der *Anacardium*-Patient Haß, Furcht vor Unheil und das Gefühl, verfolgt zu werden, da er *voller Grausamkeit* ist und es ihm am nötigen *moralischen Gefühl mangelt.* Um der Realität zu entgehen, entwickelt er das *Gefühl, doppelt zu sein,* daß seine *Seele aus dem Körper tritt* oder daß sein *Leben wie im Traum* verläuft.

Arnica

Die auffallende Analogie zwischen der pathogenetischen Symptomatologie von *Arnica* und den lokalen und allgemeinen Folgen eines Traumas oder einer körperlichen Überanstrengung hat bedauerlicherweise dazu geführt, die Anwendung von *Arnica* hauptsächlich auf solche Fälle zu beschränken. Kent lehrt aber: »Die beiden bemerkenswertesten Erscheinungen beim *Arnica*-Patienten sind, daß er sich nicht unterhalten mag und daß er nicht berührt werden will - wegen seiner großen körperlichen Schmerzen. Er ist mürrisch, will in Ruhe gelassen werden, man soll nicht mit ihm reden und ihm nicht nahekommen. Reizbar, traurig, ängstlich, glaubt er, irgendein tiefgreifendes Leiden zu haben. Der Kranke hat schreckliche Träume und fährt nachts oft auf, greift nach dem Herzen, hat alle Anzeichen großen Entsetzens, fürchtet, daß etwas Schreckliches geschehen wird, hauptsächlich befürchtet er einen Herzanfall. Ähnlich ist es auch bei Leuten, die einen Unfall oder sonst eine Erschütterung erlitten haben und sich dadurch elend und zerschlagen fühlen. Sie fahren nachts plötzlich auf, haben Todesfurcht und einen Gesichtsausdruck des Schrekkens. Das Entsetzen, das sie wirklich durchlebt haben, wiederholt sich im Traum.«

Unsere Absicht ist es nicht, eine umfassende Beschreibung dieses Mittels zu geben, die bestimmt in jeder anderen Materia Medica zu finden ist. Durch diesen kurzen Vergleich möchten wir lediglich die Neugierde des Lesers wecken.

Vom **»Kleinsten charakteristischen Syndrom«** weist *Arnica* folgende Symptome auf, deren Bedeutung für den *Lachesis*-Patienten wir zur Genüge betrachtet haben: *Groll* (1), *Stolz* (2), *Mißtrauen* (3), *Diktatorische Neigung* (9) und *Geschwätzigkeit* (10). Die ausgesprochene *Berührungsempfindlichkeit* beim *Arnica*-Patienten ist der körperliche Ausdruck seiner *Überempfindlichkeit gegenüber jeglichen äußeren Einflüssen*. Außer bei *Arnica* tritt dieses Symptom auch bei *Phosphor, Staphisagria, Nux vomica* usw. auf. Diese Überempfindlichkeit der Gefühle bewirkt, daß der *Arnica*-Patient *sich zurückzieht*: Man soll *nicht mit ihm reden*, man soll *ihm nicht nahekommen*. Er zeigt seinen *Groll*, indem er den Arzt wegschickt, der bis dahin ein inniger Freund gewesen ist. Er zeigt sein *Mißtrauen,* indem er trotz seiner Krankheit behauptet, sich wohlzufühlen. Hinter dieser *stolzen* Haltung steckt sein *streitsüchtiger, abstoßender und mürrischer Geist*, der immer zu *Kritik* (18), *Widerstand* und *Widerspruch* (19) neigt.

Auffallend sind auch die außergewöhnliche *Freundlichkeit* und die *Milde*, die der *Arnica*-Patient an den Tag legen kann. Andererseits ist er aber unzugänglich für das Leid und die Schmerzen anderer und erfüllt somit die idealen Voraussetzungen für einen höflichen, freundlichen und reservierten *Diktator* (9), der, wenn es darauf ankommt, sehr hart sein kann.

Der *Arnica*-Patient zweifelt nicht an seinem Seelenheil (11). Trotz seiner panischen Angst, ihm könnte etwas Schlimmes zustoßen, lehnt er jede Hilfe ab und behauptet, wie gesagt, daß er sich wohlfühle. Er zeigt eine *eigenartige Gleichgültigkeit gegenüber Schmerzen,* verstärkt bei *Fieber* oder *Schüttelfrost.* Es scheint, als wäre er absolut selbständig und erwartete keinerlei Hilfe. Nur manchmal *betet er und fleht um sein Seelenheil* (Hering).

Intellektuelles Defizit. Beim *Arnica*-Patienten tritt auch das *Gefühl der Stumpfheit morgens beim Erwachen* (12) auf. Charakteristischer für ihn ist aber die *Stumpfheit nach Kopfverletzungen,* ein Symptom, das auch auf Folgen eines schlimmen emotionalen Schocks erweitert werden kann. Er *vergißt* nicht nur *das Gelesene* (14), sondern auch *Worte* - das, was er sagen wollte oder gesagt hat. Dies kann den anfänglichen Gedanken bestätigen, daß er ein geringes Interesse hat, mit anderen Kontakt aufzunehmen. Vielleicht ist er aber auch nur *verwirrt, wie in einem Traum.*

Der *Arnica*-Patient unterliegt einer wechselhaften Stimmung. Ein *depressiver Zustand* mit *Ideenschwund, Traurigkeit, Jammern, Geistesabwesenheit* und *Versunkenheit* kann in eine *lebhafte Heiterkeit* mit *hastigem* (16) und *unzusammenhängendem* (17) *Redeschwall* (10) übergehen.

In der **Arbeit** zeigt der *Arnica*-Patient sich auch *eifrig* (20), was einen Ausgleich zu seiner *natürlichen Unfähigkeit zur Anstrengung* und seiner *Gleichgültigkeit gegenüber Geschäften* (Clarke) darstellen könnte.

Die *Angst* des *Arnica*-Patienten *vor Unheil* (23) steht im Zusammenhang mit der *Furcht, angefaßt zu werden,* der *Furcht vor plötzlichem Tod* und insbesondere der Furcht, *daß hohe Mauern und Gebäude auf ihn fallen könnten.*

Arnica ist in keiner der Rubriken der Gruppe **Liebe** zu finden, was die schon vorher erwähnte Idee bestätigt, daß die Gefühlsbeziehung zu anderen für diesen Patienten kein Problem darstellt.

Der *Arnica*-Patient fühlt sich nicht von Feinden verfolgt (28), sondern *glaubt, daß er verhaftet werden soll.* Das Gefühl, *tote Menschen, verkrüppelte Körper und schwarze Gestalten in der Nacht zu sehen,* ist Ausdruck seiner nach innen gerichteten Aggression.

Die *Abneigung gegen Gesellschaft* (29) ist beim *Arnica*-Patienten Folge seines Wunsches, sich nicht unterhalten zu müssen und in Ruhe gelassen zu werden, sowie seiner Furcht, daß sich ihm jemand nähert oder ihn anfaßt.

Alarmzustand. *Arnica* hat neben dem *Auffahren beim Einschlafen* (30) auch das *Hellsehen* (31) mit *Lachesis* gemeinsam. Die weiteren Begleitsymptome, die bei *Lachesis* die metaphysische Komponente ausmachen, entfallen aber bei *Arnica*. In der Tat lautet das diesbezügliche Symptom bei *Lachesis*: »Geistige Lebhaftigkeit mit fast prophetischen Wahrnehmungen.«

Gemütszustand. In dieser Gruppe weist *Arnica* nur das *Sich-Beklagen* (36) auf. Dies zeigt, wie der *Arnica*-Patient Unruhe und Angstzustände erlebt.

Zusammenfassend können wir den *Arnica*-Patienten durch seine außerordentliche Überempfindlichkeit gegenüber äußeren psychophysischen Einflüssen charakterisieren. Als Folge entstehen bei ihm hypochondrische Angstzustände, besonders bei Krankheiten, die mit hohem Fieber einhergehen. Um sich zu schützen, flieht er vor anderen Menschen, beschwert sich und protestiert, leugnet aber sein Unwohlsein. Er grollt, ist mißtrauisch und stolz. Er ist sich seiner Schwäche bewußt, und in seinem Machtstreben benutzt er die Höflichkeit, um nicht angegriffen zu werden.

Ignatia

(Siehe auch das entsprechende Kapitel bei **Thuja**)

Kleinstes charakteristisches Syndrom. Auch *Ignatia* weist sechs Symptome von *Lachesis* auf: *Groll* (1), *Stolz* (2), *Mißtrauen* (3), *Angst morgens beim Erwachen* (4), *Eifersucht* (7) und *Tadel* (8). Beim *Lachesis*-Patienten sind extremer Haß, heftige Eifersuchtsausbrüche und beleidigende Vorwürfe die boshafte Reaktion auf Gefühlsenttäuschungen. Für ihn ist der Morgen beängstigend, da er einen neuen kampferfüllten Tag einleitet. Er kämpft voller Mißtrauen, klagt die anderen an, ihn nicht zu verstehen oder ihn zu verlassen. Er tut dies alles, um seinen Willen durchzusetzen.

Der *Ignatia*-Patient hingegen, wie schon in anderen Kapiteln erwähnt wurde, zeigt ein oberflächliches, widersprüchliches, zwanghaftes und hysterisches Verhalten. Die fünf erwähnten Symptome sind Folge der *Überempfindlichkeit* und auch der *Widersprüchlichkeit und Wechselhaftigkeit seiner Wünsche und Gefühle*. Dies stellt den grundsätzlichen Unterschied zwischen den beiden Mitteln dar.

Angst. Beim *Ignatia*-Patienten sind die *Zweifel an seinem Seelenheil* (11) oder an seiner Genesung Folge seines Schuldgefühls und seines zwanghaften Zweifels.

Intellektuelles Defizit. *Ignatia* besitzt nicht die für *Lachesis* typische Stumpfheit beim Erwachen (12). Die Unfähigkeit des *Ignatia*-Patienten, zu denken und zu verstehen, hat ihre Ursache in seiner emotionalen Labilität. Er leidet nicht an Gedächtnisschwäche und hat keine Zweifel in bezug auf seine Identität (15). Er erlebt seine *Verwirrung als Trunkenheit, als ob er halb im Schlaf oder berauscht wäre*, was seine geringe Wahrnehmungsfähigkeit der Wirklichkeit andeutet. Das *hastige* (16) und *unzusammenhängende* (17) Reden entspricht seiner Überempfindlichkeit und Wechselhaftigkeit.

Gesteigerte Aggressivität. Die Symptome *Tadelsüchtig* (18) und *Neigung zu Widerspruch* (19) stellen beim *Ignatia*-Patienten nicht die despotische Machtausübung dar, wie sie vom *Lachesis*-Patienten praktiziert wird, sondern entstehen bei ihm durch seine gestörte Einstellung gegenüber der Umwelt. Dies kann zu der für ihn charakteristischen Unfähigkeit, entgegengesetzte Meinungen und Gefühle auszusprechen, führen. *Zorn mit Gewissensbissen, unterdrückter Zorn und stiller Kummer* gehören ebenso zu seinen Charakteristika.

Arbeit. Der *Ignatia*-Patient hat alle Symptome dieser Gruppe: *Arbeitswut* (20), *Eile* (21) und *Fängt vieles an und beendet nichts* (22). Zusammen mit der *peinlichen Genauigkeit*, der *Besserung durch Beschäftigung* und dem *Nichtvertragen von Widerspruch* weisen sie auf die zwanghafte Neigung dieses Hysterikers hin, seine Persönlichkeit auf sykotische Weise zu bestätigen.

Furcht. Der *Ignatia*-Patient *fürchtet sich vor Dieben* (24), besonders *um Mitternacht* und *beim Erwachen.* Wie beim *Natrium-muriaticum*-Patienten scheint dies bei ihm die Furcht vor dem Verlust von Zuneigung zu sein. Er fürchtet sich nicht, wie der *Lachesis*-Patient, einzuschlafen, sondern *befürchtet* eher, *nie wieder einschlafen zu können.* Die Gefühlsebene ist bei ihm vorherrschend, und im Gegensatz zum aggressiven *Lachesis*-Patienten hat er zarte, sanfte innere Gefühle. Daher fehlt bei ihm neben der Furcht vor Unheil (23) auch der Haß (26) in der Gruppe **Liebe.** Der *stille Kummer* des *Ignatia*-Patienten wird durch die *Beschwerden durch enttäuschte Liebe* (25) und durch das *Heimweh* (27) hervorgerufen.

Im »Synthetischen Repertorium« wird *Ignatia* zu den Mitteln gezählt, bei denen der Patient eine starke *Abneigung gegen Gesellschaft* hat (29), weil er sich verfolgt fühlt. Die Wahnideen des *Ignatia*-Patienten sind aber eher Ausdruck seines Schuldgefühls: Er *glaubt, seine Pflichten vernachlässigt zu haben,* vielleicht weil er auch *glaubt, daß er alles falsch gemacht hat und ruiniert ist.*

Alarmsymptome. Das *Auffahren beim Einschlafen* (30) hat beim *Ignatia*-Patienten dieselbe Bedeutung wie seine Furcht. Die *Erregung nach dem Hören schrecklicher Dinge* (33) ist durch seine Überempfindlichkeit und durch sein Schuldgefühl zu erklären.

Gemütszustand. *Ignatia* hat nicht die Symptome der Euphorie am Abend (35) und des Lebensüberdrusses (38), die beim *Lachesis*-Patienten die Wechselhaftigkeit beziehungsweise das Leiden unter der eigenen, nach innen gerichteten Aggression darstellen. Der *Ignatia*-Patient ist äußerst feinfühlig, zart und sensibel. Er unterliegt einer widersprüchlichen und paradoxen Wechselhaftigkeit seines Gemüts: Aus traurigem, stillem Kummer und Verlangen nach Zuneigung kann er plötzlich in unerklärliche Raserei und Heftigkeit verfallen, schon aufgrund des geringsten Widerspruchs oder eines Trostversuches.

Zum Schluß wird der *Ignatia*-Patient passives Opfer seiner emotionalen Unstetigkeit. Er wird von seinen Schuldgefühlen mitgerissen. Dann sitzt er stundenlang, mit verlorenem Blick, in Gedanken an die ihm widerfahrenen Kränkungen versunken. Sein leidendes Schweigen wird nur durch Seufzer unterbrochen. Er *will alleingelassen werden* (29) und lehnt jeglichen Trost ab, *beklagt sich* (36) und *meditiert* (37). In diesem Zustand kann er *Selbstmord durch Ertrinken* (39) begehen.

Pulsatilla

Kleinstes charakteristisches Syndrom. Vier Symptome, die bei *Lachesis* eine sexuell-aggressive Hypertrophie darstellen, fehlen bei *Pulsatilla*: Furcht einzuschlafen (5), Tadelt andere (8), Diktatorische Neigung (9) und Geschwätzigkeit (10). Der *Pulsatilla*-Patient ist grundsätzlich ein schwacher Mensch, der sich ständig nach Zuneigung, Schutz und Hilfe sehnt. Er hat Angst, nicht angenommen oder nicht geliebt zu werden, woraus sich bei ihm das *Gefühl der Verlassenheit* (6), das *Mißtrauen* (3) und die *Eifersucht* (7) ergeben.

Nach emotionalen Frustrationen leidet der *Pulsatilla*-Patient im stillen, macht aber der geliebten Person keine Vorwürfe - aus Angst, sie zu verlieren. Trotzdem kann er, einst zart und gutmütig, durch langanhaltende Kränkung zu einem *bösen und nachtragenden* (1) Menschen werden. Die *Angst morgens beim Erwachen* (4), verbunden mit seiner großen *Reizbarkeit*, zeigt die ständige Erwartungshaltung, die er im Leben einnimmt. Er muß seine Unsicherheit kompensieren und seine Fähigkeiten beweisen. So wird eine *Pulsatilla*-Patientin mit *äußerster Genauigkeit* ihre Hausarbeiten verrichten. Sie wird zu einem *eingebildeten, egoistischen, neidischen und mißtrauischen* Menschen, der mit tatkräftigem *Widerstand,* mit *Launenhaftigkeit* und *Tränen* versucht, seinen Willen anderen gegenüber durchzusetzen.

Wegen dieser *infantilen und egoistischen* Haltung macht sich der *Pulsatilla*-Patient Selbstvorwürfe. Daraus entstehen seine *Gewissensbisse,* die wiederum *religiöse Verzweiflung* (11) hervorrufen.

Intellektuelles Defizit. *Pulsatilla* ist außer bei der *Stumpfheit beim Erwachen* (12) auch bei dem Symptom *Springt schnell von einem Thema zum anderen* (17) zu finden, welches auf die Wechselhaftigkeit seines Charakters zurückzuführen ist. In bezug auf die *Verwirrung* (die sich aber nicht auf die eigene Persönlichkeit (15) bezieht) weist *Pulsatilla* drei Charakteristika auf: *Verschlimmerung bei geistiger Anstrengung* und *nach dem Essen* sowie *Besserung beim Gehen in frischer Luft.*

Der *Pulsatilla*-Patient übt selten *Kritik* (18) und widerspricht nicht (19). Dies geschieht - ebenso wie das oben erwähnte Unterdrücken von Vorwürfen - aus Angst, dadurch den geliebten Menschen zu verlieren. Eher setzt er *Klagen, Widerstand und Launenhaftigkeit* ein, um seinen Ärger mit einer Mischung aus Angst und Furcht auszudrücken.

Arbeit. Im Gegensatz zur Arbeitswut (20) des *Lachesis*-Patienten, der sich das Erreichen seines Zieles dadurch erschwert, daß er hastig handelt (21) und vieles anfängt, ohne es richtig zu vollenden (22), arbeitet der *Pulsatilla*-Patient mit *extremer Sorgfalt, Gewissenhaftigkeit* und *Phlegma*; trotzdem leidet er manchmal unter Erwartungsspannung, weil er glaubt, *nichts richtig gemacht zu haben*, und er kann dann auch etwas in *Eile* (21) geraten.

Furcht. Mißtrauen und Schuldgefühle führen beim *Pulsatilla*-Patienten zur *Furcht vor Unheil* (23). Er fürchtet sich aber nicht vor Dieben (24), sondern *vor Dunkelheit, vor Gespenstern und vor dem Alleinsein.*

Liebe. Bemerkenswert ist, daß *Pulsatilla* nicht unter den Mitteln zu finden ist, die das Symptom der Beschwerden durch enttäuschte Liebe (25) aufweisen. Auf Enttäuschung reagiert der *Pulsatilla*-Patient mit dem *Gefühl von Verlassenheit und Resignation*; aber *schon ein Wort des Trostes hilft ihm, darüber hinwegzukommen.* Findet er keinen Zuspruch, so flüchtet er sich in die Vergangenheit, in eine *sehnsüchtige Suche* (27) nach der verlorenen kindlichen Zufriedenheit.

Das Symptom *Haß* (26) wollen wir etwas genauer betrachten: Im allgemeinen ist *Pulsatilla* nicht als haßerfülltes Mittel aufzufassen. Ebenso aber wie die *Lycopodium*-Frau die Männer haßt, bringen Schüchternheit und Impotenz den *Pulsatilla*-Mann, der *sich vor Frauen fürchtet* und dem der Gedanke an *Heirat abwegig* erscheint, dazu, *Frauen zu hassen.*
Projektion. Das *Gefühl, von Feinden verfolgt zu werden* (28), entsteht beim *Pulsatilla*-Patienten aufgrund seines Mißtrauens, seiner Schuldgefühle und seiner Eifersucht. Das *Verlangen nach Einsamkeit* (29) stellt seine Suche nach innerem Frieden und Zurückgezogenheit dar. Denn obwohl er sich *Gesellschaft wünscht und sich durch Trost besser fühlt, weint* er, *wenn er über die Krankheit spricht, und sein Zustand verschlimmert sich dann.* Für den *Lachesis*-Patienten hingegen ist die Einsamkeit geeignet, um zu meditieren (37), und sie stimuliert zugleich seine metaphysische Phantasie dank Hellsichtigkeit (31) und Magnetisierung (32).
Gemütszustand. *Pulsatilla* fehlt bei den Symptomen, die die Ambivalenz von *Lachesis* ausdrücken: Traurig beim Erwachen (34) und Fröhlich am Abend (35). Kommt der *Pulsatilla*-Patient aus seiner Zurückgezogenheit heraus, dann kokettiert er mit seinem Leiden, indem er sich darüber *beklagt* (36), weil er im Grunde genommen doch verstanden und anerkannt werden will. Da er auf eine kindliche Weise dieses Verständnis erzwingen will und ständig fordert, ohne selbst richtig zu geben, entsteht ein *Schuldgefühl*, das zu *religiöser Verzweiflung an der ewigen Seligkeit* und zum *Zweifel am Seelenheil* führt. In dieser Situation wird er *lebensmüde* (38), *Selbstmordgedanken* (39) treten auf und können zum Tod durch *Ertrinken* führen.

Platina

Kleinstes charakteristisches Syndrom. *Platina* weist sechs Symptome des »Kleinsten charakteristischen Syndroms« von *Lachesis* auf, so daß die beiden Mittel sehr leicht verwechselt werden könnten: *Boshaftigkeit* (1), *Stolz* (2), *Mißtrauen* (3), *Angst morgens* und *beim Erwachen* (4), *Verlassenheitsgefühl* (6) und *Diktatorisch* (9). Die Symptome »Eifersucht« (7) und »Tadelt andere« (5) geben das Wetteifern und Machtstreben des *Lachesis*-Patienten wieder und sind bei *Platina* nicht zu finden.

Paschero hat die *Platina*-Frau folgendermaßen beschrieben: hysterisch, weint andauernd, hat abwechselnd physische und psychische Beschwerden. Sie ist beleidigt, kalt, eingebildet und verachtet ihren Ehemann, obwohl sie von großer sexueller Erregbarkeit mit lasziven Gedanken ist. Die geistige Trias von *Platina* ist: Wollust, Grausamkeit und Stolz.

Der *Platina*-Patient unterscheidet sich grundsätzlich vom *Lachesis*-Patienten durch sein *eigenartiges Überlegenheitsgefühl*, das mit seinem ausgeprägten *Stolz* (2) verbunden ist. Er ist fest davon überzeugt, zu einer höheren Kaste zu gehören und es gar nicht nötig zu haben, sich mit anderen zu messen. Aus diesem Grund wird er nicht eifersüchtig (7) sein noch andere tadeln (8), da er auf alle Menschen herabblickt und sie alle für unterlegen hält. Am Verständnis seiner Mitmenschen ist er daher gar nicht interessiert, weil er ja glaubt, niemand sei überhaupt in der Lage, seine Genialität zu verstehen.

Hahnemann schreibt im 5. Band seiner »Chronischen Krankheiten« (Symptom Nr. 35): »Phantasie-Täuschung beim Eintritte in das Zimmer, nach einstündigem Fussgange als sey Alles um sie sehr klein und alle Personen physisch und geistig geringer, sie selbst aber körperlich gross und erhaben; das Zimmer scheint ihr düster und unangenehm; dabei Bänglichkeit, trübe, verdriessliche Stimmung, drehender Schwindel und Unbehaglichkeit in ihrer sonst lieben Umgebung; im Freien, bei Sonnenschein, vergeht stets Alles.«

Intellektuelles Defizit. Der *Platina*-Patient hat auch die *Stumpfheit morgens beim Erwachen* (12). Hingegen fehlen bei ihm die spezifischen Modalitäten der Gedächtnisschwäche. Er vergißt nur *das, was er gehört hat* - ein erneuter Beweis seiner Gleichgültigkeit anderen gegenüber. *Beim Sprechen springt er schnell von einem Thema zum anderen* (17), da seiner »*großen Weisheit*« die Argumente fehlen.

Im Gespräch reagiert der *Platina*-Patient auf gegenteilige Meinungen mit einem *ironischen und verächtlichen Lächeln*. Sein erhabener Geist hat es nicht nötig, sich auf eine so nichtige Polemik einzulassen. Deshalb *kritisiert* er (18) einerseits die so tief unter ihm liegende Welt, widerspricht (19) andererseits aber nicht einem gelegentlichen Gesprächspartner, da es sich ja nicht lohnt.

Arbeit. Sein Hochmut, sein Stolz und sein Überlegenheitsgefühl räumen beim *Platina*-Patienten - außer gelegentlich auftretender *Hast* (21) - keinen Platz ein für spezifische Modalitäten der Beschäftigung.

Furcht. Der *Platina*-Patient leidet nicht unter der für den *Lachesis*-Patienten typischen *Furcht vor Unheil, Dieben und Gewitter*. Nach Clarke sind es andere Befürchtungen, die ihn überkommen: »Hochgradige präkordiale Angst mit der Furcht, zu sterben und daß der Tod nahe sei, begleitet von Zittern, Herzklopfen und Atembeklemmung. Gefühl von Grauen und Entsetzen. Zittern von Händen und Füßen. Geistesverwirrung, als wären alle umstehenden Menschen Teufel.« Außerdem hat er Furcht, ihm stoße etwas zu. Die *Platina*-Frau befürchtet, der Ehemann kehre nicht nach Hause zurück. Furcht vor Gespenstern, vor Menschen und die *Furcht vor Männern, verstärkt vor den Menses*, sind die besonders typischen Befürchtungen bei *Platina*-Patienten.

Der Hochmut des *Platina*-Patienten läßt nicht zu, daß er unter Beschwerden durch enttäuschte Liebe (25) leidet, Sehnsucht (27) zugibt oder Haß (26) verspürt. Stattdessen leidet er unter *Kränkung* und *Leid*. Seine Zornausbrüche hinterlassen in ihm *Angst, Furcht, Empörung* und *Gewissensbisse*.

Projektion. *Platina* ist in der Rubrik *Abneigung gegen Gesellschaft* zu finden (29). Dies weist auf das Gefühl des *Platina*-Patienten hin, abgespalten und *weit entfernt von der Familie* zu sein. Fast alle seine Wahnideen sind verschiedene Aspekte *falscher Überlegenheitsgedanken*: Er glaubt, *ein großer und erhabener Mensch zu sein*, weit entfernt von den anderen, die unbedeutend und klein sind. Er hat nichts mit seiner Familie zu tun, als ob er, wie gesagt, einer höheren Kaste entstammte. In seiner *Heftigkeit* und seinem *Stolz* greift er die anderen an, als ob *alle Menschen* um ihn herum *Teufel wären*. Er beschimpft sie, weint und ist voller Zorn.

Plötzlich überkommt den *Platina*-Patienten sogar der Impuls, *den Ehepartner oder die Kinder*, die er liebt, *umzubringen*. Auch der *Lachesis*-Patient kann seinen Partner töten. Er wird es aber aus Eifersucht und Haß tun, während der *Platina*-Patient aus *Verachtung, Übermut und Unverständnis* tötet.

Bei beiden Mitteln hat der Patient das *Gefühl der Verlassenheit* (6). Beim *Lachesis*-Patienten wird dieses Gefühl durch Eifersucht, Mißtrauen, Machtstreben, zwanghafte Gedanken an das Böse und Verfolgungswahn hervorgerufen. Beim *Platina*-Patienten hingegen ist das Gefühl der Verlassenheit die Folge seines *Sich-Absonderns,* seines *Überlegenheitsgefühls*, seiner *Ironie und Verachtung* und seiner *Gleichgültigkeit der Gesellschaft gegenüber.* Dieses zuletzt erwähnte Symptom ist für *Platina* charakteristisch.

Aus dieser Mischung von *Egoismus und Gleichgültigkeit* erklärt sich, daß der *Platina*-Patient keine Symptome der Gruppe **Alarmzustand** aufweist - Symptome, die beim *Lachesis*-Patienten eine eigentümliche Art der außersinnlichen Wahrnehmung darstellen.

Gemütszustand. Der *Platina*-Patient ist durch einen extremen Stimmungswechsel gekennzeichnet. Ohne erkennbaren Grund und ohne Übergang kann er von einer ausschweifenden Fröhlichkeit in eine melancholische und selbstzüchtigende Traurigkeit stürzen: Er *lacht, singt und tanzt* - und kurz darauf, aus heiterem Himmel, verfällt er in einen *heftigen Zornausbruch*, der zu *Depression, Verlangen nach Einsamkeit, Tränen, endlosen und traurigen Erinnerungen* und *Furcht vor dem Tod* führt. Dann fühlt er sich vollkommen verlassen und hat nur noch Angst. Gewissensbisse bedrängen ihn, er glaubt, daß man ihn nicht mehr mag und ihn verlassen hat. Er befürchtet, die Gnade Gottes verloren zu haben, und zweifelt an seiner Seligkeit. Aber auch die Verzweiflung ist noch durch seine Überheblichkeit geprägt, die mit Religiosität und Stolz abwechselt. Am Schluß ist er *lebensmüde* (38), er klagt andauernd, und *Selbstmordgedanken* (39) kommen auf. In der Regel begeht er aber dann doch keinen Selbstmord - aus *Mangel an Courage und Furcht vor dem Tod.*

Sulphur

Sulphur ist schon ausführlich in anderen Kapiteln beschrieben worden, und man weiß, daß sich die charakteristischen Symptome dieses Mittels grundsätzlich von *Lachesis* unterscheiden. *Stolz* (2), *Mißtrauen* (3) und *Groll* (1) - letzterer in geringerem Maße - sind beim *Sulphur*-Patienten Ausdruck seines ausgeprägten narzißtischen Egoismus. Ihm fehlen die Symptome Eifersucht (7), Verlassenheit (6) und Diktatorisch (9), was seine Gleichgültigkeit zeigt. Infolge seiner Asthenie und seiner Willensschwäche paßt er die Wirklichkeit seiner optimistischen und theoretischen Philosophie an.

Die *religiöse Verzweiflung* (11) des *Sulphur*-Patienten ist nicht wie die metaphysische Verlassenheit beim *Lachesis*-Patienten zu verstehen, sondern ergibt sich bei ihm aus seinen Gewissensbissen.

Intellektuelles Defizit. Die *Gedächtnisschwäche für das, was geschehen ist* (13), drückt beim *Sulphur*-Patienten seine Gleichgültigkeit aus, die *Verwirrung über seine Identität* (15) spiegelt seinen Mangel an Klarheit über sich selbst wider. Die auffallendsten Charakteristika von *Sulphur* sind die *morgendliche Verschlimmerung* und die *Verwirrung über Gedanken und Sachen.*

Gesteigerte Aggressivität. Die Neigung zu *Kritik* (18) zeigt die Uneinigkeit des *Sulphur*-Patienten mit der Gesellschaft und der Welt, in der er lebt. So kann er seine bequeme Lebensphilosophie rechtfertigen. Ihm fehlt der Widerspruchsgeist (19) des *Lachesis*-Patienten, da er nicht wie dieser an Kompetenz oder Macht interessiert ist.

Arbeit. Der *Sulphur*-Patient ist *hastig* (21), aber ohne die Neigung, alles anzufangen und nichts zu vollenden (22). Die Hast ist die Reaktion auf seine Asthenie, die sich durch seine eigentümliche *Ungeduld und Heftigkeit* kundtut.

Furcht. Die Symptome *Furcht vor Unheil* (23) und *Furcht vor Dieben* (24) stehen beim *Sulphur*-Patienten nicht im Zusammenhang mit dem Bösen oder mit Verfolgung, sondern sind bei ihm eher Ausdruck der *Gewissensbisse* und der *Furcht vor Armut und vor der Zukunft*.

Liebe. Der *Sulphur*-Patient hat keine Beschwerden durch enttäuschte Liebe (25) und empfindet auch kein Heimweh (27). Dies deutet darauf hin, daß er sich nicht auf seine Umgebung einläßt, wie schon seine *allgemeine Gleichgültigkeit* zeigt. Obwohl er sich für nichts Äußeres interessiert, gehen ihm Ungerechtigkeiten so nahe, daß er sogar jemanden, der ihn beleidigt hat, *hassen* (26) kann. Seine *Zornausbrüche* sind mit Angst verbunden. Gleich danach empfindet er Reue, da sein Gewissen ihn auf seinen Egoismus und seine Heftigkeit hinweist.

Projektion. Der *Sulphur*-Patient *lehnt Gesellschaft ab* (29), weil er ein Egoist ist. Die Leute ermüden ihn, er ist ihnen gegenüber gleichgültig. Er wird sich aber nie verfolgt fühlen, wie es beim *Lachesis*-Patienten der Fall ist.

Alarmsymptome. Der *Sulphur*-Patient hat nur das *Auffahren beim Einschlafen* (30). Es fehlen alle anderen Symptome dieser Gruppe, die beim *Lachesis*-Patienten eine metaphysische Bedeutung haben und Ausdruck seiner Aggressivität und seines Magnetismus sind.

Gemütszustand. Bei *Sulphur* fehlt das Symptom der Traurigkeit beim Erwachen (34), das für *Lachesis* charakteristisch ist.

Mit der Zeit wird sich der *Sulphur*-Patient seines Versagens bewußt. Er versucht, seine Verzweiflung in Form von *Protest* (36) loszuwerden, oder er träumt von seinen Luftschlössern.

Am Ende ist er *lebensmüde* (38) und begeht *Selbstmord durch Ertrinken* (39).

Vermischtes

CALCAREA SULPHURICA

Seit Beginn unserer homöopathischen Tätigkeit hat uns der Gedanke fasziniert, Materia Medica über das Repertorium zu studieren. Durch induktive Folgerung haben wir eine logische Erklärung der Symptome finden können.

Wie wir wissen, besteht das Wesen, der Charakter eines Mittels in der Art, zu leben und zu sein, der psychobiologischen Haltung, die in jedem Augenblick in einem Mittel vorhanden ist und von ihm ausstrahlt; es ist die vitale Reaktivität, die Lebenskraft des idealen Wesens, die im Menschen stets weiterbesteht und ihn bestimmt hinsichtlich der vielfältigen äußeren Einflüsse und Lebenszusammenhänge, in denen dieses ideale Wesen geboren wird, lebt und stirbt. Dieses ursprüngliche Wesen, diese Lebenshaltung offenbart sich stets durch Symptome und ganz speziell durch eine kleine, dichtgedrängte Gruppe von Symptomen, die das Verständnis und die Bestätigung des Mittels ermöglichen: *das minimale Syndrom maximalen Wertes*, wie Paschero es definierte.

Sind die »Kleinsten charakteristischen Syndrome« für jedes Mittel festgelegt, so können sie in einer vergleichenden Materia Medica gegenübergestellt werden. Im Zusammenhang vergleichend betrachtet, werden die Symptome lebendig, und man erhält so allgemeine Regeln, die es ermöglichen, jedes Medikament in der Einbindung in seinen Gesamtzusammenhang zu begreifen. Ohne dieses Verständnis ist es nicht möglich, einen Fall wirklich zu verstehen.

Diese Überlegungen haben uns zu den Gedanken geführt, die Kent hin und wieder in seiner Materia Medica anklingen läßt. Über *Calcarea arsenicosa* sagt er z. B.: »Würden wir bei dem Studium dieses außergewöhnlichen Mittels die Symptome von *Calcarea carbonica* und von *Arsen* berücksichtigen, so wäre unser Wissen über *Calcarea arsenicosa* viel umfassender.« Etwas Ähnliches sagt er auch im Zusammenhang mit *Aluminium*: Wenn man ein Oxyd oder ein kohlensaures Salz gründlich geprüft habe und die psychischen Symptome einwandfrei ermittelt seien, könne man von dieser Grundlage ausgehend, zumindest mutmaßlich, auf die Verordnung eines anderen Salzes derselben Gruppe schließen, dessen psychische Symptome weniger bekannt sind, wie das z. B. bei *Alumen* der Fall ist.

Paradoxerweise ist H. Bernard aus der französischen Schule der einzige, der *Calcarea sulphurica* eine große Bedeutung beimißt und eine minutiöse Beschreibung der allgemeinen und lokalen Symptome gibt. Bedauerlicherweise verordnet er die Mittel nach klinischen oder intuitiven Gesichtspunkten. Klassische Autoren wie z. B. Hering, Clarke, Tyler, Duprat oder Nash geben fast keine psychisch-geistigen Symptome an. Nur bei Kent ist eine kurze, eindeutige Schilderung zu finden: »Angezeigt ist es - ähnlich wie *Pyrogenium* - bei Abszessen, die sich geöffnet haben und nur langsam heilen, unter ständiger Absonderung dicken gelben Eiters. Der Kranke wünscht frische Luft, aber er ist empfindlich gegen Zug. Während der Patient im allgemeinen friert, möchte er doch unter gewissen Umständen nicht zugedeckt werden. Zum Beispiel empfindet er bei Pseudokrupp und bei Kopfschmerzen die Hitze sehr stark, während frische Luft ihm wohl tut. Hingegen werden körperliche Schmerzen häufig durch Hitze gelindert ... Seine Muskeln sind schlaff, und es bestehen Beschwerden nach Bewegung. Wenn gutausgewählte andere Mittel lediglich kurze Zeit wirken, sollte man *Calcarea sulphurica* im Zusammenhang mit *Sulphur, Psorinum* und *Tuberculinum* in Betracht ziehen, sofern das Symptomenbild paßt. Viele Symptome verschlimmern sich beim Erwachen und beim Umhergehen, insbesondere beim Umhergehen mit Erhitzung.« Außerdem skizziert er auch die geistige Symptomatik: » ... Er wird schwach nach Ärger und Widerspruch und antwortet ungern auf Fragen. Das hervorstechendste Merkmal ist die Angst ... Furcht während des Fiebers. Furcht vor der Zukunft ... Ängstlich in bezug auf sein Herz und seine Gesundheit im allgemeinen ... Große geistige Ermüdung. Er ist ständig in einem Zustand der Furcht. Todesfurcht. Furcht, daß ihm etwas Übles begegnen werde. Furcht, wahnsinnig oder unglücklich zu werden. Alles dies überfällt ihn während der Nacht ... Er ist immer in Eile. Hysterisch. Ungeduldig. Gleichgültig gegenüber seiner Umgebung. Querulant. Leicht beleidigt. Ruhelos...«

Trotzdem kann auf Grund des von Kent aufgezeichneten Bildes mit den 87 Symptomen, die im Repertorium zu finden sind, kein charakteristisches Bild entwickelt werden. Hieraus kann man nicht das Wesen des Mittels ableiten. Wir können demnach nicht sagen: »Das durch diese Symptome indizierte Mittel *ist* das Mittel unseres Patienten.« Es fehlt ihm die Seele, es ist nicht lebendig und kann uns kein eindeutiges Bild geben, um es zu identifizieren.

Im folgenden beschreiben wir vier klinische Fälle von Patienten, die über längere Zeit beobachtet wurden.

FALL 1:

Im Mai 1976 wird H. Andres (4) in unsere Praxis gebracht. Er hat ein trockenes, juckendes Ekzem auf der Kopfhaut und über den Körper verstreut. Dieses Ekzem war bis dahin mehrfach allopathisch behandelt worden, jedoch ohne Erfolg. Es handelt sich um einen ordentlichen, behutsamen und hitzigen Jungen. Die Speisen mag er gewürzt. Wollene Kleidung verursacht starken Juckreiz. Er ist um die Familie besorgt und hat ständig Angst, es könnte etwas passieren. Außerdem hat er etwas Angst vor Dunkelheit. In der Vorgeschichte sind eine Windeldermatitis und von Zeit zu Zeit auftretende Pseudokruppanfälle zu verzeichnen. Am 17. Mai wird dem Jungen *Sulphur* C200 verordnet. 4 Monate später kommt er wieder, und die Mutter schildert uns den Verlauf: Nach 15 Tagen war der Ausschlag vergangen. Der Junge wurde viel reizbarer und hatte keinen Appetit mehr. Er hatte einen schlimmen Pseudokruppanfall, der allopathisch behandelt werden mußte. Der Grund, wieder in unsere Praxis zu kommen, war, daß seit 20 Tagen nun wieder das krustige Ekzem auf der Kopfhaut aufgetreten war. Hinzukamen Jucken am After, eine ausgesprochene Empfindlichkeit gegenüber wollener Kleidung, Anorexie und leichte Erschöpfung. Eindeutig hatte eine Unterdrückung stattgefunden, d. h. das Verschwinden des Ekzems hatte eine allgemeine Verschlimmerung des Patienten hervorgerufen, mit Krupp, Asthenie usw. Nichtsdestotrotz hatten die allgemeinen Symptome, wie z. B. das Aussehen des Patienten, auf *Sulphur* hingewiesen: Gewissenhaft (Conscientious), hitzig (Warm agg.), Jucken, verschlimmert durch Wärme (Itching, warm, on becoming), und Verlangen nach stark gewürzten Speisen (Desire of highly seasoned food). Aber es gab drei Gemütssymptome, die *Sulphur* nicht besitzt: Eifersucht (Jealousy) begleitet von Furcht, etwas könnte passieren (Fear, happen, something will), und Furcht vor Dunkelheit (Fear, dark). Diese beiden letzteren Symptome zusammengenommen besitzen gemeinsam: *Calcarea carbonica, Causticum, Lycopodium* und *Phosphor*. Das einzige dieser vier Mittel, welches das Symptom »Eifersüchtig« aufweist, ist *Lycopodium*. Aber bei Andres fehlt der Mangel an Selbstvertrauen, welcher einen grundlegenden Aspekt von *Lycopodium* darstellt. Außerdem ist er nicht scheu oder gebieterisch, zwei charakteristische *Lycopodium*-Abwehrmechanismen. Der *Causticum*-Patient ist zwar vorsichtig, ihm fehlt aber die große Angst als Ausdruck seines Schutzbedürfnisses. Andererseits verteidigt dieser sich nicht mit Eifersucht, sondern mit extremer Rebellion, die er in Auseinandersetzungen ausgiebig als Schranke, als Abgrenzungshilfe benutzt, da er ein feiger und schwacher Querulant ist. Von *Phosphor* hat Andres die Furcht, die Sorge um die Seinen. Aber dem Jungen fehlen die Unruhe, die Feurigkeit, die Zuneigung und Gemütsbewegung, mit denen der *Phosphor*-Patient seine Überempfindlichkeit und seine Beziehung zur Umwelt ausdrückt. Auch bei *Calcarea carbonica* sind beide Ängste ziemlich ausgeprägt. Außerdem stimmen Besonnenheit und Ruhe ebenso wie das Verantwortungsgefühl von Andres mit *Calcarea carbonica* überein. Andererseits ist er aber zu gewissenhaft. Der *Calcarea-carbonica*-Typ ist nur ein einseitiger Planer: »Alles ist so, wie es zu sein hat.« Erstaunlich ist, daß Andres eher dick war, als er gesund war. Er hatte eine Windeldermatitis gehabt, war an einem Nabelbruch operiert worden und litt an einem rezidivierenden Pseudokrupp. Dies sind pathologische Symptome, die häufiger bei *Calcarea carbonica* als bei anderen Mitteln vorkommen. *Calcarea carbonica* ist aber ein frostiges Mittel, mit den Symptomen: Schweiß am Kopf oder an den Füßen. Andres hingegen ist hitzig und schwitzt nicht.

Repertorisation Fall 1:

1) Fear, happen, something will
(Furcht, es könnte sich etwas ereignen)
2) Fear, dark, of
(Furcht vor Dunkelheit)
3) Jealousy (Eifersucht)
4) Conscientious (Gewissenhaftigkeit)
5) Warm agg. (Wärme verschlimmert)
6) Food, spices, desire of highly seasoned food
(Verlangen nach stark gewürzten Speisen)
7) Skin, itching, warm, on becoming; bed, in
(Haut, Jucken, verschlimmert durch Wärme; in der Bettwärme)

	1	*2*	*3*	*4*	*5*	*6*	*7*
Calc-s.	0	1	2	0	2	0	0
Calc-c.	2	2	0	1	2	0	0
Sulph.	0	0	0	3	3	3	2
Caust.	3	2	0	0	1	0	0
Lyc.	1	2	1	2	2	0	2
Med.	1*	2	2	1*	1	0	0
Phos.	3	2	0	0	2	3	0

Bei der Repertorisation fand ich kein Mittel, das dieses Symptomenbild zur Genüge wiedergab, aber *Sulphur* und *Calcarea carbonica* zusammen wiesen fast das komplette Bild auf; allerdings fehlt bei beiden die Eifersucht. Darüber hinaus mußte ich zu meiner Verwunderung feststellen, daß *Calcarea sulphurica* zu den großen Eifersüchtigen zählt. Ich erinnerte mich der vorher erwähnten Kentschen Vorlesungen, und das Konzept wurde mir klar. In seiner psorischen Angst (Furcht) besaß Andres eine für *Calcarea carbonica* typische geistige Haltung. Zu dieser gesellte sich die sykotische Haltung von *Sulphur* (Gewissenhaftigkeit) und die Eifersucht von *Calcarea sulphurica*. Durch *Sulphur* war das Ekzem unterdrückt worden, wodurch sich erneut heftige Pseudokruppanfälle zeigten (außerdem gehört der Krupp nicht zu den *Sulphur*-Symptomen). Hätten wir einen von diesen Anfällen miterleben können: Husten, Beklemmung und Verlangen nach frischer Luft, so wären wir schnellstens auf das Mittel gekommen. Eine einzige Gabe von *Calcarea sulphurica* bewirkte eine sofortige Besserung. Wir beobachteten ihn während eines Jahres, er benötigte aber keine neue Gabe. Das Ekzem und seine Stridorlaryngitis waren geheilt, ebenso besserte sich sein Charakter. Es war also ein therapeutischer Erfolg, wie er nur mit dem Simillimum zu erzielen ist.

FALL 2:

Am 5. 10. 1976 kommt B. Carlos in unsere Praxis. Bis vor 4 Monaten ist er immer gesund gewesen. Dann erkrankte er an einem Herpes facialis, welcher allopathisch behandelt wurde. Einen Monat später, nach der Operation einer Varikozele, tritt Fieber mit Erbrechen und Durchfall ein, begleitet von einer zerebralen Erregungskrise, die der Patient auf die Periduralanästhesie zurückführt. Im Anschluß daran wird er sehr ängstlich, er hat heftige Kopfschmerzen mit Trübung und Verdunklung der Sicht. Stumpfheit. Große Unruhe, die in mehreren Ohnmachtsanfällen gipfelt, die immer während eines Bades oder einer Dusche auftreten. Er fürchtet, an einer schlimmen Krankheit zu leiden, und hat Angst vor den Ohnmachtsanfällen. Er berichtet, daß er durch die Operation und deren Ablauf, den er miterleben konnte, sehr beeindruckt gewesen sei. Außerdem handelt es sich um einen passiven, ruhigen Menschen, der gerne Gewürztes ißt; er ist frostig, im Bett deckt er sich ordentlich zu, Hände und Füße sind dabei aber heiß. Er fügt hinzu, daß er schon immer eifersüchtig gewesen sei und daß während seiner zerebralen Erregung diese Eifersucht bis zum Delirium geführt hat.

Repertorisation Fall 2:

1) FEAR of impending disease (Furcht vor einer bevorstehenden Krankheit)
2) JEALOUSY (Eifersucht)
3) HORRIBLE things affect her profoundly (Schreckliche Dinge ergreifen sie tief)
4) FAINTNESS (Ohnmacht)
5) BATHING agg. (Baden verschlimmert)
6) FOOD, SPICES, desire of highly seasoned food (Verlangen nach stark gewürzten Speisen)

(FAINTNESS, warm bath agg.: *Lach.* 2; SR.)

	1	*2*	*3*	*4*	*5*	*6*
Calc-s.	0	2	0	0	3	0
Calc-c.	2	0	4	1	3	0
Sulph.	1	0	2	3	3	3
Ign.	1	1	1	3	2	0
Lach.	1	4	2	3	1	0
Nux-v.	2	3	2	3	1	2
Phos-ac.	2	1	0	2	0	0

Nach eingehender Repertorisation und verleitet durch das Symptom »Eifersucht« verschreiben wir *Lachesis* M und XM. Obwohl diese Mittelwahl absolut gerechtfertigt war, zumal ja auch *Lachesis* das einzige Mittel ist mit dem Symptom »Ohnmacht nach heißem Bad«, blieb der Erfolg aus. Bei erneuter eingehender Beobachtung mußte ich feststellen, daß *Lachesis* nicht der Persönlichkeit unseres Patienten entsprach. Der *Lachesis*-Patient ist bösartig, stolz, kränkend, scharfsinnig und nörglerisch. Die erste Reaktion auf seine Aggressivität ist die Todesangst, die ihn insbesondere nachts überraschen kann. Das klassische Zeichen von *Lachesis* ist die Hitzewallung mit Engegefühl am Hals, die den Patienten aufweckt, mit einem Gefühl von Erstickung und kurz bevorstehendem Tod. Es ist ein typisches Symptom der Menopause. Die Projektion ist der typische

Abwehrmechanismus des *Lachesis*-Patienten, auch seine Eifersucht ist darunter einzuordnen. Es paßt also nicht zu dem Bild unseres Patienten: passiv, weich, ängstlich. Obwohl der *Nux-vomica*-Patient einerseits alle Symptome abdeckt, ist er andererseits heftig, cholerisch, hypersensibel, frostig und leidet an antiperistaltischen Darmkontraktionen. Dies trifft also ebensowenig auf unseren Patienten zu.

Auch in diesem Fall führten uns die Ängste von *Calcarea carbonica* und die Allgemeinsymptome von *Sulphur* dazu, *Calcarea sulphurica* als Mittel der Wahl zu verschreiben. Wir gaben zwei Dosen M im Abstand von 3 Monaten. Die Heilung war vollkommen.

FALL 3:

Im April 1975 kam Alberto M. (50), von Beruf Lkw-Fahrer, in unsere Praxis wegen einer Arthritis mit heftigen Schmerzen, die sich in Knien und Fersen lokalisiert und alle 2 bis 3 Monate wiederkehrt. Außerdem schildert er Kopfschmerzen beim Erwachen und häufige Lumbalgien. Seine Symptome sind folgende: Furcht vor Operationen, Wunden, Grausamkeiten, Gewaltanwendung und Unfällen. Zwar ist er Lkw-Fahrer, aber nicht gerne von zu Hause weg. Er fühlt sich sehr schlecht, wenn er allein ist; er fühlt sich eng verbunden mit seiner Familie. Jedesmal wenn ein Rezidiv seiner Arthritis auftritt, zweifelt er an seiner Heilung und hat Angst vor der Zukunft. Er ist ein hitziger Mensch. Die Beschwerden sind schlimmer im Sommer und durch Sonne. Den Winter verträgt er sehr gut, trotzdem »ist sein Kopf ganz heiß, und seine Füße sind kalt. Dies geschieht auch bei jedem Anfall von Arthritis, wenn die Gelenke wieder einmal entzündet sind.« Er ist ein dickleibiger, ruhiger, zuvorkommender Patient. Er hat ein Ekzem auf dem Rücken, das ihm seit Jahren starken Juckreiz verursacht. Im Bett muß er sich aufgrund der Hitze aufdecken. Er hat stets starken Durst auf große Mengen Flüssigkeit. Als Junge war er dünn. Er ist immer gesund gewesen und hat nur zeitweise Abszesse und/oder Furunkel mit viel Eiter gehabt, die aber seit 10 Jahren nicht mehr auftreten.

Repertorisation Fall 3:

1) DESPAIR of recovery
   (Zweifel an der Heilung)
2) ANXIETY, about future
   (Angst vor der Zukunft)
3) HORRIBLE things affect her profoundly
   (Schreckliche Dinge ergreifen sie tief)
4) COMPANY, alone, while, agg.
   (Schlimmer beim Alleinsein)
5) WARM agg. (Schlimmer durch Wärme)
6) HEAT in head, cold feet, with
   (Hitze im Kopf und kalte Füße)
7) THIRST, large quantities
   (Durst auf große Mengen)
8) FOOD, SPICES, desire of highly seasoned food
   (Verlangen nach stark gewürzten Speisen)

	1	*2*	*3*	*4*	*5*	*6*	*7*	*8*
Calc-s.	1	1	0	0	2	0	0	0
Calc-c.	3	3	4	1	2	2	0	0
Sulph.	0	2	2	0	3	2	3	3
Bry.	1	3	0	0	2	0	3	0
Nux-v.	1	2	2	0	1	0	0	2

Wie wir sehen, deckt kein Mittel alle Symptome ab. Trotzdem zeigt aber unser Patient ein ziemlich eindeutig definiertes Bild. Die Ängste und die Verzweiflung entsprechen *Calcarea carbonica*. Die Allgemeinsymptome sowie die besonderen körperlichen Symptome entsprechen *Sulphur*. Beide Mittel wurden abwechselnd und in Zwischenräumen von einigen Monaten in M und XM verschrieben. Die erzielte Besserung war aber nur partiell und vorübergehend. Aufgrund der Ängste von *Calcarea carbonica* und der Allgemeinsymptome von *Sulphur* ergab sich die Diagnose: *Calcarea sulphurica*, welches unseren Patienten definitiv heilte.

FALL 4:

Estela (9). Sie kommt wegen Bronchitis, wiederholter Erkältungen, Tonsillitis mit schmerzhaften Adenopathien, foetiden Mundgeruchs, Speichelflusses und reichlichen gelben Katarrhs, der sich rasch entwickelt. Im ersten Gespräch erfahre ich, daß Estela hitzig ist, während des Schlafes am Kopf schwitzt, guten Appetit hat, gerne gewürzte Speisen und Salz mag, impulsiv und eifersüchtig ist. Im Laufe von fünf Monaten verschreibe ich ihr *Sulphur* C200, M, XM in drei aufeinanderfolgenden Dosen, jedoch ohne Erfolg. Die Eltern erzählen mir, daß das Kind sehr böse und cholerisch geworden ist, auch viel impulsiver und eifersüchtiger. Es schreit die Eltern und die Schwester an, und in seinen Wutausbrüchen schließt es sich ein und ist beleidigt. Das Mädchen erhält *Natrium muriaticum* XM. Zwei Monate später kommt es erneut in die Praxis. Alles ist beim alten: Bronchitis, Reizbarkeit und Wut, Impulsivität und Eifersucht. Es steht fest, daß die Diagnose falsch war. In Anbetracht der neuen Symptome nehmen wir den Fall erneut auf. Estela wird 10 Jahre alt und befindet sich am Anfang ihrer Jugend. Die Eltern wundern sich am meisten darüber, daß »sie zu Hause ohne sichtbaren Grund beleidigt ist, aber Freunden und Fremden fröhlich und freundlich begegnet«. Fügen wir nun die neuen Symptome zu den alten hinzu, ergibt die Repertorisation folgendes:

Repertorisation Fall 4:

1) JEALOUSY (Eifersucht)
2) IMPETUOUS (Impulsiv)
3) AVERSION, members of family, to (Abneigung gegen die Familie)
4) WARM agg. (Wärme verschlimmert)
5) HEAD, perspiration during sleep (Schwitzen am Kopf während des Schlafes)
6) FOOD, SALT, desire of (Verlangen nach Salz)

	1	*2*	*3*	*4*	*5*	*6*
Calc-s.	2	0	0	2	0	1
Calc-c.	0	0	2	2	3	2
Sulph.	0	2	0	3	0	1
Lyc.	1	0	1	2	2	0
Nat-m.	0	2	1	3	0	3
Nux-v.	3	3	0	1	0	0
Sep.	0	3	3	1	2	0

Auf den ersten Blick mag diese Repertorisation ungenau oder als das Ergebnis einer schlechten Anamnese erscheinen. Aber nachdem wir Estela während eines Jahres eingehend beobachtet hatten, konnten wir außer den erwähnten keine anderen Symptome festhalten. Zweifellos gab es außer den zwei ausschließlichen Geistessymptomen - Impulsiv und Eifersüchtig - keinen weiteren Anhaltspunkt, um tiefer in die Persönlichkeit von Estela eindringen und so ein vollständigeres Bild erhalten zu können. In solchen Fällen sind dann die Allgemeinsymptome wichtig. Glücklicherweise herrschen in diesem Fall die konstitutionell wertvollen Symptome vor: Hitzig, Kopfschweiß während des Schlafes und das Verlangen nach Salz, welches viel ausgeprägter und ausgefallener ist als das nach gewürzten Speisen. Estela ißt Salz pur. Aber widmen wir uns direkt der Analyse, um den Fall besser zu verstehen.

Anfänglich wurde *Sulphur* indiziert aufgrund der Impulsivität, der Wärme und des Wunsches nach Salz. Der *Sulphur*-Patient ist aber nicht eifersüchtig, sondern egoistisch. Er möchte nicht Hauptdarsteller, sondern passiver, philosophischer Zuschauer des Lebensschauspiels sein. Außerdem fehlte die Reaktion auf die Gabe, was schon auf die falsche Indikation in diesem Fall hinweist.

Dann erschien *Natrium muriaticum* angezeigt, da Estela impulsiv und sehr eifersüchtig auf ihre Geschwister war, zudem mochte sie auch keine Wärme und hatte großes Verlangen nach Salz. Der *Natrium*-Patient ist aber ein Einzelgänger, der auf Gefühlsenttäuschungen mit Nachtragen, Schmerz, Traurigkeit und ständigem Wehklagen reagiert. Er ist auf die Vergangenheit fixiert, die sein Verhalten bestimmt. Diese psychischen Merkmale stimmen nicht mit denen von Estela überein.

Nux vomica weist zwar die Symptome »Eifersüchtig«, »Impulsiv« und »Wärme verschlimmert« auf, aber sonst hat Estela kaum Symptome mit diesem Mittel gemeinsam. Der *Nux-vomica*-Patient ist äußerst empfindlich, ungeduldig, sehr frostig, und fast nie fehlen die antiperistaltischen Darmkontraktionen.

Der *Sepia*-Patient ist impulsiv, verspürt Abneigung gegen die Familie und hat Kopfschweiß während des Schlafes. Der Kern der Persönlichkeit des *Sepia*-Patienten ist die Gleichgültigkeit und demnach weit entfernt von Estelas Problematik.

Der *Lycopodium*-Patient ist eifersüchtig, hitzig und schwitzt am Kopf während des Schlafes, aber die Eifersucht von *Lycopodium* rührt von seiner Behinderung her, und obwohl er einerseits intelligent und sehr gewissenhaft ist, reagiert er andererseits mit Selbstverherrlichung und autoritärem Gehabe, mit Egoismus, Rechthaberei und Intoleranz gegenüber Widerspruch. Dies ist weit entfernt von Estela.

Calcarea carbonica fehlen die ersten beiden Symptome, aber das dritte, die Abneigung gegen die Familie (ein Symptom, das Estela aufweist), ist vorhanden. Obwohl *Calcarea carbonica* ein frostiges Mittel ist, stimmen das ausgeprägte Verlangen nach Salz und der Kopfschweiß während des Schlafes doch überein. Dies deutet darauf hin, daß es unserer Patientin nahesteht, zumal in ihrer Pathologie gemeinsame Züge mit *Calcarea carbonica* zu beobachten sind, wie Bronchitiden, Erkältungen und Adenopathien. Aber Estela ist hitzig und impulsiv, zwei Symptome, die *Sulphur* besitzt. *Calcarea carbonica* hat die Abneigung gegen die Familie, ein Gefühlssymptom, das Estela als Folge ihrer Eifersucht entwickelt. Hierauf wurde *Calcarea sulphurica* zweimal (M und XM) verschrieben. Estela wurde vollständig geheilt, und es verschwanden auch Eifersucht und familiäre Konflikte.

Wir haben versucht, das Bewußtsein für *Calcarea sulphurica* zu wecken. Es ist ein großes Polychrest, das leider fast vollkommen in Vergessenheit geraten war. Unsere Erfahrung, die sich über mehr als 30 Fälle erstreckt, hat uns folgende Ergebnisse gebracht:

Im allgemeinen handelt es sich um Patienten von einer Konstitution, die sich zwischen *Calcarea carbonica* und *Sulphur* befindet. Dickleibig. Die Haltung ist gebückt. Die Hände sind breit und haben lange Finger. Große Unruhe. Hitze. Ihre allgemeinen Symptome deuten auf *Sulphur*, von dem sie auch viele Gemütssymptome besitzen: Unruhe und Ungeduld, Impulsivität, Zorn, Gewissenhaftigkeit usw. Charakteristisch sind für sie aber auch die Ängste von *Calcarea carbonica* und das bei diesem Mittel ebenfalls vorkommende Symptom der Beeindruckbarkeit. Sie zeigen auch konstitutionelle Aspekte von *Calcarea carbonica*: Nächtliche Schweiße, Verlangen nach Salz, Neigung zu einer teigigen Fettleibigkeit, Frostigkeit, Apathie und Schwäche. Im vierten Fall fehlt die Angst, es tritt aber ein anderes *Calcarea-carbonica*-Symptom auf: *Abneigung gegen die Familie*. Dies eröffnet neue Gesichtspunkte für das Studium dieses tiefgreifenden und sehr wirkungsvollen Polychrests, dessen Heilungen sich im allgemeinen außerordentlich schnell zeigen.

SEPIA
Repertorisationsübung
Vergleichende Materia Medica

(Die Seitenzahlen beziehen sich auf das Synthetische Repertorium, Band I)

Das **minimale Syndrom maximalen Werts** besteht aus einer Gruppe von Symptomen, die den Wesenskern eines Mittels darstellen und es charakterisieren. Bei *Sepia* ist der zentrale Kernpunkt die *emotionale Gleichgültigkeit* (Indifference, everything, to; S. 615), die am deutlichsten in der *Abneigung gegen die Mitglieder der eigenen Familie* zum Ausdruck kommt (Aversion, members of family, to; S. 104), und zwar ganz besonders *gegen den Ehepartner* (Aversion, husband, to; S. 104); auf ihn projizieren diese Patienten all ihre eigenen unbewußten Bedürfnisse, und um so mehr begegnen sie ihm mit einer symbolisch kastrierenden, abweisenden und männlichen Haltung, während sie ihn im Grunde genommen beneiden.

Die Übertragung der emotionalen Gleichgültigkeit und Abweisung auf die allgemeine Umgebung findet ihren Ausdruck im *Verlangen nach Alleinsein* (Company, aversion to; amel. when alone; S. 146) mit den Modalitäten *Besserung beim Alleinsein* und *Vermeidet* unter allen Umständen *den Anblick von Menschen* (C., a. to, avoids the sight of people; S. 146). Der *Sepia*-Patient kann lange Zeit *mit geschlossenen Augen daliegen* (C., aversion to, and lies with closed eyes; S. 146); er möchte dann nicht gestört werden, er will von anderen nichts wissen und flüchtet auch auch vor der Zuneigung seiner Umgebung; daher auch die *Verschlimmerung bei Trost* (Consolation agg.; S.181): Durch Trost *fühlt er sich beleidigt, ärgert sich und weint*. Der *Sepia*-Patient verleugnet seine eigene Geschlechtlichkeit und stürzt sich in einen destruktiven Konkurrenzkampf mit dem anderen Geschlecht.

Die *Besserung bei Beschäftigung* (Occupation amel.; S. 790), die *Gewissenhaftigkeit* (Conscientious, about trifles; S. 180) und die *Intoleranz gegenüber Widerspruch* (Contradiction, is intolerant of; S. 184) drücken den reaktiven sykotischen Ausgleichsversuch des *Sepia*-Patienten angesichts seiner Unfähigkeit zu lieben und seines Kampfes gegen das andere Geschlecht aus. Symbolischer Ausdruck hierfür ist auch die *Reizbarkeit vor den Menses* (Irritability, menses, before; S. 667), da die *Sepia*-Frau sich dann geschwächt und im Vergleich zum Mann benachteiligt fühlt.

Repertorisation

Wenn wir jetzt diese Symptome wie die eines idealen Patienten repertorisieren, erhalten wir folgendes Bild:

1) Indifference to everything
(Gleichgültigkeit gegenüber allem)
2) Aversion, members of family, to
(Abneigung gegen die Familie)
3) Aversion, husband, to
(Abneigung gegen den Ehepartner)
4) Company, aversion to
(Abneigung gegen Gesellschaft)
5) Consolation agg.
(Trost verschlimmert)
6) Occupation amel.
(Beschäftigung bessert)
7) Conscientious (Gewissenhaftigkeit)
8) Contradiction, is intolerant of
(Verträgt keinen Widerspruch)
9) Irritability, menses, before
(Reizbarkeit vor den Menses)

	Pseudopsora					**Sykose**			
	1	*2*	*3*	*4*	*5*	*6*	*7*	*8*	*9*
Aur.	0	1	0	2	1	1	1	3	0
Bar-c.	0	0	0	3	0	1	2	0	0
Calc-c.	0	2	0	1	1	1	1	0	1
Ferr.	0	0	0	2	0	2	1	2	0
Fl-ac.	0	2	0	1	0	0	0	0	0
Ign.	1	0	0	3	3	2	3	3	0
Lyc.	2	1	0	2	1	1	2	3	2
Nat-c.	1	2	2	2	0	2	3	2	0
Nat-m.	2	1	1	4	4	0	0	2	2
Nux-v.	2	0	0	3	1	2	2	2	2
Phos.	2	0	0	1	0	0	0	1	0
SEPIA	**2**	**3**	**3**	**2**	**4**	**3**	**1**	**3**	**2**
Sil.	0	0	0	0	3	1	3	2	0
Thuja	0	0	0	2	1	1	3	1	0

Betrachten wir diese Repertorisation, so entdecken wir sofort, welche Mittel der Persönlichkeit von *Sepia* am nächsten sind.

Ignatia

Ignatia hat sechs der neun Symptome. Es fehlt in der pseudopsorischen Gruppe die echte, für *Sepia* typische Abneigung, sowohl gegen die Familie als auch gegen den Ehepartner und die Kinder. Die *Gleichgültigkeit* des *Ignatia*-Patienten, *die nicht spezifisch ist, sondern sich ganz allgemein gegen alles richtet*, sowie die *Abneigung gegen Gesellschaft* und *gegen Trost* entstehen aus seiner emotionalen Erschöpfung heraus, die durch seine gefühlsmäßige Wechselhaftigkeit hervorgerufen wird.

Drei Symptome charakterisieren den *Ignatia*-Patienten: *Widersprüchliche Verhaltensweisen, Wechselhaftigkeit* und *Emotionale Überempfindlichkeit*. Er ist auch *gewissenhaft, emsig* und *verträgt keinen Widerspruch*. Bei *Ignatia* fehlt die Reizbarkeit vor den Menses, und damit fehlen auch die für *Sepia* so typischen Neidgefühle. Gerade das Zeigen von *Empfindsamkeit und Mitgefühl* bildet den Unterschied zu *Sepia*. *Ignatia* ist das typische Mittel bei hysterisch-zwanghaften Neuroseformen.

Natrium muriaticum

Den zentralen Kern von *Natrium muriaticum* bilden die Symptome *Enttäuschte Liebe, Unterdrückte Aggressivität* und *Nachtragen*. Obwohl *Natrium muriaticum* alle fünf pseudopsorischen oder auch Fluchtsymptome mit *Sepia* gemeinsam hat, unterscheiden sich die beiden Mittel doch sehr in bezug auf die *emotionale Gleichgültigkeit*, das wesentliche Charakteristikum von *Sepia*. Deshalb braucht der *Natrium-muriaticum*-Patient auch nicht in dem Maße die Symptome sykotischer Ausgleichsversuche, wie das bei *Sepia* der Fall ist; wir finden hier nur das *Nichtvertragen von Widerspruch* und die *Reizbarkeit vor den Menses*, die bei der *Natrium-muriaticum*-Frau den inneren Protest gegen ihre Gefühlsenttäuschungen ausdrückt, gegen die gefühlsmäßige Frustration, die ihr aus der passiv-weiblichen Rolle der Frau erwächst.

Nux vomica

Dieses Mittel ist als das akute Äquivalent für *Sepia* bekannt. *Nux vomica* fehlt die Abneigung gegen die Familie sowie gegen den Ehepartner, wodurch die *emotionale Gleichgültigkeit* eine ganz andere Färbung erhält als die von *Sepia*. Die *Abneigung* des *Nux-vomica*-Patienten *gegen Leute* und die *Verschlimmerung durch Trost* entstehen bei ihm durch die Erschöpfung angesichts seiner überempfindlichen Reaktionen auf seine Umgebung.

Hingegen weist *Nux vomica* alle Symptome sykotischer Kompensation auf. Ist das sykotische Miasma vorherrschend, so können daher diese beiden Mittel leicht verwechselt werden.

Der *Nux-vomica*-Patient charakterisiert sich durch *heftige Reizbarkeit*, Machtstreben, *Querulieren*, Wollust und Schlemmerei; er ist *frostig* und hat *Verstopfung* (*mit Stuhldrang*, aber ohne Erfolg).

Natrium carbonicum

Dies ist ein Mittel, das *Sepia* besonders ähnlich ist. *Natrium carbonicum* fehlen die *Verschlimmerung durch Trost* und die *Reizbarkeit vor den Menses*, womit der Unterschied zu *Sepia* deutlich wird, zumal sich die beiden Mittel auch in der *emotionalen Gleichgültigkeit* voneinander unterscheiden.

Außerdem findet man beim *Natrium-carbonicum*-Patienten eine extreme Asthenie mit dem tiefen *Gefühl der Verlassenheit* (FORSAKEN). Er ist ein trauriger, betrübter Kranker angesichts seiner zunehmenden körperlichen Schwäche, leidet an Dyspepsie und Blähungen sowie *Verschlimmerung durch Sonne* und *wünscht sich Einsamkeit* und Frieden.

Aus seinem apathischen Zustand bringen den *Natrium-carbonicum*-Patienten nur ein *unerwartetes Geräusch* (STARTING from noises) oder sanfte, melancholische *Musik, die ihn zum Weinen bringt* (WEEPING, music, from), insbesondere wenn er sie selber am Klavier spielt (W. from music, when sitting at the piano).

Lycopodium

Zusammen mit *Nux vomica* ist *Lycopodium* das Mittel, das auf sykotischer Ebene die meisten Übereinstimmungen mit *Sepia* aufweist. Dadurch kann es leicht zu Verwechslungen kommen. Beim *Lycopodium*-Patienten sind die Symptome der Flucht und Abneigung Folge seines *Minderwertigkeitsgefühls*, welches beim *Sepia*-Patienten mit seiner reaktiven äußeren Fassade aus Stolz oder auch extremer Liebenswürdigkeit und Zuvorkommenheit fehlt. *Intelligent, scharfsinnig, stolz* und *aktiv, duldet* der *Lycopodium*-Patient *keinen Widerspruch*, da dieser ihn verunsichert. Auf seinen *Mangel an Selbstvertrauen* reagiert er mit *Gewissenhaftigkeit*; er *muß ständig beschäftigt sein* und braucht auch seine *Eigenliebe*, um nicht unterzugehen in dem Drama, das sich in den Tiefen seiner Persönlichkeit abspielt: dem heimlichen Argwohn, daß er vielleicht eines Tages zu nichts mehr nütze sein wird. Bei ihm ist die Reizbarkeit also keine Gefühlskälte, sondern die Auseinandersetzung mit den Minderwertigkeitsgefühlen in bezug auf männliche Leistungsfähigkeit. Die *Lycopodium*-Frau liebt ihren Mann, lehnt aber ihre Kinder ab (CHILDREN, dislikes her own), da sie sich durch sie in ihrer freien Entwicklung gehemmt fühlt.

Thuja

Die ausgeprägte Ich-Hypertrophie, die Aggressivität und das Schuldgefühl stellen beim *Thuja*-Patienten den sykotischen Hintergrund dar - auf der Grundlage seiner gefühlsmäßigen Perversion. Von den ersten fünf Symptomen hat *Thuja* nur die *Abneigung gegen Gesellschaft und gegen Trost*. Es handelt sich also beim *Thuja*-Patienten nicht um Gleichgültigkeit, sondern um eine pathologische Veränderung der Gefühlsebene und den sykotischen Versuch, sich zu verstecken, was auch das Fehlen der Reizbarkeit vor den Menses erklärt.

MATERIA MEDICA 1. JAHR
SULPHUR - 3. KURS

(Improvisierter Unterricht, auf Tonband aufgenommen)

In der vorhergehenden Stunde sind wir von einem einfachen Schema ausgegangen, um die verschiedenen Menschentypen von *Sulphur* darzustellen: Auf der linken Seite haben wir den kleinen, dickleibigen Typ mit einem Kreis und auf der rechten den langen, hageren Typ mit einem langgezogenen Rechteck dargestellt.

In bezug auf den Normaltyp von *Sulphur*, gekennzeichnet durch das Rechteck in der Mitte, sagten wir, daß er sich gut an die Umwelt anpassen kann. Während der dickleibige *Sulphur*-Typ am wenigsten mit der Umwelt in Kontakt tritt, ist der hagere Typ in seiner Beziehung zu ihr überfordert. Man kann sagen - wenn auch sehr vereinfacht ausgedrückt -, daß *Sulphur* das Mittel mit der größten Hemmung im Austausch mit der Umwelt ist.

Obwohl wir nicht grundsätzlich mit dem französischen Konzept übereinstimmen, teilen wir die Auffassung, daß der *Sulphur*-Patient unfähig ist, sich zu entgiften (was nicht als ein medizinischer Begriff verstanden werden darf). Die Franzosen sprechen von Toxinen, die der Organismus ausscheidet, sowie von der Unfähigkeit, Toxine auszuscheiden, die er selbst produziert - Dinge, die ein wenig willkürlich und undurchsichtig erscheinen.

Ich werde versuchen, Ihnen zu schildern, was im Organismus vorgeht, und Sie werden bemerken, daß der geschilderte Sachverhalt tatsächlich zutreffen könnte, was für das Verständnis unseres Mittels nützlich ist. Damit wir uns besser verständigen können, werde ich mit einer Darstellung aus pathologischer Sicht beginnen, um danach zu einer homöopathischen Erklärung überzugehen.

Auf körperlicher Ebene leidet der *Sulphur*-Patient an einer venösen Kreislaufstörung. Es handelt sich um eine passiv-venöse Stauung mit lokalen Hitzekongestionen. Folgen wir der französischen Auffassung, so ruft die venöse Kongestion eine ausgeprägte allgemeine Stauung hervor. Somit kann der regelmäßige Zellmetabolismus nicht genügend aufrechterhalten werden, und es entstehen eine Reihe von Störungen. Aufgrund des defekten intermediären Metabolismus ist der Körper gezwungen, Kompensationsmechanismen einzusetzen. Sie wissen, daß Schwefel ein wichtiges Element bei der Bildung von Schwefelverbindungen im hepatointestinalen Metabolismus ist. Früher verwendeten die Ärzte gewaschenen oder thermierten Schwefel. Bei hepatischen Störungen oder juckenden Hautausschlägen wurde er mit Honig gepreßt und nüchtern eingenommen. Auch heute noch wird er als Salbe gegen Krätze appliziert. Und auch heute noch wird vereinzelt das Schwefelstäbchen zur Behandlung von Schmerzen verwendet. Es ist natürlich ein chinesisches Märchen, daß dadurch der Schmerz verschwindet, aber es scheint wirklich so zu sein, daß auf der Oberfläche kontrahierter Muskeln bei der Reibung mit einem Schwefelstäbchen Reibungselektrizität entsteht, die dieses Schwefelstäbchen zum Zerbersten bringt.

Beobachtet man Schwefel durch ein Mikroskop, so kann man das Chaos seiner mineralischen Struktur sehen. Im Gegensatz dazu weisen Halbmetalle wie z. B. Arsen ein wunderbar geordnetes Gefüge auf. Reibt man Schwefel, so erhitzt er sich und platzt. Erhitzt sich ein *Sulphur*-Mensch, so rufen die venösen Kreislaufstörungen Stauungen hervor, berstende Schmerzen und eine starke Wärmeausstrahlung.

Wenn wir ein *Sulphur*-Baby betrachten, sehen wir ein Baby vom Normaltyp: Es hat normale Finger (weder die langen Finger von *Phosphor* noch die kurzen von *Calcarea carbonica*). Das Köpfchen hat einen normalen Umfang. Auffallend ist, daß es ein allgemein »warmes« Kind ist. Obwohl es ein Baby ist, stellt man fest, daß die Haut nicht ganz gesund ist. Es überhitzt sich leicht, und zwar nur an bestimmten Stellen des Körpers. Das ist typisch für *Sulphur.* Faßt man bei Fieber seinen Kopf oben an, so bemerkt man, daß er förmlich brennt. Aber auch die Füße können sehr heiß sein. Wenn das Kind sich bewegen kann, strampelt es solange mit seinen Füßen, bis es die Strümpfe ausgezogen hat, sucht einen kühlen Ort für seine Füße oder versucht, das Bettuch wegzustrampeln. Der Grund dafür ist die erwähnte venöse Stauung, die dazu führt, daß das Kind sich beim Liegen, bei Wärme, unwohl fühlt. An bestimmten Körperteilen erhitzt es sich, und Frische tut ihm gut.

Beim Erwachsenen ist es genau dasselbe, wenn er sich ins Bett legt. Im allgemeinen streckt er die Füße aus dem Bett heraus, da er an einem ausgeprägten Brennen der Fußsohlen leidet. Dies ist ein häufiges und sehr charakteristisches Symptom für *Sulphur,* welches zwar auch bei anderen Mitteln auftreten kann, vor allem aber bei *Sulphur*.

Typischer noch als diese Art von Wärme-Kälte-Empfindung sind die Temperaturunterschiede im Körper. Bei Kopfschmerzen z. B. kann das Kind oder der Erwachsene einen heißen Kopf und kalte Füße haben, oder umgekehrt einen kalten Kopf und heiße Füße. Diese lokalen Hitzeherde an bestimmten Körperstellen entstehen aufgrund von Blutstauungen.

Wenn das *Sulphur*-Kind erkrankt, versucht sein Körper sofort, dieses innere Ungleichgewicht nach außen hin zu kompensieren. Die erste Anlaufstelle ist die Haut. Es entstehen zunächst kleine, punktförmige Ausschläge wie bei Miliaria oder Sudamina (kleine Schweißbläschen wie kleine, stark juckende Reizungen). Wenn es sehr warm ist, ist bei kleinen *Sulphur*-Kindern der Hals sehr heiß und verschwitzt, und es entwickelt sich eine Sudamina, mit solch juckenden, störenden Bläschen.

Wenn die Mütter diesen Kindern wollene Wäsche anziehen, bemerken sie, daß die Haut dadurch gereizt wird und brennt. Erkältet sich das Kind, so hat es einen kongestiven Schnupfen, der bei Wärme, in geschlossenen Räumen sowie im Liegen schlimmer wird, d. h. durch alles, was die venöse Kongestion verstärkt. Im Hause oder im Bettchen wird sich die Entzündung der Nase verschlimmern, mit einem brennenden, ätzenden Sekret, das die Nasenflügel reizt. Bei einer Bindehautbeteiligung entsteht zuerst ein trockenes Ekzem; dann tritt ein brennender, stark juckender und unangenehmer Ausfluß auf, der schlimmer ist bei Wärme, in geschlossenen Räumen und bei Berührung mit der Kleidung. Das Jucken ist charakteristisch für Haut- und Schleimhautentzündungen von *Sulphur,* die durch die erwähnten Merkmale begleitet werden.

Ein anderes wichtiges Merkmal für diese Art von *Sulphur*-Ausschlägen ist die Alternanz mit anderen Beschwerden des Organismus. Dieser Aspekt wird in der herkömmlichen Medizin kaum berücksichtigt; es handelt sich aber um die Beziehung zwischen *Sulphur* und Krankheiten mit geläufiger, herkömmlicher Pathologie.

In der allopathischen Klinik ist das Wichtigste, die Ätiologie, die Ursache einer Krankheit zu finden. Bei einem Ekzem stellen wir z. B. einen allergischen Ursprung fest und suchen dann nach dem Allergen mittels Hauttests und vieler anderer Analysen. Nun entdecken wir, daß Tomaten, Salat oder vielleicht Wollwäsche diesen Hautausschlag hervorrufen. Danach leiten wir eine Grundtherapie mit Antihistaminika, Autovakzinen oder heterologen Impfungen ein, um die Immunität dieses Organismus gegen das gefundene Allergen zu fördern, und halten dies für eine angemessene Behandlung.

Haben wir nun dieses Problem gelöst, so tritt bei den *Sulphur*-Patienten kurze Zeit darauf ein anderes, ähnliches Problem an einer anderen äußeren Körperstelle oder im Inneren des Körpers auf. Es stellt sich z. B. anstelle des Ausschlages, den er hatte, ein Durchfall ein. Brennender Durchfall, der morgens den Patienten aus dem Bett treibt. Es ist ein schwallartiger und reichlicher Durchfall, der im allgemeinen früh morgens vor dem Aufstehen oder sofort danach auftritt, begleitet von Hitze, Brennen und Entzündung. Ein foetider Stuhlgang mit Geruch nach Schwefel oder nach verdorbenen Eiern.

In der Schulmedizin würden wir jetzt eine parasitologische Untersuchung vornehmen und eine Röntgenaufnahme machen, um nach dem Grund zu suchen. Unabhängig davon, ob es einen neurologischen, digestiven oder parasitären Ursprung gibt, werden wir bei dieser Vorgehensweise keine Beziehung zu dem vorigen Leiden sehen. Jede Krankheit wird nach diesem Verständnis also ihren eigenen Ursprung haben.

In der Homöopathie hingegen wird der Mensch in seiner Ganzheit untersucht. In jedem Menschen, vor allem bei *Sulphur*-Patienten, können wir alternierende Krankheitszustände beobachten. Dann erzählt uns der Patient: »Jedesmal wenn ich mein Ekzem hatte, war der Durchfall weg; jetzt tritt das Ekzem erneut auf, und mein Durchfall verschwindet.« »Habe ich das eine, ist das andere weg.« Typisch für *Sulphur* ist also die Alternanz: Durchfall wechselt ab mit Hautausschlag, Asthma mit Hautausschlag, Kopfschmerzen mit Hautausschlag oder Asthma oder Durchfall.

Um zum *Sulphur*-Baby zurückzukehren: Am häufigsten leidet es an Ausschlägen, Erkältungen und Katarrhen. So wie bei *Calcarea carbonica,* aber auch bei anderen Mitteln, der Kopfausschlag, der Milchschorf, das häufigste Symptom ist, so sind bei *Sulphur* am häufigsten stark juckende und trockene Ausschläge, die sehr stark brennen, verbunden mit dem Merkmal des ständigen Wechsels der Beschwerden.

Im Laufe der Zeit entwickeln sich beim *Sulphur*-Baby nach und nach bestimmte Eigenheiten in bezug auf Charakter und Persönlichkeit. Im allgemeinen ist das *Sulphur*-Kind widerspenstig, unruhig und zappelig, fröhlich, optimistisch. Es weiß alles, ist unordentlich, schmuddelig und verträumt. Um *Sulphur* als Menschen erleben, seine Persönlichkeit erfassen oder wahrnehmen zu können, wie er dem Leben entgegentritt, muß das Charakteristische seines Wesens erkannt werden. Dem Anschein nach ist er ein optimistischer Mensch, in sich selbst verliebt, der sich nicht um das schert, was um ihn herum vorgeht, und von seinen eigenen Ideen überzeugt zu sein scheint. Der *Sulphur*-Mensch scheint zu sagen: »Ich und die Welt«; zufrieden, fröhlich, ein großer Denker und Philosoph, aber wenig geneigt, zu arbeiten.

Es ist interessant, welche Parallelen man feststellen kann, welch großer Symbolismus besteht zwischen der Mentalität eines Menschen und den Dingen, die ihm zustoßen.

Dieser Patient, augenscheinlich glücklich und zufrieden, stößt auf ein großes Problem: Im Grunde genommen ist es seine Asthenie, seine fürchterliche neurozirkulatorische Schwäche, die ihn ermüdet und erschöpft und die ihn, wenn er groß und schlank ist, den Rücken krumm machen läßt.

Die Konstitutionalisten behaupten, daß es zwei *Sulphur*-Typen gebe. In Wirklichkeit ist es aber nur einer. Das Wesen von *Sulphur* ist eins, es kann aber auf verschiedene Individuen zutreffen. Klinisch gesehen ist der eine *Sulphur*-Typ hager und lang, wie ein Don Quichote, ein Philosoph, ein Kaffeehaus-Denker, ein großer Maler, ein Schwätzer. Der andere ist klein und rund, von carbonitrogener Konstitution, ebenfalls ein Schwätzer. Er erinnert mehr an *Calcarea* und ist nicht so romantisch wie der erstere. Der Hagere ist psorisch, der Rundliche sykotisch. Zwischen diesen beiden Typen, die vieles gemeinsam haben, existiert eine Vielfalt verschiedener Ausprägungen.

Deshalb sehen wir die Homöopathie von einem klinischen und auch psychosomatischen Standpunkt aus. Für uns sind die psychischen Verhaltensweisen von sehr großer Wichtigkeit, um die Mittel richtig differenzieren zu können. Hingegen ermöglichen die konstitutionellen Aspekte mit ihrer großen Bandbreite von Zwischenstufen keine sichere Diagnose. So gibt es z. B. dicke und kleine *Phosphor*-Menschen, ebenso wie hagere und lange *Calcarea*-Menschen. Wenn Sie in der Materia Medica lesen, sollten Sie deshalb die konstitutionellen Elemente als zusätzliche Information oder zusätzliches Hilfsmittel bewerten. Im Zweifelsfalle können sie hinzugezogen werden, versuchen Sie aber nicht, eine Diagnose zu erstellen nur aufgrund des Aussehens eines Menschen, weil er groß, dick, hager oder klein ist. Sie werden sich irren. Natürlich muß die Gesamtheit berücksichtigt werden, aber entscheidend für die Diagnose ist die psychische Charakteristik eines Menschen.

Zurück zum Thema. Im Grunde genommen leidet der *Sulphur*-Patient an einer neurozirkulatorischen Asthenie, einer enormen Ermüdung und Erschöpfung. Ihn erschöpft alles sehr, was seine passive venöse Kreislaufstauung verstärkt. Obwohl diese Beschwerden allgemein bei dieser Art Pathologie auftreten, entstehen doch unterschiedliche Merkmale, die auf das notwendige Mittel hinweisen. Der *Sulphur*-Patient kann beispielsweise nicht lange stehen, wie wenn ihm das Blut in die Beine sackt; er fühlt sich unwohl in geschlossenen Räumen, da ihn die Wärme erdrückt; er kann die Sommerhitze nicht ertragen; im Liegen geht es ihm besser, da dann die neurozirkulatorischen Beschwerden aufgehoben sind; im Freien fühlt er sich wohler wegen der Frische, Zu-Fuß-Gehen bessert aber nicht, weil er ein Faulpelz und gleichgültig ist. *Pulsatilla*- und *Lycopodium*-Patienten, die ebenfalls an venösen Kreislaufstörungen und den damit verbundenen Beschwerden leiden, fühlen sich dagegen besser beim Gehen und bei Bewegung, weil sie Aktivität brauchen. Zur physischen Asthenie des *Sulphur*-Patienten gesellt sich eine Faulheit und Trägheit auf psychischer Ebene. Die Umwelt scheint ihm feindlich gesonnen zu sein, und um überleben zu können, entwickelt er die Überzeugung, daß ihm alles gleichgültig sei, und er zieht sich in seinen Elfenbeinturm zurück. Ein Psychologe würde vielleicht folgende Interpretation geben: »Wenn ein Mensch sich gleichgültig zeigt, dann nur deshalb, weil ihm alles so wichtig ist.« Einverstanden, aber wir sind Homöopathen, und was wir zunächst wahrnehmen müssen, ist die Indifferenz gegenüber dem, was ihn umgibt. Diese Gleichgültigkeit ist ein sehr ausgeprägtes Merkmal von *Sulphur*: Indifferenz gegenüber äußeren Dingen. Bei keinem anderen Mittel ist dieses Symptom so augenfällig. Das Materielle interessiert den *Sulphur*-Patienten kaum, da er sich als Philosoph nur mit Tiefgründigerem beschäftigt. Als einziges dreiwertiges Mittel hat *Sulphur* die Gleichgültigkeit in bezug auf das Äußere. Es ist dem *Sulphur*-Patienten egal, was er trägt, ob es sauber ist und wie er aussieht. Die Neigung zur Schmuddeligkeit ist ein typisches Symptom des *Sulphur*-Patienten. Er ist schlecht angezogen, mit einem Hemd, das lange nicht gewaschen wurde, und seine Fingernägel sind ungepflegt und schlecht gewachsen. Aber auch er selbst ist schmutzig, denn seine Stoffwechselstörung führt zu Ausscheidungen voller stinkender Substanzen: foetider Achselschweiß, foetider Fußschweiß, foetide genitale Ausscheidungen. Seine ganze Haut verbreitet einen schmutzigen Geruch. Die Mütter dieser Kinder sagen: »Ich weiß nicht, was mit diesem Kind los ist; ich kann es noch so viel waschen, und immer riecht es schmutzig.« Auch die Haut sieht schmutzig aus. Die Ekzeme dieser Menschen jucken stark, verschlimmern sich bei Hitze, in geschlossenen Räumen und durch Wollwäsche. Wenn sie auftreten, bessern sich andere Symptome. Sie sehen so aus, als ob die Haut nicht richtig gewaschen worden wäre, wie die typische Schmutzkruste alter Leute. Das sind die *Sulphur*-Ausschläge.

Es ist der berühmte sich vernachlässigende Philosoph. Der Clochard mit seinem dreckigen Aussehen voller Läuse und Ungeziefer, der dabei aber trotzdem glücklich und zufrieden ist. Das ist das Bild von *Sulphur*. Aber dieser scheinbar gleichgültige Mensch hat eine Barriere zwischen sich und der Außenwelt errichtet. Das schmutzige Aussehen, die Lumpen, die ihn kleiden, das Ungeziefer, das er mit sich trägt, oder die unangenehmen Hautausschläge, die stinkenden Ausscheidungen und die schmutzige Wäsche stellen augenscheinlich diese Barriere dar. Die Psychologen haben sich sehr damit beschäftigt, wie die pubertäre Akne ein Abgrenzungselement gegenüber der Umwelt bedeutet, als ob der Mensch nicht erwachsen werden wollte. Die psychischen Vorgänge, die den Menschen auf einer kindlichen Stufe halten, bewirken, daß sich die Akne durch sein ganzes Leben zieht. Diese Situation und deren Interpretation ist eindeutig. Und jede Wissenschaft, die den Menschen erforscht, muß in letzter Instanz zu einer Übereinstimmung in den Prinzipien kommen, die wirklich wahr sind.

In bezug auf die Symbolik meinte ich folgendes: Der *Sulphur*-Patient, dem die Schmuddeligkeit gefällt und der sich im Schmutz wohlfühlt, kann dennoch seinen eigenen Geruch nicht ertragen. Ein typisches Symptom von *Sulphur* ist die Übelkeit durch eigene Gerüche. Und in letzter Instanz, am Ende seines Lebens, wenn er sich Rechenschaft abgelegt hat über seine poetische Form des Lebens, wegen seiner Gleichgültigkeit stets nur theoretisierend, ohne etwas zu tun, fühlt er sich schuldig. Und wenn er dann in solch mystische Delirien und deren Auswirkungen verfällt, ist die Schuld eines der wichtigsten Elemente seiner Persönlichkeit. »Gewissensangst, als hätte er ein schlimmes Verbrechen begangen«, heißt es im Repertorium. Ein bedeutsames Symptom für *Sulphur*. Und dies ist doch sehr merkwürdig, daß dem *Sulphur*-Patienten übel wird von den eigenen Ausscheidungen. Es ist, als könnte er seine eigene Dreckkruste nicht ertragen, seine eigene Schuld daran, keine wirklich akzeptierbare Lebensführung entwickelt zu haben. Und so wie er seine Gerüche nicht akzeptieren kann, behauptet er in seinem Wahn auch, seine Lumpen seien die feinsten Kleider.

Wenn Sie nun das Repertorium aufschlagen und die Mittel studieren, stoßen Sie auf die Rubriken der Wahnideen, die eigentlich keine wirklichen Wahnideen sind, welche etwa im Zusammenhang mit einer Psychose auftreten können, sondern Empfindungen, Halluzinationen, eine Ansammlung irrealer Gefühle, die der Mensch entwickeln kann. Und wir werden feststellen, daß diejenigen Wahnideen, die mehr im Gefühl des Patienten begründet liegen, nur bei wenigen Mitteln festzustellen sind. Es gibt durchaus Wahnideen, die bei sehr vielen Mitteln vorkommen, aber auch einige, die nur zwei oder drei Mittel aufweisen. Diese letzteren, die nur bei wenigen Mitteln gefunden worden sind, entsprechen der gesamten Lebenshaltung der Menschen, die dieses bestimmte Mittel benötigen. Betrachten wir zum Beispiel *Sulphur,* so sehen wir, daß der Patient, obwohl er sich nicht für sein Äußeres interessiert und sich seiner Umgebung gegenüber gleichgültig zeigt, andererseits aber seine Lumpen für feinste Kleider hält. Und genau dies ist es, was der *Sulphur*-Patient in Wahrheit tut: Er bemüht sich auf diese Art und Weise, sich vor seinem eigenen Schmutz zu schützen, sich des Ekels vor seinem eigenen Geruch zu entledigen. Er flüchtet davor, sein Lebensdrama zu erkennen, seine psychosomatische Problematik, die ihn an einer Anpassung an die Umwelt hindert, seinen Egoismus, seine Gleichgültigkeit und Apathie, seine Schwäche, sich mit der Welt zu verbinden.

Um sich also zu rechtfertigen, behauptet er, daß alle seine Sachen schön und fein sind. Er baut sich »Luftschlösser« auf, eine innere Welt, in die er sich begibt, um der Realität zu entfliehen.

Ich erzähle immer die Geschichte vom Fuchs, der sich Trauben schnappen wollte. Da er sie aber nicht erreichen konnte, sagte er, sie seien noch nicht reif. Ich glaube, daß dies ein *Sulphur*-Fuchs gewesen sein muß. Warum? Warum konnte er die Trauben nicht erreichen? Er erreichte sie nicht, weil er einfach nicht konnte, wegen seiner Schwäche, weil er eben nicht herankam. Vor diesem Mißerfolg fürchtet sich der *Sulphur*-Patient im Grunde aber sehr. Am Ende seines Lebens hat er das schlimme Gefühl des Mißerfolgs, wenn er zugestehen muß, daß sein übertriebener Optimismus und seine unsichere, luftige Art, die Dinge zu planen, zu nichts geführt haben. Wir können ihn dann jammern hören, mit großem Wehklagen, da er im Grunde genommen ein typischer Sykotiker ist: »Ich habe gefehlt, ich habe mich geirrt.« Aber bevor der Fuchs, der die Trauben nicht erreichte, zu diesem Geständnis hätte kommen müssen, behauptete er: »Nein, sie waren grün!«, das heißt: »Ich habe sie nicht gegessen, weil sie mich nicht interessiert haben.« In Wirklichkeit wollte er sie essen, da er sie aber nicht erreichen und seinen Mißerfolg nicht akzeptieren konnte, log er. Die Trauben waren reif, aber er verleugnete es und blieb zufrieden.

Auf diese Weise geht der *Sulphur*-Patient mit der Welt um: Er verformt die Wirklichkeit nach seinem eigenen Gutdünken, zu seiner inneren

Freude. Er kann es nicht ertragen, seinen Willen nicht durchsetzen zu können. Deshalb muß er seine innere Welt aufbauen.

Ich hatte einen berühmten argentinischen Schriftsteller als Patienten. Er war *Sulphur.* »Ich gehe nicht an den Strand«, sagte er mir. »Ich setze mich doch nicht den Blicken anderer Menschen aus mit meinem Buckel. Was soll ich mit dem Buckel am Strand? Ich ziehe mich sportlich an, setze mich in die frische Luft und beobachte die Leute. Das amüsiert mich.« Es ist, als ob er die Welt durch eine Glasscheibe betrachten würde. »Was soll ich mich denn mit der Welt auseinandersetzen, ich bleibe draußen, kritisiere sie und amüsiere mich.« »Man müßte alle diese dicken alten Frauen, die im Badeanzug an den Strand gehen, umbringen. Einer jungen Frau im Bikini zuzusehen ist toll, aber diese unförmigen, alten Frauen verschmutzen und ruinieren den Strand.« Der *Sulphur*-Patient ist sich seiner Unförmigkeit bewußt und wagt sich nicht in eine Welt, in der er nicht mithalten kann. Deshalb lacht er über die Welt, was seiner optimistischen Haltung entspricht, und kritisiert sie. Das Zensieren, die Kritik, ist eines der ausgeprägtesten Geistessymptome von *Sulphur.* In den verschiedenen Materiae Medicae werden Sie nicht viele Geistessymptome von *Sulphur* finden, wohl aber im Repertorium.

Was ist das Repertorium? Das Repertorium ist gewissermaßen die »Bibel der Homöopathie« in verschiedenen Versionen. Es ist wie ein handgemachter Computer, in dem alle Symptome der 600 bekanntesten Mittel enthalten sind. Von diesen gebrauchen wir meistens leider nur 200 und kennen nur 50 gut.

Von *Sulphur* soll es um die 400 Geistessymptome geben, die wir unmöglich alle behalten können. Im Repertorium sind wie in einem Computer jeweils alle Mittel aufgeführt, die eine bestimmte Charaktereigenschaft aufweisen. Sie haben z. B. einen Patienten, der sehr hochmütig ist, und möchten nun erfahren, welche Mittel diese Verhaltensweise »Stolz« am ausgeprägtesten aufweisen. Sie schlagen das Repertorium auf, und dort stehen sie alle nebeneinander in drei verschiedenen Graden der Wertigkeit, je nachdem, ob es ein seltenes oder häufig festgestelltes Symptom, ein durch Nachprüfung gesichertes (confirmed) Symptom oder ein am Krankenbett durch Heilung bestätigtes (verified) Symptom ist.

Haben Sie nun fünf oder sechs ausgeprägte Geistessymptome, die den Patienten charakterisieren, dann können Sie mittels Repertorisation das Mittel oder diejenigen Mittel herausfinden, die die von Ihnen beobachteten Eigenschaften beinhalten. Nehmen Sie dann einige körperliche Eigenschaften als allgemeine Modalitäten des Mittels und ein paar gut ausgewählte Lokalsymptome hinzu, so wird die Untersuchung des Falles zu dem Mittel führen, das all diese Symptome abdeckt.

Nachdem Sie dies alles getan haben, müssen Sie die eigentliche Charakteristik, die Lebensproblematik eines bestimmten Mittels erfassen. Und wenn die Problematik des Mittels, das Sie herausgefunden haben, auch diejenige ist, die der des Patienten am ähnlichsten ist, so wird es das benötigte Mittel sein.

Homöopathie ist im Grunde genommen nicht mehr und nicht weniger als das; es ist die Suche nach einer Medikation, die fähig ist, auf geistiger wie auf körperlicher Ebene die fehlgeleitete Dynamik des Organismus, sich an die Welt anzupassen, tiefgreifend zu modifizieren. Eine körperliche Krankheit mag noch so pathologisch sein, für die Homöopathie ist es eine krankhafte Dynamik, durch die sie hervorgerufen wird, eine Beeinträchtigung der Lebenskraft, resultierend aus einer fehlerhaften Anpassung. Egal ob wir es Krebs, Pneumonie, Dysenterie oder Meningitis nennen. Es handelt sich um ein dynamisches Problem, das seine Auswirkungen auf körperlicher Ebene zeigt und manchmal sogar bis zum Tod des Menschen führen kann. Vom Anfang bis zum Ende ist das Leben ein Kampf ums Überleben.

Aber zurück zu unserem *Sulphur*-Patienten. Er ist von ekzematösen Ausschlägen übersät, bedeckt von seinem Ausschlag gegen das Leben - so wie es auch seinem Befinden entspricht: Er zieht sich vom Leben zurück, entfernt sich von ihm, um überleben zu können. Der erwähnte Schriftsteller erzählte mir: »Als Außenstehender kann ich sie kritisieren und mich amüsieren, aber im Leben kann ich mich nicht an sie anpassen.«

Im Repertorium gibt es eine Reihe von Geistessymptomen, die ich Ihnen zusammenfassend wiedergebe, damit Sie das Mittel erfassen können. In der Materia Medica finden Sie einige Charaktereigenschaften, die man nicht miteinander verbinden, sondern nur auswendig lernen kann. Sie müssen sie immer wieder in Ihr Gedächtnis rufen, viele Patienten dieses Mittels sehen oder häufig mit Ihren Kollegen oder Lehrern darüber sprechen. Ich versuche, Ihnen diesen mühseligen Weg etwas zu erleichtern.

Wenn Sie in Ihr Repertorium schauen, werden Sie sehen, daß *Sulphur*, ein Mittel mit dieser typischen Blockierung gegenüber der Umgebung, in all den Rubriken fehlt, die mit Beziehung zur Umwelt zu tun haben. Die Rubrik »Ärger bei Widerspruch« zeigt z. B. die Reaktionsweise eines

Menschen gegenüber jemandem, der sich seinen Ideen widersetzt. Jedes Mittel wird je nach seiner krankhaften Dynamik dieses Symptom entwickeln oder nicht. Zum Beispiel ist der *Lycopodium*-Patient, ein sehr überheblicher und stolzer Mensch, sehr unsicher: Wenn man ihm widerspricht, wird er böse. Warum verträgt dieser Mensch keinen Widerspruch? Weil sich daraus die Möglichkeit ergibt, daß er im Unrecht sein könnte. Und weil er ja selbst dauernd zweifelt, ob er recht hat oder nicht, wird er böse und schreit, um seine Ideen durchzusetzen, denn er fürchtet Widerspruch. Und bei vielen anderen Mitteln ist es ebenso.

Der *Silicea*-Patient wird ebenfalls ärgerlich, wenn man ihm widerspricht. Warum? Weil er ein Angsthase ist, schüchtern und unsicher. Und widerspricht man ihm, so fühlt er sich überrumpelt und glaubt, im Unrecht zu sein.

Den *Sulphur*-Patienten interessiert es nicht die Bohne, ob ihm widersprochen wird oder nicht. Er hat sich sein eigenes Bild von der Welt gemacht, und so ist die Welt eben. Deshalb interessiert ihn die Meinung seiner Umwelt wenig.

Eine andere Rubrik lautet: »Beschwerden durch Kummer«. Es gibt Menschen, die durch Kummer krank werden. Je nach ihrer Persönlichkeit, je nachdem, wie sie erkranken, brauchen sie dann das eine oder das andere passende Mittel. Ein sehr häufiges Mittel ist hier *Pulsatilla.* Diese Menschen sind liebesbedürftig, brauchen viel Zuneigung. Bei Kummer sind sie traurig und deprimiert, sie weinen und fühlen sich verlassen. Sie wollen Zuwendung haben, getröstet und liebkost werden. Und dann braucht man eben *Pulsatilla*, um sie zu heilen.

Der *Sulphur*-Patient ist gleichgültig. Der Kummer bereitet ihm keine Sorgen. Aber wir müssen es richtig verstehen, also im homöopathischen Sinne, d. h. daß er eine eigenartige, hervorstechende, den Umständen nicht angepaßte oder etwa verständliche Symptomatologie entwickelt. Die normalen Sorgen aufgrund einer Enttäuschung stellen kein homöopathisches Symptom dar. Ist jemand traurig, weil seine Frau oder seine Kinder gestorben sind, sein Haus abgebrannt ist oder sein Hund gestohlen wurde, so können wir ihm trotzdem nicht *Pulsatilla* geben, da dies ja eine normale Reaktion ist.

Pulsatilla geben wir einem Menschen, wenn der Kummer eine übertriebene Reaktion ist. Wäre dieser Mensch gesund, so würden seine Sorgen nicht dieses Ausmaß annehmen.

Ein anderes Beispiel: Wenn ich mein ganzes Geld in eine Schublade lege und später sagt man mir, daß ich es nicht dorthin getan habe, und ich finde es auch nicht wieder, so ist es verständlich, wenn ich wütend werde oder schreie. Mein ganzes Geld ist ja verlorengegangen! Dies kann man nicht als »Ärger durch Widerspruch« auffassen. Diese Rubriken beziehen sich auf Dinge, die keine logische oder natürliche Erklärung haben.

Und so ist *Sulphur* in keiner Rubrik mit »Folgen von Kummer, Furcht oder Ärger« zu finden. Der Patient sieht die Welt, so wie er sich vorstellt, daß sie für ihn zu sein hat. Man findet *Sulphur* nur in den Rubriken, die direkt etwas mit der eigenen Person des Patienten zu tun haben, z. B. »Kränkung«: Alltägliche Sorgen, kleine Unbequemlichkeiten und Ungerechtigkeiten können einen Menschen so sehr kränken, daß innerlich etwas wie abstirbt angesichts dieser Lebenssituation. Wenn der *Sulphur*-Patient dieses Symptom hat, dann deshalb, weil er alles auf sich selbst bezieht. Er fühlt sich teilweise zerstört. Und er hat Furcht: Furcht vor Dieben, und verbunden damit natürlich Furcht, daß ihm etwas weggenommen wird. Außerdem Furcht vor Gespenstern, so als hätte er Furcht vor seiner Schuld, die ihm sehr groß scheint.

Ihm fehlt aber die Furcht vor Einsamkeit, diese große Rubrik im Repertorium: die übertriebene Angst vor der Einsamkeit. Befinden wir uns in der Wüste, so ist es logisch, Angst vor Einsamkeit zu haben. Aber in der Homöopathie bedeutet die Furcht vor Einsamkeit: Angst zu haben, alleine zu Hause zu bleiben; nicht einen Tag alleine verbringen zu können; oder es nicht zu ertragen, alleingelassen zu werden, wenn man krank ist, zumindest nicht ohne eine Erklärung. Sagt Ihnen aber ein Patient: »Ich habe Angst, alleine zu bleiben, weil ich herzkrank bin, und wenn ich mich drehe, habe ich das Gefühl zu sterben. Man muß mir sogar mit dem Bettuch helfen«, so ist dies etwas Normales. Es handelt sich also nicht um die Furcht vor Einsamkeit, sondern um das Bedürfnis, jemanden bei sich zu haben. Erst die unbegründete Furcht vor Einsamkeit wird zu einem Symptom. Die Furcht vor Einsamkeit muß nicht unbedingt Angst, allein zu sein, bedeuten, und sie muß auch nicht empfunden werden, wenn man einen Moment alleine im Zimmer bleibt. Hingegen kann die Furcht, alleine zu wohnen und zu leben, symptomatisch sein.

Eine Frau bleibt bei ihrem Mann, obwohl sie nichts dazu zwingt. Sie liebt ihn nicht mehr, er ist kein guter Mensch, auch Kinder stellen kein Problem dar, und es gibt keine ökonomischen Schwierigkeiten. Vielleicht ist er sogar ein Schurke, und trotzdem kann sie sich nicht von ihm trennen, weil sie nicht alleine leben kann. Dies ist die Furcht vor der Einsamkeit.

Um ein Symptom bewerten zu können, muß man die dazugehörige Lebenseinstellung ganz verstanden haben; um so mehr bei Symptomen, die keine Erklärung haben, aber offensichtlich sind. Dies sind die besten Symptome. Jemand sagt zum Beispiel: »Mir geschieht dies. Ich weiß nicht warum, aber es geschieht mir.« Dies ist auffallend und deshalb wichtig.

Die Persönlichkeit von *Sulphur* ist von einem Gefühl, einer Furcht geprägt, aufgrund derer der betreffende Mensch eine Barriere zwischen sich und der Welt errichtet. Er ist sich selbst am wichtigsten, ein ausgesprochener Egoist, ein in sich selbst verliebter Narzißt, der alles zu wissen glaubt. Es ist eine fröhliche, optimistische und etwas naive Form von Liebe. Dem Anschein nach ist er absolut selbstsicher. Selbstsicher? Aber im Repertorium steht doch: Mangel an Selbstvertrauen? Niemand hat ein Symptom einfach so. Für ein ausgeprägtes Symptom haben wir immer den Gegenpol. Die Unsicherheit bringt ihn dazu, sich mit einem scheinbar großen Selbstvertrauen zu zeigen. Der *Sulphur*-Patient fühlt sich unsicher, weil sein schwacher Körper, seine venösen Kreislaufstörungen und seine Trägheit, Erschöpfung und Unlust ein sehr schwacher Schutz sind. Er wird gleichgültig der Welt und seinen eigenen Mißerfolgen gegenüber. Er fühlt sich glücklich, wenn er die Leute ermahnen, tadeln und kritisieren kann, wenn er befehlen und sich selbst bewundern kann. Im Grunde genommen aber weiß er, daß er nicht mithalten kann. In dieser Phase seines Lebens geht seine innere Struktur kaputt. Es entwickeln sich dann Unsicherheit, Angst um sein Seelenheil, Angst vor Mißerfolg und die Notwendigkeit, zu beten und Gott um das Heil seiner Seele anzuflehen. Furcht um die Heilung, Furcht vor Zerstörung, Schuldgefühle und Furcht um andere stellen sich ein.

Das *Sulphur*-Kind ist der typische Bubi, der alles weiß. Es erfindet und bastelt Sachen. Schwärmt, diskutiert, weiß alles und kennt alles. Widerspricht man ihm oder beweist man ihm seinen Irrtum, so wird es nicht böse. Vielleicht schreit es zuerst und ärgert sich, lacht aber kurz darauf und beginnt etwas anderes. Ständig ist es mit Phantasiespielereien beschäftigt. Es ist immer geneigt, Dinge zu erfinden, nicht aber zu arbeiten. Bei den etwas größeren Kindern sagt die Mutter: »Er will nicht lernen, Herr Doktor. Er ist ein Faulpelz.« »Warum lernst Du denn nicht?« »Aber ich lerne doch und weiß alles!« Da es ein intelligentes Kind ist, liest es alles nur einmal durch und schreibt gute Noten. »Aber schau mal, was Du für schmutzige und unordentliche Hefte hast, es ist doch ein Dreckhaufen!« »Oh, Mutter, laß mich in Ruhe, Du ödest mich an!« Dieser Mensch ist eigentlich zufrieden, von daher sagt er nur: »Ich fühle mich erschöpft und schwach, ich bin eben faul.« Es ist die Asthenie, die ihm zu schaffen macht.

Welches sind die **Allgemeinsymptome** dieses Mittels? Diese müssen wir gut kennen. Ich habe einige Stichworte aus der Materia Medica. Sie sind organotrop, nicht sehr gut, aber nützlich. Sie sind nicht gut, da sie das Problem von einem materialistischen Standpunkt angehen und dies mit Homöopathie nichts zu tun hat. Sie sind uns aber nützlich, da sie über das Aussehen des Patienten und über die allgemeinen Modalitäten informieren. Folgendes müssen wir über die allgemeinen Modalitäten des Mittels wissen: In bezug auf Klima und Temperaturen ist zu sagen, daß der *Sulphur*-Patient ein warmer Typ ist, der zwar auch unter Kälte leiden kann, dessen Befinden aber durch Hitze verschlechtert wird. Ihn stören sowohl warmes Wetter als auch zu warme Räume. Ebenso mag er keine geschlossenen Räumlichkeiten, warme Kleidung, Bettwärme, Ofenwärme. Alle Arten von Wärme verschlimmern seinen Zustand.

Aber nicht jeder *Sulphur*-Typ reagiert auf die gleiche Weise. Die einen stört mehr die Zimmerwärme, die anderen die Bettwärme. Die Wärme ruft Kongestionen, Erhitzung, Erschöpfung und sogar Ohnmacht hervor. Ohnmacht in geschlossenen Räumen, im Stehen. Zum Beispiel in der Kirche können *Sulphur*- und *Pulsatilla*- wie auch *Lycopodium*- und *Phosphor*-Patienten in Ohnmacht fallen. Es sind Menschen, die beim Stehen in geschlossenen Räumen ohnmächtig werden. Im Freien und bei etwas frischerem Wetter geht es ihnen sehr viel besser. Eine Verschlimmerung tritt bei Feuchtigkeit und trübem Wetter auf, welches den *Sulphur*-Patienten deprimiert und ihn traurig stimmt.

Ein anderes allgemeines Element, das zu beachten ist, sind die Zeitmodalitäten. Beim *Sulphur*-Patienten sind die allgemeinen Symptome schlimmer morgens beim Erwachen; er würde am liebsten nie aufwachen, hat einen Katzenschlaf. Wie »vergiftet« geht er ins Bett zum Schlafen, und wegen seines verlangsamten venösen Kreislaufes akkumulieren sich Milchsäure und Kohlendioxid in den Muskelenden und zirkulieren nicht, sondern bleiben auch während des Schlafens dort. Morgens kann er dann nicht aufwachen. Es sind diese Typen, die nie aufwachen, so daß man fünfmal, sechsmal, zehnmal rufen muß. »Ich komme ja schon! Nur noch einen Moment!«, und er schläft weiter. Rubrik: Schwieriges Erwachen. Dies ist seine schlimmste Stunde. Erinnern Sie sich an das Symptom: Durchfall zwingt aus dem Bett. Er steht auf, und es geht etwas besser. Milchsäure und Kohlendioxid mobilisieren sich, Sauerstoff kommt in den

Kreislauf, und durch die Bewegung geht es ihm noch etwas besser. Er frühstückt, ohne Milch, die ihm nicht schmeckt. Er trinkt viel, ißt aber wenig, er fühlt sich schwer. Seine Zunge ist belegt, foetides Aufstoßen, nach verdorbenen Eiern riechend, Übelkeit. Sein Frühstück ist sehr leicht, begleitet von zwei bis drei Gläsern Wasser. Zwischen 10 und 11 Uhr fühlt er sich matt. Das sieht man insbesondere bei dem langen, hageren *Sulphur*-Typ. Es ist, als ob ihm der Magen, wie auch sonst alles, nach unten rutschen würde. In diesem Moment verspürt er eine enorme Trägheit, eine große Leere im Magen, und zwischen 10 und 11 Uhr morgens muß er etwas zu sich nehmen. Zum Mittagessen trinkt er fünf Gläser Wasser. Dies sieht man hauptsächlich bei den Kindern, die große Mengen Wasser trinken, sich an den Wasserhahn hängen und einen aufgetriebenen Magen haben vor lauter Flüssigkeit.

Eines meiner Enkelkinder ist zwar nicht ein *Sulphur-*, aber ein *Calcarea-sulphurica*-Typ, der sehr ähnlich ist. Er hat lediglich einen stärkeren Körperbau. Wenn er von der Schule kommt, ist er der einzige, der seine Krawatte schief trägt, den Kragen offen und das Hemd aus der Hose hängen hat. Es ist eine Katastrophe! Er ist 13 Jahre alt. In der Schule geht er mit jedem mit und hängt überall herum. Der reinste Schmutzfink. Der *Sulphur*-Typ läuft, erhitzt sich und stürzt ein Glas Wasser nach dem anderen herunter. Danach hat er keinen Hunger, da sein Bauch voller Flüssigkeit ist.

Wenig Appetit und viel Durst ist also ein ziemlich häufiges Symptom beim *Sulphur*-Typ, der große Mengen an Flüssigkeit braucht. Als Erwachsener muß er etwas Schmackhaftes zu sich nehmen, um seinen Appetit anzuregen. Dafür gibt es eine Erklärung, obwohl sie eigentlich zweitrangig ist - das Wichtigste ist das Symptom selbst: Aufgrund seiner Autointoxikation, seiner hepatischen und intestinalen Dyspepsie, muß der *Sulphur*-Mensch gewürzte Dinge essen, um seine Peristaltik anzuregen und die Gallenblase zusammenzuziehen. Deshalb zieht er stark gewürzte Speisen, Soßen und Cremes, die einen starken Eigengeschmack haben, vor. Erinnern Sie sich daran: Scharf gewürzte Speisen mit viel Sauce. Nach dem Essen ist er aufgebläht und schläfrig, und er muß sich hinlegen. Eine andere Eigenschaft ist die Periodizität. Es kommt häufig vor, daß sich seine Krankheiten alle 8 oder alle 15 Tage verschlimmern. Auch ist der Wechsel zwischen verschiedenen Beschwerden bemerkenswert.

In bezug auf seine Essensgewohnheiten sind das Verlangen nach gewürzten Speisen, nach Süßigkeiten und der starke Durst zu erwähnen. Außerdem die Abneigung gegen Milch, obwohl er auch Verlangen danach haben kann. Im Repertorium finden wir also auch gegensätzliche Symptome. Ausgesprochenes Verlangen nach Süßem, Verschlimmerung durch Süßes oder Abneigung gegen Süßes. Extreme Hitze im Bett oder aber auch Schüttelfrost. Vorwiegend ist das Verlangen nach Süßem, nach salzigen Speisen, nach Schmalz, nach fettigen Speisen, nach Speisen mit sehr kräftigem Geschmack. Dies sind ausgeprägte Symptome des *Sulphur*-Patienten.

Andere Allgemeinsymptome sind auf die Körperhaltung bezogen. Er kann nicht lange stehen, da bei ihm alles nach unten zieht. Diese Verschlimmerung beim Stehen ist ein ausgeprägtes *Sulphur*-Symptom.

Welche **Lokalsymptome** könnte ich Ihnen nennen, damit Sie sich auf schematische Weise an sie erinnern können? Beginnen wir beim Kopf; die Hitze im Kopf ist eine sehr auffällige Sache. Wenn der *Sulphur*-Patient Kopfschmerzen hat, so ist der Kopf heiß. Dies ist nicht immer, aber doch meistens der Fall. Der Kopf ist heiß, und die Füße sind kalt.

Die Erkältungen: Es ist ein zuerst brennender Schnupfen, danach mit viel grünlichen Schleimabsonderungen, mit süßlichem Geschmack und reizend, so daß die Nasenflügel brennen. Wichtig ist, daß diese Beschwerden sich im Freien bessern und in geschlossenen Räumen verschlimmern. Wenn diese Beschwerden auftreten, so bessert sich meistens ein tieferliegendes Problem.

Der Mund: Die Lippen sind trocken und gespalten. Die Zunge brennt. Um den Mund herum Juckreiz. Die Lippen, ebenso wie alle Körperöffnungen (Nasenlöcher, Rektum), sind hochrot. D. h. der Übergang vom Körper zur Außenwelt ist gereizt, brennend und juckend. Obwohl diese Symptome wichtig sind, ist ihre Bedeutung geringer als die der gesamten Persönlichkeit des Patienten.

Ein praktisches **Beispiel**. Ein Patient kommt in Ihre Sprechstunde:

»Doktor, ich leide an Asthma seit meinem 20. Lebensjahr. Ich habe immer Cortison, dies und jenes eingenommen, und mein Zustand ist mittelprächtig.«

»Wie fühlen Sie sich bei Asthma?«

»Wenn ich kein Asthma habe, geht es mir gut. Ich habe es satt, weil es mich erschöpft und ich mich nicht wohl fühle.«

»Und was haben Sie noch?«

»Ich bin ein sehr hitziger Typ, insbesondere beim Asthma. Ich muß an die frische Luft gehen, draußen fühle ich mich wohler. Zu bestimmten

Jahreszeiten geht es mir schlechter, vor allem bei Hitze. Schlimmer wird es auch, wenn ich Gewürztes esse.«

»Hat es einen Zusammenhang mit Ihrem Gemütszustand?«

»Nein, ich glaube nicht. Wenn ich mich sehr ärgere, ist es schon möglich. Aber hauptsächlich wenn ich etwas esse oder wenn das Klima drückt oder bei Feuchtigkeit und Hitze, dann geht es mir schlecht.«

»Was können Sie mir sonst noch berichten?«

»Kopfschmerzen. Meine Stirn ist schwer, und mir wird heiß. Es ist komisch, wenn ich Asthma habe, dann sind die Kopfschmerzen weg. Aber wenn mein Asthma besser wird, dann treten die Kopfschmerzen wieder auf. Wenn mir der Kopf nicht weh tut, dann esse ich etwas, was mir nicht bekommt, und ich bin erschöpft.«

»Welche anderen Krankheiten haben Sie gehabt?«

»Die typischen Kinderkrankheiten. Meine Mutter erzählt, daß ich früher lange Zeit ein Ekzem am Ellbogen hatte. Außerdem stinkenden Fußschweiß.«

»Haben Sie sich deswegen behandeln lassen?«

»Ja, es wurde mit Alaun behandelt. Für die Haut erhielt ich einige Salben, aber die halfen nichts.«

»Bis wann haben Sie es gehabt?«

»Bis zum 15. Lebensjahr.«

»Und haben Sie es jetzt noch?«

»Manchmal kommt ein bißchen Ausschlag am Hals wieder. Wenn er da ist, dann bin ich auch nicht mehr so erschöpft, ich fühle mich besser.«

»Was hat das Wetter für einen Einfluß auf Sie?«

»Ich bin ein hitziger Mensch. Im Winter ziehe ich mir nur ein Hemd an und nichts drüber. Manchmal ist mir zwar auch kalt, aber meistens schwitze ich, und ich kann geschlossene Räume nicht vertragen.«

»Wie schlafen Sie?«

»Eigentlich ganz gut. Manchmal wache ich zwischen 3 und 4 Uhr auf und kann dann nicht mehr einschlafen. Das mag ich nicht. Meinen Körper decke ich zu, aber die Füße strecke ich aus dem Bett. Im Sommer bade ich meine Füße kalt, da die Hitze unerträglich ist. Wenn ich die Füße unter der Bettdecke vorstrecke, dann geht es mir gut. Sie werden kalt, ich decke sie wieder zu, muß sie aber bald darauf wieder herausstrecken. Meine Haut ist trocken und brennt. Ich habe auch einen Pilz, der stark juckt. Aber die stinkenden Schweiße habe ich seit meiner Kindheit nicht mehr.«

»Wie ist denn Ihr Charakter?«

»Gut. Eigentlich ruhig und zufrieden. Meine Frau sagt, ich wäre wie ein liebes Rumpelstilzchen. Ich schreie und errege mich, aber es ist sogleich wieder vorüber.«

Dann fragen Sie die Ehefrau:

»Ja, erzählen Sie mir etwas über Ihren Mann!«

»Oh, er ist ein Egoist, sehr egoistisch! Er möchte sein eigenes Leben leben.«

»Ja, was willst Du denn. Ich komme aus dem Büro und bin erschöpft. Ich komme nach Hause und bringe alles in Unordnung - aber ich bin ja auch geschafft, Doktor. Ich bin erschöpft, ich arbeite auch wie ein Verrückter. Wenn ich nach Hause komme, dann soll man mir meine Pantoffeln bringen und mich in Ruhe meine Zeitung lesen lassen.«

»Sind Sie gerne alleine?«

»Oh ja, sehr gerne! Alleine fühle ich mich wohl! Ich kann dann meinen Hobbies, meinen Basteleien nachgehen.«

»Und wenn Sie nicht basteln?«

»Dann ruhe ich mich aus. Ich gehe schlafen.«

»Können Sie dasitzen und nichts tun?«

»Oh ja, das mache ich gerne. Ich halte dann ein tolles Nickerchen.«

»Am Sonntag esse ich gerne zu Hause. Meine Frau soll mir dann Raviolis mit viel Soße zubereiten.«

Auf diese Weise lebt der *Sulphur*-Typ. Ruhig, zufrieden, egoistisch. Er lebt für sich allein. Dies sind seine pathologischen Züge. Wenn er sich in einer anderen Phase seines Lebens befindet und erkennen muß, wie schlecht die Dinge gelaufen sind, dann fängt er erst an, etwas zuzugeben.

»Natürlich ist meine Frau krank geworden. Der Arzt hat ihr geraten, nach Cordoba zu gehen, ich wollte aber zum Mar del Plata. Sie ging nie fort, wenn ich es nicht wollte. Die Arme! Ich sehe es ein. Ich habe nicht richtig gehandelt, und es tut mir leid. Auch wenn Freunde kommen, denen ich nicht geholfen habe, wie ich es hätte tun können. Die Leute tun mir leid, ich hätte ihnen gerne geholfen.«

»Aber tun Sie etwas für sie?«

»Tja, jetzt ist es zu spät, aber es bedrückt mich trotzdem.«

Er tut nie etwas, aber glaubt immer, daß er anderen Leuten Leid zufügt.

»Die Welt ist nicht in Ordnung, Doktor. Es geht nicht mit rechten Dingen zu. Schauen Sie mal, was die Engländer machen, was der Präsident tut, wie die Protestanten, wie die Philosophen sich verhalten. Ich denke, man müßte dies alles ändern.«

»Aber tun Sie etwas dagegen?«

»Ich kann doch nichts dagegen tun! Die ganze Welt müßte sich verändern. Alles müßte anders sein. Die Dinge stehen schlecht, niemand respektiert noch etwas.«

»Haben Sie denn Respekt?«

»Ach, ich tue mein Bestes!«

Dieser Mensch kritisiert, philosophiert über die Welt und verfällt dann in Schuldgefühle. Das ist *Sulphur*.

»Sind Sie deprimiert?«

»Stellen Sie sich vor. Ich habe meine Söhne verloren. Mein Mann ist gestorben. Ich bin ganz alleine auf der Welt.«

»Wie ist denn Ihre Stimmung?«

»Tja, Herr Doktor, das Leben ist nun mal so. Man muß es nehmen, wie es kommt. Manchmal kommt eine Freundin, und wir unterhalten uns eine Weile. Ich gehe auch ins Kino, und dann fühle ich mich wohl.«

Sie sehen im Grunde diesen optimistischen Zug. Ein einfacher Optimismus, gleichgültig der Umgebung und den Dingen gegenüber und entfernt von der Wirklichkeit. Das ist die typische *Sulphur*-Haltung. Ein grundloser großer Optimismus.

»Weinen Sie leicht, sind Sie mitfühlend?«

»Ja, sehr viel. Wenn ich einen traurigen Film sehe, fange ich gleich an zu weinen.«

Aber Sie sehen, daß der *Sulphur*-Typ trotz des Mitgefühls unfähig ist, etwas für andere zu tun. Beim Anblick einer romantischen Landschaft können ihm die Tränen kommen. Er weint auch wegen eines kranken Kindes, aber sich für es einzusetzen, das steht schon auf einem anderen Blatt, das kostet Mühe. Seiner Sentimentalität fehlt eine wirklich gebende Haltung anderen gegenüber. Er ist hauptsächlich ein Egoist. Sein Charakter ist geprägt von diesem Egoismus, der Liebe zu sich selbst und der Gleichgültigkeit anderen gegenüber. Dies bedeutet aber nicht, daß ein gesunder *Sulphur*-Mensch nicht zuvorkommend mit anderen umgehen kann. Auch muß ein Kranker nicht alle Symptome des Mittels aufweisen, er muß nur die charakteristischen Symptome, die das Persönlichkeitsbild des jeweiligen Mittels definieren, besitzen.

Sulphur ist bei einer Patientin indiziert, die arbeitswütig und erhitzt durch das Haus fegt. Sie schreit, ist gereizt und in größter Eile. Mit großer Unruhe rast sie von einem Punkt zum anderen. Im Grunde genommen ist sie aber sehr schwach. Trotz alledem kommt zwischendurch immer wieder ihr Optimismus zum Vorschein. Zu uns kommt sie wegen der Müdigkeit, eines Ekzems oder irgendwelcher anderen kongestiven Kreislaufbeschwerden. *Sulphur* wird sie heilen.

Dieses Bild ist ausreichend für einen Anfänger. Mit der Zeit wird das, was Ihnen jetzt so schwierig erscheint, viel leichter und einfacher werden, je mehr Mittel Sie kennen und vergleichen können.